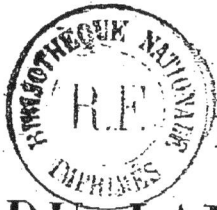

MALADIES
DU LARYNX, DU NEZ
ET
DES OREILLES

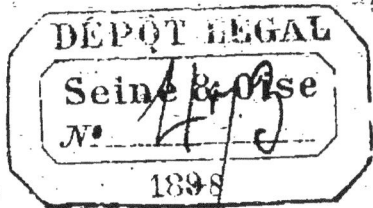
MALADIES
DU LARYNX, DU NEZ

ET

DES OREILLES

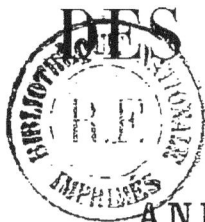

PAR

ANDRÉ CASTEX

CHARGÉ DU COURS
DE LARYNGOLOGIE, RHINOLOGIE ET OTOLOGIE
A LA FACULTÉ DE MÉDECINE DE PARIS

Avec 140 figures dans le texte

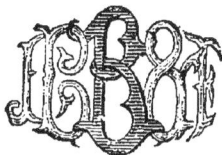

PARIS
LIBRAIRIE J.-B. BAILLIÈRE et FILS
19, rue Hautefeuille, près du boulevard Saint-Germain.

1899

PRÉFACE

Chargé du cours de Laryngologie, Rhinologie et Otologie à la Faculté de Médecine de Paris, j'ai préludé à cet enseignement par des cours libres, par des travaux publiés dans plusieurs recueils scientifiques, et par une collaboration au *Traité de Chirurgie* que dirigent MM. Le Dentu et Pierre Delbet et au *Traité de Médecine* de MM. Brouardel et Gilbert. Les articles que j'ai écrits pour ces deux grands traités sont le point de départ du livre que je présente aujourd'hui à mes élèves et à mes confrères.

J'ai également utilisé quelques-unes de mes leçons qui avaient été recueillies par mes Assistants. Comme elles ont déjà subi l'épreuve de l'audition, elles seront peut-être plus parlantes à l'esprit du lecteur.

Mon livre commence par une PREMIÈRE PARTIE

sur les *maladies du pharynx*, dont il serait im
possible de ne pas parler d'abord.

La DEUXIÈME PARTIE comprend les *maladies du
larynx*, précédées d'un chapitre sur les *moyens
d'exploration* de cet organe. Viennent ensuite
les divers types de *laryngites aiguës et chroniques*, les *nodules vocaux* et les *maladies de la
voix* si importantes dans notre spécialité ; puis
les *névroses* de la motricité et de la sensibilité.
La *tuberculose du larynx* m'a longuement arrêté.
Après un court chapitre sur le *lupus*, j'aborde la
syphilis laryngée acquise et héréditaire, puis les
tumeurs bénignes ou polypes et les *tumeurs malignes*. Cette partie se termine par l'exposé des
principales *affections de la trachée*, dont l'examen
technique se trouve décrit avec la laryngoscopie.

La TROISIÈME PARTIE étudie les *maladies du nez
et de ses cavités annexes* : je commence par les
*rhinoscopies antérieure, postérieure et le toucher
rhino-pharyngien*. Vient ensuite la description des
difformités du nez, principalement de sa cloison,
la description des nombreuses *rhinites* (coryza,
rhinite spasmodique, rhinite hypertrophique,
ozène); de l'*épistaxis* ; des *syphilis, tuberculose,
lèpre* et *sclérome* du nez. Sous le titre général
de *tumeurs*, j'étudie les *polypes muqueux*, les

fibromes naso-pharyngiens, les *néoplasmes malins*.
Suit l'étude des *corps étrangers*, *calculs* et *parasites*. Deux courts chapitres sont consacrés aux
fractures et aux *troubles de l'odorat*. Par contre,
j'ai réservé une place importante aux *tumeurs
adénoïdes* et aux diverses *affections des sinus
maxillaire*, *frontal, sphénoïdal et des cellules
ethmoïdales*.

La QUATRIÈME ET DERNIÈRE PARTIE est consacrée aux *affections de l'oreille*. Comme les
autres, elle débute par l'*examen technique* des
diverses parties de l'organe. Les chapitres
suivants sont consacrés aux *malformations de
l'oreille, maladies du pavillon, maladies de l'oreille
externe* (accumulations de cérumen, corps étrangers, infections diverses). J'étudie les *affections
de la membrane tympanique* pour aborder ensuite
les *otites moyennes* (otites aiguës, chroniques,
simples ou scléreuses, otorrhées). Les *complications des infections otiques* sont groupées dans un
même chapitre. Je passe en revue les *suppurations de l'attique*, les *maladies de la trompe*, celles
de l'apophyse mastoïde et ses *trépanations*, les
affections de l'oreille interne (maladie de Ménière, etc.). Cette dernière partie se termine
par une étude de la *surdité*, de la *surdi-*

mutité et des *lésions traumatiques de l'oreille*.

Pour faire entrer en un seul volume l'ensemble de cette pathologie spéciale, j'ai dû supprimer ou abréger la description de quelques maladies qui ne sont pas usuellement de notre pratique courante, la diphtérie entre autres. Je me suis attaché, par contre, à présenter les affections comme elles se sont présentées à nous-mêmes, proportionnant la longueur des chapitres au nombre des malades observés.

Ma tâche a été facilitée par mes assistants MM. Ranglaret, Le Petit, Collinet, Lacour, Martin, Rabé, qui ont bien voulu m'aider à recueillir les documents.

Je leur exprime mes meilleurs remerciements.

ANDRÉ CASTEX.

MALADIES
DU LARYNX, DU NEZ
ET
DES OREILLES

PREMIÈRE PARTIE

MALADIES DU PHARYNX

CHAPITRE PREMIER
EXAMEN DE LA BOUCHE ET DU PHARYNX

L'examen préalable de ces deux cavités est indispensable pour une enquête complète sur les premières voies respiratoires. Il donne, pour ainsi dire, une piste au diagnostic.

I. **MOYENS D'ÉCLAIRAGE**. — On a recours à la lumière du jour ou aux diverses lampes indiquées au chapitre *Examen du larynx*, les unes éclairant directement, les autres indirectement, au moyen du réflecteur frontal.

II. **ABAISSE-LANGUE**. — Il en existe un grand nombre, parmi lesquels nous croyons devoir surtout recommander :

1.

1° L'abaisse-langue de Trousseau (fig. 1), facile à manier et qui sera assez étroit pour ne pas s'enclaver

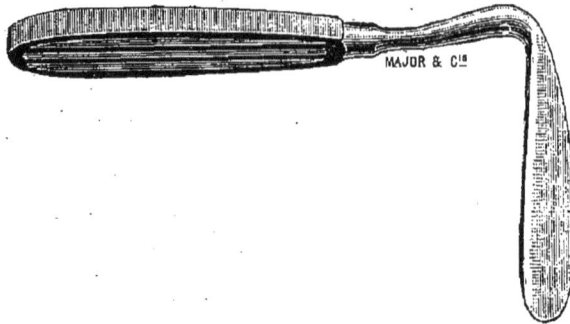

Fig. 1. — Abaisse-langue de Trousseau.

dans le maxillaire inférieur si le malade reculait brusquement ;

2° L'abaisse-langue de Türck (fig. 2), très utilisé à

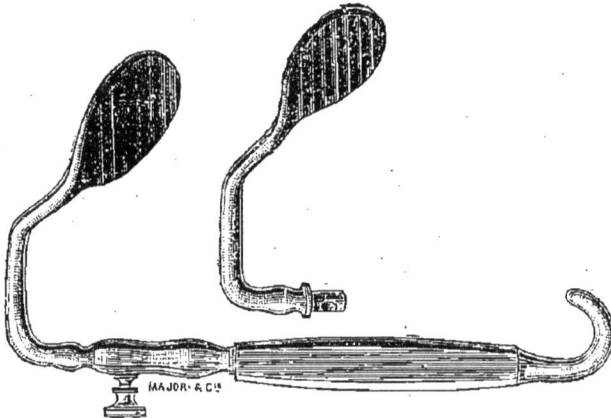

Fig. 2. — Abaisse-langue de Türck.

l'Université de Vienne. Il déprime bien la langue vers le plancher buccal ou l'attire aisément en avant pour la rhinoscopie postérieure ;

3° L'abaisse-langue de Fraenkel (de Berlin) utili-

sable surtout chez les enfants et portant un orifice
qui sert à prendre et à relever la luette (fig. 3).

A défaut d'abaisse-langue, le manche d'une cuiller
peut servir. Les chanteurs habitués à déprimer leur

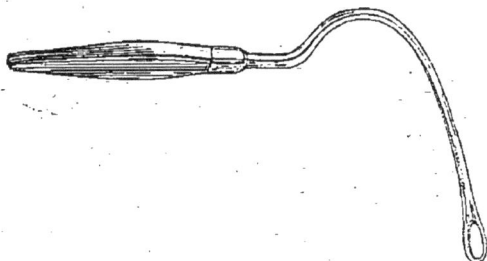

Fig. 3. — Abaisse-langue de Fraenkel.

langue pour l'émission vocale savent montrer leur
pharynx sans qu'il soit nécessaire de prendre
l'abaisse-langue.

III. **TECHNIQUE.** — On s'assied en face du malade
qui rapproche ses jambes, afin que le médecin, en
écartant les siennes, puisse approcher sa tête à la distance voulue. D'abord, on demande au malade de
tirer la langue et, sans recourir encore à l'abaisse-
langue, on examine sur le dos et la base s'il n'y
aurait pas des traces de syphilis, afin de prendre en
ce cas les *instruments spécifiques* que tout spécialiste
doit tenir en réserve. Pour le rassurer, vous lui dites
qu'il paraît très facile à examiner, que vous n'avez
aucun mal à lui faire et vous lui demandez de laisser
sa langue au repos dans sa bouche, comme dans le
bâillement. Au besoin, on aurait recours à des pulvérisations de cocaïne (solution à 1 p. 10). Deux personnes ne peuvent pas bien voir ensemble un pharynx; celle qui est devant cache la vue à l'autre et
celle-ci intercepte la lumière du jour pour la première.

Pour éviter que le malade ait des nausées, l'abaisse-langue n'ira pas au delà de la moitié antérieure de la langue et si, malgré cette précaution, la langue se montre rétive, on procédera par examens très courts, mais répétés. En tout cas, il est inutile de recourir à la force, car entre une langue qui se cabre et une main qui la réprime, le dessus reste encore à la langue.

Pour voir le fond de la bouche, il faut peser avec l'abaisse-langue sur la base de celle-ci, en l'attirant en avant. Le malade éprouve alors une nausée qui lui fait largement ouvrir l'arrière-bouche. Se méfier alors pour ne pas recevoir sur sa poitrine ou ses jambes un vomissement de contenu stomacal ou sur son visage des éclaboussures de salive syphilisée. Le médecin se tiendra prêt à faire un mouvement de côté, s'il prévoyait ces sortes d'accidents. On a imaginé des masques préservateurs dont l'emploi n'est pas pratique. Il suffit quelquefois de faire prononcer au malade un A en timbre sombré, qui abaisse la langue, pour bien voir son pharynx.

IV. **EXAMEN DES DIVERSES PARTIES**. — Alors, en examinant méthodiquement de l'entrée vers le fond, on voit :

1° Les *dents*, altérées quelquefois par l'hérédo-syphilis (cuspidées, crénelées). Divers lisérés peuvent se montrer à leur sertissure : *liséré gris bleuâtre* des saturnins, *liséré verdâtre* des intoxications par le cuivre ou des abus d'acide borique (liséré boracique de Lemoine) ;

2° La *langue* peut présenter la syphilis secondaire sur sa base ou tertiaire sur sa face supérieure (fissures, nodosités). Des zonas s'y montrent aussi.

Chez quelques névropathes ou neurasthéniques, il existe en un point précis une douleur de type variable (ulcération imaginaire) ;

3° *A la face interne des joues*, on cherchera la syphilis, la leucoplasie, les varices lymphatiques (du Castel, Tenneson) ;

4° La *voûte palatine* est très ogivale chez les adénoïdiens. Parfois elle présente une exostose antéro-postérieure (torus palatinus) qui serait un signe de dégénérescence comparable au rachitisme (Nacke). Les perforations n'y sont point rares et, quand elles siègent sur les côtés, elles peuvent n'être que le *mal perforant* buccal signalé par Fournier et Hudelo. Si la voix est nasonnée, on peut constater de la brièveté palatine, la longueur antéro-postérieure normale étant de 61 millimètres ;

5° Le *voile du palais* est pâle chez les tuberculeux. Ses paralysies ne se voient pas toujours à première vue, mais on les reconnaît facilement en demandant au sujet d'émettre un son aigu qui ne soulève que la moitié indemne. Les neurasthéniques peuvent présenter la *parésie intermittente* du voile (Garel); on y voit encore des cicatrisations vicieuses, des ankyloses staphyliennes. Chez les fumeurs, le voile du palais se montre d'une rougeur sombre et comme granité ;

6° La *luette* peut être bifide, procidente, porter de petits papillomes ou présenter à son extrémité des épaississements épithéliaux qui font croire à la syphilis secondaire (pseudo-plaque muqueuse);

7° Les *piliers du voile* sont plus ou moins maigres selon l'état de la santé générale. Ils sont un siège de prédilection pour la syphilis secondaire et présentent quelquefois des perforations congénitales (Tœplitz).

Raoult (de Nancy) et Pinck viennent de faire connaître un cas rare de perforation congénitale, l'une médiane, triangulaire, sur le raphé, les deux autres fissuraires, sur les piliers postérieurs. La déglutition et la phonation n'étaient que peu gênées (1).

On donne le nom de *faux piliers* ou *troisièmes piliers* à des traînées de granulations disposées en séries verticales et en dedans des piliers postérieurs ;

8° Les *amygdales* ne dépassent pas en dedans le niveau des piliers quand elles sont normales. Elles peuvent être adhérentes aux piliers, erratiques surtout vers le bas du pharynx, contenir dans leurs cryptes des dépôts pultacés ou de mycosis, se couvrir de fausses membranes diphtéritiques. Parfois l'évolution difficile de la dent de sagesse détermine une fausse amygdalite ;

9° Le *pharynx*, s'il est normal, doit être *rose* et *humide*. A l'état pathologique, il présente : une coloration rouge sombre chez les arthritiques et les fumeurs, des varicosités chez les buveurs, des granulations souvent. En cas de pharyngite atrophique, il est parcheminé, vernissé. A noter encore des ulcérations diverses (syphilis, scrofule, tuberculose, lupus, scorbut, influenza), quelques diverticules congénitaux (Albrecht), divers troubles nerveux, anesthésies qui ne sont pas exclusives aux hystériques (Pitres, Mossé), hyperesthésies (sensations de piqûres d'épingle ou de brûlure), aérophagies (Bouveret), tics ou nystagmus (Dieulafoy), ténesmes (Lennox Browne).

Par le toucher, on peut explorer la face antérieure des sept vertèbres cervicales.

(1) Communication à la Soc. fr. de laryngologie (*Archives inter. de laryng.*, juillet-août 1898, p. 395).

L'examen chimique peut révéler dans la salive la présence d'acide urique, etc., comme la bactérioscopie y montrera le streptocoque à l'état normal (Widal et Bezançon).

Cet aperçu nous montre qu'il importe d'examiner surtout, dans la pathologie du pharynx, les pharyngites et l'hypertrophie des amygdales. En traitant de leur diagnostic, nous parlerons de la plupart de ses autres affections.

CHAPITRE II

PHARYNGITES

I. — PHARYNGITES AIGUËS.

On peut distinguer, en se plaçant uniquement au point de vue clinique, les formes *primitives* et les formes *secondaires*.

Parmi les primitives, nous verrons séparément les pharyngites simple et septique.

I. PHARYNGITE PRIMITIVE SIMPLE (CATARRHALE). — Causes. — Elle reconnaît pour *causes* : surtout les transitions brusques de température, la propagation d'un coryza ou d'une broncho-laryngite, les abus de fonctionnement par la parole ou les excès de tabac. L'intervention de ces causes occasionnelles est favorisée par l'obstruction nasale habituelle et par un tempérament arthritique.

Symptômes. — Les *symptômes locaux* sont bien connus : sensation de corps étrangers ou d'ardeur dans la gorge, odynophagie et otalgies, toussotement, voix sourde, cotonneuse. Si l'on examine avec l'abaisse-langue, on voit un pharynx plus ou moins rouge, un voile du palais œdématié. La cavité, assez desséchée d'abord, sécrète bientôt des mucosités visqueuses.

Les *symptômes généraux* sont rares. C'est seulement chez l'enfant qu'on peut observer de la fièvre en disproportion avec l'état guttural.

Diagnostic. — Le *diagnostic* est implicitement indiqué dans les détails qui suivent.

Pronostic. — Le *pronostic* est sans gravité. Tout au plus peut-on craindre l'apparition d'une laryngo-bronchite. Les pharyngites hémorragiques signalées par Natier sont sans conséquences sévères.

Traitement. — Le *traitement* se composera de *moyens locaux* et *généraux*. Parmi les premiers, se recommandent : les pulvérisations antiseptiques chaudes (boriquées, phéniquées, mentholées) ou les irrigations pharyngées antiseptiques à 35°. Comme moyens généraux abortifs, les plus usités sont : les purgatifs, bains de vapeur, sulfate de quinine (Fraenkel), pastilles de gaïac [un gramme dans les vingt-quatre heures (Mackenzie)], enfin l'antipyrine :

Antipyrine...................	3	grammes.
Sirop de punch	30	—
Eau distillée................	120	—

En trois fois dans la journée.

ou l'aconit :

Alcoolature de feuilles d'aconit.	XXX	gouttes.
Sirop de codéine.............	20	grammes.
Sirop de tolu................	20	—
Infusion pectorale....	120	—

par grandes cuillerées, de quart d'heure en quart d'heure d'abord, puis de demi-heure en demi-heure.

II. **PHARYNGITE SEPTIQUE, PHLEGMONEUSE, SUPPURÉE, INFECTIEUSE.** — **Causes.** — Cette forme survient chez les surmenés, les affaiblis, chez les mineurs, par exemple. La blennorrhée pharyngienne signalée par Stork en 1880 (phlegmon, puis ulcérations superficielles) rentre dans cette catégorie.

Symptômes. — *Cliniquement*, c'est un phlegmon pharyngien, avec état général septique. C'est surtout par les complications possibles qu'il a de l'importance.

Complications. — Comme *complications locales*, on a signalé : les abcès péripharyngiens, les fusées purulentes dans le médiastin, l'angine de Ludwig (phlegmon sus-hyoïdien), l'ouverture des gros vaisseaux du cou, l'œdème du larynx, les paralysies du nerf phrénique et du nerf vague (Rendu) (1). En fait de *complications générales* : des éruptions, comme le rash (Holsti), des endocardites, pleurésies, néphrites (Bouchard), arthrites, orchites et ovarites (Joal).

Traitement. — Irrigations antiseptiques chaudes, toutes les heures, dans l'arrière-bouche (acides phénique ou salicylique à 1 p. 100). A l'intérieur, les toniques (grogs) et l'antisepsie intestinale. L'incision sera précoce quand elle est indiquée et on la pratiquera avec des bistouris engainés de gaze aseptique ou avec un pharyngotome spécial qui laisse saillir la lame au point désigné. Parfois l'incision devra se faire par l'extérieur à travers la peau. Les injections du sérum de Marmoreck ont pu juguler ces suppurations (2).

III. PHARYNGITES SECONDAIRES. — Sous ce titre, nous énumérerons seulement les pharyngites qui apparaissent comme détermination locale d'un état général. Ne pouvant les décrire toutes, nous les signalons dans l'ordre de gravité croissante.

(1) RENDU, *Soc. méd. des hôp.*, 28 mai 1891.
(2) LANDOUZY, Leçons sur les sérothérapies, 1898.

Pharyngites : aphteuse, du muguet, mercurielle, salolée (1), pemphigoïde — qui simulerait la diphtérie, n'était sa chronicité, — ortiée, de la varicelle, de la rubéole (Chantemesse, Talamon), herpétique, goutteuse, de l'influenza, de la rougeole, de la scarlatine (2), de la variole, de l'érysipèle, — la plus fréquente, — gangreneuse, typhique, — avec des ulcérations ovalaires et de mauvais pronostic, — scorbutique (Schech), cholérique (Coste), diphtérique.

A défaut de la description de ces divers types, cette énumération pourra servir pour le diagnostic.

II. — PHARYNGITES CHRONIQUES.

Causes. — Il est des causes générales et locales. Parmi les *causes générales* figure d'abord l'herpétoarthritisme, si bien qu'il n'est pas rare de voir des fluxions pharyngiennes alterner avec des manifestations arthritiques en d'autres points du corps. Guéneau de Mussy et Isambert allaient jusqu'à considérer les granulations comme l'acné du pharynx. Cette théorie n'est pas admise par Mandl, non plus que par l'École allemande. Toujours est-il que, sans cette notion, on se trouverait parfois bien embarrassé pour porter un diagnostic fondé, alors que des signes non discutables établissent positivement l'existence d'une pharyngopathie. Les néphrites, le diabète, peuvent déterminer des pharyngites chroniques sèches. La ménopause intervient aussi comme condition prédisposante.

Les *causes locales* sont : l'abus du tabac qui marque

(1) Morel-Lavallée, *Archives intern. de laryngologie*, juin 1891.

(2) Bourges, Thèse, 1891.

le pharynx d'une rougeur diffuse, l'abus des alcools qui semble produire plus particulièrement des granulations et des varicosités, le séjour au milieu de poussières irritantes (grands magasins, usines), les diverses rhinites hypertrophiques ou atrophiques dont les altérations gagnent les parois pharyngiennes; enfin le surmenage ou le malmenage de la voix que l'on rencontre particulièrement chez les prédicateurs, les militaires, les boursiers.

Symptômes. — Le malade se plaint d'une sensation de sécheresse, de chaleur ou de corps étranger dans la gorge. Il fait souvent entendre le « Hem! » caractéristique ou renacle, selon l'expression d'Isambert, en un mouvement d'expuition sèche. S'il vient à prendre la parole, il éprouve promptement une fatigue gutturale douloureuse. Qu'il continue, et bientôt le ténesme pharyngien ou crampe des orateurs se montrera avec sensation de corps étranger ou de constriction au fond de la bouche. Ce trouble peut aller jusqu'aux régurgitations. En tous cas, la déglutition est douloureuse (odynophagie).

Les *signes physiques* diffèrent selon les variétés que nous analyserons au *diagnostic*. Tantôt c'est de la congestion, avec ou sans varicosités, tantôt de l'hypertrophie des glandes acineuses (granulations), isolées ou réunies en plaques et pouvant former par leurs traînées les troisièmes piliers ou faux piliers dont il a été question déjà, tantôt enfin la paroi postérieure du pharynx apparaît parcheminée, vernissée et couverte de croûtes verdâtres.

La *marche* se caractérise par des exacerbations fréquentes.

Diagnostic. — Le *diagnostic* est complexe. Il doit

d'abord être différentiel. Qu'on évite de dire à la légère : pharyngite granuleuse, sans avoir constaté positivement des granulations, et qu'on ne se laisse pas induire en erreur par la congestion transitoire que le malade fait apparaître inconsciemment en réagissant contre les premières applications de l'abaisse-langue. On pourrait prendre pour des granulations les folliculites lymphoïdes des enfants, petites saillies hémisphériques formées de tissu adénoïde et annonçant généralement la présence de végétations adénoïdes dans le cavum. On a mentionné des cas de pustules vraies (Audubert) et de nodosités lupiques (Wright) qui simulaient des granulations.

Le *diagnostic de la variété* importe spécialement et doit distinguer :

a. La *pharyngite congestive*, rougeur sans granulations, observée chez les fumeurs principalement.

b. La *pharyngite granuleuse* ou *glanduleuse* (des orateurs). Sur le fond du pharynx, se montrent de petites élevures coniques d'un rouge sombre et autour d'elles d'autres plus petites, en voie de développement.

c. La *pharyngite hypertrophique*, rare, à muqueuse épaissie.

d. La pharyngite atrophique ou sèche, avec plaques laiteuses, croûtes verdâtres et haleine fétide. Beverley-Robinson nous a expliqué la ténacité de l'affection en découvrant les névrites périphériques ascendantes qui l'accompagnent (1).

e. La *pharyngite latérale* (de Schmidt) qui, respectant la paroi postérieure, s'installe sur les parois latérales et menace les trompes d'Eustache.

(1) DEVERLEY-ROBINSON, *American Journ*, 1876.

f. A titre exceptionnel, je signalerai la pharyngite chronique fibrineuse non diphtérique (Onodi, 1890).

Le diagnostic doit encore mettre en évidence les *complications* : rhinites, salpingites, otites moyennes, laryngites, dyspepsies (1).

Pronostic. — Il s'agit d'une affection tenace, qui menace les oreilles et le larynx. Elle est surtout gênante pour les hypocondriaques.

Traitement. — Dans le *traitement local*, les petits moyens ne sont pas à dédaigner. L'emploi de pastilles sialagogues faciliterait le fonctionnement des pharynx altérés. Morell-Mackenzie recommandait :

Chlorate de potasse...................	0gr,15
Extrait d'eucalyptus..................	0gr,05
Poudre de cubèbe....................	0gr,015
Pâte de fruits.................... ...	Q. S.

pour une pilule. En prendre deux ou trois avant de parler ou chanter.

Contre la forme congestive, les gargarismes ou pulvérisations antiseptiques *chauds* réussissent bien.

Le *massage vibratoire* (Braun, Laker) peut être utilisé avec avantage contre les formes atrophiques.

Shurly (2), estimant que les altérations du pharynx tiennent à un trouble fonctionnel des nerfs hypoglosse, vague et grand sympathique, a conseillé les courants continus, en appliquant un pôle dans le nez et l'autre sur le pharynx.

Pour les formes diffuses, on a recours aux attouchements avec la solution iodo-iodurée :

Iode..........................	1	gramme.
Iodure de potassium...........	3	grammes.
Eau distillée.................	40	—

(1) Fischer, *Med. Record*, 1891.
(2) Shurly, Assoc. laryng. améric., 7º Congrès.

Mais le moyen de choix contre les granulations consiste dans la galvanocautérisation. On peut dire que, depuis la vulgarisation de ce procédé, la pharyngite granuleuse est devenue guérissable. Avec une pointe fine on touche de quatre à cinq granulations, à chaque séance, en commençant par les plus apparentes.

C'est seulement aux formes hypertrophiques rebelles qu'il faut appliquer le curetage.

Le *traitement général* comprend l'administration des bromures et l'hydrothérapie pour atténuer le nervosisme du sujet. Les cures hydro-minérales sont les plus indiquées ici, et, selon l'importance des cas, on enverra le malade à Challes, au Mont-Dore, à Cauterets, etc., mais toujours en dehors des périodes congestives et non sans avoir d'abord détruit les granulations au galvanocautère.

Il y a enfin un traitement d'hygiène qui consiste à se soustraire aux causes de l'affection et à s'assurer une bonne technique pour la parole et le chant.

BIBLIOGRAPHIE. — Guéneau de Mussy, Traité de l'angine glanduleuse. Paris, 1857. — Bertholle, De l'herpès guttural (*Union médicale*, 1866). — Lasègue, Traité des angines. Paris, 1868. — Héryng, De la pharyngite chronique (*Revue de laryng.*, 1882). — Belde, Lésions pharyngées dans la fièvre typhoïde (*Inaug. Diss. Berlin*, 1889). — Ruault, Amygdalites et angines infectieuses consécutives aux opérations intranasales (*Arch. de laryng.*, 1889). — Masséi, Schech, Fraenkel, Semon, Inflammations aiguës infectieuses du pharynx et du larynx (*Congrès de Berlin*, 1890). — Sendtner, Étiol. de l'angine folliculaire (*Munch. med. Woch.*, n° 26, 30 juin 1891). — Jaccoud, Angine à pneumocoque et angine diphtérique (*Bull. méd.*, 13 sept. 1896). — Chappell, Tuberculose pharyngée, primitive et secondaire (*New York med. Journ.*, 1896, n° 929). — Bobone, Angine de Ludwig d'origine blennorragique (*Boll. dell malad. del orech.*, août 1896. — Plicque, Tuberculose du pharynx chez l'enfant (*Ann. des mal. de l'oreille et du larynx*, mars 1898.

CHAPITRE III

HYPERTROPHIE DES AMYGDALES

Je n'étudie ici que l'hypertrophie des deux *amygdales palatines*, celle de la troisième amygdale (de Luschka) devant être examinée avec les maladies du nez dans le chapitre sur les tumeurs adénoïdes et celle de la quatrième (amygdale linguale) faisant partie du chapitre suivant.

Je laisse de côté la définition comme les causes qui se résument en un mot, «lymphatisme», pour examiner plus longuement les symptômes et le traitement.

Symptômes. — L'enfant qui a de grosses amygdales nous est conduit par ses parents, parce qu'il est « sujet aux maux de gorge », c'est-à-dire aux amygdalites à répétition, parce qu'il respire avec peine, ce qui lui donne des cauchemars la nuit, parce qu'il se développe mal.

Si vous l'examinez, vous remarquez, en fait de *symptômes rationnels*, qu'il a l'air hébété avec sa bouche entr'ouverte, que sa voix est sourde, gutturale, *amygdalienne*, que l'articulation des consonnes palatines est particulièrement gênée. Vous apprenez qu'il demande souvent à boire aux repas afin d'entraîner les parcelles alimentaires que ses grosses amygdales arrêtent au passage. Vous vous rendez compte encore que le goût, l'odorat, l'ouïe sont atteints à des degrés variables.

Prenez l'abaisse-langue pour constater les *signes physiques*, et quand le pharynx sera détendu, vous jugerez du degré d'hypertrophie à la saillie que font les tonsilles en dedans du bord interne des piliers. Si vous demandez qu'on déshabille l'enfant, vous pourrez voir l'aplatissement transversal du thorax.

En fait de *symptômes généraux*, il y a lieu de signaler surtout la torpeur de la santé générale et le retard du développement sexuel, la puberté se faisant attendre.

Avec ces symptômes les plus importants, on est à même d'établir le diagnostic à ses divers points de vue.

Diagnostic. — 1° *Diagnostic différentiel.* — Chez les gens d'un certain âge, l'hypertrophie amygdalienne doit être distinguée d'une *tumeur maligne*, épithéliome ou lymphadénome. L'unilatéralité de la lésion et l'existence d'adénopathies sont les deux caractères distinctifs majeurs. La *syphilis secondaire* peut déterminer dans les amygdales une tuméfaction transitoire (bubon amygdalien) qui se distingue par les autres signes de la syphilis, plaques muqueuses, etc.

2° *Diagnostic de la variété.* — Il faut voir si les amygdales sont : *plongeantes* ou sises plus bas que leur siège habituel, ou *erratiques* ; on en a vu qui s'égaraient jusque derrière la luette (Donelan) ; ou *enchâtonnées*, c'est-à-dire enfoncées entre les piliers, ce qui exige un mode spécial d'ablation ; *interstitielles*, quand l'hyperplasie atteint principalement les cloisonnements conjonctifs ; ou *lacunaires*, quand les cryptes surtout sont encombrées de sebum, dans lequel on a pu trouver le colibacille (Lermoyez et

Helme) ; ou *adhérentes* aux piliers, à la base de la langue ; ou *polypoïdes* (1) quand elles poussent des prolongements.

3° *Diagnostic des complications*. — Les plus importantes sont les abcès chroniques, les kystes, les péri-amygdalites, la coïncidence d'adénoïdes et d'hypertrophie de l'amygdale linguale, l'asthme d'origine amygdalienne signalé par Schmidt et par Rendu.

Une mention spéciale doit être réservée au *mycosis* qu'on voit habituellement sur les amygdales hypertrophiées, mais qui peut avoir une existence indépendante sur le fond du pharynx, comme sur les troisième et quatrième amygdales.

Le mycosis du pharynx, étudié pour la première fois en 1873 par Fraenkel (de Berlin), est caractérisé par l'apparition sur les amygdales, la paroi postérieure du pharynx, et dans le larynx même, de petits piquants blancs caractéristiques, en forme de clou. Ils peuvent être formés seulement de lamelles épidermiques, mais le plus souvent ils contiennent divers microorganismes (*Leptothrix buccalis*, *Nigrities linguæ*, *Oïdium albicans*, *Bacillus fasciculatus*, *Aspergillus fumigatus*, etc.). Ces clous mycosiques sont très adhérents et récidivent promptement. Les symptômes se réduisent à quelques picotements ou douleurs de déglutition. L'affection paraît surtout fréquente chez les femmes et chez les sujets débilités. Le traitement consiste dans l'ablation de ces parasites avec une fine pince courbe et dans la galvano-cautérisation des cryptes où ils ont pris naissance.

Pronostic. — Le *pronostic* de l'hypertrophie amyg-

---

(1) Lejars, *Archives de médecine*, 1891.

dalienne est assez grave, d'abord parce qu'elle est une cause d'appel pour la diphtérie, une porte d'entrée pour la tuberculose (Dieulafoy) et pour nombre d'affections septiques (pneumonies, septi- cémies (Jessen). Les amygdalites qui la compliquent peuvent déterminer des adéno-phlegmons, et pro- duire des cicatrices au cou. Enfin l'obstacle que deux grosses amygdales apportent à l'émission du son entraîne des contractions excessives dans le pharynx et le larynx dont l'apparition de nodules vocaux peut être la conséquence.

Traitement. — La conduite à choisir dépend du degré de l'hypertrophie. Quand elle est peu accen- tuée, des irrigations antiseptiques chaudes :

Résorcine....................	5 grammes.
Eau distillée....	1000 —
Naphtol β.	0gr,30
Eau distillée............	1000 grammes.

pratiquées largement, matin et soir, peuvent suffire, surtout si l'on y joint le traitement général antistru- meux.

Quand l'hypertrophie est considérable, ces moyens médicaux ne suffisent plus et on n'a le choix qu'entre les divers procédés suivants :

1° Le thermocautère. Le procédé est douloureux, effrayant pour les malades, exige un nombre consi- dérable de séances et risque de produire des brûlures par rayonnement ou par contact, sur les parois du pharynx ou sur les lèvres. Il est admissible cependant pour les sujets hémophiliques ;

2° Le galvanocautère n'est pas moins douloureux et agit plus lentement encore ;

3° L'anse galvanique s'emploie avec un fil d'acier d'un tiers de millimètre et 10 ampères au plus. Un ampèremètre et un rhéostat sont nécessaires. Ce procédé est réservé aux malades qui craignent la vue du sang ;

4° L'électrolyse agit trop lentement ;

5° La discission, imaginée par Schmidt, consiste à sectionner avec un petit bistouri boutonné et courbe le pont intermédiaire à deux cryptes voisines pour

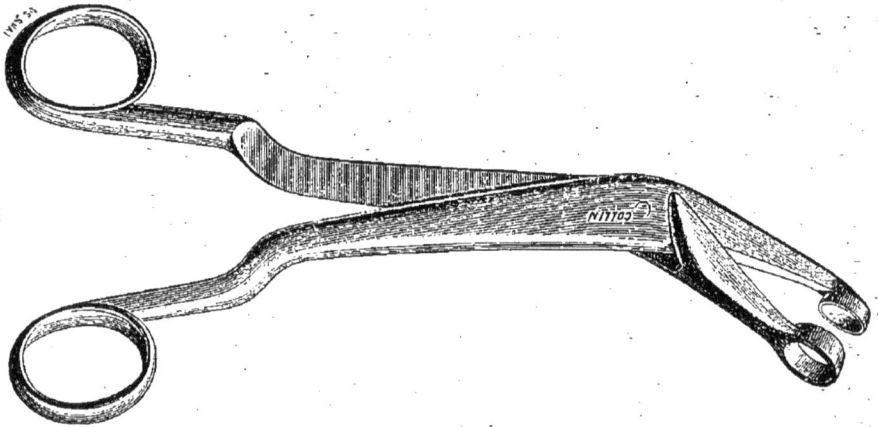

Fig. 4. — Pince emporte-pièce de Ruault pour morcellement des amygdales.

assurer l'évacuation de leur contenu ; mais la cicatrisation rapide détruit cet effet. Le procédé perd de son crédit (1). Le discisseur sert encore à libérer les amygdales de leurs adhérences ;

6° L'ablation de l'amygdale peut être pratiquée avec des ciseaux courbes, avec un bistouri boutonné, avec la guillotine de Falkenstock ; mais actuellement aucun instrument ne me semble préférable à la pince à morcellement de Ruault (fig. 4), plus ou moins

(1) GAMPERT, Thèse de Paris, 1891.

modifiée. Elle permet, selon l'expression de Garel, de « sculpter » l'amygdale, d'en laisser une partie pour éviter l'hémorragie. C'est du reste un appareil contondant qui écrase en coupant, et on sait que ce mode d'exérèse prévient les pertes de sang.

Les hémorragies consécutives à l'amputation des amygdales sont devenues moins fréquentes depuis qu'on désinfecte préalablement les amygdales par des irrigations antiseptiques chaudes et depuis qu'on a soin de ne pas opérer sur une poussée d'amygdalite. Héryng (1) a relevé 59 cas d'hémorragies graves, dont deux mortelles.

Contre cette complication redoutable, on a les irrigations très chaudes, la compression digitale directe, la ligature du moignon (Dawbarm).

On préviendra les parents que la plaie d'amygdale se couvre habituellement d'un exsudat blanchâtre qui n'a rien de diphtérique.

BIBLIOGRAPHIE. — Gaillard (Th.), Thèse de Paris, 1881. — Joal, Orchites et ovarites amygdaliennes (*Arch. gén. de méd.* 1886). — Noquet, Abcès chroniques amygdaliens et péri-amygdaliens (*Soc. franç. de laryng.*, avril 1888). — Senator, *Berlin klin. Woch.*, 1888, p. 78). — Bouchard (Ch.), Thérapeutique des maladies infectieuses, p. 256. — Balme, Hypertrophie des amygdales (*Thèse de Paris*, 1888). — Merklen, *Soc. méd. des hôp.*, 1890. — Gampert, Thèse de Paris, 1891. — Sokolowski, *Arch. de laryng.*, 1891. — Lejars, Des polypes de l'amygdale (*Arch. gén. de médecine*, déc. 1891). — Dxokowski, *Arch. de laryng.*, 1892. — Delar, Trait. de l'hypertr. des amygdales (*New York Journ. of ophtalm. otol. laryng.*, 1894). — Lemariey, Hypertrophies polypoïdes de l'amygdale (*Ann. des mal. de l'oreille et du larynx*, 1895, p. 452). — Jessen, Les amygdales considérées comme porte d'entrée des maladies graves (*Münch. med. Woch*, 7 juin 1898).

(1) Héryng, *Centralbl. für laryng.*, 1892.

CHAPITRE IV

MALADIES DE L'AMYGDALE LINGUALE

L'amygdale linguale (*quatrième amygdale*) est située sur la portion verticale du dos de la langue, entre
le V des papilles caliciformes et les fossettes glosso-
épiglottiques. Avec les deux amygdales palatines et
l'amygdale pharyngienne (*troisième amygdale*), elle
complète l'anneau lymphoïde de Waldeyer. Elle est surtout développée chez l'enfant. A la puberté, son atrophie commence, principalement sur la ligne médiane,
de sorte qu'elle paraît divisée en deux moitiés symétriques. Chez l'adulte, elle se trouve réduite à deux
petits amas de follicules clos relégués dans les deux
angles postéro-externes de la base de la langue.

La pathologie de la quatrième amygdale ressemble
à celle des amygdales palatines, sans qu'il y ait
identité. Elle vient d'être bien étudiée par Escat
(de Toulouse).

I. **AMYGDALITES LINGUALES**. — Elles se présentent sous deux types : *a*) L'amygdalite catarrhale,
sans symptômes autres qu'un peu de douleur à la
déglutition (odynophagie). On la combat par des
pulvérisations antiseptiques (acide phénique, résorcine, thymol, phénosalyl, etc.), ou anesthésiques
(cocaïne, holocaïne à 1 p. 100). La poudre d'ortho-

forme agit de même ; *b*) l'amygdalite phlegmoneuse qui détermine la suppuration de l'amygdale seule ou encore celle du fascia lingual décrit par Zaglas, sur lequel repose l'amygdale (*péri-amygdalite*).

Le malade éprouve une vive douleur exaspérée par les pressions sur les grandes cornes de l'os hyoïde et par les mouvements de déglutition. Il parle du nez (*rhinolalie*) et ne peut remuer la partie postérieure de sa langue (*anarthrie*), car le tissu adénoïde lingual est en connexion intime avec les muscles de la langue (Lennox Browne). L'œdème peut gagner le larynx. Quelques ganglions se prennent et la fièvre est intense. Au laryngoscope, on voit une masse rouge et œdémateuse. Le diagnostic doit être établi avec les angines épiglottiques et les phlegmons de la région sus-hyoïdienne (angine de Ludwig). Quand les pulvérisations antiseptiques n'auront pas suffi, il faudra pratiquer l'incision, en s'aidant du miroir.

II. **HYPERTROPHIE.** — Elle s'observe chez les scrofuleux ou à la suite d'amygdalites à répétition. Elle peut être totale ou partielle, c'est-à-dire limitée à une portion de l'amygdale. Les symptômes principaux sont : une sensation de corps étranger (boule, arête) arrêté dans la gorge avec le besoin d'avaler sans cesse à vide, du ténesme pharyngé, une toux sèche, quinteuse, opiniâtre, de la sialorrhée, des nausées, quelquefois des crachements de sang, enfin, chez les chanteurs, divers troubles vocaux (voix sourde, enrouée). Le miroir montre une masse rosée plus ou moins symétrique qui encadre l'épiglotte. Chez les nerveux, on peut rencontrer, à titre de *complications*, des névralgies ou paralysies à distance.

Dans une observation de Sapelier et Villecourt, il y avait parésie du membre supérieur droit; de même, dans une autre observation de Sapelier, on voit encore de l'œsophagisme, de l'asthme, de l'ictus laryngé, des tics convulsifs. Il faut dire que ces troubles existent souvent sans hypertrophie de la quatrième amygdale et *vice versa*. On traite l'affection par les galvanocautérisations, ou mieux avec une pince à morcellement courbée. Furet, Escat ont proposé chacun un modèle très pratique.

III. **VARICES**. — Fréquentes chez les arthritiques et très développées sur la base de la langue ou la face antérieure de l'épiglotte, elle peuvent donner lieu à divers troubles réflexes (ténesme, œsophagisme, toux) et surtout à des hémorragies qui font croire à des hémoptysies tuberculeuses. Leurs effets se font sentir surtout à l'époque de la ménopause. Leur traitement consiste dans les galvanocautérisations, mais il est parfois difficile de trouver le point qui saigne (Garel). On voit mieux les varices à toucher si on s'abstient de cocaïniser.

IV. **NÉVROSES**. — Ce sont des erreurs de sensation ou des glossodynies pouvant conduire le malade à l'hypocondrie. Les causes principales sont : l'existence de végétations adénoïdes, la ménopause, la neurasthénie générale, les névrites du lingual qui se rencontrent dans le tabès, l'alcoolisme, les varicosités des veines satellites du nerf, enfin les psychoses diverses. Le traitement consistera d'abord dans la destruction des lésions locales, puis dans une médication appropriée à l'état général du sujet.

V. **SYPHILIS, TUBERCULOSE**. — Un chancre bien visible au laryngoscope a été signalé par Schiffers.

Les plaques muqueuses n'y sont point rares, de même que les gommes ; ces accidents sont signalés par la gêne de la déglutition.

La *tuberculose* y est surtout consécutive à la phtisie laryngée.

La mycose leptothrixique complique presque toujours celle du pharynx et des amygdales palatines.

Le *muguet* y est signalé par Otto Seifert.

VI. **TUMEURS**. — Les tumeurs bénignes, qui n'y sont point fréquentes, sont surtout des fibromes, des lipomes, des angiomes, des kystes (glandulaires, du canal de Bochdaleck), des lobules du corps thyroïde qui sont erratiques.

Comme tumeurs malignes, des sarcomes et des épithéliomes qui restent longtemps latents.

Quand il n'est pas possible de les enlever par la voie naturelle, on pratique la pharyngotomie sous-hyoïdienne de Malgaigne ou mieux la pharyngotomie transhyoïdienne de Vallas, qui consiste dans une incision médiane et verticale, à travers l'os hyoïde sectionné.

BIBLIOGRAPHIE. — Lennox Browne, *Congrès intern. de laryng.*, 1882 ; *The med. magazine*, 1896. — Masséi, Nouvelle forme de glossite (*Revue de laryng.*, 1886). — Manon, Varices de la langue (*Thèse de Bordeaux*, 1886). — Beverley-Robinson, *New York med. Record*, 4 février 1888. — Joal, Spasmes œsophagiens dus à l'hypertr. de l'amygdale linguale (*Soc. fr. de laryng.*, 1890) ; Hémorragies de l'amygdale linguale (*Revue hebd. de laryng.*, 1893). — Colin (A.), Péri-amygdalite linguale (*Arch. intern. de laryng.*, 1891). — Ruault, Traité de médecine de Charcot et Bouchard, t. III, 1892. — Scheppegrell, Hypertrophie de l'amygdale linguale (*Med. News*, 1892). — Rosenberg, Les tumeurs de la base de la langue (*Deutsche med. Woch.*, nos 13-14, 1892). — Seifert, Pathologie de l'amygdale linguale (*Arch. für laryng.*, Band I, Heft 1, p. 48, 1893). — Simanowski, Affect. infl. des tissus glandulaires lymph. de la base de la langue (*Wratch*, nos 43-50, 1893). — Sapelier, Désordres produits par l'hypertrophie de la quatrième amygdale chez une hystérique (*Gaz. des hôp.*, 9 janvier 1894). — Aymé, Contribution à l'étude de l'hypertrophie de l'amygdale linguale (*Thèse de Paris*, 1895). — Semon, Névroses sensorielles de la gorge dans la période de ménopause (*Brit. med. Journ.*, 5 janvier 1895). — Bar, Infl. de l'amygd. linguale (*Bull. de la Soc. franç. de laryng.*, 1897). — Ricci (de Trévise), Sull'ipertrofia della tonsilla linguale (*Arch. ital. di otol.*, 1897). — Prévost (C.-A.), Mycosis du pharynx (*Thèse de Paris*, 1897). — Etiévant, Ostéotomie médiane de l'os hyoïde et pharyngotomie transhyoïdienne de Vallas (*Gaz. des hôp.*, n° 110, 25 sept. 1897). — Escat, Pathologie de l'amygdale linguale et de la base de la langue (*Rapp à la Soc. franç. de laryng.*, 1898).

DEUXIÈME PARTIE

MALADIES DU LARYNX

CHAPITRE PREMIER

EXAMEN DU LARYNX ET DE LA TRACHÉE

(Laryngoscopie et Trachéoscopie).

L'idée d'examiner l'intérieur du larynx appartient à Levret. Dès 1743, il inventait un *glottiscope* qui ne fut pas consacré par l'usage. En 1825, Bozzini faisait à Vienne de nouveaux essais, mais ses tentatives restèrent encore sans écho à l'Université. Garcia, professeur de chant à Londres, eut en 1835 l'idée d'appliquer le petit miroir des dentistes à l'examen de la cavité laryngienne, et c'est ainsi qu'il put voir les mouvements de la glotte. Son mémoire fut accueilli favorablement par la Société royale des sciences. Néanmoins, c'est à Czermak que revient l'honneur d'avoir vulgarisé la méthode nouvelle. Il parcourut les principales capitales d'Europe et réussit ainsi à la faire accepter. Récemment (1896), Kirstein a fait connaître un nouveau procédé d'inspection directe, sous le nom d'*autoscopie*.

I. **ÉCLAIRAGE**. — Deux procédés sont utilisés :
l'*éclairage indirect* (par réflexion) et l'*éclairage direct*
(par réfraction).

1° *Éclairage indirect*. — Plus particulièrement employé à l'Université de Vienne, il se pratique avec le
réflecteur frontal qui se fixe sur la tête au moyen
d'une courroie souple (fig. 5) ou grâce à un arc métallique disposé dans le sens antéro-postérieur. Ce réflec-

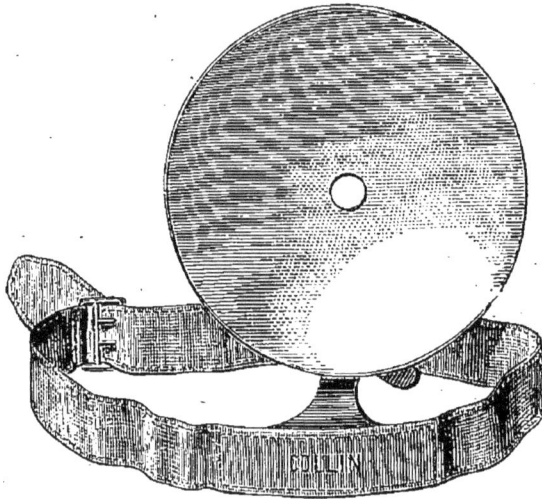

Fig. 5. — Réflecteur à courroie.

teur, concave, très léger s'il est en aluminium, est
muni d'un orifice à son centre par lequel l'œil droit
suit le faisceau lumineux. Un procédé moins employé consiste à placer le réflecteur devant le front,
en regardant avec les deux yeux. La *distance focale*
du réflecteur frontal doit varier de 30 à 35 centimètres, distance de la vision normale. La tête du
médecin devra donc être à 30 centimètres environ de celle du malade. Pour l'utiliser, on prend la

source lumineuse sur une lampe à huile ou à gaz, et mieux encore sur un bec Auer plus lumineux et moins chaud.

2° *Éclairage direct.* — Ce procédé a été surtout employé en France par Fauvel et Krishaber. Chacun d'eux avait inventé un appareil qui se plaçait sur

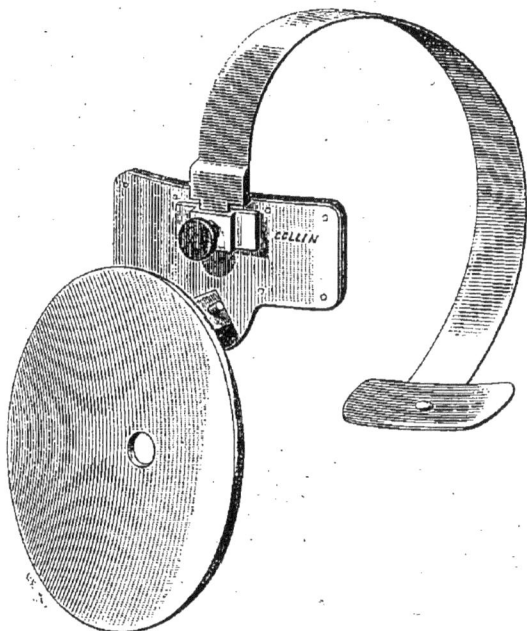

Fig. 6. — Réflecteur à arc métallique.

une lampe à huile et éclairait par réfraction à travers une lentille plan-convexe. L'appareil à lumière oxhydrique de Drummond (mélange d'oxygène et de gaz d'éclairage) fut encore un progrès. Sa puissance éclairante était considérable (800 bougies), mais ses proportions le rendaient encombrant, de sorte que, dans beaucoup de cliniques, il est maintenant relégué dans les inutilités. L'éclairage électrique s'est natu-

rellement substitué à tous les appareils précédents.
On l'utilise avec des projecteurs de types un peu différents (fig. 7).

Le projecteur électrique est actuellement le meilleur système d'exploration, mais, pour les médecins
qui n'ont pas une installation spéciale, le réflecteur
à arc sagittal avec une bonne lampe à huile ou à

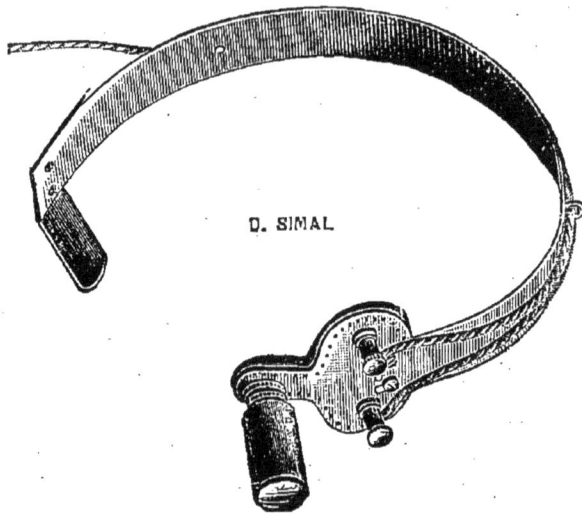

Fig. 7. — Projecteur électrique.

pétrole permet de pratiquer un examen suffisant, car
le succès de l'exploration dépend plus encore de la
bonne direction donnée au faisceau lumineux que
de l'intensité de l'éclairage.

II. MIROIRS. — On les place au fond de la bouche
pour recevoir l'image du larynx sous-jacent. Ils ont
été successivement faits carrés, ovales, ronds (fig. 8).
Les miroirs carrés sont généralement abandonnés, car
les quatre coins, inutiles pour l'image laryngée, sont
nuisibles dans l'examen, exposant à toucher les parois

de l'arrière-bouche. Les miroirs ovales sont utiles seulement si les amygdales sont très hypertrophiées. Règle générale, on a recours aux miroirs ronds.

On en fait de sept diamètres différents (fig. 8), désignés en allant du plus petit au plus gros par les chiffres : 00, 0, 1, 2, 3, 4, 5. Si on voulait agrandir l'image, il faudrait recourir à des miroirs concaves. Les numéros 0, 3 et 5 suffisent pour la plupart des examens. Ils sont plus commodes lorsqu'ils sont fixés à leur manche de métal. Une marque quelconque dans le manche ou la tige doit désigner ceux que l'on réserve à l'examen des sujets syphilitiques. Le difficile est de désinfecter ces petits miroirs. Dans ce but, j'en ai fait construire qui étaient entièrement en métal, mais l'image y est moins nette ; ils ont en

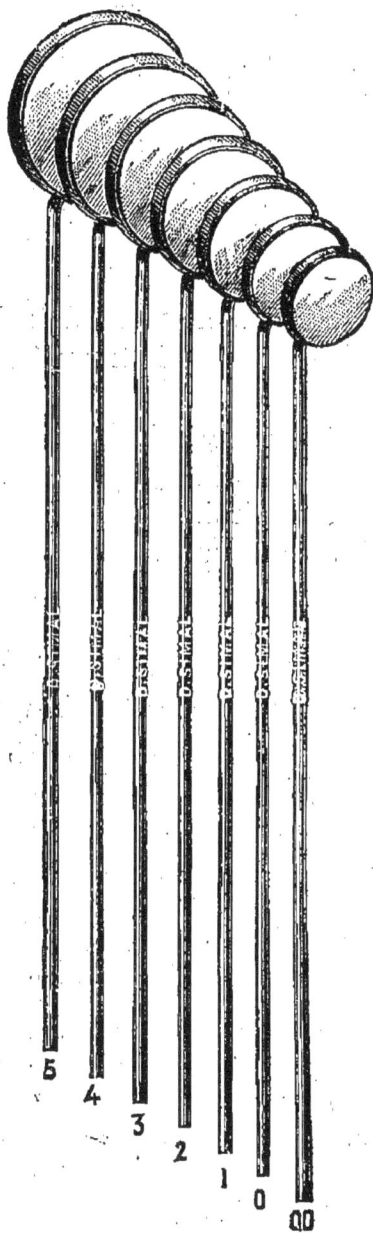

Fig. 8. — Miroirs.

outre l'inconvénient de rester chauds trop longtemps
lorsqu'on les met au-dessus d'une lampe à alcool. Le
mieux est donc encore de désinfecter le miroir en
glace. On ne peut le faire bouillir, parce que le tain
se désagrégerait, mais on le stérilise suffisamment
en le plongeant à froid dans une solution d'oxycya-
nure de mercure à 5 p. 1000, ou de phéno-salyl à
20 p. 1000. De Christmas a démontré que les pyogènes
et les bacilles sont détruits par cette dernière solution. Le miroir trempé dans une solution de carbonate de soude à 1/10 n'est pas terni par les buées du
pharynx, même à froid.

III. **TECHNIQUE**. — Muni de l'appareil d'éclairage
et du miroir, on s'assied en face du malade en écartant les jambes pour pouvoir s'approcher de lui à la
distance voulue. On lui demande de bien sortir la
langue, de respirer par la bouche et de prononcer la
voyelle *é* sur un ton aigu, afin de relever l'épiglotte
lorsque le miroir sera mis au-dessus du larynx.
Quand la langue est tirée, on en saisit la pointe avec la
main gauche munie d'un petit carré de linge (fig. 9),
le pouce étant placé sur la face dorsale de la langue
et l'index sous sa face inférieure pour préserver le
filet contre le tranchant des incisives inférieures. Quelques laryngologistes laissent les malades maintenir
eux-mêmes leur langue. On est moins sûr ainsi de
réussir l'exploration, parce que, malgré lui, le patient
laisse rentrer sa langue. Le miroir, chauffé par sa face
réfléchissante sur la lampe d'éclairage ou sur une
petite lampe à alcool, est d'abord essayé sur le creux
de la main gauche de l'explorateur afin de ne pas brûler le patient, puis il est porté vivement, sans rien toucher au passage, jusque sous la luette. Là on l'élève ou

on l'abaisse un peu jusqu'à ce que l'épiglotte et l'intérieur du larynx s'y réfléchissent. En même temps, le

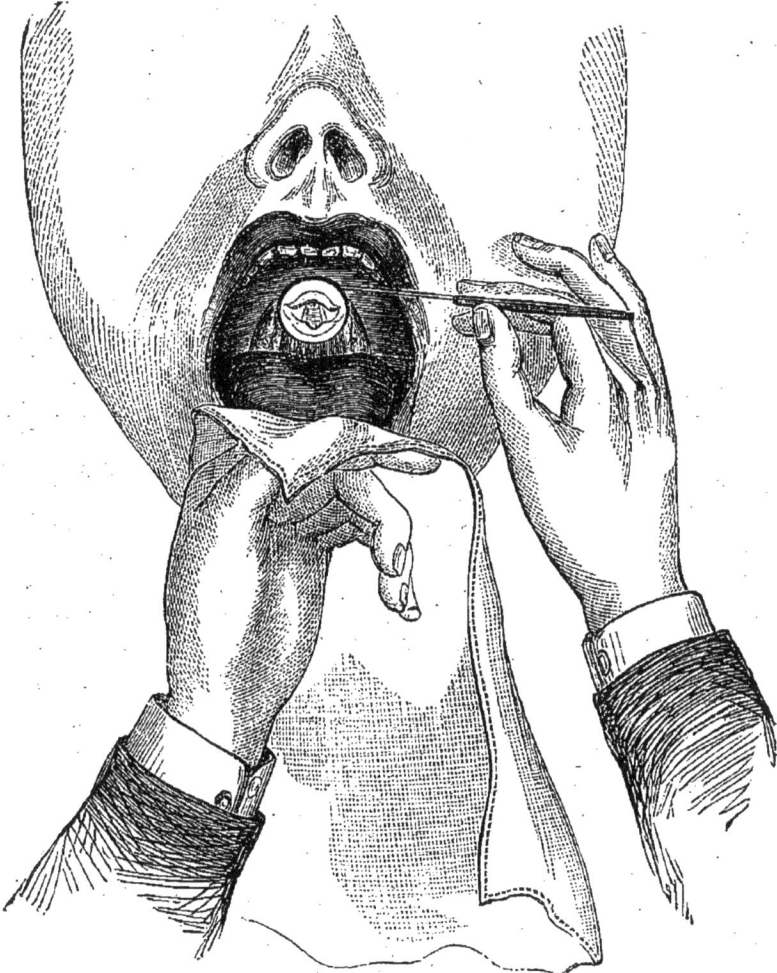

Fig. 9. — Position des deux mains dans une exploration laryngoscopique.

réflecteur frontal envoie le faisceau lumineux sur la région de la luette. Le manche du miroir doit être tenu de la main droite comme une plume à écrire et sans secousses ; ces secousses agaceraient l'arrière-bouche et provoqueraient des spasmes incompatibles avec une bonne exploration. Les défauts du débutant sont de mal diriger le faisceau lumineux, de ne pas placer assez profondément le miroir et de le tenir d'une main non assurée.

Le premier exercice consiste donc à diriger vers un point déterminé, de sa main gauche par exemple, le faisceau lumineux. Quand on est maître de sa direction, on peut l'envoyer dans la bouche du malade.

IV. **DIFFICULTÉS DE L'EXAMEN**. — Il faut d'abord se résigner à la patience et rassurer les malades. Quelques-uns, pensant qu'ils seront très difficiles à examiner, contractent leur arrière-bouche et raidissent leur langue. J'en ai vu qui avaient envie de vomir à l'idée seule de ce miroir entrant dans leur pharynx. En pareil cas, on pourra se contenter de mettre le miroir derrière les incisives, en déclarant au malade qu'on a déjà vu son larynx et qu'il est des plus faciles à examiner. Surpris que l'exploration soit si simple, il se rassure et l'examen en est très facilité. Je crois qu'il faut plutôt se méfier de ceux qui se disent très faciles à examiner ; la suite les dément souvent.

Le miroir ne doit rester en place que quelques secondes. Il vaut mieux procéder par explorations brèves, mais réitérées, en dirigeant chaque fois son attention sur une partie différente de l'endo-larynx.

Si le malade a des réflexes incoercibles, on doit recourir à la pulvérisation de cocaïne à 1/10 (fig. 10). On lui recommandera de toucher dix fois par jour environ le fond de sa gorge avec le manche d'une cuiller à potage pour l'habituer au contact des instruments.

C'est un très bon moyen, car la tolérance du pharynx s'acquiert ou se perd par l'usage. Un autre

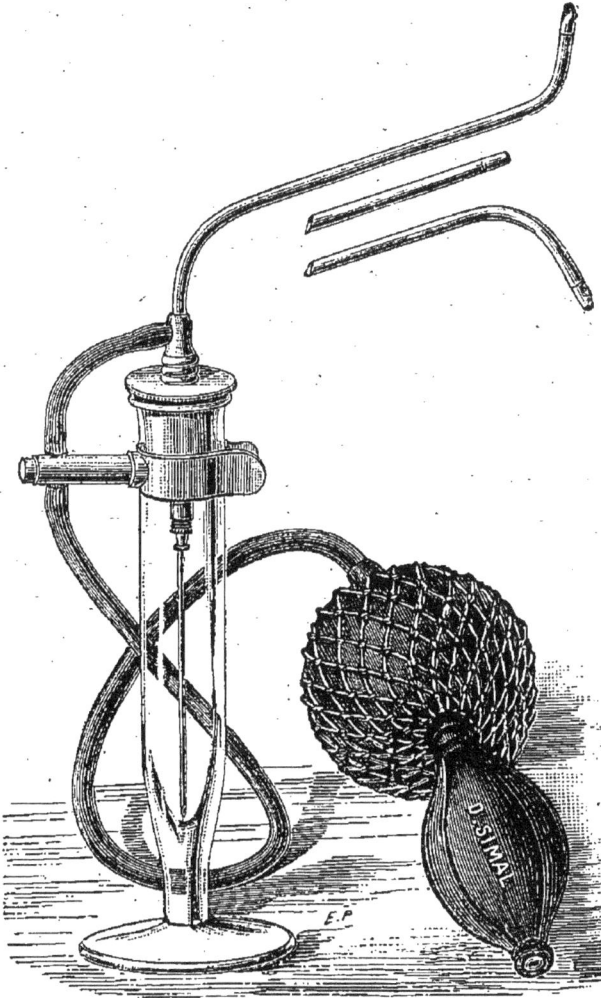

Fig. 10. — Pulvérisateur pour cocaïne (modèle Simal).

moyen est de faire l'examen pendant que le patient
ferme les yeux. J'ai récemment examiné une dame qui
ne pouvait pas s'empêcher de faire un mouvement de

déglutition quand le miroir entrait dans sa bouche. On peut encore obtenir l'insensibilité du larynx, en y insufflant une poudre de cocaïne et de sucre de lait par parties égales (fig. 10), ou en instillant sur les divers points de sa surface une solution à 1/10 au moyen de l'*instillateur laryngien*, petite seringue à long bec recourbé (fig. 11). Un sujet sur mille environ est réfractaire à l'examen. Règle générale : l'obstacle vient plus encore de la main non exercée d'un laryngologiste débutant que de la gorge de son malade.

La base de la langue est chez quelques sujets un obstacle très embarrassant. Quand ils prononcent la voyelle *é*, elle se soulève beaucoup, interceptant pour l'observateur la vue du petit miroir. Le mieux est alors de demander seulement au sujet de respirer sans émettre de son : peu à peu l'épiglotte se relève et permet au regard de plonger dans le larynx et même dans la trachée, puisque les cordes vocales restent écartées.

Parfois l'épiglotte reste couchée sur l'orifice supérieur du larynx ; pour tourner cette difficulté, l'observateur, laissant le sujet assis, se met debout devant lui et abaisse un peu plus le miroir dans son pharynx ; le rayon *visuel* parvient ainsi à entrer dans le larynx, en passant au-dessus de l'épiglotte. Si ce moyen ne réussit pas, on cocaïnise l'arrière-bouche du malade et on se sert d'une sonde laryngienne pour relever l'opercule, ou d'une pince courbe pour le saisir et l'amener en avant.

V. **LARYNGOSCOPIE CHEZ L'ENFANT**. — *Chez l'enfant*, la laryngoscopie comporte des difficultés particulières. Elles ont été bien étudiées par le

Dr Escat (de Toulouse) (1). Quelques enfants sont assez dociles pour qu'avec de la patience et en s'y prenant à plusieurs fois, on puisse voir leur petit larynx, mais trop souvent ils refusent d'ouvrir la bouche, mordent, crachent à la figure du médecin ou se débattent vivement. L'obstacle est parfois d'ailleurs indépendant de leur in-

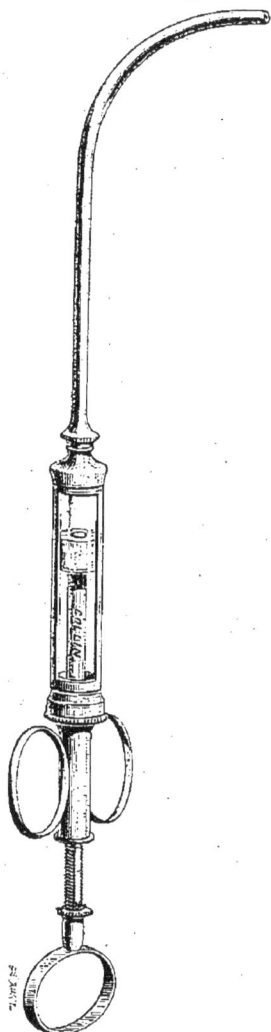

Fig. 11. — Seringue laryngienne.

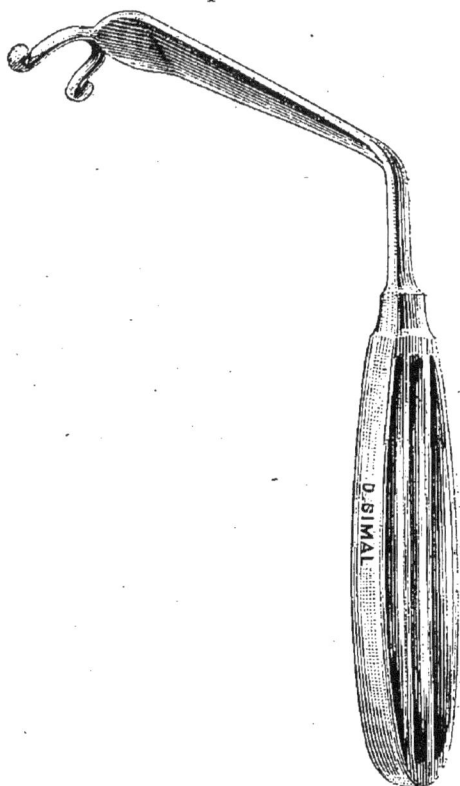

Fig. 12. — Abaisse-langue laryngoscopique d'Escat.

docilité. Ils ne sauront pas ou ne pourront pas sortir

(1) ESCAT, *Arch. intern. de laryng.*, septembre-octobre 1896.

3.

la langue parce que le frein en est trop court; la paroi spinale du pharynx est plus oblique chez eux; le diamètre vertical de l'oro-pharynx est court, la luette se dissimule derrière la base de la langue; leur épiglotte est aplatie de droite à gauche.

Escat utilise pour l'examen des enfants : 1º un abaisse-langue laryngoscopique deux fois coudé et à fourche (fig. 12). Les dents de la fourche se placent dans les sinus piriformes. Cet instrument est dilatateur du laryngo-pharynx, dépresseur et protracteur de la langue. S'il le faut, on met d'abord un ouvre-bouche; puis un miroir laryngien carré qui refoule de force le voile et la paroi postérieure du pharynx. L'enfant indocile est roulé dans un drap. Dans un premier temps, l'abaisse-langue est porté, par la main gauche, contre la paroi pharyngienne postérieure; dans un deuxième, il s'appuie sur les sinus piriformes, et dans un troisième attire la langue et le larynx en avant. Le miroir tenu de la main droite est introduit en même temps que l'abaisse-langue. On est souvent obligé d'attendre assez longtemps que l'enfant fasse une inspiration. Quelques enfants ne supportent pas cet examen, se mettant à vomir presque aussitôt.

VI. **IMAGE LARYNGOSCOPIQUE**. — On se rend bien compte que les parties antérieures du sujet se voient en haut de l'image, de même que les parties postérieures, les aryténoïdes par exemple, se voient dans le bas. La corde vocale droite du malade est à gauche dans l'image et sa corde gauche est à droite. Il est donc convenu, si l'on parle de la corde droite ou de la corde gauche, que la désignation s'applique au malade seul.

L'image a des parties périphériques et des parties centrales (fig. 13 et 14).

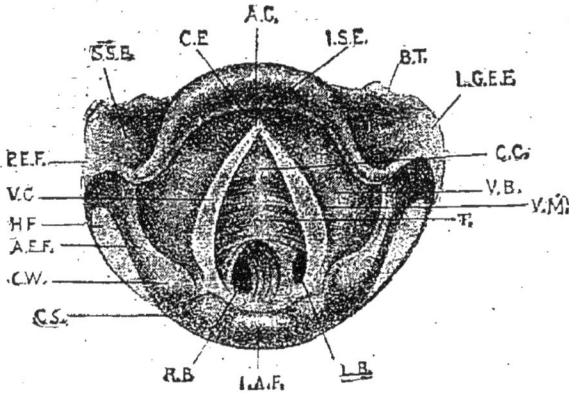

Fig. 13. — Aspect du larynx, pendant une inspiration profonde.

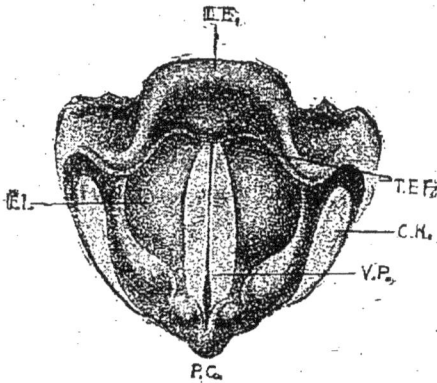

Fig. 14. — Aspect du larynx pendant la phonation.

AC, commissure antérieure de la glotte. — LGEF, repli glosso-épiglottique latéral. — TEF, repli thyro-épiglottique. — PEF, repli pharyngo-épiglottique. — AEF, repli ary-épiglottique. — SSE, face antéro-postérieure de l'épiglotte. — ISE, face inférieure de l'épiglotte. — LE, bord libre de l'épiglotte. — VB, bandes ventriculaires ou fausses cordes vocales. — VM, ventricules de Morgagni. — CW, cartilages de Wrisberg. — CS, corpuscules de Santorini. — IAF, repli interaryténoïdien. — PC, commissure postérieure de la glotte. — VP, apophyses vocales. — VC, cordes vocales. — CC, cartilage cricoïde. — T, trachée. — RB, bronche droite. — LB, bronche gauche. — HF, fossette hyoïdienne. — CH, corne de l'os hyoïde (Lennox Browne).

Dans les premières, on aperçoit : sur le haut du

miroir, la base de la langue avec l'accumulation
plus ou moins épaisse de tissu lymphoïde qui constitue
la *quatrième amygdale* ou *amygdale linguale*. Entre
elle et l'épiglotte, trois replis glosso-épiglottiques,
médian et latéraux. Ces replis limitent deux dépressions (*fossettes glosso-épiglottiques, vallecula*) où les
corps étrangers peuvent séjourner. L'épiglotte a
généralement la forme d'un chapeau de gendarme,
mais il y a des variétés assez nombreuses qui viennent
gêner l'examen de la cavité laryngienne. Il s'en trouve
qui, très aplaties dans le sens transversal, ont quelque
peu la forme d'une oreille de lapin. D'autres sont asymétriques et leur partie la plus large vient précisément
se placer au-dessus de la commissure antérieure de
la glotte, ne permettant de voir que la région aryténoïdienne. Ou bien la face antérieure de l'opercule
n'est pas excavée et toute la moitié antérieure de la
glotte reste cachée. Au-dessous de l'épiglotte, se voit
une petite saillie qui répond à son insertion (tubercule épiglottique ou de Czermack). Sur les côtés de
l'image, sont les replis pharyngo-épiglottiques, et en
bas les replis aryténo-épiglottiques. On peut y distinguer de chaque côté, en procédant de dedans en dehors, les cartilages de Santorini et de Wrisberg. Le
petit cartilage de Luschka est invisible.

Les sinus piriformes sont ces dépressions que l'on
aperçoit au-dessous des replis aryténo-épiglottiques.
Les corps étrangers peuvent s'y arrêter : les tumeurs
malignes de la région y débutent souvent.

Les parties centrales sont : les cordes vocales supérieures (fausses cordes, bandes ventriculaires), bien
reconnaissables à leur coloration rouge. Au-dessous,
l'orifice allongé des ventricules de Morgagni. En de-

dans, les vraies cordes vocales, nacrées à l'état naturel, toujours un peu congestionnées chez les professionnels de la voix. On distingue bien leurs portions
ligamenteuse et cartilagineuse que délimite une petite saillie (*apophyse vocale*). La commissure antérieure des cordes est bien souvent cachée sous l'épi-

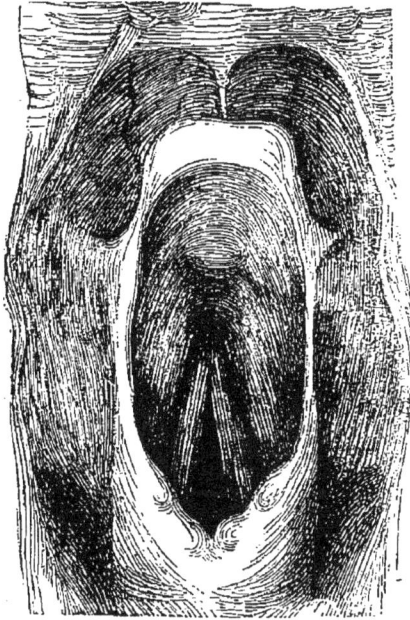

Fig. 15. — Position des cordes vocales d'un sujet mort
récemment (Ziemssen).

glotte, tandis que la commissure postérieure se
montre plissée, ridée, par les mouvements réitérés de
la région interaryténoïdienne. Lorsque les cordes
vocales sont dans une situation intermédiaire à
l'adduction et à l'abduction, on dit qu'elles sont en
position cadavérique (Ziemssen) (fig. 15). Entre les
cordes vocales, se montrent les premiers anneaux de
la trachée. Pour voir plus profondément dans le

conduit, on a recours à la trachéoscopie, dont la technique diffère un peu de la laryngoscopie. Nous l'exposerons plus loin. Rosenberg et Mermod (d'Yverdon) ont utilisé des miroirs *endolaryngés* pour voir dans les ventricules de Morgagni ou dans la région sous-glottique.

VII. **AUTRES PROCÉDÉS D'EXPLORATION.** — Bien inférieurs au précédent sont les autres moyens d'exploration du larynx. Il faut pourtant les mentionner, car ils peuvent devenir utiles dans un cas donné.

1° *L'exploration extérieure.* — Elle permet de constater la tuméfaction des cartilages, en cas de périchondrite. L'élargissement du thyroïde est très manifeste dans les cancers, même endolaryngés. Gerhardt (1) surtout a appelé l'attention sur les données de la palpation. Il aurait même senti les mouvements des cordes, en enfonçant la pulpe de l'index par-dessus le bord supérieur du cartilage thyroïde. Dans les cas de dyspnée siégeant au niveau du larynx, l'organe s'abaisse un peu à chaque inspiration, sous l'effort de l'air atmosphérique. Si l'obstacle est trachéal, il reste fixe au contraire, cet effort pouvant allonger la portion de la trachée qui est au-dessus de l'obstacle. Par la palpation, on perçoit parfois un frémissement dans certains rétrécissements du larynx. Si les vibrations vocales sont mal perçues sur une des lames du cartilage thyroïde, on peut soupçonner une paralysie récurrentielle.

2° *Le toucher digital.* — Il est tout au plus admissible pour les affections de l'épiglotte ou si l'on soup-

---

(1) GERHARDT, *Soc. de laryngologie de Berlin*, 18 janvier 1895.

çonne chez un enfant un corps étranger, un papillome émergeant du vestibule laryngien (Krishaber).

3° *La sonde laryngienne.* — On peut, avec la sonde laryngienne, explorer la sensibilité, constater la dénudation des cartilages.

4° *L'auscultation.* — L'auscultation avec le stéthoscope a pu faire entendre le grelottement de polypes ou de corps étrangers.

5° *L'éclairage par transparence.* — L'éclairage par transparence, au moyen d'une lampe électrique appliquée sur un des côtés, est préconisé par Freudenthal (1). Il ferait distinguer les tumeurs liquides d'avec les tumeurs solides. Si, durant cet éclairage, le larynx émet une note de poitrine, une raie noire se produit dans la transparence rougeâtre. Elle est due à la glotte dont les lèvres sont épaissies et rapprochées. La voix de tête se produit-elle, cette ligne noire disparaît parce que les cordes sont moins épaisses et moins au contact l'une de l'autre. C'est pourquoi les auteurs anglais, avec John Curwen, appellent le registre de poitrine *registre épais* et le registre de tête *registre mince.*

6° *Méthode de Kirstein (autoscopie).* — Kirstein (de Berlin) a décrit en 1896 un procédé de laryngoscopie directe sans miroir réflecteur. Ce nouveau moyen est basé sur cette constatation qu'en attirant fortement la base de la langue en bas et en avant, on parvient, chez quelques sujets seulement, à voir dans la cavité du larynx. Le malade s'assied, le tronc un peu incliné en avant, le cou desserré et la tête renversée, de manière que les rayons visuels fassent

(1) FREUDENTHAL, *New York Med. Rec.*, 17 mai 1890.

un angle de 30° environ avec l'horizon. L'observateur se place debout devant lui et introduit au-
dessus de sa langue une *spatule autoscopique*. Il en
existe deux modèles (fig. 16 et 17) : l'une, *prélaryn-
gienne*, légèrement recourbée en bas à son extrémité
libre et qui ne va jamais au delà de la gouttière

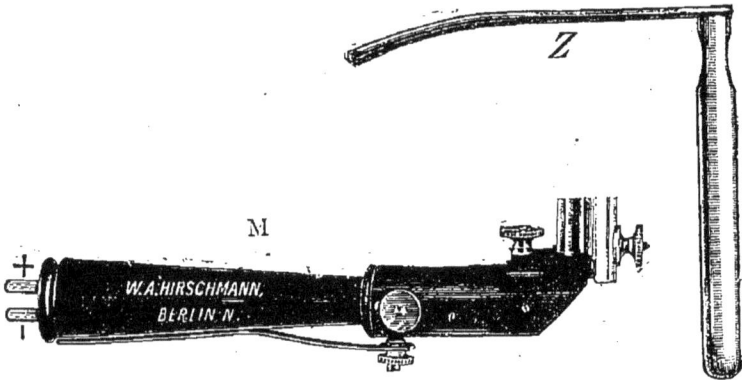

Fig. 16 et 17. — Laryngoscope de Kirstein.

Z, spatule autoscopique ; m, détails du manche de l'appareil.

glosso-épiglottique ; l'autre, intralaryngienne, toute
droite, qui doit être enfoncée derrière l'épiglotte pour
la refouler en avant et mettre en vue l'endolarynx.
Ces spatules sont des gouttières droites en palladium
nickelé. On les fixe à angle droit sur un manche
(*électroscope*, système Casper) qui porte dans sa
partie haute une petite lampe électrique. Ce foyer
lumineux, mis en marche à la volonté de l'observateur, a sa lumière déviée de 90°, grâce à un prisme, et
s'engage dans la spatule pour illuminer le larynx.
En vue d'agir dans cette cavité, Kirstein a même
inventé quelques instruments spéciaux *autoscopiques*.
L'extrémité libre de la spatule doit appuyer fortement

sur la base de la langue ou sur la face postérieure de l'épiglotte (fig. 18). Sur quelques sujets seulement on parvient à voir toute l'étendue des cordes ; plus souvent on n'aperçoit que la région aryténoïdienne, ou même l'épiglotte. Nombre de personnes ne peuvent suppor-

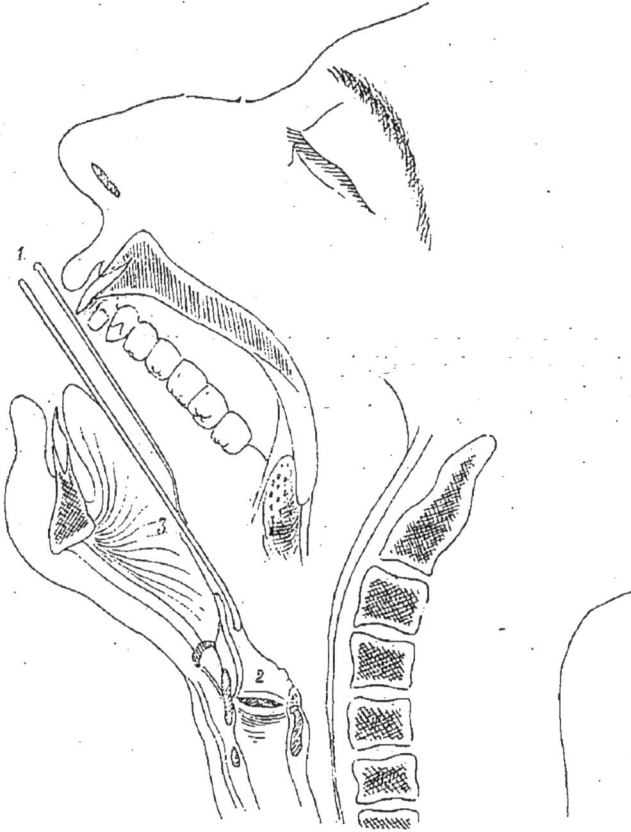

Fig. 18. — Laryngoscopie d'après le procédé de Kirstein.

ter le contact profond de la spatule : elles toussent ou vomissent et leurs crachats sont lancés directement à la figure de l'observateur. La cocaïnisation préalable facilite l'introduction de l'autoscope.

7° *La stroboscopie.* — La stroboscopie du larynx, avec l'appareil spécial du Dr Spiess, est plutôt une recherche physiologique de laboratoire. Elle sert à observer les moindres vibrations des cordes vocales. Un moteur électrique fait tourner devant l'œil de l'observateur un obturateur qui interrompt la vue par intervalles réguliers. Les cordes semblent immobiles aussitôt que l'obturateur a atteint une vitesse égale au nombre de vibrations des cordes vocales par seconde. Cet obturateur sert en même temps de sirène et indique, par la hauteur de son émis, le nombre des interruptions.

8° *La laryngo-photographie.* — Enfin divers essais de laryngo-photographie ont été tentés, dernièrement encore, par Flatau et Garel, mais la méthode reste imparfaite jusqu'ici.

VIII. **TRACHÉOSCOPIE.** — Turck, le premier, en 1866, a porté l'investigation jusque dans le conduit trachéal. Ses recherches ont été complétées par celles de Killian. La technique ne diffère que par quelques détails de la laryngoscopie usuelle. Avant tout, il est indispensable d'avoir à sa disposition une source intense de lumière (bec Auer ou photophore électrique), puisqu'il s'agit d'éclairer un conduit étroit et profond. Le médecin doit avoir sa tête très au-dessous de celle du malade, par exemple en se mettant à genou ou en s'asseyant si le malade reste debout. Celui-ci penche un peu sa tête en avant pour mettre son larynx dans l'axe de la trachée. Le médecin introduit alors le miroir et le maintient horizontalement, non plus sous la luette, mais au-devant d'elle, et regarde de bas en haut. C'est dans ces conditions qu'il parvient à voir d'abord la paroi postérieure de la trachée, puis l'ensemble de ses anneaux cartilagineux jusqu'à l'éperon des bronches qui s'accuse vaguement ainsi que l'entrée de la bronche droite (fig. 19). Avec la lumière solaire, Schrötter a pu voir la subdivision de la bronche droite. L'éperon exécute généralement un mouvement brusque de droite à gauche, au moment de la systole cardiaque.

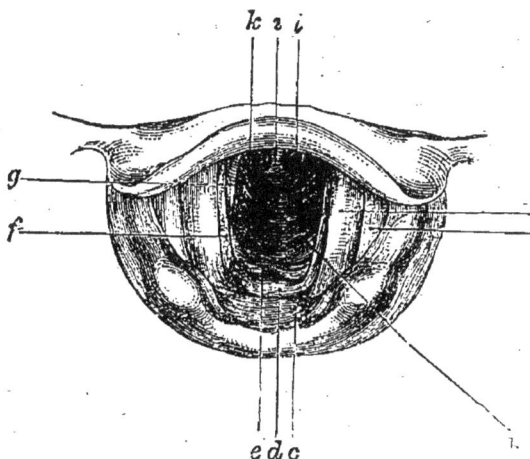

Fig. 19.

a, corde vocale inférieure gauche ; b, corde vocale supérieure gauche : c, paroi postérieure de la portion du larynx située au-dessus de la glotte ; de, paroi postérieure de la portion du larynx située au-dessus de la glotte ; h, paroi postérieure de la trachée ; i, cloison des bronches ; kl, bronches.

Si l'angle laryngo-trachéal était à sinus antérieur, — cas bien rare, — le malade devrait porter sa tête en arrière, ou, si une tumeur déplaçait latéralement son larynx, il devrait porter sa tête en sens inverse et même agir avec sa main extérieurement sur le cou. En tout cas, la trachéoscopie est difficultueuse et des examens réitérés sont nécessaires.

Avant d'examiner des malades, les élèves font bien de recourir à divers appareils contenant des images

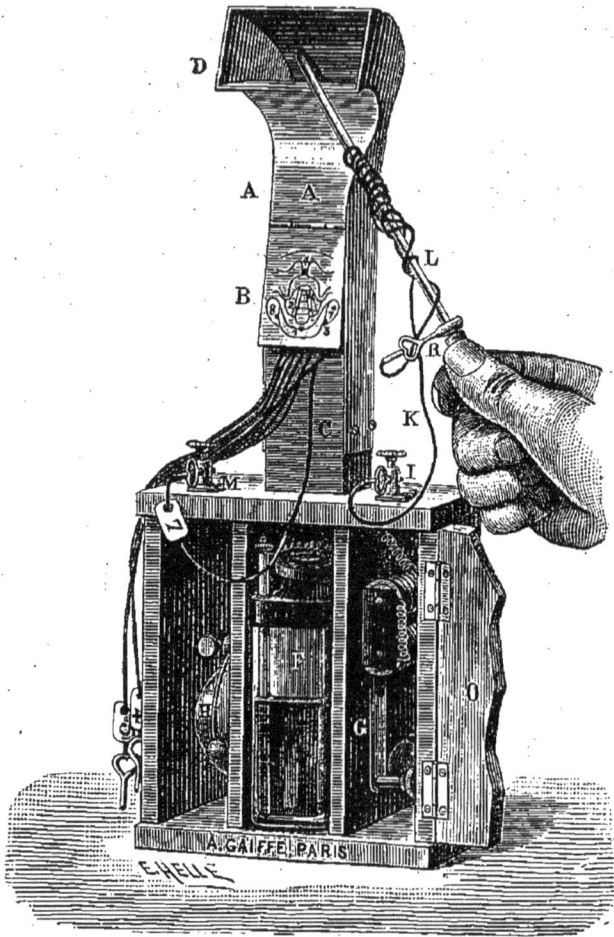

Fig. 20. — Laryngo-fantôme.

Il se compose d'un conduit métallique qui s'ouvre en D, pour représenter la
bouche et qui se continue en A pour reproduire autant que possible la longueur et la direction du canal bucco-pharyngien de l'homme. B est la figu-
ration schématique du larynx. La base de l'appareil contient une pile F, une
sonnerie à grelot G, et une sonnerie à timbre H, qui sont reliées, par un
système de bornes M,I, et de conducteur C,L,K, au larynx artificiel, au canal
bucco-pharyngien A et à la tige métallique L. Lorsqu'on simule une opération,
la sonnerie à grelot se fait entendre, si on touche le canal bucco-pharyngien,
celle à timbre fonctionne seulement lorsqu'on arrive sur le point du larynx
désigné à l'avance.

du larynx ou même des larynx en plâtre pour s'exercer à manier les miroirs et porte-topiques laryngiens. Ils sont connus dans les cliniques sous le nom de *laryngo-fantômes* (fig. 20).

BIBLIOGRAPHIE. — Morell-Mackenzie, Du laryngoscope et de son emploi dans les maladies de la gorge. Paris, 1867. — Isambert, Conférences cliniques sur les maladies du larynx. Paris, 1876. — Fauvel (Ch.), Traité des maladies du larynx. Paris, 1876. — Freudenthal, *New York med. Rec.*, 17 mai 1890. — Gerhardt, *Soc. de laryngologie de Berlin*, 18 janvier 1895. — Cluzel, De l'examen externe dans les affections du larynx (*Thèse de Toulouse*, 1896). — Escat, La laryngoscopie chez l'enfant (*Arch. intern. de laryngologie*, 1896, p. 479). — Mermod (d'Yverdon), Un miroir laryngendoscopique (*Annales des mal. de l'oreille et du larynx*, 1898). — Kirstein, *Berl. klin. Woch.*, 1898. — Lubet-Barbon, Traité de chirurgie clinique et opératoire de Le Dentu et Delbet, 1898, t. VI, p. 508.

CHAPITRE II

LARYNGITES

I. — LARYNGITES AIGUËS.

Il y a plusieurs variétés de laryngite aiguë. Les principales sont la *laryngite simple* et la *laryngite infectieuse*.

I. **LARYNGITE AIGUË SIMPLE.** — On la désigne également sous les noms de laryngite *catarrhale*, *muqueuse*, *congestive*, car il ne s'agit guère que d'une congestion de la muqueuse laryngée.

Causes. — Parmi les causes prédisposantes, il faut mentionner toutes les circonstances qui dépriment l'état général : émotions tristes, etc. Comme causes occasionnelles, il y a les transitions brusques de température, soit que l'on passe immédiatement d'une atmosphère surchauffée au froid de la rue, soit qu'on pénètre sans transition dans une pièce de température élevée, en venant du dehors. Certains larynx sont très congestionnés par les odeurs. Un de mes malades se trouvait dans ce cas toutes les fois qu'il respirait l'odeur des vernis. Cette laryngite peut survenir comme propagation d'une rhino-pharyngite aiguë. Elle peut être une manifestation arthritique, qu'elle annonce l'apparition d'un rhumatisme articulaire ou qu'elle apparaisse dans le décours d'une crise goutteuse (*laryngites rhumatismale, goutteuse*) (1).

Nous rapprocherons de cette variété l'urticaire du larynx, bien étudié par Delbrel (2), qui se traduit par de la toux coqueluchoïde et des suffocations, symptômes plus effrayants que graves.

Symptômes. — Le malade accuse une sensation d'ardeur dans le larynx. La voix est rauque, *pluritonale*; une toux sèche se déclare. On cite même quelques cas d'hémorragie transitoire, surtout à la suite d'excès vocaux. Pleskoff a observé cette complication chez un professeur surmené par son enseignement; Favitsky cite un cas analogue.

Au laryngoscope, toute la muqueuse se montre rouge; du gonflement peut exister sur les bandes ventriculaires et la région interaryténoïdienne.

Fraenkel a vu des gouttelettes transparentes sourdre des orifices glandulaires. Parfois on voit des érosions simplement catarrhales.

Diagnostic. — Il ne présente guère de difficultés. Pourtant il ne faudrait pas s'en laisser imposer par une *grippe* qui débute. Les autres symptômes suffisent à la dévoiler. Chez les enfants, le *croup d'emblée* peut faire penser à une simple laryngite (3), mais les troubles concomitants et l'aspect laryngoscopique font éviter l'erreur. On ne prendra pas pour une laryngite les congestions avec œdème que l'absorption des iodures, des bromures, du mercure, détermine parfois (Rosenberg, Avellis).

(1) ARCHAMBAULT, Manifestations laryngées aiguës du rhumatisme (*Thèse de Paris*, 1886).

(2) DELBREL, L'urticaire des voies respiratoires (*Thèse de Bordeaux*, 1896).

(3) HEPP, *Gazette des hôpitaux*, 2 mars 1897.

Pronostic. — Sans gravité. En une semaine au plus, tout rentre dans l'ordre. Il est assez sérieux chez les enfants qui peuvent être pris de spasme glottique et chez les chanteurs dont la voix est temporairement compromise, s'ils commettent l'imprudence de « chanter sur un rhume », selon leur expression.

Traitement. — Les moyens généraux sont : les sudations, réalisées au besoin par une piqûre de pilocarpine :

> Chlorhydrate de pilocarpine.... 0gr,20
> Eau distillée.................. 10 grammes.
>
> (Injection hypodermique aseptique de V ou X gouttes.)

La teinture de racines d'aconit (XXX gouttes), l'extrait d'opium (0gr,05) sont indiqués contre la toux.

Localement, on aura recours aux pulvérisations chaudes, six fois par jour, avec la solution :

> Benzoate de soude........... 4 grammes.
> Eau distillée.. 200   —

au moyen d'un pulvérisateur à chaudière. Le repos vocal est alors de rigueur. Une pratique déplorable est celle qui consiste à prescrire aux artistes ou orateurs subitement enroués une potion quelconque qui est sensée leur rendre immédiatement l'usage de leur voix. Prenant confiance, ils n'hésitent pas à la faire fonctionner tant bien que mal, et le lendemain ils se trouvent aphones pour plusieurs jours. Ferait-on marcher un malade qui aurait de l'arthrite aiguë aux genoux ?

II. **LARYNGITE AIGUË INFECTIEUSE.** — On la nomme aussi : *phlegmoneuse* ou *septique*.

Causes. — Elle survient à la suite des états infectieux : fièvres éruptives (rougeole, scarlatine), érysipèle, ecthyma (J. Bœckel), grippe (Cartaz), pneumonies (Garel), oreillons (Pilatte), fièvre typhoïde, pyohémie.

Symptômes. — La voix est complètement éteinte, la toux douloureuse, la dyspnée laryngienne très accusée surtout à l'inspiration. Au laryngoscope, la muqueuse est rouge, tendue, couverte parfois de pseudo-membranes streptococciques et pneumococciques. Fraenkel appelle l'attention sur les trois replis superposés que dessinent la bande ventriculaire, la corde vocale et la région sous-glottique tuméfiée (fig. 21).

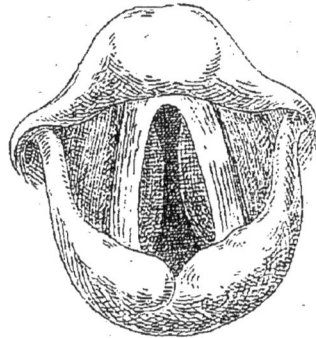

Fig. 21. — Laryngite septique avec tuméfaction de la région sous-glottique.

Chiari a vu l'infection circonscrite réaliser un phlegmon septique de l'épiglotte. D'ailleurs, le malade présente une température élevée, 39°, 39°,5, 40°, avec l'état général infectieux.

Compaired (1) a observé un cas de laryngite grippale hémorragique. C'est dans la grippe surtout qu'on peut observer des ulcérations sur les cordes vocales (Heryng, Cartaz, Lenoir).

Pronostic. — Grave. Il faut craindre la formation d'abcès dans la région des aryténoïdes ou du cartilage cricoïde.

Les laryngites sous-glottiques sont particulièrement

(1) COMPAIRED, *Annales des maladies de l'oreille et du larynx*, 1896, p. 468.

CASTEX. — Mal. du larynx.   4

redoutables, parce que la tuméfaction facile des parties molles menace d'asphyxie.

Le pronostic est particulièrement grave chez les enfants, où la laryngite aiguë peut être suffocante.

Traitement. — On aura recours aux pulvérisations antiseptiques (solution phéniquée à 1 p. 100), tandis qu'on tonifiera le malade (champagne, potion de Todd). Les abcès aryténoïdiens et cricoïdiens seront évacués par la voie la plus commode : endolaryngée ou extérieure. Si la dyspnée rendait nécessaire la trachéotomie, il faudrait la pratiquer assez bas pour être au-dessous de la région sous-glottique souvent très infiltrée. Comme complication tardive, peut apparaître un rétrécissement glottique ou sous-glottique.

BIBLIOGRAPHIE. — GAREL, Abcès rétrolaryngé aigu, avec pneumonie double (*Annales des mal. de l'oreille et du larynx,* 1885, p. 165). — ARCHAMBAULT, Manifestations laryngées aiguës du rhumatisme (*Thèse de Paris*, 1888). — SOKOLOWSKI, Laryngite phlegmoneuse ou sous-muqueuse (*Journ. of Laryng. and Rhin.,* 1889, n° 4). — SCHAEFFER, Abcès du larynx dus à l'influenza (*Deutsche med. Woch.*, 1890, n° 10). — FRAENKEL (B.), Affections des voies respiratoires supérieures dans l'influenza (*Ibid.,* n° 28). — MARANO (S.), La laryngite hémorragique (*Arch. italiani di laringologia*, avril 1890). — BRYSON-DELAVAN, Érysipèle du larynx (7e *Congrès de l'Association américaine de laryngologie*). — PETER, Les laryngites typhiques (*Union médicale,* 10 mars 1891). — DAUCHEZ, Laryngite simple suffocante chez les jeunes enfants (*Rev. génér. de clinique et thér.*, p. 201). — MOURE, Abcès du larynx (*Soc. fr. de laryngologie*, 1893). — HEPP, Laryngite aiguë de l'enfance simulant le croup d'emblée (*Gaz. des hôp.*, 2 mars 1897). — TISSIER (P.), Laryngite sous-glottique aiguë dans la grippe (*Ann. des mal. de l'oreille et du larynx*, mai 1898). — MOLL (d'Arnheim), L'origine épiglottique antérieure grippale (*Soc. fr. de laryngologie*, 1898).

II. — LARYNGITES CHRONIQUES.

Causes. — L'herpéto-arthritisme figure souvent comme *condition prédisposante* dans le développement d'une laryngite chronique ; de même le sexe masculin.

Comme *causes déterminantes*, nous citerons : l'extension des pharyngites chroniques, les professions qui exposent aux variations atmosphériques (charretiers, marchands en plein vent), l'obstruction habituelle des fosses nasales qui oblige à inspirer par la bouche un air froid et chargé de poussières. L'abus de l'alcool et du tabac amènent le même résultat. On en peut dire autant des professions qui obligent à vivre au milieu des poussières (employés d'usines, des grands magasins).

Anatomie pathologique. — Un certain nombre de variétés doivent être distinguées à ce point de vue.

a) *Type simple.* — Il se caractérise par de l'hypérémie, des varicosités sur la muqueuse, des fissures dans l'espace interaryténoïdien qui paraît frippé, ridé. Les cordes sont devenues cylindriques, de prismatiques triangulaires qu'elles étaient ; leur bord libre est irrégulier, porte des bosselures. Elles sont recouvertes d'épithélium pavimenteux (*chordites*).

Cet épithélium pavimenteux proliférant, peut s'étendre sur les deux faces des cordes (Habermann).

b) *Type hypertrophique* (pachydermie laryngée de Virchow). — Toute la muqueuse est rouge et épaissie, surtout dans la région interaryténoïdienne. Les apophyses vocales sont épaissies (Rethi) et souvent on y voit une hypertrophie cupuliforme. Cette cupule est l'effet de la pression de l'apophyse opposée (Fraenkel).

A titre exceptionnel, on pourra trouver des ulcérations principalement sur les apophyses vocales.

c) *Type sous-glottique.* — La tuméfaction s'est circonscrite au-dessous des cordes dans cette région très infiltrable. On voit dans l'aire glottique deux bourrelets sous-jacents aux cordes (1).

d) *Type atrophique* (laryngite sèche). — L'ensemble de l'endolarynx est atrophié, la muqueuse grisâtre se couvre de croûtes difficiles à détacher. Cet état complique souvent la pharyngite sèche et l'ozène nasal.

A titre exceptionnel, je mentionnerai un cas de *pemphigus laryngien* observé par Irsai sur l'épiglotte principalement. Des lésions analogues à la vulve et aux mains assurèrent le diagnostic.

Symptômes. — La voix est voilée, surtout le matin, quand elle n'est pas encore mise en train, et le soir quand elle est fatiguée. Elle perd ses finesses pour le chant. La toux est habituelle et fait expectorer des crachats grisâtres perlés. Au laryngoscope : rougeur diffuse, aspect chassieux des cordes, atonicité musculaire qui se révèle par un espace ellipsoïde entre les cordes, dans l'effort phonétique. Quelques-uns de ces malades sont hypocondriaques, surtout lorsque, par leur profession, ils ont lieu d'être affectés de perdre leurs moyens vocaux.

Diagnostic. — La tuberculose et la syphilis du larynx ont des caractères assez marqués, comme on peut voir plus loin, pour n'être pas confondues avec la laryngite chronique simple. Deux écueils surtout sont à éviter. On ne dira pas : laryngite chronique

(1) CASTEX, *Bulletin de laryngologie, otologie et rhinologie,* 1898, p. 60.

lorsqu'il s'agit de catarrhe bronchique qui fait tousser le malade et affaiblit sa voix sans que l'organe phonateur soit en cause. J'ai rencontré cette difficulté surtout chez les femmes âgées. Se méfier aussi de la *sénilité vocale* sans laryngite, car lui appliquer le traitement de celle-ci serait accélérer encore la chute de la fonction.

Pronostic. — Grave, surtout pour la voix. Ces malades sont exposés aux polypes du larynx qu'il faut chercher, de parti pris, dans les recoins de leur cavité laryngienne. Botey a noté que la laryngite atrophique s'améliorerait au cours de la grossesse, sans doute par la congestion temporaire du larynx.

Traitement. — Sans oublier de traiter l'état général diathésique du sujet, on aura recours aux attouchements de la muqueuse soit avec le chlorure de zinc (1 p. 20), soit avec l'acide lactique (20 p. 20) deux fois par semaine. Les électrisations périlaryngées sont utiles pour rendre aux muscles phonateurs leur tonicité. Contre les formes hypertrophiques, Tissier a proposé le curetage suivi de badigeonnages au naphtol camphré. Comme complément à ces divers traitements, une saison à Challes, au Mont-Dore, à Cauterets sont d'une incontestable utilité.

BIBLIOGRAPHIE. — Gordon-Holmes, Traitement de la laryngite glandulaire chronique (*Lancet*, 22 nov. 1884). — Heymann, Laryngite hyperplasique (*Berl. klin. Woch.*, 1888). — Rethi, De la pachydermie du larynx (*Wiener klinische Woch.*, n° 27, 1889). — Wolff, Pachydermie diffuse du larynx (*Deutsche med. Woch.*, 1891, n° 25). — Tissier (P.), Étude sur la laryngite chronique (*Ann. des mal. de l'oreille et du larynx*, 1891). — Sabrazès et Frèche, Sur l'anatomie des nodules des chanteurs (*Ann. des mal. de l'oreille et du larynx*, sept. 1892). — Habermann (T.), Contribution à l'étude de la laryngite chronique avec pachydermie (*Zeitschrift für Heilkunde*, 1895, t. XVI). — Irsai, Pemphigus laryngien (*Soc. hongroise de laryngologie*, 29 mars 1897).

CHAPITRE III

NODULES VOCAUX

Cette affection, signalée par Türck en 1866, sous le nom de *chordilis tuberosa*, est encore connue sous les noms de *nodules des chanteurs, nodules des instituteurs.* Nous séparons sa description de celle de la laryngite chronique, non seulement parce que cette fusion reste discutable, mais surtout parce que cette lésion a une physionomie bien particulière et qu'il importe au diagnostic comme à la thérapeutique de la mettre à part.

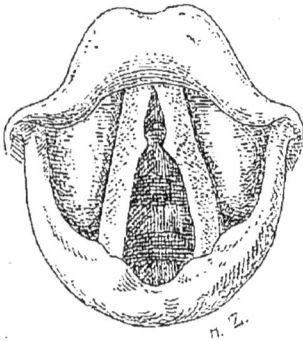

Fig. 22. — Nodules vocaux.

Elle consiste en un petit épaississement, du volume d'un grain de mil au plus, blanchâtre, conoïde, qui apparaît sur le bord libre d'une ou des deux cordes vocales, environ à l'union du tiers antérieur et du tiers moyen (fig. 22).

D'après Sabrazès et Frèche, ces nodules sont constitués histologiquement par des hyperplasies limitées de l'épithélium et du chorion muqueux. Le premier est remarquable par la kératinisation ou la multiplication des cellules polyédriques. Le chorion réagit surtout sous forme de saillies papillaires.

Causes. — La cause réside dans les excès vocaux, qu'il y ait surmenage ou malmenage de la voix. C'est pourquoi on observe surtout les nodules chez tous les professionnels de la voix, instituteurs, orateurs, militaires qui se fatiguent dans le commandement, chanteurs. On les rencontre encore assez souvent chez les enfants qui ont la mauvaise habitude de crier trop fort dans leurs jeux, ou qui imitent des cris d'animaux, le phonographe, etc. Certaines conditions physiques favorisent leur apparition : l'existence de grosses amygdales, palatines ou linguale, de tumeurs adénoïdes, d'hypertrophie des cornets inférieurs qui, gênant l'émission vocale, obligent les sujets à forcer leur voix, à *pousser* selon l'expression technique.

Par l'accolement forcé des bords libres des cordes, qui se fait surtout vers leur milieu, les divers tissus, épithélium et derme muqueux, s'épaississent au point de former le nodule. C'est en réalité un *durillon* de la corde.

Symptômes. — Les sujets qui en sont porteurs éprouvent d'abord de l'enrouement, de la difficulté à parler ou à chanter longtemps ; puis les divers registres de leur clavier vocal périclitent, surtout le médium qui manque de sonorité et l'aigu qui perd ses deux ou trois notes les plus élevées. Au degré le plus accentué, l'air fuit entre les cordes pendant l'émission phonétique, parce que leur accolement exact est empêché. La note est alors accompagnée d'un petit sifflement et l'artiste est très gêné par cette déperdition de vent (*coulage vocal*).

Au laryngoscope, l'organe paraît indemne tout d'abord et, si on n'avait l'œil exercé, on méconnaîtrait cette saillie blanchâtre, rarement rougeâtre, quel-

quefois très petite, qui soulève en un point le bord
libre d'une ou des deux cordes, symétriquement. Le
volume des deux nodules peut d'ailleurs être très
inégal. Parfois on les devine plus qu'on ne les voit,
parce qu'ils arrêtent un peu de mucosité qui fait
filament entre les deux cordes quand elles s'éloignent
l'une de l'autre.

Diagnostic. — Leur diagnostic présente quelques
légères difficultés. D'abord on ne prendra pas pour un
nodule une petite mucosité arrêtée momentanément
sur le bord de la corde. Il suffit de faire tousser le
sujet plusieurs fois et violemment pour la déloger.

On distinguera également le nodule vocal du nodule
tuberculeux (1). Celui-ci, qui vient aux sujets scrofuleux, est une forme du début de la tuberculose laryngée. Il est plus gros, rougeâtre, siège indifférem-
ment sur les divers points de la corde qui est
rougeâtre aussi; sa forme est sphéroïde. Il n'est pas
symétrique comme l'autre. En outre, le sujet est
suspect de bacillose. Il n'est pas rare de voir chez
des strumeux des nodules qui présentent des caractères intermédiaires à ces deux types, faisant craindre
la tuberculisation de nodules primitivement simples.

Pronostic. — Il est grave au point de vue fonctionnel. Quelques artistes arrivent néanmoins à très bien
chanter, malgré la nodulation de leurs cordes. Il
faut craindre notamment leur transformation ultérieure en polype et surtout leur tuberculisation secondaire chez les sujets prédisposés.

Traitement. — Avant tout, c'est le repos vocal
complet pendant plusieurs semaines, s'il est possible

(1) CASTEX, Tuberculose laryngée nodulaire (*Bull. de la Soc.
fr. de laryng.*, 1897).

de l'obtenir. Puis l'artiste ou l'orateur modifieront leur manière, évitant de forcer leur voix, de recourir par trop au coup de glotte qui serre les cordes l'une contre l'autre, ménageant des pauses dans leur débit, retenant leur voix dans le médium sans la laisser insensiblement s'égarer dans l'aigu.

On emploie sans grande efficacité les cautérisations au chlorure de zinc à 1 p. 30 ou à l'acide lactique à 20 p. 20. Les pulvérisations avec ce dernier sont préférables. On peut encore les toucher au galvanocautère.

Au besoin, on enlève ces nodules, sous cocaïne, avec la pince coupant transversalement, mais ce ne sera pas sans prévenir l'artiste que son organe restera quand même un organe fatigué, afin qu'il n'attribue pas à notre intervention directe la perte de sa voix. Règle générale : on sera très sobre de ces interventions dans les larynx des chanteurs, car le repos vocal suffit souvent à les remettre en état.

BIBLIOGRAPHIE. — Sabrazès et Frèche, Sur l'anatomie des nodules des chanteurs (*Ann. des mal. de l'oreille et du larynx*, sept. 1892). — Knight, Sur le nodule des chanteurs (*Association laryngologique américaine*, 1894). — Poyet, Traitement des nodules vocaux (*Soc. franç. de laryngologie*, 1895). — Botey, Journal *la Voix*, août 1897.

CHAPITRE IV

MALADIES DE LA VOIX

Les maladies de la voix ont été étudiées déjà
par Moura-Bourouillou, Carl Michel, E. Fournier,
Störk (1), Botey, Holbrook Curtis (2).

Comme l'art de la parole et du chant n'emploie
pas jusqu'à présent de termes techniques d'une signification acceptée par tous, le laryngologiste a de la
peine pour comprendre les doléances de son client :
que deux chanteurs lui parlent, l'un après l'autre, de
leurs *registres médium*, *passages*, ils n'auront peut-
être pas eu en vue les mêmes particularités vocales.
J'ai cherché à débrouiller cette confusion, résultat
de la diversité des écoles, et j'ai pu arranger pour
mon usage personnel une technique d'examen spécial qui permet d'aller au diagnostic sans plus d'erreur que les autres méthodes usitées en médecine.

On peut dire qu'il y a « maladie de la voix » lorsque
l'altération de cette fonction est de beaucoup le
symptôme dominant, celui pour lequel le spécialiste
est consulté. S'agit-il, au contraire, d'une affection
véritable du larynx, cancer, tuberculose, etc., ce sont

(1) Störk, *Sprechen und Singen.*
(2) Curtis, Effets des mauvaises méthodes de chant sur les
voix (*Congrès Pan-Américain*, septembre 1893).

les autres troubles qui importent : douleur, oppression, etc. La question *voix* devient en ces cas négligeable.

C'est surtout le diagnostic d'une maladie vocale qui est embarrassant. Le traitement qui en découle est simple et facile.

Mais, avant d'entreprendre le traitement d'une voix, le spécialiste doit bien s'assurer qu'elle existe réellement. Une personne viendra vous trouver parce qu'elle n'est pas satisfaite de son larynx. Elle subit, plusieurs années durant, chez vous ou chez d'autres, cautérisations, résections d'éperons ou de cornets, électrisations et massages du larynx, saisons aux eaux. Puis elle viendra se plaindre que toute cette thérapeutique n'y a rien fait. Eh bien, mais s'il s'agit simplement d'une voix finie par l'âge ou qui même n'a jamais existé! Le cas peut se produire si un professeur n'a pas été consulté, et de la meilleure foi du monde les personnes demanderont au médecin de réparer les moyens vocaux que la nature ne leur a même pas donnés.

La méthode exige que je mette à part les maladies de la voix parlée et de la voix chantée. Pourtant, parleurs et chanteurs doivent s'intéresser aux deux. Celle qui n'est pas de leur usage habituel les concerne aussi. Car parler et chanter ne sont que les deux modalités d'une fonction unique.

I. — MALADIES DE LA VOIX PARLÉE.

Elles sont moins nombreuses que pour la voix chantée, c'est-à-dire qu'elles sont moins appréciables, le mécanisme de la parole étant moins divers. D'ail-

leurs, les professionnels ont moins besoin de l'intégrité de leur voix.

Un premier fait ressort de toutes les observations,
c'est que la parole fatigue la voix plus que le chant.
Les artistes d'opéra-comique, qui ont à dire le poème,
le savent bien. Je viens d'avoir la preuve très nette
de cette nocivité particulière : Un ténor chantait,
depuis son enfance, sans avoir éprouvé jamais le
moindre trouble vocal. Des revers de fortune viennent
l'obliger à donner des répétitions de littérature. Aussitôt cette voix, que le chant n'avait jamais fatiguée,
est prise de raucité, des nodules se formant sur les
cordes, etc.

Il semble presque y avoir incompatibilité entre les
deux procédés, le développement de la parole nui-
sant au chant et *vice versa*.

Le fait étant bien établi, reste à en trouver l'explication. Voici celle que je propose. Dans le parler, la
somme des mouvements dépensés est plus grande
que dans le chanter. Le parleur agite rapidement les
cordes vocales ; le chanteur dit beaucoup moins de
mots dans le même laps de temps. Le premier n'utilise que trois ou quatre notes du médium, l'autre les
ménage, allant tantôt au grave, tantôt à l'aigu.

D'une manière générale, les *phonopathies* de la
parole portent sur la quantité ou la qualité de la voix.

I. **AFFAIBLISSEMENT DE LA VOIX**. — Le profes-
sionnel de la parole, prédicateur, avocat, instituteur,
artiste dramatique, se plaint que sa voix se voile
vite, a perdu l'endurance, ne pouvant plus, comme
avant, fonctionner deux ou trois heures. Il a pu se
rendre compte qu'elle s'entend moins et paraît détimbrée. Obligé d'aller quand même, il éprouve bientôt

une fatigue toute spéciale dans la gorge, le cou, la poitrine et même dans les membres. A la gorge, c'est une sensation de chaleur, de gonflement, de contracture (*crampe des orateurs*).

Le pis est que cette situation les trouble et leur fait perdre le quart de leurs moyens. Berryer ne s'inquiétait que d'une chose : la voix.

Faites l'examen médical de ces appareils vocaux, vous n'y trouvez rien. Je crois, pour ma part, qu'il s'agit alors d'un affaiblissement, d'un vieillissement, précoce ou non, de la fonction ; et ce vieillissement prématuré m'a souvent paru tenir au manque de technique, l'orateur n'ayant pas suivi le précepte d'être « dicendi peritus ». Les ecclésiastiques, de tous les parleurs les moins préoccupés par la technique, sont aussi les plus exposés aux altérations vocales. Comme il fallait s'y attendre, les excès vocaux sont une cause parfois évidente de cet affaiblissement dans la phonation.

Mme X... a fait de l'enseignement, durant vingt-cinq ans, quelquefois pendant quatre heures de suite. La nuit, elle éprouvait des douleurs cuisantes au pharynx et au larynx, elle avait des enrouements et même des aphonies. Tous ces troubles ont disparu depuis qu'elle n'est plus dans l'enseignement. Or, il y a quelque temps, elle eut à lire à haute voix une lettre de huit pages, et les troubles d'autrefois reparurent pour trois ou quatre jours.

La pratique habituelle du téléphone est fatigante pour la voix. « C'est, me disait un de mes clients, comme si je donnais l'*ut dièze.* »

Les diverses altérations pulmonaires font aussi faiblir l'intensité de la voix. Les orateurs s'en gareront le plus possible, surtout s'ils pensent, comme je l'ai lu, que « l'éloquence de nos jours réside surtout dans les poumons ».

Gardons-nous bien, suivant le conseil de Carl Michel, de traiter directement les cordes vocales; nous les épuiserions encore plus. Agissons sur le larynx, sans agir dans sa cavité. Repos complet de la voix pendant quelques semaines, puis reprise avec ménagements, par des exercices courts et rares. Avec ces précautions, une voix, qui faiblit vers la cinquantaine, durera tout autant que la vie de la personne même. Les massages et électrisations extérieures, les stations hydro-minérales seront un adjuvant utile pour cette conservation. D'autres altérations (la raucité, la voix eunuchoïde, les dysphonies) portent sur la qualité de la voix, sur son timbre.

II. **RAUCITÉ VOCALE** (1). — Chez des sujets jeunes, enfants ou adultes, la voix se fait entendre plus ou moins voilée. Elle se fatigue après quelques minutes. L'examen laryngoscopique m'a montré sur un ensemble de 25 observations :

8 fois : larynx normal.

5 fois : tuberculisation commençante des régions aryténoïdiennes.

5 fois : chordites chroniques simples.

2 fois : des nodules classiques.

2 fois : une flaccidité de la muqueuse du bord libre des cordes.

3 fois : un état variqueux des cordes. Krause (de Berlin) a aussi rencontré ces dilatations variqueuses des vaisseaux des cordes.

(1) CASTEX, La raucité vocale (*Bull. et Mém. de la Soc. franç. de laryngologie*, t. XI, 1895, et t. XII, 1896).

Les causes de la raucité vocale sont l'hérédité, les excès de voix — il y a des enfants qui jouent à qui criera le plus fort, — la grossesse parfois, mais surtout la constitution scrofuleuse ou la tuberculose menaçante. Le tabac est, pour quelques personnes, une cause très influente de raucité.

Les confidences des malades me font surtout admettre la nocivité de la cigarette. Beaucoup fumeront pipes et cigares sans inconvénients; mais la cigarette les enroue et les fait tousser; c'est donc le papier qu'il faut incriminer.

La raucité ne doit pas être confondue avec la atigue vocale, dysphonie transitoire, ni avec la voix naturellement grave des basses ou des contralti, ni avec la voix faible des emphysémateux ou des tuberculeux.

Pour en apprécier l'importance, j'ai pris l'habitude de faire essayer la voix du sujet sur ses trois registres : *grave, médium, aigu.* C'est le registre grave qui se défend le mieux contre la raucité.

Dans le traitement, l'indication principale est de s'adresser à la cause. Combattre les excès de voix; donner des antiscrofuleux et des antituberculeux.

III. **VOIX EUNUCHOÏDE.** — Elle se particularise par une grande *hauteur* avec une petite *intensité* (1).

Quelques cas sont dus à des troubles de l'innervation centrale ou périphérique du larynx, à des altérations anatomo-pathologiques provenant de la mue, à une persistance de l'état infantile du larynx.

(1) TRIFILETTI, *Arch. italiani di laryng.*, juillet 1887, p. 129. — BEAUSOLEIL, *Gaz. hebd. des sciences méd. de Bordeaux*, 3 février 1895. — CASTEX, *Soc. franç. de laryngologie*, 1896).

Je l'ai rencontrée généralement chez des tuberculeux ou tuberculeuses du larynx et j'ai pensé qu'on pouvait l'expliquer par une contracture symptomatique des tenseurs des cordes vocales. Son traitement doit donc comprendre, entre autres moyens, la thérapeutique générale antibacillaire.

IV. **DYSPHONIES**. — Plus accentuées que les raucités, elles sont assez variables :

1° *Voix sèche* (laryngite chronique simple, polypes du larynx, syphilis du larynx produisant la *raucedo syphilitica*).

2° *Voix humide* (laryngites tuberculeuses ulcérées, cancers ramollis).

3° *Voix bi-*, *tri-*, *pluritonale* (polypes du larynx). Une de mes malades, qui portait un petit fibrome sur une corde, émettait manifestement trois notes simultanées. Un vieillard atteint de paralysie d'une corde vocale faisait entendre, outre sa voix sénile ordinaire, une note grave de contrebasse. Je l'attribuai aux vibrations de cette corde détendue.

4° L'intégrité des fonctions vocales peut être compromise par les diverses maladies du système nerveux. Dans la sclérose en plaques, la voix est monotone, scandée, change brusquement de ton, ne peut tenir une note longuement, parce que les cordes tremblent. La voix est assez spéciale dans chaque genre de folie : rauque chez le maniaque, éteinte chez le mélancolique, etc.

Le traitement de ces diverses phonopathies est celui de l'affection causale.

II. — MALADIES DE LA VOIX CHANTÉE

Elles sont très différentes les unes des autres et fort complexes. Elles se répartissent d'après le trouble ou symptôme majeur, celui pour lequel on vient nous consulter. Ici encore la maladie atteint soit la quantité soit la qualité de la voix; mais je laisse ce classement pour suivre l'ordre de fréquence.

I. **MALADIES DU TIMBRE.** — Ce sont sensiblement les plus nombreuses, dans la proportion de 40 p. 100, d'après mes observations. Voici à peu près ce que dit un artiste dont le timbre est malade :

« Depuis quelque temps, ma voix est voilée, surtout en parlant, elle se voile presque immédiatement quand je me mets à chanter. Cette raucité existe sur toute l'étendue de la voix (grave, médium, aigu). J'ai perdu deux (ou trois) de mes notes les plus élevées et je constate *des trous* dans mon registre aigu (ce qui signifie que certaines notes ne se font plus entendre dans le déroulement des gammes montantes). J'ai conscience que mes sons baissent sans qu'il me soit possible de les maintenir à la hauteur voulue. Je ne peux plus chanter en *demi-teinte* (à demi-voix ou piano). Impossible de faire les *sons filés* (notes qu'on commence piano, qu'on enfle ensuite pour les terminer piano). »

Le tableau qui précède est forcément *composé*. Tous les malades du timbre ne le reproduiront pas en entier; mais j'y ai mis la plupart des troubles qu'ils accuseront.

Au laryngoscope : peu ou pas de lésions. Parfois un peu de congestion des cordes ou des aryténoïdes, un peu de pachydermie interaryténoïdienne ou des nodules sur les cordes. Parfois rien. Il n'est pas douteux que, de toutes les parties du larynx, le bord libre des cordes est le plus utile à l'intégrité de la voix. J'ai vu des aphonies complètes chez des tuber-

culeux qui n'avaient d'autres lésions qu'une ulcération s'étendant à tout ce bord libre.

Comme *causes*, l'altération du timbre reconnaît :

1° Les laryngites légères, mais durables, de l'influenza, des fièvres éruptives, de la fièvre typhoïde,
de la syphilis secondaire, des séjours au bord de
la mer.

2° Les propagations congestives inflammatoires
ou trophiques venant des autres parties de l'appareil
vocal : pharyngites granuleuses, hypertrophies amygdaliennes, tumeurs adénoïdes avec leurs poussées
inflammatoires (adénoïdites), rhinites hypertrophiques ou atrophiques.

Trasher (de Cincinnati) (1) a étudié la fâcheuse
influence des obstructions intranasales sur la voix
chantée. Le timbre est surtout changé. On rend
parfois tous leurs moyens aux artistes, en les débar-
rassant d'éperons, de queues de cornet, etc.

Les personnes atteintes de pharyngo-laryngite
atrophique perdent jeunes leur voix.

3° La fatigue laryngée, qu'il y ait surmenage ou
plus souvent malmenage. Le mauvais fonctionnement peut être attribué à l'élève ou au professeur.
Une grande difficulté pour ce dernier est de classer
la voix, d'en faire le diagnostic. Le timbre d'une
voix peut faire méconnaître sa place naturelle sur
l'échelle des sons. J'ai examiné une jeune fille de dix-
sept ans qui, contralto par le timbre, était soprano
par l'étendue de sa voix (de l'*ut*³ à l'*ut*⁵). Un médecin avait cru à un début de tuberculose laryngée, à
cause de cette raucité, mais l'organe était absolu-

---

(1) TRASHER (de Cincinnati), *Lancet*, 8 octobre 1892.

ment sain. Il faut dire qu'avec les années la hauteur et la *tessiture* (1) peuvent changer. L'artiste doit se soumettre à cette évolution naturelle, sous peine de fatiguer beaucoup son larynx.

Chez une dame de province, je n'ai pu m'expliquer la fatigue vocale caractérisée par un voile sur la voix qu'en apprenant qu'elle avait pris, dans le temps, des leçons à Paris, et n'avait rien changé depuis à ses exercices, ni à son répertoire habituel, bien qu'elle eût senti sa voix baisser notablement. J'ai vu des malades, qui avaient chanté, sans pouvoir me dire quelle était leur voix.

L'exercice de la tyrolienne, la mauvaise habitude de chanter « de la gorge », celle de toussoter avant de chanter, de fredonner, de respirer par saccades, l'abus de la voix sombrée chez l'homme, du timbre clair chez la femme, fatiguent encore beaucoup la voix. J'ai vu des femmes rester enrouées plusieurs jours quand elles chantaient le premier jour de leurs règles.

L'enseignement est encore une importante cause de fatigue vocale. Le professeur doit chanter sur tous les registres quelle que soit sa voix naturelle, soit pour montrer à l'élève, soit pour lui donner la réplique, sans compter la fatigue de parler beaucoup dans le courant de la leçon.

4º Je trouve encore dans mes observations certaines causes qui ne peuvent agir que par action réflexe (affections de l'estomac, de l'utérus, ménopause, grossesse). La castration des femmes n'a pas d'influences fâcheuses sur la voix; tout au plus la mas-

---

(1) La tessiture est cette partie de l'étendue d'une voix où elle se meut le plus aisément.

culinise-t-elle un peu dans quelques cas rares (1).

5° Enfin les maladies du timbre peuvent tenir à un état constitutionnel. Le cas est même fréquent surtout chez les tuberculeux ou les candidats à la tuberculose. Il y a là un indice prémonitoire; quand l'examen de la poitrine et du larynx est négatif, le voile sur la voix peut donner l'alarme. Les herpétiques, les névropathes présentent aussi de ces enrouements de cause générale. Le timbre est ce qui disparaît d'abord quand vient la sénilité de la voix. L'agilité et toutes les autres qualités lui survivent un peu.

Je ne m'arrête pas à l'effet des odeurs sur la voix, car il est transitoire et ne détermine pas de *maladies*.

Il n'est pas difficile de reconnaître cette maladie du timbre. Il suffit d'entendre chanter le sujet. Encore ne faudrait-il pas penser qu'il y a voile sur la voix lorsqu'il s'agit simplement d'un timbre naturellement grave. En outre, il faut parfois déceler cette raucité qui ne se fait pas entendre constamment; on aura alors recours au procédé des trois registres que j'ai indiqué pour la voix parlée.

Traitement. — Cette question est implicitement exposée à l'article *Causes*. Trouver cette cause, c'est guérir le malade, quand il est guérissable.

Je me borne à signaler les procédés thérapeutiques.

1° Contre les laryngites : repos absolu de la voix, révulsions sur le devant du cou, diverses pulvérisations chaudes intralaryngées.

2° Contre les propagations morbides venant du voisinage, traiter le point de départ, détruire les

(1) Castex, Effets sur la voix de l'ablation des ovaires (*Soc. fr. de laryngologie*, 1896).

granulations au galvanocautère, diminuer les amygdales par le morcellement, opérer les tumeurs adénoïdes, traiter les rhinites, etc.

3° Contre la fatigue laryngée, repos vocal de quelques semaines et changement de méthode. J'ai vu des voix se dévoiler en quelques semaines, après des années d'état maladif, lorsqu'un fonctionnement rationnel se substituait à un système défectueux.

Les massages, simples ou vibratoires, les électrisations extérieures sont ici des plus utiles pour redonner de la vigueur à l'appareil musculaire du larynx.

Un ou deux mois de vacances par an ne sont pas moins utiles à la santé vocale de l'artiste qu'à sa santé générale.

4° Que l'on soigne l'estomac, l'utérus ou tout autre viscère, s'il est en cause.

5° Enfin, qu'on s'adresse surtout à l'état général, s'il tient dans sa dépendance cette raucité vocale ; à la tuberculose, si elle est menaçante : huile de foie de morue, phosphates, arsenic, gaïacol, créosote, etc., suralimentation, air des champs, pas de sulfureux, pas de saison à la mer. Surtout mettre le larynx au repos : ne pas chanter, parler le moins possible. N'agit-on pas de même par l'immobilisation pour toutes les tuberculoses locales ? L'avantage qu'offre le chant de ventiler les poumons ne compense pas la fatigue d'un larynx guetté par la bacillose.

II. **MALADIES SUR LE MÉDIUM.** — J'ai donné quelque développement aux maladies du timbre parce qu'elles sont les plus habituelles ; on me permettra d'abréger sur celles qu'il me reste à mentionner.

5.

Le médium est malade, et le cas n'est pas rare, lorsque les troubles s'accusent sur la partie moyenne de l'étendue vocale, l'altération existe principalement sur la voix parlée et lorsque l'artiste a parlé long-temps. Dans le chant, ce trouble est plus sensible sur deux ou trois notes du médium, toujours les mêmes pour chaque sujet. Elles manquent surtout d'inten-sité et de sonorité. L'artiste dit qu'elles se sont *détimbrées*. On a nettement l'impression de manquer de souffle, de force ou de tenue dans l'expiration phonatrice. La note baisse de tonalité en dépit des efforts, je dirai même en proportion des efforts. La demi-teinte est impossible ou difficile, la terminaison des sons filés vacille. Une de mes clientes avait, au cours d'un son posé, des *forte* et des *piano* involon-taires et qu'elle ne pouvait éviter. Au fur et à mesure que la voix s'échauffe par le chant, quelques-uns de ces empêchements s'atténuent, mais le lendemain il y a aggravation. Ces suspensions de fonction, qu'on retrouve dans l'odorat, dans l'ouïe, méritent le nom de *laryngocopose* (épuisement laryngé tempo-raire). Le changement qui a paru d'abord sur le médium s'étend peu à peu au registre aigu et grave.

Causes. — Nous retrouvons ici les causes princi-pales des maladies du timbre. Cependant, en se pénétrant bien de l'enseignement qui découle des observations, on arrive à penser que la cause de ce trouble spécial gît dans la *poitrine*, cette soufflerie de l'appareil vocal (emphysème pulmonaire). La capacité respiratoire, prise au spiromètre, emmaga-sine à peine 1 ou 2 litres, au lieu de 2 et 3, comme à l'état normal.

En ce qui concerne plus spécialement la demi-teinte, je l'ai vue compromise, surtout quand la lésion était laryngée. Alors, au contraire, la pleine voix est possible. Si l'altération est thoracique, la demi-voix est possible, mais la pleine voix impossible.

En somme, le diagnostic *maladie sur le médium* pourra être porté toutes les fois que l'artiste se plaindra de divers troubles sur cette partie de son clavier vocal, coïncidant avec un manque de souffle.

Traitement. — S'adresser à la cause et imposer un repos vocal de deux ou trois mois. Je me suis bien trouvé des diverses pratiques de la gymnastique respiratoire pour donner à la soufflerie la force ou l'ampleur qui lui font défaut.

III. **MALADIES SUR LA SOLIDITÉ.** — Le mot ne me convient pas entièrement, mais je n'en trouve pas de meilleur. Il s'agit de ces voix, intactes quant au timbre et aux registres, mais qui ne peuvent plus chanter longtemps sans se troubler diversement. Elles ont perdu l'endurance. « Mon élève, m'écrivait un professeur de chant, donne l'effort, mais elle ne le soutient pas. » Un voile sur la voix se montre à bref délai, surtout si l'artiste parle ; quelquefois même le chant reste bon quand la parole est voilée. Qui veut lutter éprouve bientôt la *crampe des chanteurs* (sécheresse et contractures douloureuses à la gorge).

Causes. — Toutes celles invoquées déjà, mais plus particulièrement : l'hypertrophie du système amygdalien (amygdales palatines, ou linguale), l'entraînement trop précipité des voix si, le travail ayant été commencé trop tard, on veut rattraper le temps perdu. J'ai vu des hémoptysies déterminées par ces entraînements précipités. Enfin j'ai surtout trouvé ce

manque d'endurance chez ceux qui abusent de la
voix parlée, par mauvaise habitude ou par nécessité
professionnelle, comme si la parole consommait largement les réserves de force laryngée que le chant
aurait utilisées. Les bavards compromettent leur voix
chantée. J'oserai presque dire que « la parole tue le
chant ».

Traitement. — Le médecin s'appliquera d'abord à
remettre en état l'appareil vocal par des soins locaux
et généraux. Le chanteur usera modérément de sa
voix. C'est en parlant peu, en n'étant pas bavard qu'il
fera des économies de voix.

IV. **CHEVROTEMENT.** — Il y a des larynx qui che-
vrotent naturellement, dès le début de leur carrière,
les uns par crainte et émotion, d'autres par imitation
très consciente d'un artiste chevrotant ; mais généralement ce trouble marque le dépérissement de la voix.
Il est ordinairement le résultat des excès vocaux.

Un des derniers cas que j'ai rencontrés était celui
d'un curé de campagne, dont le chevrotement
s'étendait aux muscles du cou. Naturellement ténor,
il avait cherché à se faire une voix de baryton pour
conduire les chants de ses paroissiens. Les cordes
vocales affaiblies ne luttent plus régulièrement contre
la poussée pulmonaire ou les muscles expirateurs ont
perdu leur tenue nécessaire.

Je ne parlerai pas du traitement, c'est affaire aux
maîtres de chant.

V. **MALADIES DE L'INTENSITÉ.** — Une catégorie de
malades se plaignent que leur voix manque de *force*,
de puissance, qu'elle s'entend peu, sans que le timbre
en soit changé. « Quand j'ai chanté depuis un moment, me disait un artiste, je manque de souffle, je

me sens la poitrine brisée et cependant je ne suis pas enroué. »

D'autres ne sont plus maîtres de leur émission. Ils ont la sensation que la voix se déplace du nez à l'arrière-bouche et *vice versa*. J'ai pu constater chez eux une parésie des tenseurs.

Ces malades sont des lymphatiques, des tuberculeux, des adénoïdiens, des obèses, des chloro-anémiques, des scléreux de l'oreille qui n'ont plus conscience du degré de timbre nécessaire. La fréquentation de sourds montre que le proverbe : « Crier comme un sourd » est sujet à caution.

Ce sont surtout des affaiblis de la poitrine, pour des causes diverses, qui n'ont pas assez de pression dans l'expiration thoracique pour faire vibrer fortement les cordes vocales. Il me semble donc y avoir une aphonie d'ordre thoracique. Exemple : l'aphonie des gens essoufflés par une course rapide.

Ici le traitement tonique convient en général.

VI. **MALADIES DE L'ÉTENDUE.** — Elles font perdre deux ou trois notes à l'une ou l'autre extrémité du clavier. Et si l'artiste veut les faire sortir, il éprouve une douleur et elles craquent (*canarder*). Ces larynx sont généralement atteints de chordites diverses qui se produisent volontiers quand l'artiste « a chanté sur un rhume ».

Donc repos de l'organe, traitement direct (cautérisations) et indirect (massage, électricité).

VII. **MALADIES DIVERSES.** — Sous ce titre, je range quelques cas trop peu importants par le nombre pour mériter un chapitre à part. Mais ce groupe ne pourra que grossir par les observations ultérieures. C'est le chapitre « à classer » qui doit rester ouvert.

1° Quelques artistes sentent que leur voix devient lourde. Vocalises, passages vrais et faux deviennent difficiles. Se méfier alors d'une tuberculose latente.

2° D'autres se mettent à tousser quand ils chantent. Mêmes craintes, à moins qu'il ne s'agisse d'une luette trop longue.

3° Quelques-uns ont un trouble de *résonance*, seulement s'ils chantent sur des paroles. Le plus souvent c'est un nasillement attribuable à de l'obstruction nasale.

Parfois même cette lésion est révélée par les premières leçons de chant. Ces voix ne sortent pas, ne portent pas.

4° *Chats et Graillons*. Ce sont des mucosités sur les cordes ou dans la trachée. Ils font *craquer* la voix et accompagnent les états catarrheux des premières voies respiratoires (larynx, trachée, bronches).

Le traitement consiste dans les stations hydrominérales : La Bourboule, Mont-Dore, Cauterets et autres, dans les inhalations ou les injections intratrachéales mentholées. L'artiste s'exercera, pendant quelques minutes avant de paraître en public, pour débarrasser son appareil vocal, pour faire la « toilette de sa voix ».

5° Voici des troubles d'ordre nerveux. Une artiste avait une voix très régulière ; mais, lorsque, montant la gamme, elle arrivait au *ré* de son médium (ré^4, faux passage), tous les muscles de son cou se convulsaient et la note se dérobait vers le bas, baissant malgré elle. Dans les notes au-dessus, tout était normal, et ce phénomène ne se reproduisait pas quand la gamme redescendait. Aucune lésion dans le larynx et ailleurs.

A mentionner aussi un trouble moteur qui est l'impossibilité de chanter quand la parole existe indemne, comme il y a des aphonies hystériques avec conservation de la voix chantée.

Voici plus bizarre encore : trois fois déjà j'ai rencontré des malades qui me disaient : « Entendre chanter les autres m'enroue. » Les enfants de l'une de ces malades disaient : « Ne crions pas si fort, nous allons enrouer maman. »

6° Un autre trouble, peu fréquent, c'est celui que les artistes appellent la *roulette*. Une ou deux notes, généralement près du passage de la voix de poitrine à la voix de tête, font entendre une sorte de roulement, raclement ou grelottement qu'il suffit d'avoir entendu pour le reconnaître. Encore une petite misère des larynx surmenés. Je l'ai vue coïncider avec la présence de nodules ou avec le prolapsus de la muqueuse du bord libre. -

Il y a aussi la *bobèche*, la voix semblant accompagnée de la vibration d'une bobèche, le « fil dans la voix », le craquement, le couac, mais ce sont là plutôt des *vices* de la voix dont l'étude n'entre pas dans mon sujet.

D'une manière générale, les maladies de la voix sont bien souvent l'expression de la fatigue laryngée et de ces petits nodules, durillons qu'on voit sur le bord libre des cordes.

D'ailleurs si le sujet est exempt de maladies constitutionnelles, s'il est assez jeune encore et persévérant dans le traitement, il guérira de ses divers troubles vocaux.

BIBLIOGRAPHIE. — MANDL, Hygiène de la voix, 1877. — MORELL-MACKENZIE, Hygiène de la voix, 1888. — STÖRK, Sprechen un Singen. — CURTIS, Effets des mauvaises méthodes de chant sur les voix (*Congrès Pan-Américain*, septembre 1893). — CASTEX, Hygiène de la voix parlée et chantée, 1894. — CASTEX, Étude physiologique des divers mécanismes de la voix chantée (*Communication à l'Académie des beaux-arts*, 2 février 1895). — CASTEX, Maladies de la voix (*Congrès de Moscou*, 1897). — KRAUSE, Enrouements. Causes et Traitement (*Ibid.*)

CHAPITRE V

NÉVROSES DU LARYNX

I. — LE SYSTÈME NERVEUX DU LARYNX.

Quelques considérations d'anatomie sont utiles avant d'examiner les diverses névropathies laryngées. Elles facilitent l'intelligence de certains troubles qu'on s'expliquerait mal sans elles. Les parties du système nerveux qui actionnent le fonctionnement du larynx sont *centrales* ou *périphériques*.

I. **SYSTÈME NERVEUX CENTRAL.** — Le larynx a deux fonctions antagonistes : vocale et respiratoire : La première a son centre dans le cerveau et la deuxième dans le bulbe rachidien.

a) Dans le cerveau, il n'y a pas lieu de chercher, comme l'ont fait les premiers expérimentateurs, Ferrier et Duret, le « centre de la voix » : on ne l'y trouverait pas, car la voix se compose d'un ensemble trop complexe de mouvements thoraciques, laryngiens, buccaux. Les investigations de Krause ont été plus heureuses, parce qu'il s'est borné à chercher sur l'écorce cérébrale le *centre de l'adduction glottique*. Il l'a trouvé, sur le chien, à la partie inférieure de la circonvolution frontale ascendante, sur sa jonction avec la 3e frontale. Semon et Horsley sont arrivés au même résultat, en explorant sur un cerveau de macaque. L'excitation de ce centre produit l'*adduction bilatérale* des cordes, ce qui explique comment on voit si rarement des hémiplégies laryngées corticales, car, si l'un des foyers est annulé, son homologue ne manque pas à son rôle bilatéral.

Ultérieurement (1894), Onodi est venu démontrer que le centre cortical n'était pas indispensable au phénomène vocal. Si, sur des chiens, on enlève tranche par tranche la substance des hémisphères cérébraux, l'animal continue ses aboiements tant qu'on n'a pas atteint les tubercules quadrijumeaux. Si on poursuit, il devient aphone, d'où Onodi conclut à l'existence d'un autre centre d'adduction profondément situé entre les tubercules quadrijumeaux antérieurs et les postérieurs.

b) Dans le bulbe, nous connaissons, depuis les recherches de Claude Bernard, les deux colonnes de substance grise (noyaux du spinal et du pneumogastrique) d'où partent des racines formant un tronc commun dans lequel le spinal représente la voix et le pneumogastrique la respiration. Cette description se trouve actuellement ébranlée quelque peu par les travaux de Schech et d'Onodi.

c) Des *fibres cortico-bulbaires* relient entre eux les centres cérébral et bulbaire, en passant par la capsule interne et le tiers moyen du pédoncule cérébral.

II. **SYSTÈME NERVEUX PÉRIPHÉRIQUE**. — Il est représenté par l'ensemble des nerfs du larynx (fig. 23).

Le *nerf laryngé supérieur* assure la sensibilité à toute la muqueuse du larynx et par son rameau *laryngé externe* porte la motilité au muscle crico-thyroïdien seulement, comme s'il était nécessaire

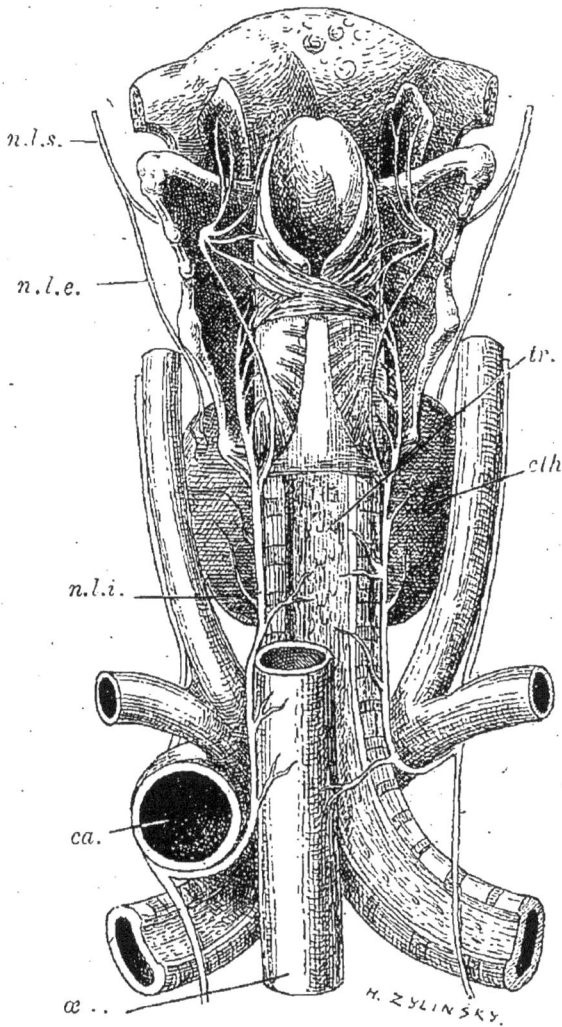

Fig. 23. — Système nerveux périphérique du larynx.

n.l.s, nerf laryngé sup.; *n.l.e*, nerf laryngé ext.; *n.l.i*, nerf laryngé inf. ou récurrent; *œ*, œsophage; *ca*, crosse de l'aorte; *cth*, corps thyroïde; *tr*, trachée.

que ce muscle reçût l'influx nerveux avant les

autres, pour se mettre le premier en mouvement dans l'acte de la phonation (A. Davies).

Le *nerf laryngé inférieur* ou *récurrent* donne la motilité à tous les autres muscles de l'organe. Il importe de remarquer que le récurrent gauche seul passe sous la crosse de l'aorte, d'où la fréquence des paralysies de la corde gauche dans les anévrysmes de la crosse aortique. Risien Russell est parvenu à dissocier dans le récurrent des fibres abductrices et des fibres indifférentes, les premières occupant le côté interne du nerf.

II. — NÉVROSES.

La répartition des nerfs du larynx en deux variétés nous conduit à examiner séparément les névropathies de la sensibilité et celles de la motricité. Les espèces sont nombreuses dans chacun de ces groupes, mais nous ne nous arrêterons qu'aux types principaux, ceux que la pratique montre le plus habituellement.

I. **NÉVROSES DE LA SENSIBILITÉ.** — Nous y trouvons :

a) L'anesthésie du larynx. — Elle se rencontre chez les hystériques, à la suite de la diphtérie, chez es paralytiques généraux, dans certaines tumeurs de la base du crâne ainsi que dans la phase agonique. L'épiglotte reste immobile et dressée. La muqueuse ne réagit plus alors contre l'introduction d'un stylet recourbé et l'épiglotte laisse le bol alimentaire tomber dans le vestibule laryngien. C'est même une manière de mourir pour quelques paralytiques généraux. Dans ces cas, il faut recourir à la faradisation de la région et même à la sonde œsophagienne à demeure pour éviter la chute des aliments dans la cavité laryngienne.

b) L'*hyperesthésie* aboutit surtout à la toux nerveuse, qui est quinteuse ou aboyante. Cet état peut aussi déterminer le *vertige ou ictus laryngé* dans lequel le malade pousse un cri et tombe sans connaissance (Charcot, Krishaber), mais un bon nombre d'ictus laryngés relèvent du tabes.

c) La *paresthésie* consiste surtout dans une sensation de corps étranger qu'accusent les malades et qui disparaît pendant les repas.

d) La *névralgie* est rare. Le plus souvent il existe une lésion cachée qui explique la douleur. J'appellerai l'attention sur la névralgie spéciale du nerf laryngé supérieur, au point où il s'éparpille en un bouquet de rameaux, en perforant la membrane thyro-hyoïdienne. Trois fois déjà j'ai observé bien nettement cette variété de névralgie. Qu'on appuie fortement au-dessous de l'os hyoïde, à égale distance de son milieu et de sa petite corne, on provoquera chez les malades une douleur tout à fait comparable à celle que détermine la pression sur les bouquets sus et sous-orbitaires, en cas de névralgie faciale.

Ces trois dernières névropathies sont justiciables des moyens généraux, bromures à l'intérieur et hydrothérapie.

II. **NÉVROSES DE LA MOTILITÉ**. — Selon qu'il y aura exagération ou diminution de la motricité, on dira *hyperkinésie* ou *hypokinésie*.

1° HYPERKINÉSIES. — *Spasmes*. — Ils consistent dans une contraction des muscles constricteurs de la glotte et comme ces muscles interviennent dans deux actes différents : la respiration et la phonation, les spasmes se divisent naturellement en *respiratoires* et *phonatoires*.

A. *Spasmes respiratoires*. — Parmi les *spasmes respiratoires*, figurent d'abord :

a) Le *spasme glottique des enfants* (laryngisme striduleux, asthme de Kopp, asthme thymique), qui se rencontre dans le premier âge, sous l'influence d'un état général mauvais, du rachitisme, de végétations adénoïdes, d'une frayeur, de la dentition, de vers intestinaux. L'accès survient le jour aussi bien que la nuit. Brusquement la respiration s'arrête, le visage bleuit, puis, quelques secondes après, l'inspiration se rétablit peu à peu. Mais l'apnée peut être définitive et l'enfant succomber. Souvent des évacuations d'urine ou de matières fécales se produisent en même temps. Ces accès peuvent se reproduire plusieurs jours de suite. On cherchera la cause pour instituer le meilleur traitement. La révulsion chaude sur le devant du larynx, avec une éponge ou une flanelle imprégnée d'eau chaude, reste un bon moyen d'urgence.

b) Le *spasme glottique des adultes*, que l'on observe généralement dans les compressions récurrentielles par des anévrysmes de la crosse aortique, des tumeurs bénignes ou malignes du médiastin, des adénopathies et des goitres. La contracture est souvent unilatérale. On l'observe aussi dans le tabes où Féréol la décrit pour la première fois (1868). Ce trouble, encore désigné sous les noms d'*ictus laryngé*, ou *vertige laryngé*, a été bien étudié depuis par Krishaber, Fournier, Charcot et Oppenheim. Brusquement, le malade éprouve une sensation insolite au larynx (prurit, constriction), puis la glotte se ferme plus ou moins complètement, l'air inspiré produisant un sifflement. Le visage, cyanosé, exprime l'épouvante, mais peu à peu les inspirations deviennent plus faibles et la crise cesse. Parfois elle se complique d'autres troubles : éternuements réitérés, vomissements, évacuations d'urine ou de matières fécales, vertiges et pertes de connaissance, spasmes de tous les muscles thoraciques. Ces crises se répètent avec une fréquence variable, annonçant le début de l'évolution tabétique et très comparables aux crises gastriques, vésicales ou autres de cette affection. Plus elles se reproduisent et plus elles se montrent graves. Ordinairement elles coïncident avec des paralysies musculaires du larynx. L'hystérie provoque aussi des spasmes glottiques. Le sujet commence par éprouver une sensation de strangulation au larynx et finit souvent par l'attaque d'hystérie caractérisée. Quelques autres circonstances peuvent encore déterminer le spasme glottique : épilepsie, méningites, affections nasales telles que myxomes ou végétations adénoïdes (Coupart).

Le traitement de ces divers spasmes consiste : en révulsions chaudes sur le devant du cou, en inhalations de chloroforme ou d'éther. La morphine, les bromures, et surtout la cocaïne en application locale parviennent à calmer quelques-uns de ces spasmes, de même les antisyphilitiques, s'il s'agit d'un tabes de cette nature. L'intubation et la trachéotomie sont les ressources ultimes, très indiquées quelquefois.

B. *Spasmes phonatoires.* — Ils se produisent soit à l'inspiration, soit à l'expiration.

A l'inspiration, ce seront des hoquets, des sanglots, des aboiements qui peuvent devenir contagieux, des cris de coq, toutes sortes de tics fréquents chez les hystériques et qui cessent dans le sommeil ou si le sujet se met à parler. Ce trouble est souvent très tenace et rend hypocondriaques les sujets qui en sont atteints.

A l'expiration, c'est la toux dite nerveuse, caractérisée par deux ou trois secousses, *sine materia*, revenant à chaque expiration et pouvant durer tout une journée.

Enfin la chorée, la paralysie agitante, la sclérose en plaques amènent quelquefois des troubles fonctionnels laryngés : clonismes convulsifs compliqués, pour la sclérose en plaques, de monotonie de la voix. La nature de ces troubles indique leur traitement.

2° HYPOKINÉSIES, ou paralysies, ou laryngoplégies. — Elles sont plus habituelles. Voyons d'abord leurs caractères principaux et distinctifs. Puis nous verrons, en commun, leurs diagnostic et traitement.

Symptômes. — Elles peuvent être complètes ou incomplètes (parésies), bilatérales ou unilatérales.

A. *Paralysie du nerf laryngé supérieur.* — On l'a notée surtout à la suite des laryngites *à frigore*. La paralysie du muscle crico-thyroïdien, qui tend les cordes vocales en rapprochant les cartilages cricoïde et thyroïde, fait que la voix devient voilée et même rauque. Le laryngoscope montre les cordes détendues, laissant entre elles un espace fusiforme. Morell-Mackenzie a signalé que leurs bords libres peuvent être ondulés à cause du relâchement de la muqueuse (fig. 24).

B. *Paralysie du nerf laryngé inférieur ou récurrent.* — Plusieurs variétés peuvent être isolées dans ce groupe :

a) *Paralysie des adducteurs.* — On l'a vue chez les hystériques, dans les intoxications par le plomb et l'arsenic, à la suite de la fièvre typhoïde (1), dans quelques compressions récurrentielles. Les cordes restent très écartées les unes des autres. Le malade est tout à fait aphone, mais s'il tousse ou se met à rire, l'excès de la tension aérienne arrive à faire vibrer et résonner les bords libres des cordes. Si la paralysie est unilatérale, la corde indemne peut dépasser le plan médian pour venir à la rencontre de l'autre (fig. 25). La paralysie isolée des adducteurs

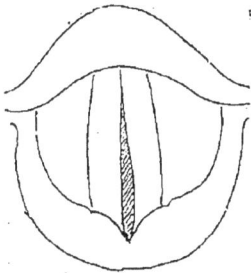

Fig. 24. — Paralysie du nerf laryngé supérieur.

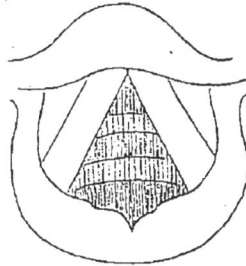

Fig. 25. — Paralysie des adducteurs.

est niée par quelques laryngologistes, par Félix Semon (2) entre autres, qui dit n'en pas exister d'observation authentique. En outre, si les abducteurs et adducteurs sont atteints de paralysie passagère, les premiers sont les plus longs à recouvrer leur contractilité.

La paralysie peut ne porter que sur l'*ary-aryté-noïdien* [Türck, Elsberg de (New-York)] (fig. 26) ; seule alors la portion postérieure intercartilagineuse de la glotte reste béante dans les efforts de phonation.

b) Paralysie des abducteurs. — Elle est beaucoup plus fréquente, car, ainsi que le fait remarquer Semon,

(1) BOULAY et MENDEL, *Archives de médecine*, décembre 1894.
(2) SEMON (F.), *British medical Journal*, 1898, 1er janvier, p. 1.

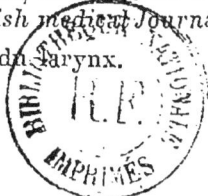

CASTEX. — Mal. du Larynx. 6

les abducteurs sont souvent les premiers et les seuls
atteints. L'origine en est centrale, ou les récurrents
sont comprimés. Boulay et Mendel signalent également
ment la paralysie des abducteurs dans la syphilis
tertiaire, qu'il y ait pachyméningite ou sclérose centrale. Quelques laryngoplégies compliquent la lésion
traumatique ou chirurgicale des récurrents. Nous
venons d'observer un jeune homme chez lequel l'immobilisation de la corde gauche en adduction ne

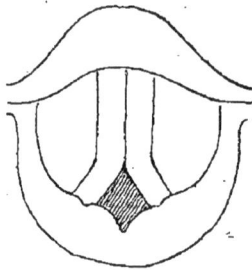

Fig. 26. — Paralysie de l'ary-   Fig. 27. — Paralysie des
aryténoïdien.   abducteurs.

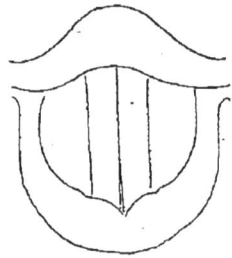

pouvait être expliquée que par l'influence du froid.
Jobson Horne a observé une parésie unilatérale dans
un cas de syringomyélie. Druault en signale un
autre cas.

Les cordes étant en adduction constante (fig. 27),
la voix est indemne, mais la respiration est plus ou
moins dyspnéique, surtout au moment de l'inspiration qui applique les cordes entre elles, et il faut
en venir quelquefois à la trachéotomie. Ch. Fauvel
a appelé l'attention sur l'haleine alliacée de ces malades ; il l'expliquait par la fermentation des sécrétions
qui s'arrêtent sur la face supérieure des cordes vocales, faute d'une ventilation suffisante.

Un type fréquent, c'est le *type récurrentiel unila-téral* (fig. 28), où la corde gauche est en adduction permanente et l'aryténoïde correspondant incliné en avant, sur un plan plus antérieur que son homologue.

Sur un relevé de 150 cas de paralysie récurrentielle, Avellis a noté :

24 anévrysmes thoraciques.

14 goitres.

7 tuberculoses du poumon droit.

7 adénopathies cervicales.

5 tumeurs de l'œsophage.

P. Raugé signale un cas de paralysie du récurrent dans un mal de Pott cervical. Lermoyez en a observé un à la suite de la rougeole par induration des ganglions bronchiques.

A titre d'étiologie exceptionnelle, on peut mentionner un cas de paralysie des muscles crico-aryténoïdiens postérieurs par névrite blennorrhagique des récurrents (Lazarus) (1). Quelques

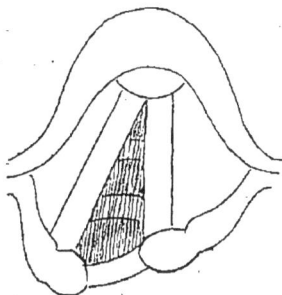

Fig. 28. — Paralysie des abducteurs, type récurrentiel unilatéral.

paralysies sont de cause toxique : saturnisme, arsénicisme (Heymann). D'après Semon, la paralysie des abducteurs passe par deux phases : dans la première, la corde vocale se tient en position cadavérique ; dans la seconde, les adducteurs se contracturent, rendant permanente l'attitude phonatoire. Si alors la paralysie est unilatérale, il n'y a pas trouble respi-

(1) LAZARUS, Paralysie des crico-aryténoïdiens postérieurs dans la blennorragie. Berlin, 1896.

ratoire, le dilatateur du côté opposé ouvrant suffisamment la moitié correspondante de la glotte. Dans
le tabes, on peut voir la paralysie des abducteurs
compliquée secondairement de contracture des
adducteurs [Pel (d'Amsterdam)].

c) Paralysie des tenseurs ou paralysie des cordes
mêmes. — Nous y retrouvons tous les caractères de
la paralysie du laryngé supérieur, l'effet étant le
même sur les cordes vocales.

d) Paralysie totale ou état cadavérique. — Les cordes
se tiennent en position intermédiaire à l'adduction et
à l'abduction.

Natier et Thomas (1) ont pu examiner après la mort
le récurrent et les muscles paralysés d'une femme qui
avait eu une adduction permanente unilatérale par
anévrysme de la crosse. Dans le récurrent, les fibres à
myéline avaient disparu ; en quelques points, il y avait
prolifération nucléaire ; dans les muscles, il y avait
diminution très sensible des fibres musculaires.

Diagnostic et pronostic. — Le *diagnostic* des paralysies laryngées n'est pas difficile pour qui sait manier
le laryngoscope. Encore faut-il une certaine attention
pour bien voir sur quelle corde porte la paralysie et
sur quelle espèce de muscles. Il faut être prévenu que
quelques sujets ont naturellement l'axe de la glotte
oblique, ce qui pourrait de prime abord faire croire à
une paralysie unilatérale. On évite cet écueil en cons-
tatant que, malgré cette obliquité, les deux cordes
exécutent tous leurs mouvements physiologiques.

On ne confondra pas une paralysie des adducteurs
avec l'infiltration aryténoïdienne qui tient les cordes

_____

(1) Natier et Thomas, *Bull. de la Soc. anatomique*, 1896, p. 468.

écartées, ni avec une ankylose des articulations crico-
aryténoïdiennes.

La rupture d'une corde que l'on a pu observer dans
un effort vocal, chez des ténors par exemple qui
cherchaient à donner l'*ut* dièze, se distingue par une
irrégularité du bord libre avec ecchymose sous-
muqueuse.

On ne confondra pas certaines parésies laryngées
avec la *neurasthénie laryngée* (Peyre, Porcher, Castex)
observée chez quelques sujets affaiblis.

Le *pronostic* est grave, car d'une manière générale
ces paralysies sont persistantes.

Traitement. — Le *traitement* comporte des moyens
généraux et locaux.

Parmi les premiers : l'hydrothérapie, l'administration des bromures, de la strychnine :

> Strychnine... .... 0^{gr},10
> Conserves de roses rouges....... 2 grammes.
> Pour 24 pilules, 2 par jour.

La suggestion vient facilement à bout des paralysies hystériques. Malioutine propose l'emploi de
diapasons correspondant à la voix habituelle du sujet
et qu'on fait vibrer sur la poitrine pour provoquer
des vibrations dans les cordes.

Comme moyens locaux se recommandent surtout :
les courants électriques induits, appliqués à l'intérieur, ou, plus aisément et non moins efficacement, à
l'extérieur du larynx. Le massage vibratoire agit bien
dans certains cas. S'il était démontré qu'il s'agit
d'une névrite récurrentielle, des pointes de feu ou des
vésicatoires sur le trajet du nerf seraient indiqués.

6.

BIBLIOGRAPHIE. — Féréol, Symptômes laryngo-bronchiques de l'ataxie locomotrice (*Soc. méd. des hôpitaux*, 1868). Luys, Hémiplégie du larynx coïncidant avec une hémiplégie d'origine cérébrale (*Ann. des mal. de l'oreille et du larynx*, 1875). — Moure, Aphonie simulée chez les enfants (*Soc. fr. de laryng.*, 1885). — Tamburini, La chorée du larynx (*Arch. italiani di laring.*, 1888). — Stewart, Paralysie unilatérale de l'abducteur de la glotte par irritation nasale (*Journ. of laryng. and rhin.*, 1889). — Dreyfuss, Paralysies laryngées dans le tabes dorsalis (*Virchow's arch. path.*, 1890). — Armstrong, Vertige laryngé (*Journ. of laryng. and rhin.*, 1890, n° 1). — Ruault, Sténoses laryngées neuropathiques (*Soc. parisienne de laryng.*, juin 1891). — Luc, Névropathies laryngées, 1892. — Lublinski, Paralysies laryngées dans la fièvre typhoïde (*Ann. des mal. de l'oreille et du larynx*, 1895, p. 341). — Natier et Thomas, Paralysie totale du nerf récurrent avec examen anatomique (*Bull. de la Soc. anat.*, 1896, p. 468). — Raugé, Dix cas de paralysie laryngée de cause chirurgicale (*10ᵉ Congrès franç. de chirurgie*, 21 octobre 1896). — Lazarus, Paralysie des crico-aryténoïdiens postérieurs dans la blenorrhagie (*Mémoires offerts au Pʳ Fraenkel pour son Jubilé*, Berlin, 1896). — Heymann (P.), Paralysies laryngées toxiques (*Mémoires du Jubilé du Pʳ Fraenkel*, Berlin, 1896). — Schadewaldt, Du vertige laryngé (*Jubilé du Pʳ Fraenkel*, Berlin, 1896). — Lermoyez, Sur les causes des paralysies récurrentielles (*Rapp. à la Soc. fr. de laryng.*, 1897). — Grossmann, Contribution expérimentale à la paralysie des dilatateurs (*Arch. fur Laryng.*, Bd VI Heft 2, p. 182, 1897). — Malioutine (*Medicinskoïe obosrénié*, avril, 1897). — Jobson Horne, Syringomyélie avec parésie des abducteurs gauches (*Soc. laryngologique de Londres*, 9 juin, 1897). — Druault, Syringomyélie avec paralysie des abducteurs (*Ann. des mal. de l'oreille et du larynx*, mai, 1898).

CHAPITRE VI

TUBERCULOSE DU LARYNX

Cette affection est une des plus fréquentes que nous ayons à soigner dans notre spécialité, puisque les relevés de Morell-Mackenzie ont établi que sur 100 malades tuberculeux des poumons, 33, soit le tiers, présentaient une localisation au larynx.

On peut distinguer une *forme aiguë*, parfois même miliaire d'après les constatations d'Isambert, et une *forme chronique*, la plus habituelle. A un point de vue différent, il y a lieu d'admettre les *formes primitive, secondaire, tardive*. La première, très discutée autrefois, n'est plus niable depuis que la pratique du laryngoscope nous en a montré la fréquence assez grande. La forme secondaire apparaît dans le cours d'une tuberculose pulmonaire ou autre. On entend par tardive celle qui intervient dans les dernières semaines de l'existence d'un phtisique et accélère sa fin.

Étiologie. — Comme conditions *prédisposantes*, on note : l'*âge*, l'affection étant surtout fréquente entre vingt et quarante ans. Il n'est pas cependant sans exemple de la rencontrer chez l'enfant ou chez le vieillard ; d'après les statistiques inédites de Parrot, sur 219 enfants tuberculeux, 19 avaient des ulcéra-

tions laryngées. Heinze, sur 4 376 cas de tuberculose
laryngée, n'aurait trouvé que 3 enfants. Dans l'enfance, elle évolue lentement; dans la vieillesse, au
contraire, elle marche vite en compliquant souvent
une laryngopathie antécédente. Le *sexe* a quelque
influence, puisque l'ensemble des statistiques montre la maladie plus fréquente chez l'homme que
chez la femme, dans la proportion de 3 à 2.

Parmi les *causes déterminantes*, il faut surtout
citer : 1° les excès de voix ; les instituteurs, les
crieurs publics en sont souvent atteints; 2° l'abus du
tabac, surtout chez les prédisposés ; 3° les séjours au
bord de la mer, sur les plages froides et à tempéra-
tures variables ; 4° les laryngopathies antérieures.
C'est ainsi que la laryngite chronique simple et surtout la syphilis du larynx sont une cause d'appel
souvent constatée pour la tuberculose.

Pathogénie. — Deux théories sont en présence
pour expliquer l'infection bacillaire du larynx.

La plus ancienne est celle de Louis, qui explique
les lésions par le stationnement sur la muqueuse
laryngée des crachats tuberculeux venus des poumons. Elle a pour elle cette constatation que la
plupart des lésions sont superficielles. Ne concorde
t-elle pas d'ailleurs avec les données de la microbio-
logie ? Klebs, Fraënkel s'y sont ralliés.

Une théorie plus récente admet que l'infection se
fait par l'intermédiaire des vaisseaux sanguins et
lymphatiques qui déposeraient sous la muqueuse
des colonies bacillaires. Un argument en sa faveur
est que parfois la plus grande partie du larynx est
envahie sans que des ulcérations se soient produites.

L'exclusivisme en cette question ne saurait être de

mise, car la pratique nous fait voir des cas où l'infection se fait, ici par la surface, là par la profondeur.

Symptômes. — La maladie traverse ordinairement trois périodes assez distinctes par leur symptomatologie :

1° Période congestive ou catarrhale ;

2° Période ulcéreuse ou d'infiltration ;

3° Période nécrosique ou des périchondrites.

Passons en revue successivement les symptômes rationnels et les signes physiques dans chacune de ces périodes.

1re *période (congestive ou catarrhale).* — *a)* Les symptômes fonctionnels accusés par le malade sont : une toux sèche coqueluchoïde ; la voix rauque qui peut précéder de loin les autres manifestations (*dysphonie prémonitoire*) ; une sorte de prurit laryngien excite les malades à tousser, quelques-uns éprouvent plus particulièrement la sensation de boule au fond de la gorge. L'expectoration n'a rien de caractéristique en l'absence d'examen bactérioscopique, elle est simplement muqueuse.

b) Les signes physiques ou objectifs sont obtenus avec le petit miroir. Tantôt c'est une pâleur diffuse de tout l'endo-larynx, tantôt une rougeur circonscrite aux régions aryténoïdiennes ; tantôt encore la muqueuse interaryténoïdienne, épaissie, plissée, accuse un *état velvétique* bien mis en relief par les descriptions d'Isambert.

2° *période (ulcérations, infiltrations).* — *a)* Les symptômes fonctionnels se modifient sensiblement à cette période. La toux devient éructante et peut aller jusqu'à provoquer des vomissements. Le malade reste exténué après ces crises. La voix passe alternativement par

plusieurs tonalités; elle est *pluritonale* ; parfois elle
monte et se maintient plus ou moins dans l'aigu,
constituant une variété de *voix eunuchoïde* qu'on
peut attribuer à l'état de contracture réflexe des
muscles phonateurs. Quelques tuberculeux n'emploient plus que la voix chuchotée, bien qu'il leur
soit possible de parler encore à voix haute, mais ils
la redoutent, trouvant une sédation dans cette aphonie
voulue (*phonophobie*). Ces altérations diverses de la
voix ont leur explication, suivant les cas, ou dans
un état parétique des cordes, ou dans l'infiltration
de la muqueuse interaryténoïdienne qui empêche
l'accolement des cordes, parfois encore dans des
arthrites crico-aryténoïdiennes qui limitent leurs
mouvements d'adduction et d'abduction. En tout cas,
la dysphonie indique que les lésions siègent dans la
région des cordes vocales inférieures et ce diagnostic
du siège peut être posé avant même de recourir au
miroir. Les douleurs s'aggravent aussi et se transforment en une sensation de brûlure. Elles s'exaspèrent encore quand le malade exécute un mouvement de déglutition (*odynophagie*) et le plus souvent
c'est la déglutition des liquides ou simplement de la
salive qui cause les plus vives souffrances, sans doute
parce que les liquides demandent des mouvements
plus importants pour ne pas tomber dans le larynx,
ce qui n'est pas toujours évité. La douleur se complique souvent d'élancements douloureux dans une
ou deux oreilles au moment où le bol alimentaire
passe sur l'épiglotte. Les malades cherchent à atténuer
ces élancements, en comprimant l'ensemble du pavillon avec la paume de leur main correspondante.
L'expectoration purulente ou sanguinolente n'a rien

de caractéristique. La dyspnée laryngée apparaît, à des degrés variables. Elle s'explique par des infiltrations qui amoindrissent sensiblement la lumière de l'endo-larynx (infiltration sus-glottique, glottique ou sous-glottique). Ce peut être aussi un rapprochement marqué des cordes, qu'il y ait paralysie des abducteurs ou contracture des adducteurs.

b) Les signes objectifs sont caractéristiques à cette période. On trouve souvent des épaississements rosés des cordes ou de la muqueuse interaryténoïdienne, ce que les auteurs allemands, après Virchow, désignent sous le nom de *pachydermie interaryténoïdienne*. Les ulcérations diffèrent par leur forme ou leur siège. Ordinairement il s'agit d'érosion sur toute l'étendue du bord libre des cordes et si la lésion est plus accentuée tout le bord libre semble avoir été comme évidé par une gouge fine (fig. 29).

L'examen montre en ce cas un dédoublement (Gottstein) du bord libre, deux arêtes au lieu d'une, circonscrivant une ulcération jaunâtre. La même lésion peut exister sur le bord libre des bandes ventriculaires. Ce sont bien là des *ulcérations compressives*, selon l'expression du professeur Lannelongue, car elles résultent des pressions réitérées que les tissus tuberculeux exercent entre eux au niveau des bords libres. Les cordes peuvent présenter un aspect dentelé, serratique. Des ulcérations se voient encore sur les autres parties du larynx et jusque sur le haut de la trachée, irrégulières, peu profondes, reposant sur une base plus ou moins pâlie. L'infiltration bacillaire se traduit encore par des pseudo-œdèmes durs, occupant la région des aryténoïdes ou l'épiglotte. Celle-ci, très boursouflée, rappelle alors l'aspect d'un museau de

tanche ou d'un paraphimosis (fig. 30). En d'autres circonstances, la bacillose laryngée forme des végétations polypoïdes qui obstruent la lumière du larynx
(Ariza). Gouguenheim, Tissier, Cartaz ont signalé
des formes papillomateuses rappelant le papillome
ordinaire, mais contenant des éléments tuberculeux
On doit à Avellis la notion de pseudo-polypes qui
siègent sur les bandes ventriculaires et sont infectés

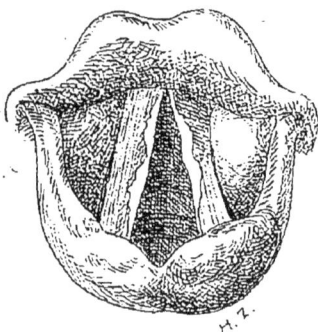

Fig. 29. — Ulcérations tuberculeuses des cordes
vocales (deuxième pé-
riode).

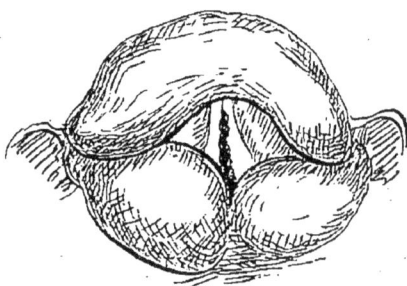

Fig. 30. — Infiltrations de l'épiglotte et des régions aryténoïdiennes. Tuberculose laryngée.

dans leur trame. Clark (de Boston) signale des *tumeurs*
formées d'infiltrations tuberculeuses. L'ensemble de
ces lésions peut n'occuper qu'une moitié du larynx.
Cette particularité (*hémiphymie laryngée*) s'observe
encore assez souvent.

3ᵉ *période* (*périchondrites, nécroses*). — Quand la
maladie, résistant aux efforts de la thérapeutique
entre dans cette période finale, tous les troubles fonctionnels s'aggravent encore. Objectivement, le revêtement interne du larynx est très tuméfié et très ulcéré
(fig. 30); des abcès chondropathiques peuvent se former
qui viennent aboutir devant le cricoïde simulant un

goitre. A bout de résistance, le malade succombe par dyspnée ou par hémorragie, plus souvent encore par inanition.

Diagnostic. — Il n'est guère difficile que dans les tuberculoses au début et surtout lorsqu'il s'agit de la forme primitive. Certaines particularités doivent tenir l'attention en éveil :

1º Les laryngites à retour fréquent, surtout si le sujet a des antécédents héréditaires ou personnels, pleurésies, etc. C'est, suivant l'expression du Pr Dieulafoy (1), la laryngite prétuberculeuse ;

2º La rougeur et la tuméfaction persistantes des régions aryténoïdiennes quand les cartilages de Santorini et de Wrisberg sont indistincts, principalement quand ces lésions coïncident avec la pâleur de l'arrière-bouche ;

3º Les *dysphonies prémonitoires*, qui annoncent parfois longtemps d'avance la tuberculisation latente de l'organe ;

4º Les enrouements rapides dans les exercices du chant, qui dénotent que le larynx a perdu son endurance normale ;

5º Les douleurs au larynx, qui peuvent n'être qu'une simple sensation de prurit ou faire éprouver l'impression d'une *boule* dans le haut du cou. J'ai rencontré, dans deux cas, ce symptôme très net de la boule. Langreuter l'a noté également sur un malade dont il put faire l'autopsie (2). Ces diverses sensations s'exagèrent, chez les femmes, au moment de leurs règles.

La maladie une fois bien constituée, le diagnostic

(1) DIEULAFOY, *Ann. de méd.*, 8 février 1889.
(2) LANGREUTER, *Centr. Nervenheilk.*, 1889, nº 17.

CASTEX. — Mal. du larynx.　　　　　　7

doit être fait avec les diverses maladies qui
suivent :

1° La *laryngite chronique* simple. Celle-ci se
reconnaît à l'ancienneté de l'affection, à la diffusion
de la rougeur dans toute l'étendue de l'organe, à
l'absence de gonflement circonscrit. Les érosions
sont bien rares dans la laryngite chronique ; en tout
cas, elles ne s'entourent pas d'un bourrelet saillant.
Les *nodules vocaux* qu'on peut ranger dans les formes
chroniques de laryngite se distinguent des chordites
tuberculeuses nodulaires (1) par leur blancheur et
l'intégrité de la corde, par leur forme conique et
leur disposition symétrique sur les deux cordes
inférieures.

2° Le *lupus* du larynx est rarement primitif.
Garel (2) n'a pu relever que 7 cas de ce genre dans
les divers recueils de laryngologie. Presque toujours
les ailes du nez ou le pharynx présentent des lésions
lupiques qui aident au diagnostic. Sur l'épiglotte et
les replis aryténo-épiglottiques, on voit des ulcérations
rougeâtres et grenues assez caractéristiques.

3° La *syphilis* surtout est une cause d'erreur.

A la période secondaire, elle se reconnaîtra par la
coloration carminée ou de jambon de l'endolarynx,
par la coexistence des plaques muqueuses gutturales,
par la présence des adénopathies cervicales postérieures.

Dans la période tertiaire, l'ulcération est unique, à
évolution rapide, s'entourant d'un halo rouge et
creusant bien les tissus. Comme les ulcérations de la

_____

(1) CASTEX, Tuberculose laryngée nodulaire (*Soc. franç. de
laryngologie*, 1897).
(2) GAREL, *Soc. franç. de laryngologie*, 1893.

bacillose sont plutôt superficielles, on peut dire, avec Lennox Browne, que la *syphilis mord* et que la *tuberculose ronge*. La syphilis aime l'épiglotte, pourrait-on dire encore, car elle s'y cantonne volontiers, déchiquetant ou perforant cet opercule.

Dans les cas particulièrement embarrassants, on tiendra compte de la marche du mal, de l'état général du malade, de la bactérioscopie des curetages; au besoin on instituera le traitement antisyphilitique d'épreuve, mais pas plus d'une quinzaine de jours dans la crainte d'aggraver une tuberculose douteuse.

Le diagnostic doit tenir compte ici des *hybrides* ou *tuberculoses associées*, qu'il n'est point rare de rencontrer dans la pratique. Schnitzler, Cardone, Grunwald, Luc, Fasano ont étudié les associations. J'ai moi-même étudié la question (1). Dubief, en faisant l'examen de ces larynx, a constaté la présence des bacilles à la surface des ulcérations syphilitiques. Ainsi, dans la majorité des cas, c'est la syphilis qui se complique tardivement de tuberculose.

4° Les *diverses tumeurs malignes du larynx* (épithéliomes surtout) se reconnaîtront à l'existence de végétations rougeâtres ou verruqueuses, à leur siège unilatéral au début, à l'âge avancé du sujet, à l'haleine puante, aux douleurs vives. Il n'y a pas à compter sur les ganglions, puisque leur apparition est particulièrement tardive dans les cas de cancer intrinsèque du larynx. Le diagnostic est particulièrement difficile quand la lésion siège à l'épiglotte. Une tuberculose de

(1) CASTEX, *France médicale*, 1895.

cet opercule ressemble beaucoup à de l'épithélioma
(Gouguenheim et Cahn) (1).

5° Le diagnostic avec les *polypes* du larynx ne présente guère de difficultés. Ceux-ci sont isolés, circonscrits. Je rappellerai pourtant qu'il y a des pseudo-
papillomes et des pseudo-fibromes tuberculeux
(Avellis) (2). Le prolapsus ventriculaire tuberculeux
se reconnaît à son siège entre les cordes supérieure
et inférieure, à sa forme demi-ellipsoïdale.

6° Les *œdèmes* aigus ou chroniques du larynx sont
des complications, faciles à reconnaître, d'un coup
de froid ou d'un état diathésique (mal de Bright).

7° La *lèpre* se distingue par un épaississement rouge
et diffus de tout le larynx et par la présence de
tubercules caractéristiques dans la bouche [Sima-
nowsky (3), Bergergrun].

8° Le *laryngosclérome* épaissit toute la muqueuse
laryngée sans l'ulcérer. Il existe au nez et au pharynx
des altérations similaires qui jugent le diagnostic.
Il y a aussi des hybrides tuberculo-scléromateux
(Koschier).

Il importe de redire que maintes laryngopathies
se tuberculisent sur le tard. Le diagnostic doit préciser cette particularité.

Pronostic. — En règle générale, il est très grave.
L'important, quand un malade de cette catégorie se
présente, est d'obtenir sa confiance, afin de pouvoir
lui appliquer sans discontinuité les ressources diverses
de la thérapeutique. Lui dire que c'est très grave,

---

(1) GOUGUENHEIM et CAHN, *Ann. des mal. de l'oreille et du
larynx*, 1885.

(2) AVELLIS, *Deutsche med. Woch.*, 6 et 13 août 1891.

(3) SIMANOWSKY, *Journ. of laryng.*, n° 12, 1890.

c'est le décourager ; que ce sera sans importance, c'est le tromper et compromettre ainsi son crédit à brève échéance. Nous pensons que la vérité est dans le juste milieu. Aussi avons-nous pris l'habitude de dire à l'intéressé : « Vous guérirez, mais ce sera long. » Grâce à cette précaution, nous le voyons conserver encore sa foi dans l'intervention médicale, quand, même après plusieurs mois de traitement, il ne se voit pas encore guéri.

Nous ne lui faisons pas du reste une vaine promesse en lui parlant de guérison, car il est permis de dire que la tuberculose laryngée est curable, dans certaines conditions. Tous les laryngologistes ont à leur actif un certain nombre de guérisons, et, pour ma part, j'ai vu revenir à l'état normal des malades sur lesquels je ne fondais pas d'espoir. Assez souvent, surtout, on constate des guérisons partielles, par exemple d'ulcérations qui se cicatrisent, mais il faut dire que les récidives sont particulièrement à craindre dans cette affection.

Faisons le départ des cas relativement favorables ou défavorables, c'est le meilleur moyen de donner une base aux calculs de pronostic :

Sont favorables les cas où la tuberculose est circonscrite, abritée à l'intérieur du larynx, à marche lente, torpide, sans élévation vespérale de la température, où les poumons sont en bon état. C'est ainsi qu'on voit mourir des poumons un tuberculeux guéri de son larynx.

Sont défavorables les cas diffus, où les lésions sont à découvert (épiglotte, aryténoïdes), sans cesse irritées par les déglutitions, où l'évolution est rapide, douloureuse, où les poumons sont compromis. C'est beau-

coup sur l'examen des poumons que l'on fonde un
pronostic motivé.

Traitement. — Il est *général* ou *local.*

Le premier est des plus utiles, surtout s'il est employé dès le début; il importe de penser aux sym-
bioses ou associations tuberculeuses, lorsqu'on insti-
tue le traitement général.

Le traitement local varie selon la période de la
maladie.

1° *A la première période.* — Il faut d'abord ne pas
nuire. Un séjour au bord de la mer est mauvais
mauvaise aussi une saison dans une station sulfureuse,
quand on boit l'eau minérale. Les médecins hydrolo-
gistes partagent bien cette manière de voir; ils savent
que le bon renom de leur station est compromis,
compromis aussi le larynx des malades, si on ne
s'abstient pas pour eux de la médication sulfureuse
interne. J'ai vu souvent, au retour des vacances, des
malades très aggravés ainsi, parce que leur médecin
ordinaire, ignorant cette contre-indication, les avait
envoyés dans une station sulfureuse sans faire intervenir leur confrère hydrologiste. L'effet le plus
habituel de la sulfuration m'a paru consister dans la
diffusion des lésions bacillaires sur le larynx. Ce que
j'en dis ne s'applique pas d'ailleurs aux bacilloses
pulmonaires débutantes. Duhourcau (de Cauterets)
a communiqué en 1885 à la Société française de
laryngologie un cas de poussée aiguë à la suite du
traitement sulfureux. La trachéotomie dut être pratiquée.

Une précaution importante pour cette première
période est encore de ne pas laisser l'organe se fatiguer par l'exercice de la voix parlée ou de la voix

chantée. L'ordonnance du médecin doit stipuler : *repos de la voix.*

Le traitement pourtant ne sera pas exclusivement négatif. La *révulsion prélaryngée* et les *pulvérisations* sont indiquées.

La *révulsion* se réalise par l'application réitérée sur le devant du cou d'une éponge plongée dans de l'eau très chaude ou d'une flanelle chauffée. La teinture d'iode est moins utile parce qu'elle ne répète pas l'action révulsive comme les deux moyens précédents. Le vésicatoire est excessif ici. Il incommode sans résultats proportionnés. Exceptionnellement la révulsion prélaryngée augmente plutôt les troubles. Il faut alors y renoncer d'emblée.

Les *pulvérisations chaudes* ont pour effet de décongestionner et de désinfecter dans une certaine mesure la muqueuse laryngée. On doit les pratiquer au moyen d'un pulvérisateur à chaudière. Pour les solutions à mettre dans le récipient, on a le choix entre :

N° 1 Benzoate de soude............	2	grammes.
Eau distillée.................	100	—
N° 2 Acide phénique	1	gramme.
Eau distillée.................	100	grammes.
N° 3 Menthol cristallisé.........	1	gramme.
Teinture d'eucalyptus.........	10	grammes.
Alcool à 90°.................	70	—
Eau distillée.................	150	—

Quelques malades ont au début de l'intolérance pour les pulvérisations, sous forme de nausées; mais l'habitude s'établit assez vite. D'autres y sont absolument réfractaires. J'ai même vu des laryngites bacillaires au début aggravées par la simple pulvérisation d'eau chaude, comme si ce léger traumatisme n'était pas supporté. C'est dire que l'emploi des

simples pulvérisations demande à être très surveillé
dès le début.

La sérothérapie dirige ses efforts aussi contre la
tuberculose laryngée. De Weglenski (1) recommande
les injections sous-cutanées périlaryngiennes avec
le néosérum de Richet et Héricourt, qui est préparé
avec du sérum de chiens tiré six jours après qu'on
les a inoculés avec des bacilles tuberculeux débarrassés de la tuberculine par le lavage. Les injections
périlaryngiennes seront de 3 centimètres cubes,
deux fois par semaine. D'autres injections, intra-
laryngiennes ou simplement intra-amygdaliennes,
seront de 2 centimètres cubes seulement. Pour ces
injections intérieures, de Weglenski a imaginé une
pince-seringue particulière. Le néosérum agirait
favorablement par ses propriétés toniques, décon-
gestionnantes, analgésiques.

2° *A la deuxième période.* — L'important est d'entraver les infections secondaires par streptocoques
ou staphylocoques ; on a la ressource des moyens
médicaux ou chirurgicaux.

a. *Moyens médicaux.* — Dans les premiers, figurent
les *insufflations de poudre*, les *attouchements directs,*
les *injections interstitielles*; on peut insuffler avec un
lance-poudre de l'iodoforme, de l'aristol, de l'iodol,
mais ces poudres ont l'inconvénient de provoquer la
toux, aussi sont-elles peu en faveur. Les attouchements se pratiquent avec un porte-ouate laryngien.
Les topiques usuels sont :

```
N° 1 Acide lactique................  20  grammes.
     Eau distillée...................  20     —
```

(1) De Weglenski, Essai de traitement rationnel de la tuberculose laryngée (*Thèse de Paris*, 1897).

No 2 Naphtol-β........................	10 grammes.
Camphre.......................	20 —
No 3 Menthol....	4 grammes.
Huile stérilisée................	20 —
	(ROSEMBERG.)
No 4 Créosote......................	1 gramme.
Glycérine....................	30 grammes.
	(CADIER.)
No 5 Phénol sulforiciné.............	Q. S.
	(RUAULT.)
No 6 Iodoforme.....................	1 gramme.
Glycérine....................	20 grammes.
No 7 Chlorure de zinc..........	1 gramme.
Eau distillée...................	20 grammes.

De ces divers topiques, le premier est celui qui nous
a donné les meilleurs résultats. Ces applications topiques doivent être faites avec insistance, en frottant
les surfaces malades jusqu'à les faire saigner (Chiari).

Les *injections interstitielles* sont un bon moyen qui
ne présente plus le danger de la trachéotomie, depuis que nous pouvons pratiquer l'intubation temporaire. Chappell (de New-York) a recommandé les
injections sous-muqueuses d'huile créosotée. Nous-
même, nous employons, depuis quelques mois, les
injections interstitielles de chlorure de zinc à 1 p. 20,
selon la méthode sclérogène du Pr Lannelongue. Les
résultats obtenus sont encourageants.

Dans les premières quarante-huit heures, le malade
éprouve quelquefois de la douleur, de la dyspnée,
mais tout rentre dans l'ordre et l'atténuation des
divers troubles, odynophagie, dysphonie, etc., se produit assez vite. Je n'ai pas eu d'accident à déplorer
dans l'application de cette méthode. Ces injections
se font à l'aide de seringues stérilisables munies
d'une longue aiguille recourbée qui va piquer sous la

muqueuse laryngée. De Weglenski emploie également les injections de chlorure de zinc, V gouttes en moyenne de la solution à 5 p. 100. Avec un instillateur spécial intralaryngien, il porte la solution contre la face interne du cartilage thyroïde. Cette méthode est surtout indiquée dans les formes infiltrées.

Le même auteur préconise, pour les formes ulcéreuses, des *pansements à demeure*. Un tube spécial, rappelant celui de l'intubation et enveloppé d'une chemise de tarlatane, séjourne d'abord dans de l'huile mentholée ou du naphtol camphré, puis il est placé dans le larynx où il peut rester en place vingt-quatre heures, retenu par un fil qui l'attache au pavillon de l'oreille.

Je mentionnerai simplement, n'en ayant pas d'expérience personnelle, le traitement *cataphorique cuivreux interstitiel* du Dr Sheppegrell (de la Nouvelle-Orléans).

b. *Moyens chirurgicaux*. — Si ces moyens sont restés sans effet, on est en droit de recourir à d'autres d'ordre plus chirurgical. Ce sont :

Les *galvanocautérisations*, applicables surtout à l'épiglotte ou aux régions aryténoïdiennes infiltrées.

La *pince coupante* qui va réséquer les fongosités ou les infiltrations aryténoïdiennes. La pince de Gouguenheim est recommandable dans ce but, pourvu que la courbure n'en soit pas trop brusque.

Le *curetage* est un des plus importants procédés. Il a été vulgarisé par Héryng (de Varsovie). En voici la technique : pendant une huitaine de jours, on désinfecte la cavité laryngée par des attouchements quotidiens au naphtol camphré. Le jour même on cocaïnise au moyen d'attouchements avec une solution à 1 p. 10, puis on curette en arrière, sur les côtés, en avant, selon l'indication ; on remet de la cocaïne, puis on touche énergiquement et à plusieurs reprises avec la solution lactique, dont Krause a démontré l'action élective sur les éléments tuberculeux. Des guérisons positives ont été constatées par des examens histologiques que l'on doit à Virchow.

Le curetage n'est pas sans présenter quelques inconvénients : spasmes inquiétants du larynx, répercussion sur les lésions pulmonaires qui se sont aggravées parfois. Il rencontre ses contre-indications dans l'indocilité du malade, l'état fébrile du sujet, la constatation de lésions pulmonaires avancées.

La *trachéotomie* n'est ici qu'une ressource ultime contre la dyspnée laryngée. Schrötter, Schmidt, Beverley-Robinson, Morell-Mackenzie l'ont pourtant prônée, comme moyen précoce, dans le but de mettre le larynx au repos. Avec Lennox Browne, nous y voyons plus d'inconvénients que d'avantages. L'intubation ne doit pas être négligée pour les cas où le malade asphyxie par sténose laryngée.

La *laryngotomie*, que je suis un des premiers à avoir préconisée, permet de mieux voir les lésions laryngées et d'en découvrir de cachées dans les ventricules ou la région sous-glottique. Elle a donné de bons résultats entre les mains de Goris (de Bruxelles) : disparition des bacilles, augmentation de poids, etc. MM. Gouguenheim et Guinard (1) ont été moins heureux avec la méthode, mais ils ont vu son efficacité pour les lupus qui sont des tuberculoses atténuées. Le procédé habituel est la laryngotomie verticale. La technique

(1) Gouguenheim et Guinard, *Ann. des mal. du larynx et des oreilles*, août 1897.

en est bien exposée par Leseigneur (de Rouen) (1).

Il ne sera question de la *laryngectomie* que pour dire qu'elle est à proscrire absolument.

3° *A la troisième période.* — Il ne reste plus à faire qu'une retraite honorable, en soulageant le malade surtout de son odynophagie.

Les pulvérisations antiseptiques (solution phéniquée à 1 p. 100) y contribuent, en entravant les infections secondaires.

La cocaïne, la morphine, l'antipyrine sont les médicaments les plus recommandables :

> Chlorhydrate de cocaïne....... 2 grammes.
> Chlorhydrate de morphine..... 1 gramme.
> Antipyrine................... 1 —
> Glycérine neutre............. 60 grammes.

Une cuillerée à café dans un demi-verre d'eau distillée (pour gargarismes ou pulvérisations), avant les repas.

Le menthol, la caféine, l'orthoforme ont pu calmer la douleur de malades non influencés par la cocaïne ou la morphine.

On peut encore calmer les douleurs, en laissant fondre dans la bouche des fragments de glace, en faisant boire le malade couché ou en lui donnant une paille pour absorber les liquides dans un verre. Dans les formes avancées, on recourra aux lavements créosotés chauds, en surveillant dans les urines si le médicament est bien absorbé :

> Créosote de hêtre........ .... 2 grammes.
> Salol...... .... 2 —
> Iodoforme................. 0 gr, 05
> Huile d'olive............. 200 grammes.

---

(1) LESEIGNEUR (de Rouen), Laryngotomie (*Thèse*, 1897).

En résumé, pour caractériser par un médicament la thérapeutique des trois périodes, nous dirons : à la première, l'huile de foie de morue ; à la deuxième, l'acide lactique ; à la dernière, la cocaïne.

BIBLIOGRAPHIE. — Duhourcau, Phtisie laryngée traitée par les eaux sulfureuses, trachéotomie (*Soc. fr. de laryng.*, 1885). — Rice, Formes anormales de tuberculose laryngée (*Assoc. laryng. améric.*, 1889). — Krause, Traitement de la tuberculose laryngée par le curetage (*Bull. médical*, 21 avril 1889). — Möser, De l'appareil à air chaud de Weigert dans le traitement de la tuberculose du larynx (*Berlin. klin. Woch.*, 1889, n° 42). — Cartaz, Tumeurs tuberculeuses du larynx (*France médicale*, 12 et 14 mars 1889). — Grunwald, Abcès tuberculeux du cartilage cricoïde (*Journ. of laryng.*, 1889, n° 7). — Gouguenheim et Tessier, Phtisie laryngée, 1889. — Ossendowsky, Traitement par le menthol de la tuberculose laryngée (*Journ. of laryng.*, 1890, n° 5). — Goris (de Bruxelles), Traitement de la tuberculose du larynx (*Presse médicale belge*, 1890, n° 51). — Lauenburg, Deux cas de guérison de tuberculose laryngée (*Münch. med. Woch.*, 1890, n° 17). — Gouguenheim et Glover, Laryngite tuberculeuse à forme scléreuse et végétante (*Ann. des mal. de l'oreille et du larynx*, 1890). — Didier, Traitement de la dysphagie douloureuse dans la tuberculose laryngée (*Thèse de Lyon*, 1890). — Avellis, Tumeurs tuberculeuses du larynx (*Deutsche med. Woch.*, 6 et 13 août 1891). — Michelson, Rapports entre la pachydermie et la tuberculose du larynx (*Berlin. klin. Woch.*, 15 février 1892, n° 7). — Plicque, Tuberculose du larynx dans l'enfance (*Ann. des mal. de l'oreille et du larynx*, avril 1892). — Lennox Browne, Maladies du larynx, 1891. — Ruault, Traité de médecine (Charcot-Bouchard-Brissaud). — Garel et Castex, Traitement médical et chirurgical de la phtisie laryngée (*Rapp. à la Soc. fr. de laryng.*, 1896). — Thost, Tuberculose du larynx à terminaison favorable (*Monats. für Ohrenh.*, février 1895). — Masucci, Traitement chirurgical de la tuberculose laryngée (*Soc. italienne de laryng.* Florence, septembre 1895). — Clark (de Boston), Tumeurs tuberculeuses du larynx (*Amer. Journ. of med. sc.*, mai 1895). — Brondgeest, Traitement de la tuberculose du larynx aux périodes avancées (*Soc. néerlandaise de laryng.*, 1895). — Castex, Voix eunuchoïde chez les tuberculeux (*Soc. fr. de laryng.*, 1896). — Aronsohn (E.), Laryngite tuberculeuse primitive, 1896. — Castex, Tuberculose laryngée nodulaire (*Soc. fr. de laryng.*, 1897). — De Weglenski, Traitement rationnel de la tuberculose laryngée (*Thèse de Paris*, 1897). — Angel Gavino (de Mexico), Traitement de la tuberculose du larynx par le grattage, la créosote, le peroxyde d'hydrogène, aidés de l'intubation (*Congrès intern. de Moscou*, 1897). — Botey (de Barcelone), Indications du traitement chirurgical dans la tuberculose du larynx (*Congrès intern. de Moscou*, 1897). — Goris, Thyrotomie pour tuberculose du larynx (*Soc. belge de laryngologie*, 18 juillet 1897). — Cheval et Rousseaux, Premiers signes de la tuberculose du larynx (*Ibid.*). — Gleitsmann (de New-York), Progrès récents dans le traitement de la phtisie laryngée (*Congrès intern. de Moscou*, 1897).

CHAPITRE VII

LUPUS DU LARYNX

Cette variété de laryngopathie s'observe plus rarement que la tuberculose laryngée. Elle est d'ailleurs considérée par la plupart des auteurs comme une tuberculose à bacilles rares, une « tuberculose atténuée » (Marty). Selon qu'il apparaît d'emblée ou comme complication d'un lupus préexistant, le lupus du larynx est dit *primitif* ou *secondaire*. La forme primitive est particulièrement rare. Garel n'en a trouvé que 7 cas publiés. Sur un total de 90 lupiques, Holm (de Copenhague) a compté 6 cas de détermination laryngée, soit 5,5 p. 100. Lennox Browne indique comme moyenne générale 8 p. 100.

Étiologie. — Elle est insuffisamment connue; on sait seulement que l'affection se montre surtout de quinze à trente ans et qu'elle est un peu plus fréquente chez la femme que chez l'homme (statistiques de Chiari et Riel, d'Isabel).

Anatomie pathologique. — Les parties envahies sont, par ordre de fréquence : l'épiglotte, les replis aryténo-épiglottiques, la région des aryténoïdes, enfin exceptionnellement (fig. 31 et 32) les cordes. Le microscope révèle des proliférations cellulaires autour des canalicules glandulaires et dans la gangue péri-acineuse. On y a trouvé des cellules géantes et même le bacille tuberculeux de Koch (Gottstein).

Symptômes. — Le début de l'affection est insidieux. Le malade n'a pas de douleur, pas de raucité vocale, à moins que des cordes soient atteintes, ce qui est assez rare. La toux manque souvent, même quand les lésions sont bien déclarées sur l'épiglotte ou les replis aryténo-épiglottiques.

Au laryngoscope, on voit au début soit un érythème livide (Béringier), soit une infiltration diffuse (type hypertrophique signalé par Isabel, Poyet, Lefferts). Plus tard apparaissent les petits mamelons rosés caractéristiques rappelant ceux qu'on trouve sur le nez ou les lèvres. Des ulcérations fongueuses peuvent survenir à la suite.

Cette altération mûriforme peut atteindre les diverses parties du larynx ; elle a néanmoins une prédilection marquée pour l'épiglotte qui apparaît comme rongée, rosée dans les points mûriformes, jaunâtre dans ceux où le fibro-cartilage a été mis à nu.

La maladie se prolonge habituellement beaucoup, durant dix ou vingt ans. Cette marche torpide peut être compliquée de poussées aiguës.

Les lésions peuvent s'aggraver, des ulcérations, des périchondrites et finalement la tuberculisation générale peuvent intervenir, ou bien la transformation fibreuse se produira, quelquefois sans inconvénients, mais parfois aussi déterminant des sténoses rebelles, telles que des adhérences des replis ary-épiglottiques observées par Garel.

Diagnostic. — Le lupus se distinguera :

1° *De la lèpre*, par la différence des mamelons qui dans celle-ci sont isolés, blanchâtres ;

2° *De l'épithélioma*, par l'âge moins avancé des sujets, par l'absence de douleurs et surtout par la présence de petites cicatrices.

La coexistence de lupus pharyngien, labial ou nasal sert beaucoup au diagnostic.

Pronostic. — Le *pronostic* est relativement bénin.

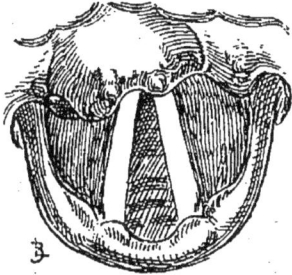

Fig. 31. — Lupus du larynx.   Fig. 32. — Lupus du larynx.
(Lennox Browne).   (Lennox Browne).

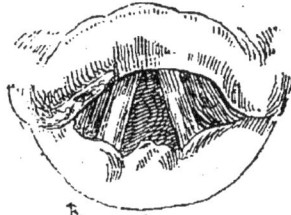

Il reste à craindre cependant la sténose, si l'affection descend aux cordes vocales et la transformation possible en tuberculose laryngée.

Traitement. — Les moyens généraux contre la tuberculose sont applicables ici.

Comme moyens locaux : les attouchements à l'acide lactique à 10 p. 10 ou au naphtol camphré à 5 p. 10, la galvanocautérisation contre les productions exubérantes. Enfin le curetage et même la laryngotomie. Bien rarement se trouve indiquée la pharyngotomie sous-hyoïdienne qu'a pratiquée Garré.

BIBLIOGRAPHIE. — Lefferts, *Americ. Journ. of med. sciences*, 1878, vol. LXXV, p. 370. — Chiari, *Viertelj. für Derm. und Syph.*, 1882, t. IX. — Ramon de la Sota, *New York med. Journ.*, 10 juillet 1886. — Marty, Lupus du larynx (*Thèse de Paris*, 1888). — Michelson, Deux cas de lupus du larynx (*Berlin. klin. Woch.*, 12 août 1889). — Moure, Leçons sur les maladies du larynx, 1890.

CHAPITRE VIII

SYPHILIS DU LARYNX

Les lésions de la syphilis laryngée ne sont exactement connues que depuis l'emploi du miroir laryngien. Dance et Cusco, qui furent les premiers à l'utiliser, admirent qu'on retrouvait dans cet organe les lésions identiques à celles que la syphilis fait apparaître sur les téguments externe et interne, mais les recherches ultérieures n'ont pas confirmé cette assertion. Les travaux du Pr Fournier, de Mauriac, Gerhardt, Roth, Krishaber, Mendel ont beaucoup contribué à faire connaître ce chapitre de laryngologie.

Fréquence. — Envisagée dans l'ensemble de ses cas, la syphilis laryngée n'est pas très fréquente. On l'observe bien moins souvent surtout que la tuberculose du même organe. Une statistique de Morell-Mackenzie établit que, sur un total de 100 laryngopathies, la syphilis figure 3 fois (3 p. 100). Celle de Gouguenheim, calculée dans son service de l'hôpital Lourcine, indique 59 cas de localisation laryngée sur 133 femmes syphilitiques (44 p. 100). L'écart de ces deux résultats s'explique facilement, parce que la première statistique indique le pourcentage sur un ensemble de malades syphilitiques ou non syphilitiques, tandis que la deuxième ne s'applique qu'à des malades tous syphilitiques. La question s'élucide mieux, envisagée à ces deux points de vue différents.

Il est tout indiqué d'étudier la syphilis laryngée séparément dans ses trois périodes. L'hérédo-syphilis viendra en dernier lieu.

I. — SYPHILIS LARYNGÉE PRIMITIVE.

Ce que nous en connaissons se borne à quelques cas de chancre qui auraient été vus à l'entrée de l'organe, principalement sur l'épiglotte (Krishaber, Morell-Mackenzie, Moure). Le diagnostic en était toujours embarrassant et c'est principalement par les accidents consécutifs qu'il a pu être porté de façon ferme.

II. — SYPHILIS LARYNGÉE SECONDAIRE.

Elle apparaît entre les troisième et sixième mois et se montre beaucoup plus fréquente que la syphilis tertiaire, dans la proportion de 7 p. 1. Sur 135 femmes de son service de Lourcine, Bouchereau avait trouvé 59 cas, mais était-ce bien toujours des accidents spécifiques? A. Fournier estime à 5 p. 100 la proportion des syphilitiques qui ont des manifestations secondaires au larynx.

Causes. — Comme *causes d'appel*, il y a lieu de noter : une affection laryngée antérieure (laryngite chronique ou tuberculeuse), les variations de la température, les excès de voix, les abus d'alcool ou de tabac. Il est bien difficile de guérir définitivement un malade qui ne renonce pas à fumer.

Symptômes. — Les *symptômes fonctionnels* sont à

peu près ceux de toutes les laryngites. L'organe se fatigue vite quand il fonctionne. La raucité vocale qu'on a dit être caractéristique (*raucedo syphilitica*) ne se distingue guère par son *timbre*. Peut-être est-elle un peu plus grave et sèche. On rencontre quelques cas d'aphonie complète. Souvent la syphilis n'est pas seule cause de l'altération vocale, les excès de voix ou de boisson ayant installé dès longtemps dans le larynx la « voix de rogomme ». Le malade éprouve le besoin de *hemmer* pour débarrasser son organe des mucosités qui l'encombrent.

Les *signes physiques* nous sont fournis par le laryngoscope. Ils varient selon les cas et l'ancienneté de l'infection.

1° Ce peut être d'abord un *érythème* vermillon, scarlatin, à évolution froide, comme le fait remarquer Mendel.

2° Le plus ordinairement, il s'agit de *plaques muqueuses* siégeant sur les parties les plus exposées aux frottements, bord libre de l'épiglotte et des cordes vocales. Elles sont grisâtres, diphtéroïdes, entourées d'une coloration rouge carmin. L'aspect rugueux de ces ulcérations secondaires les a fait comparer à ces petites croûtes que laissent les macarons sur le papier qui les attachent. Dans la moitié des cas (relevés de Mendel), il s'agit de *chordite spécifique*, c'est-à-dire que les cordes présentent, dans une certaine étendue de leur bord libre, une ulcération allongée d'avant en arrière, symétriquement creusée sur les deux cordes qui sont d'ailleurs colorées en rouge sombre, ou seulement tachetées de rouge, comme je viens de l'observer sur une malade (fig. 33).

3° Plus rarement, on voit, un peu partout, mais

principalement sur les cordes, des *papules érosives* très analogues à celles de la peau.

4° Des *infiltrations œdémateuses* sont signalées chez les malades, qui augmentent encore l'irritation de leur larynx en fumant ou en parlant beaucoup. C'est souvent à la face inférieure des cordes, dans la région sous-glottique, que ces œdèmes sont observés (Krishaber et Mauriac).

5° On trouvera parfois la *paralysie d'une corde* en adduction. Il s'agit en ce cas d'une compression sur le nerf récurrent par quelque ganglion tuméfié.

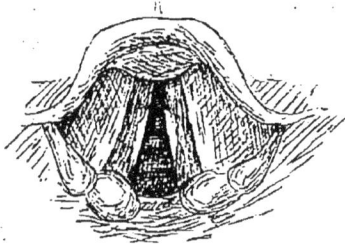

Fig. 33. — Plaques muqueuses des cordes vocales.

Mauriac nous a fait connaître en effet l'adénopathie trachéo-bronchique de la période secondaire de la syphilis (1).

6° On peut enfin considérer comme altérations de transition, intermédiaires aux deuxième et troisième périodes, dans les formes sévères de l'infection, l'hyperplasie générale de la muqueuse (*syphilome laryngien*) qui ne cédera pas au traitement.

Diagnostic. — Le diagnostic doit être fait avec les ulcérations lenticulaires aphteuses, avec celles de l'herpès précédées d'éruption vésiculeuse, qu'on retrouve au voile du palais ou sur les lèvres, avec celles de l'influenza coexistant avec d'autres semblables sur le pharynx, mais surtout avec la tuberculose. La similitude est grande lorsque celle-ci ulcère le bord libre des cordes dans une partie de leur étendue, mais

(1) BOYER (Jean), Étude sur quelques cas d'adénopathie trachéo-bronchique dans la syphilis (*Thèse de Paris*, 1897).

on a, pour éluder l'erreur, la coloration carminée des cordes, les plaques muqueuses de l'épiglotte et des piliers antérieurs, la roséole, etc. L'œdème syphilitique ne sera pas confondu avec celui des brightiques (Maire Améro).

Pronostic. — Le pronostic est grave en ce qui concerne la fonction vocale. Elle peut rester compromise, bien qu'au laryngoscope l'organe semble être redevenu normal. C'est qu'il se fait dans l'épaisseur des cordes des infiltrats qui gêneront le jeu délicat des fibres musculaires. La voix parlée échappera peut-être à sa perte, mais non la voix chantée, qui a besoin d'une entière souplesse des cordes pour son complexe fonctionnement.

Les récidives sont fréquentes (Whistler), surtout si le malade n'est pas docile aux règles du traitement.

Traitement. — Le traitement consiste d'abord dans l'administration du mercure (voie stomacale, cutanée, ou hypodermique) :

    Calomel à la vapeur............. 1 gramme.
    Huile de vaseline stérilisée..... 10 grammes.
  Une demi-seringue de Pravaz par semaine environ.

Puis on cautérisera les plaques, deux ou trois fois par semaine, avec la solution de chlorure de zinc de 1 p. 40 à 1 p. 20. Le malade ménagera beaucoup sa voix et ne devra pas fumer.

III. — SYPHILIS LARYNGÉE TERTIAIRE.

Elle apparaît tardivement, environ de la dixième à la vingtième année après l'accident primitif, parfois même bien plus tard, puisque je viens d'observer une gomme de la bande ventriculaire chez une femme de soixante-deux ans, qui avait contracté la syphilis à l'âge de vingt ans.

Symptômes. — Les *symptômes rationnels* sont ceux de toute laryngite chronique compliquée d'une dyspnée plus ou moins accentuée.

Les *signes physiques*, obtenus au laryngoscope, varient encore avec les cas ou avec la période. Ce peuvent être :

1° Les *gommes* sont souvent uniques ; elles se montrent sous la forme de saillies hémisphériques, rougeâtres et occupent de préférence l'épiglotte ou les bandes ventriculaires (fig. 34).

2° Des *ulcérations profondes* résultant de l'ouverture des gommes. Elles ont leurs bords taillés à pic et mordent profondément les tissus, à la différence des ulcérations tuberculeuses qui rongent en surface (Lennox Browne). Quand elles

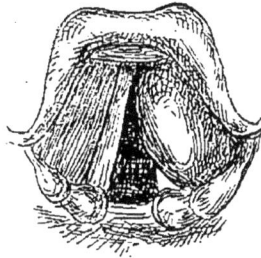

Fig. 34. — Gommes du larynx (sur la bande ventriculaire gauche).

occupent l'épiglotte, celle-ci peut être trouée en son centre, ou échancrée sur son bord libre. Péronne et Isambert (1) l'ont vue presque complètement détruite. Hahnemann (2) appelle l'attention sur l'enroulement en avant ou antéflexion de l'épiglotte qui coïncide souvent avec l'atrophie de la base de la langue, signalée chez les syphilitiques par Virchow.

3° L'épaississement irrégulier des cordes, leurs

(1) Péronne et Isambert, *Ann. des mal. de l'oreille et du larynx*, 1875.

(2) Hahnemann, *Berlin. klin. Woch.*, n° 11, p. 236.

nodosités, les crêtes de coq sont d'observation moins fréquente.

4° Plus tard se forment des *périchondrites* qui se compliquent de l'issue des cartilages nécrosés à travers la peau. Si ces lésions avoisinent une articulation, il en résultera de l'arthrite. Natier (1) a publié un cas d'arthrite crico-aryténoïdienne survenue dans ces conditions. La périchondrite envahissant les cartilages thyroïde et cricoïde pourra déterminer un de ces phlegmons périlaryngiens sur lesquels M. Mauriac (2) a appelé l'attention.

5° L'ensemble de ces altérations peut entraîner la formation de rétrécissements et de synéchies entre les bandes ou entre les cordes. Une variété de sténose consiste en une palmature au niveau de l'angle antérieur de la glotte, et, particularité singulière, la vie restait compatible avec des palmatures très accusées. Jarvis (3) en a observé une chez une femme qui admettait à peine l'introduction d'une allumette et cependant il y avait peu de dyspnée. La syphilis trachéale accompagne assez souvent les lésions laryngées (Mauriac) (4).

6° Quelques *laryngoplégies* ont été signalées à cette troisième période, sans doute par compression récurrentielle.

Diagnostic. — Le *diagnostic* à cette période doit être établi :

1° *Avec la tuberculose :* on se basera sur ces considérations que, dans la bacillose, les lésions sont

(1) Natier, *Bull. de la Soc. fr. de laryngologie*, 1893.
(2) Mauriac, *Ann. des mal. de l'oreille et du larynx*, 1876.
(3) Jarvis, *Association médicale américaine*, 1891.
(4) Mauriac, *Arch. gén. de médecine*, décembre 1888.

plutôt diffuses, à évolution lente, que les ulcérations ne s'entourent pas d'un halo rougeâtre comme dans la syphilis, mais bien d'une muqueuse anémiée et qu'elles rongent surtout la surface. La localisation à l'épiglotte est en faveur du diagnostic syphilis. Pour les cas embarrassants, on s'en rapportera à la marche de l'affection, à l'étude de l'état général, à la bactérioscopie des curetages, enfin au traitement antisyphilitique qui sera intensif et de courte durée (injections hypodermiques de calomel ou autres) ;

2° *Avec l'épithéliome*, la plus ordinaire des tumeurs malignes. Celui-ci affecte presque toujours le type végétant ; il a été précédé d'un long enrouement ; l'ensemble du larynx prend des proportions inusitées, l'haleine est nauséabonde. Pourtant la différenciation peut être des plus malaisées et n'être obtenue que grâce au traitement d'épreuve.

Pronostic. — Le *pronostic* est encore plus grave à cette période. On peut craindre des rétrécissements irréductibles ou ces effondrements du larynx qui conduisent à la trachéotomie et à la canule à perpétuité.

Le pronostic s'assombrit encore du danger de tuberculisation qu'encourt un larynx syphilisé. C'est une des formes les plus ordinaires d'association morbide. Dubief a trouvé des bacilles de Koch sur la surface d'ulcérations syphilitiques du larynx.

Traitement. — Le *traitement* comporte avant tout l'administration du mercure et de l'iodure de potassium. Ces médicaments agissent très efficacement contre les déterminations laryngées de la syphilis. J'ai vu plusieurs fois, dans le service du Pr Fournier à l'hôpital Saint-Louis, les injections hypodermiques de calomel faire éviter à diverses reprises une trachéotomie qui semblait indispensable. Chez des malades qui se soignaient insuffisamment et que menaçaient des complications graves (sténoses, association tuberculeuse), les injections faisaient disparaître, contre toute prévision, dyspnée et raucité. J'ai vu qu'une seule injection pouvait suffire.

Localement, on doit déterger les gommes avec des

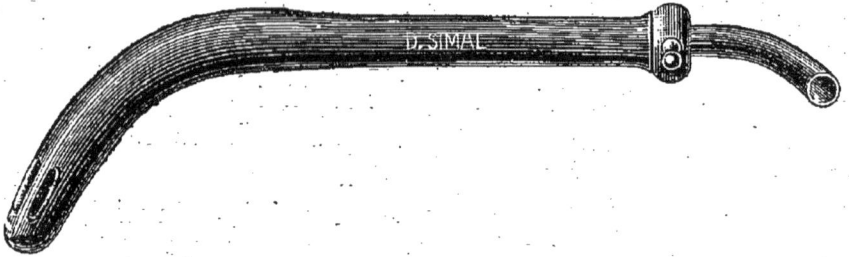

Fig. 35. — Dilatateur laryngien de Schrötter.

attouchements au chlorure de zinc (1/30), deux ou trois fois par semaine.

S'il y a palmature, on la débride avec le galvanocautère ou le bistouri laryngien porté sur une tige courbe.

Contre les sténoses, on a la série des dilatateurs courbes de Schrötter (fig. 35).

Enfin, la trachéotomie peut devenir la seule ressource, et, dans ce cas, on n'oubliera pas de prévenir l'entourage de l'opéré que ce sera peut-être la canule à perpétuité.

IV. — HÉRÉDO-SYPHILIS LARYNGÉE.

Elle est fréquente, nous dit Morell-Mackenzie. C'est surtout aux recherches de Fournier, Sevestre, Cartaz, Botey (1) que nous devons de la connaître.

Elle est *précoce* (chez le nouveau-né) ou *tardive* (chez l'adolescent).

Dans la forme précoce, on a trouvé des lésions ulcéreuses diffuses ; c'est ce qui résulte de deux autopsies de Sevestre (2).

Dans les formes tardives, dont Cartaz (3) a rassemblé 27 cas, on trouve principalement les lésions de la syphilis tertiaire : sténoses du larynx et de la trachée (Lekarska), condylomes (Vasili Tchernoff).

Chez un jeune homme de dix-sept ans que j'ai soigné, l'ensemble du larynx était atrophié, surtout la muqueuse ; la voix était rauque et les fosses nasales atteintes de lésions caractéristiques. Il va sans dire que ces sujets présentent en même temps les autres stigmates de l'hérédité spécifique.

Tardive ou précoce, l'hérédo-syphilis du larynx se montre très dangereuse par l'insidiosité du début et la rapidité des troubles sévères (Gerber). On cite des cas de mort subite par diffusion œdémateuse ou spasme glottique.

En revanche, il convient de noter l'influence surprenante d'un traitement spécifique approprié. La particularité de la syphilis héréditaire du larynx

(1) BOTEY, *Congrès de Rome*, 1894.
(2) SEVESTRE, *Progrès médical*, 18 mai 1889.
(3) CARTAZ, *Bull. de la Soc. fr. de laryngologie*, 1889.

réside dans ce danger de la maladie et cette efficacité du traitement.

BIBLIOGRAPHIE. — Krishaber et Mauriac, Laryngopathies des premières phases de la syphilis (*Ann. des mal. de l'oreille et du larynx*, 1875). — Péronne et Isambert, *Ann. des mal. de l'oreille et du larynx*, 1875. — Mauriac, *Ann. des mal. de l'oreille et du larynx*, 1876. — Lacoarret, Infiltration gommeuse de la bande ventriculaire droite (*Ann. de la policlinique de Bordeaux*, 1889). — Sevestre, *Progrès méd.*, 18 mai 1889. — Cartaz, *Bull. de la Soc. fr. de laryng.*, 1889. — Schrötter (de Vienne), Syphilis des voies aériennes supérieures (*Congrès intern. de Berlin*, 1890). — Jarvis, *Assoc. méd. améric.*, 1891. — Mauriac, *Arch. gén. de méd.*, décembre 1888. — Hahnemann, *Berl. klin. Woch.*, n° 11, p. 236. — Mauriac, Leçons sur les maladies vénériennes. Paris, 1890, 2 vol. — Natier, Arthrite crico-aryténoïdienne dans la syphilis tertiaire (*Soc. fr. de laryng.*, 1893). — Mendel, Laryngtie syphilitique secondaire (*Thèse de Paris*, 1893). — Botey, *Congrès de Rome*, 1894. — Natier, *Bull. de la Soc. fr. de laryng.*, 1893. — Boyer (Jean), Étude sur quelques cas d'adénopathie trachéo-bronchique dans la syphilis (*Thèse de Paris*, 1897).

CHAPITRE IX

RÉTRÉCISSEMENTS DU LARYNX

Étiologie. — Quelques-uns sont *congénitaux*, tels les palmatures qui réunissent les extrémités antérieures des cordes vocales, ou certaines lésions de l'hérédo-syphilis (Capart, Poyet). La plupart sont *acquis* et parmi eux on distingue tout d'abord ceux qui sont *traumatiques* par leur origine (plaies, brûlures, fractures), puis les rétrécissements *cicatriciels* qui surviennent après des ulcérations syphilitiques, typhiques. Une autre catégorie résulte d'altérations diverses dans les parties consti-tuantes du larynx : périchondrites, chondrites, ankyloses des aryténoïdes, laryn-

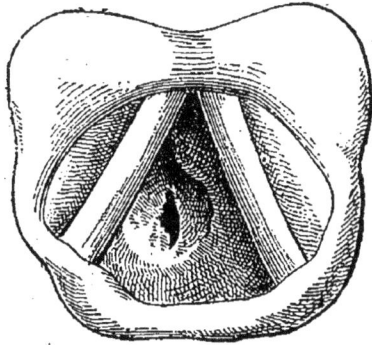

Fig. 36. — Rétrécissement sous-glottique (d'après Castex et Collinet).

gites chroniques, laryngo-sclérome (Ganghofner), infiltration leucémique (Stieda, Ebstein).

Anatomie pathologique. — Leur calibre varie beaucoup. Il peut être réduit à un tout petit pertuis. Il y

8.

a même des oblitérations complètes lorsqu'à la suite d'une plaie du cou, la peau est rentrée et soudée à la muqueuse. Assez souvent ils siègent dans la région sous-glottique où la muqueuse se laisse facilement distendre. Nous en avons observé un exemple (fig. 36).

Symptômes. — Le début passe souvent inaperçu. Survient la dysphonie et la dyspnée laryngée qui s'accuse si le malade fait un effort, monte un escalier. Puis vient du cornage; le larynx est abaissé à chaque inspiration par l'air qui fait effort contre le rétrécissement. Ultérieurement, la respiration se ralentit et des spasmes glottiques produisent des accès de suffocation. La mort peut survenir par asphyxie ou par syncope inhibitoire sur le bulbe (Brown-Séquard).

Diagnostic. — Il est établi au moyen du laryngoscope. Sinon on cherche autour du larynx si quelque tumeur de voisinage ne déterminerait pas un rétrécissement extrinsèque.

Traitement. — On combat le rétrécissement du larynx par des moyens d'autant plus compliqués qu'il est plus rebelle.

1° On aura recours d'abord à la *dilatation simple* par la voie naturelle, au moyen de la série croissante des dilatateurs creux en métal de Schrötter (fig. 37). On se dirige au moyen du petit miroir, après cocaïnisation du larynx dans les cas où c'est indispensable, à cause de l'intolérance du sujet. Le bistouri laryngien sur tige courbe, le galvanocautère, peuvent être indiqués pour sectionner l'obstacle.

2° Si la trachéotomie préalable a dû être pratiquée, comme il arrive souvent pour une asphyxie prompte, on peut employer le deuxième procédé de Schrötter, qui consiste à laisser en place un dilatateur cylindrique dont l'extrémité inférieure en forme de bouton pénètre dans une canule à trachéotomie fenêtrée pour y être retenue par une petite pince spéciale et dont l'extrémité supérieure porté une anse de fil qu'on peut fixer au pavillon d'une oreille. Desprès, J. Championnière ont pratiqué la dilatation avec des bougies Béniqué. Morell-Mackenzie, Navratil ont imaginé des dilatateurs à action rapide moins usités.

3° Si ces moyens sont inapplicables ou ont échoué, reste la *laryngotomie* ou *taille laryngée*. Elle permet

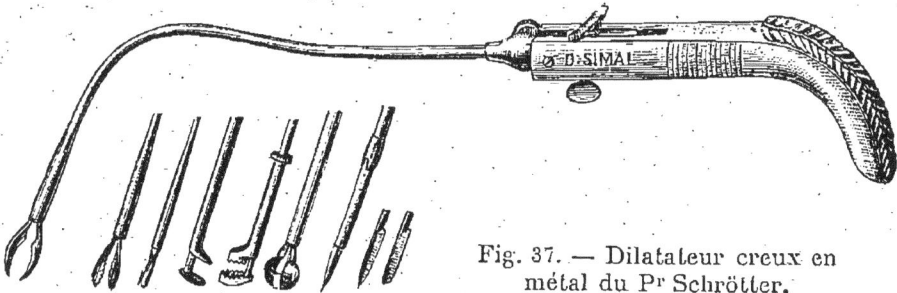

Fig. 37. — Dilatateur creux en métal du Pr Schrötter.

d'enlever l'obstacle complètement, mais un long traitement consécutif est nécessaire si on veut affranchir l'opéré de la *canule à demeure*.

BIBLIOGRAPHIE. — Schrötter, *Allg. Wiener med. Zeilung*, 1874, t. XIX, p. 449. — Capart, Rétrécissements des voies aériennes (*Acad. roy. de méd. de Belgique*, 1879). — Ganghofner, *Zeilschr. für Heilk.*, 1880, t. I, p. 350. — Poyet, Occlusion membranoïde du larynx (*Bull. méd.*, 18 septembre 1887). — Navratil, Deux cas de sténose laryngée syphilitique (*Soc. de laryng. hongroise*, 25 janvier 1894). — Spicer, Un cas de sténose laryngée post-typhique (*Soc. laryng. de Londres*, 1894). — Ebstein, Sténose du larynx par infiltration leucémique (*Wiener klin. Woch.*, 1896, p. 462). — Masséi, Trait. des laryngo-sténoses chroniques (*Arch. ital. de laryng.*, n° 1, 1896). — Castex, Rétrécissement sous-glottique (*Bull. de laryng.*, 30 juin 1898).

CHAPITRE X

TUMEURS BÉNIGNES (POLYPES)

Les polypes représentent la presque totalité des tumeurs bénignes du larynx. A peine peut-on citer quelques cas d'ecchondroses sans pédicule. Ce chapitre sera donc la description des tumeurs pédiculées ou polypes.

Ils ne sont bien connus que depuis l'emploi du laryngoscope. Avant cette période, on les considérait comme des cas de faux croup (Lieutaud, 1767). En 1850, Erhmann (de Strasbourg) en donnait pourtant une assez bonne description. Victor von Bruns se crut dès lors autorisé à pratiquer sur son propre frère la première extirpation endolaryngée.

La question a été complètement étudiée par Schwartz (1).

Fréquence. — L'affection se présente assez rarement. La statistique de Krishaber indiquait 3 p. 100 des diverses laryngopathies, celle de Fauvel 1 p. 100. Ma statistique personnelle, calculée sur un total de 11 470 malades, donne même un chiffre inférieur : 0,73 p. 100.

Causes. — On les observe plus souvent chez l'homme que chez la femme, dans la proportion de 3 à 1.

(1) SCHWARTZ, Des tumeurs du larynx (*Thèse d'agrégation*, Paris, 1886).

Ils succèdent principalement au surmenage laryngé. Morell-Mackenzie relève cette étiologie 91 fois sur 100. Toutes les causes de laryngite chronique interviennent : variations de température, professions qui exigent le travail au milieu des poussières. Coyne (1874) a montré que la rougeole laissait dans les cordes des altérations qui peuvent favoriser l'apparition des polypes. Parfois ils ne sont que l'exagération de nodules vocaux.

Anatomie pathologique. — Leur siège est habituellement sur les cordes vocales, 250 fois sur 300 cas (Fauvel), et de préférence sur le tiers antérieur des cordes. A simple titre de curiosité, je rappellerai le cas d'un polype extralaryngé vu par Tsakyroglous sur la partie latérale du cricoïde.

Leurs *variétés histologiques* sont assez nombreuses. Nous les passons en revue dans l'ordre de leur fréquence.

1° *Fibromes.* — Ils se présentent sous l'aspect d'une petite tumeur opaque, d'un gris rosé, implantés sur l'une ou l'autre des cordes vocales (fig. 38 et 39). Leur pédicule est plus ou moins large ; quelques-uns sont même tout à fait sessiles. La corde opposée peut être déprimée par la tumeur de sa congénère. Il s'en rencontre de bilobés avec un lobe au-dessus et l'autre au-dessous de la corde [Vagnier (de Lille)]. Leur revêtement est fait d'épithélium pavimenteux en raison des frottements incessants qu'ils subissent. On a signalé la dégénérescence kystique des fibromes (Labus, Garel, Chiari) ; quelques-uns atteignent un volume considérable. Chiari en signale un qui mesurait 4 centimètres de diamètre.

2° *Myxomes.* — Considérés comme assez rares anté-

rieurement et pris souvent pour des kystes, ils se sont
montrés fréquents dans les examens microscopiques.
On en voit jusque sur l'épiglotte (Van der Poel). Leur
constitution histologique ne diffère pas de celle des

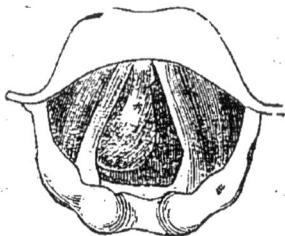

Fig. 38. — Fibrome du
larynx.

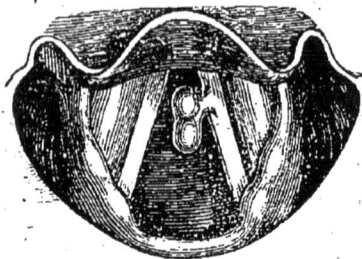

Fig. 39. — Fibrome bilobé du
larynx.

polypes muqueux des fosses nasales. Leur volume
peut atteindre de grandes dimensions. Dudefoy en a
rencontré un qui avait le volume d'un abricot (1891).
Ils sont hygrométriques et gonflent par les temps

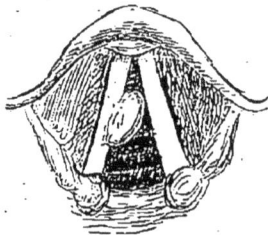

Fig. 40. — Myxome de la corde
vocale droite.

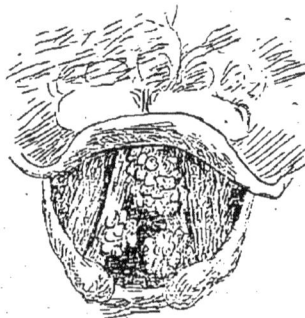

Fig. 41. — Papillomes du
larynx.

humides. Quelques-uns deviennent kystiques (fig. 40).

3° *Papillomes*. — Ils se rencontrent surtout dans
l'enfance, et sur la moitié antérieure des cordes où
l'anatomie a révélé la présence de papilles à l'état

normal. Ils pullulent abondamment et récidivent
volontiers. On en distingue deux types principaux :
mûriforme et *villeux*, les premiers composés d'une
multitude de petits lobules, comme des végétations
génitales ; les autres, en gerbe, avec d'assez longs
filaments, comme on le voit dans les tumeurs de la
vessie. Quelques-uns se recouvrent d'épithélium
corné : *papillome kératinisant*, *cornu laryngeum*
(Jurasch), *verruca dura* (Bergergrun) (fig. 41).

Leur transformation en tumeur maligne est exceptionnelle.

4° *Kystes.* — Ils ont été bien étudiés dans la
thèse inaugurale de Moure en 1881. On les rencontre
principalement sur l'épiglotte ou dans son voisinage.
Ils ont en moyenne le volume d'une noisette, sont
transparents et recouverts d'un petit lacis vasculaire
qui les fait reconnaître. Ils résultent généralement de
l'oblitération d'une glande. Charazac a observé un
cas de kyste sanguin sur une corde vocale. Quelques-
uns renferment un contenu athéromateux et semblent
d'origine congénitale.

5° *Angiomes.* — Très rares, ils ont été étudiés
par Elsberg en 1884. Ils peuvent être constitués par
de petits amas variqueux (Chiari). On les rencontre
surtout à la commissure antérieure des cordes ou
sur l'épiglotte (Tauber). J'en ai vu un chez un
instituteur.

6° *Lipomes.* — Ils sont plus rares encore et nous
n'en parlons que pour mentionner deux ou trois
observations positives.

Cohen-Tervaert communiquait dernièrement à la
Société néerlandaise de laryngologie l'observation
d'un *kyste aérien intralaryngien*. C'était une dilata-

tion du ventricule se faisant jour sous la muqueuse dans les efforts de phonation (23 mai 1897).

Symptômes. — Ils diffèrent naturellement selon que le polype siège ou non sur les cordes vocales.

D'abord la voix devient rauque, et ce peut être le seul symptôme dans nombre de cas. Elle sera bitonale ou pluritonale. Un de mes malades faisait nettement entendre trois notes distinctes.

D'autres ont la voix de polichinelle, ou même de l'aphonie complète, si les cordes sont immobilisées par le polype. Quand il siège au-dessus ou au-dessous de la glotte, la voix peut s'éteindre brusquement s'il vient s'insinuer entre les cordes et se faire entendre à nouveau presque aussitôt après. Cette instabilité de la voix est assez caractéristique. La toux est assez rare. Des poussées congestives peuvent faire apparaître des hémoptysies. J'ai vu cette complication se produire chez un malade qui revenait d'une saison dans une station sulfureuse. J'ai souvenir aussi d'un officier, examiné à la clinique de Ch. Fauvel, qui congestionnait et gonflait son polype toutes les fois qu'il sonnait de la trompe.

La dyspnée est en rapport avec le volume du polype. Chez les enfants, il peut simuler le croup ; chez l'adulte, la respiration peut être simplement embarrassée ou du cornage apparaît. Il est rare qu'en auscultant avec le stéthoscope au niveau du cartilage thyroïde, on perçoive un bruit de soupape, de drapeau, d'explosion, suivant la comparaison de Fauvel.

Le toucher digital, que Krishaber recommandait chez les enfants, peut faire sentir des papillomes à l'entrée du larynx.

Dans un accès de toux, un fragment de la tumeur

peut être rejeté. On le recueillera pour l'examen microscopique. Dans un de ces cas, Boinet a vu que le pédicule était couvert de *saprogènes*.

Marche. — L'affection peut traverser trois périodes assez distinctes : 1° troubles de la voix ; 2° troubles de la respiration ; 3° asphyxie.

Diagnostic. — Un amas de *mucosités desséchées* sur une corde pourrait être pris pour un polype par un débutant ; qu'on demande au sujet de tousser fortement et les cordes reparaîtront indemnes.

Le *granulome* est une petite masse rougeâtre, formée d'un bourgeon charnu qui s'est développé sur une petite ulcération (aphte, herpès, etc.). Il se distingue par son siège indifférent et par sa forme conique, sessile.

La *tuberculose* a ses végétations polypiformes qui pourraient égarer le diagnostic, si elles n'étaient multiples, pâles et accompagnées d'ulcérations.

Le *prolapsus ventriculaire*, qu'on rencontre souvent dans la tuberculose, se caractérise par sa forme demi-ellipsoïde, son extension à toute la longueur du ventricule de Morgagni, d'où on le voit émerger (fig. 42).

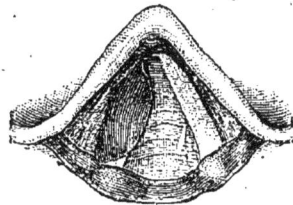

Fig. 42. — Éversion ou prolapsus du ventricule droit du larynx.

L'*épithéliome* repose sur une base indurée, immobilise les parties sous-jacentes et pousse des fongosités rougeâtres. Dans le cas où on sera embarrassé, on pratiquera l'examen microscopique d'un fragment de la tumeur.

Heise a signalé que des *lobules thyroïdiens aberrants*

CASTEX. — Mal. du larynx.   9

endolaryngés pouvaient être pris pour des polypes.

Le diagnostic doit préciser si le polype est sessile ou pédiculé. Il est nécessaire, pour en avoir une idée complète, d'examiner le larynx dans les deux attitudes opposées des cordes : adduction et abduction.

Pronostic. — Il dépend d'abord de l'*âge du sujet*. Des nouveau-nés, porteurs de papillomes diffus, peuvent mourir asphyxiés dès leur venue à l'air atmosphérique (Causit) ; plus tard, si surtout la trachéo-

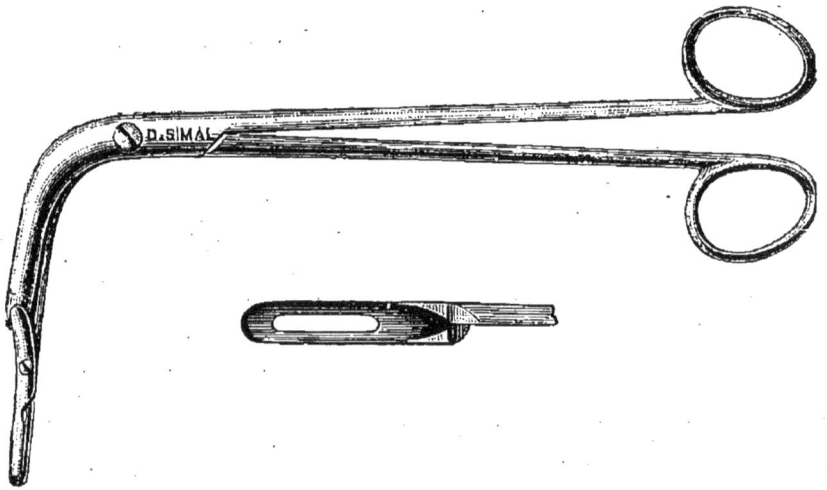

Fig. 43. — Pince laryngienne coupante de Ruault.

tomie a été pratiquée, les papillomes s'atrophient, réalisant la guérison spontanée. Chez l'adulte même, on cite des cas de mort subite lorsqu'un fibrome pédiculisé vient agacer les cordes et déterminer une inhibition mortelle. En général, pourtant, un polype n'est grave que par le trouble qu'il apporte à la voix.

Traitement. — On peut enlever un polype par la *voie naturelle* ou la *voie artificielle*, c'est-à-dire par *laryngotomie*.

1° *Voie naturelle.* — Nous distinguerons ici deux

cas : on a affaire à un polype pédiculisé ou non pédiculisé.

A. Pour le premier cas, le mieux est de recourir à la pince coupante. Divers modèles existent (fig. 43 et 44). Nous recommanderons surtout celles dont la courbure est bien arrondie et qui sont petites, afin de ne pas entraver le passage de l'air et de permettre à l'observateur de suivre du regard le travail des mors tranchants. Il est indispensable d'avoir deux variétés de pinces : celle qui prend d'avant en arrière et celle qui prend dans le sens transversal. Une bonne pince à mors fenêtrés a été imaginée par Suarez de Mendoza (1891).

Le sujet étant bien préparé par trois ou quatre pulvérisations de solution cocaïnique

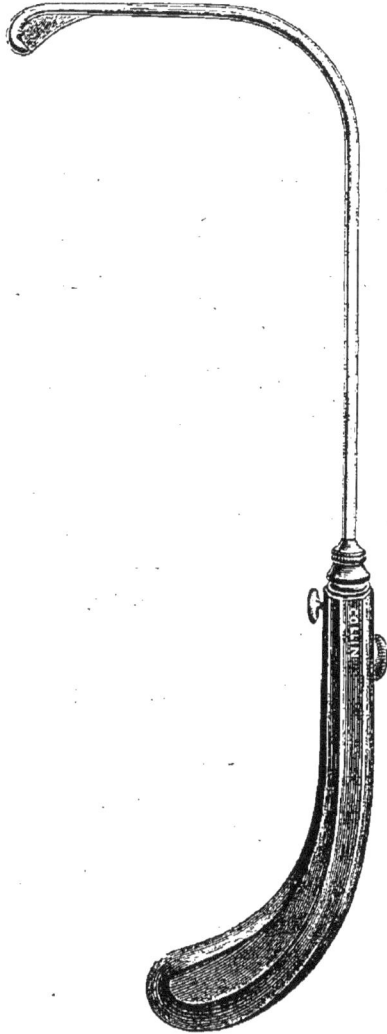

Fig. 44. — Polypotome de Collin.

à 1 p. 10, faites chacune à une minute d'intervalle environ et insensibilisant l'arrière-bouche en même temps que le larynx, la main gauche de l'opérateur tient le petit miroir, tandis que le patient tient sa langue avec sa main gauche enveloppée d'un linge. Un aide placé derrière lui se charge de ce soin, si le malade ne peut y suffire. L'opérateur introduit lentement la pince, en levant haut sa main droite, et la suit du regard jusqu'à ce qu'elle ait pris la tumeur. Suivant les cas, il sera mieux d'agir sur la glotte ouverte

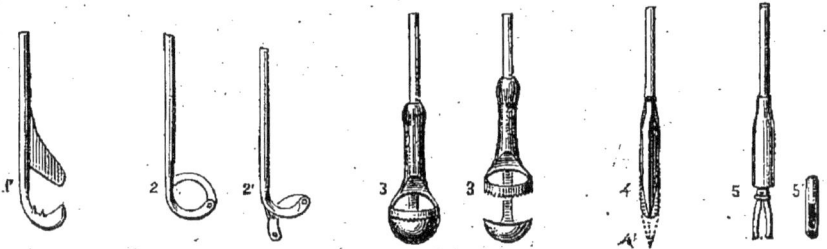

Fig. 45.   Fig. 46.   Fig. 47.   Fig. 48.   Fig. 49.

Fig. 45. Polypotome tranchant oblique de Collin. — Fig. 46. Polypotome tranchant à anneau. — Fig. 47. Polypotome en demi-sphère tournante. — Fig. 48. Kystitome d'Isambert. — Fig. 49. Porte-caustique.

ou sur la glotte fermée. L'opéré crache un peu de sang et quelquefois reste enroué pendant plusieurs jours. L'ablation des polypes du larynx est une des opérations les plus difficiles de notre spécialité. Elle exige une grande habitude. Aussi les élèves ne sauraient trop s'exercer à toucher sur d'autres larynx les divers points de la cavité, afin d'être à même d'y conduire exactement la pince quand il s'agira d'extraire un polype. Il existe divers systèmes de guillotines ou sécateurs qui sont moins recommandables que la pince.

B. Contre les polypes sessiles, on peut employer le

galvanocautère. Si l'ablation a été incomplète, ils récidivent facilement.

S'il s'agissait de papillomes diffus, on pourrait employer le curetage déjà recommandé par Voltolini, sous forme d'écouvillonnage ou de raclage (1877). Le curetage a cet avantage d'enlever la couche productrice des papillomes.

Schnitzler a recommandé la chloroformisation pour l'enlèvement des polypes sur les larynx récalcitrants. Mes essais personnels ne m'engageraient pas à recourir à ce moyen. J'ai vu que, lorsque la pince entre dans le larynx de sujets chloroformisés, un arrêt inquiétant de la respiration se produit aussitôt.

2° *Voie artificielle; laryngotomie.* — Quand la méthode précédente a échoué, ou si des papillomes récidivent incessamment, si le polype est intraventriculaire ou sous-glottique, on va le chercher au moyen de la laryngotomie verticale médiane. Cette opération est peu grave en l'espèce. Becker a trouvé 7 morts opératoires sur un ensemble de 120 laryngofissures pour polypes. La mortalité générale des tailles laryngées est de 4,69 p. 100 d'après Leseigneur (1).

BIBLIOGRAPHIE. — Lefferts, Prolapsus des deux ventricules du larynx. Excision par thyrotomie (*Ann. des mal. de l'oreille et du larynx*, 1876). — Voltolini, Nouvelle méthode d'ablation des polypes du larynx (écouvillonnage avec une éponge) (*Monats. für Ohren.*, 1877). — Fauvel, Indication du traitement extra ou intralaryngé (*Congrès de laryng.*, VII° session, 1881). — Schwartz, Tumeurs du larynx (*Thèse d'agrégation*, 1886. — Heise, Lobules thyroïdiens aberrants dans le larynx (*Berlin. klin. Woch.*, 1888, n° 44). — Massei, Traitement des papillomes du larynx par la curette (*Journ. of Laryng. and Rhin.*,

(1) Leseigneur, Laryngotomie (*Thèse de Paris*, 1897).

1889). — Van der Poel, Myxome de l'épiglotte (*Assoc. laryng. améric.*, 1890). — Garel, Papillomes chez l'enfant, disparition spontanée après trachéotomie (*Ann. des mal. de l'oreille et du larynx*, 1891, p. 386). — Suarez de Mendoza, Nouvelle pince laryngienne antéro-postérieure à fente médiane (*Ann. des mal. de l'oreille et du larynx*, 1891, p. 462). — Ruault, Quelques observations de papillomes du larynx chez des enfants (*Soc. par. de laryng.*, 1892). — David Newman et Lennox Browne, Transformation des tumeurs bénignes ou malignes à la suite d'opérations intralaryngées (*Glascow med. Journ.*, 1894). — De Rossi, Fibromes télangiectasiques endolaryngés (*Arch. ital. di laring.*, 1894, fasc. 2). — Corradi, Adénome de la corde droite (*Ann. des mal. de l'oreille et du larynx*, 1895, p. 59). — Emerich von Navratil, Traitement des papillomes multiples du larynx (*Berlin. klin. Woch.*, 9 mars 1896). — Otto Gsell, Kyste congénital du sinus piriforme (*Correspondenzblatt für Schweizer Aertzte*, 1896). — Chiari, Gros fibrome mou du larynx (*Wien. klin. Woch.*, 1896, n° 35). — Chiari, Tumeurs variqueuses du bord libre des cordes vocales (*Rec. offert au Pr Fraenkel*, 1896). — Ferreri, Myxome du larynx (*Arch. ital. di otol. e laring.*, 1896, 4e fasc.). — Raoult (de Nancy), Myxome très volumineux du larynx (*Soc. fr. de laryng.*, 1897). — Lubet-Barbon, Traité de chirurgie clinique et opératoire de Le Dentu et Delbet, t. VI, 1898.

CHAPITRE XI

TUMEURS MALIGNES

Ce groupe de tumeurs, signalé par Morgagni (1), nous est surtout connu par les descriptions de Gibb (1864), Krishaber (1880), Schwartz (2), Schmiegelow (1897).

Division. — Il y a lieu de les répartir en cancers *extrinsèques*, les plus fréquents, qui atteignent aussi les organes voisins, l'œsophage surtout, et en cancers *intrinsèques*, strictement limités à l'intérieur de la cavité laryngienne.

Causes. — L'hérédité figure comme la plus importante des conditions *prédisposantes*, parfois sous forme d'arthritisme. Un malade de Bailly était goutteux, fils et frère de cancéreux (3). On rencontre le cancer du larynx à tout âge, mais principalement dans la deuxième moitié de la vie, de quarante à soixante-dix ans.

Rehn a trouvé un épithélioma chez un enfant de trois ans, qui mourut asphyxié et dont la tumeur fut examinée par Virchow.

Les hommes y sont bien plus exposés que les

(1) MORGAGNI, *XVIII⁰ lettre*.
(2) SCHWARTZ, Thèse d'agrégation, 1886.
(3) BAILLY, *Ann. des mal. de l'oreille et du larynx*, 1878, p. 83-88.

femmes, dans la proportion de 11 p. 1 (Butlin). Comme conditions *occasionnelles*, nous mentionnerons l'abus de l'alcool et surtout du tabac.

Anatomie pathologique. — Le cancer du larynx semble avoir des sièges de prédilection : sur les cordes vocales inférieures, sur les bandes ventriculaires, souvent aussi près de l'entrée de l'organe, dans le sinus piriforme.

Dans 55 cas observés par Semon, 15 fois la tumeur siégeait sur les cordes vocales, 2 fois sur les bandes ventriculaires, 2 fois dans les ventricules de Morgagni. L'origine était indéterminée dans 35 cas.

Les statistiques établissent que, dans la majorité des cas, il s'agit d'épithéliome pavimenteux, très souvent kératinisant avec revêtements blanchâtres, puis viennent les sarcomes (Raymond et Longuet, Gevaert, Jurist). Souvent le squelette cartilagineux du larynx s'hypertrophie et s'ossifie, tandis que les plans cellulaires périlaryngés s'infiltrent et s'hyperplasient : *cancer en cuirasse* (Isambert).

Symptômes. — Ils sont répartis en *trois périodes* successives :

1° *Première période.* — Elle n'est guère signalée que par des *troubles de la voix*. C'est un enrouement tenace, mais sans douleurs, avec un état général excellent. C'est ici qu'il faut se méfier d'une erreur de diagnostic et ne pas dire qu'il s'agit d'une laryngite insignifiante, tandis qu'une des affections les plus graves du larynx est en évolution. Or cet enrouement isolé peut persister des années avant que les symptômes graves se manifestent, surtout si le néoplasme se développe à la suite d'une laryngite chronique.

2° *Deuxième période.* — Elle s'annonce par les

troubles de la respiration. Le malade présente une dyspnée laryngée qui peut aller jusqu'au cornage. Il éprouve de la dysphagie et de l'odynophagie si l'épiglotte est prise. De vives douleurs se font sentir au larynx, ou se propagent dans les oreilles, à la nuque, dans une moitié de la tête. Les douleurs sont tardives en général dans les formes pures du cancer intralaryngien. Il y a hypersécrétion de la salive ; l'haleine fétide exhale une odeur de chairs putréfiées. L'expectoration peut être sanguinolente. J'ai même vu mourir un malade d'hémorragie artérielle laryngée (artère

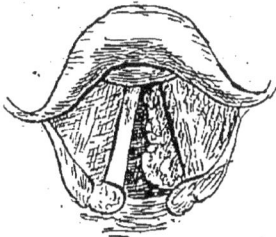

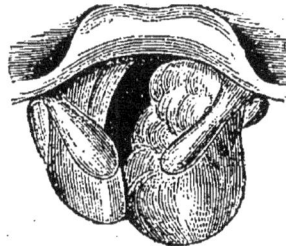

Fig. 50. — Épithéliome kératinisant de la corde vocale gauche. Fig. 51. — Carcinome du larynx au début.

laryngée supérieure). Semon donne comme un bon signe de diagnostic l'immobilisation de la corde correspondante par la tumeur. Le fait n'existe pas dans les tumeurs bénignes qui n'intéressent que les couches superficielles. Malgré ces graves lésions, les ganglions lymphatiques correspondants sont indemnes aussi longtemps que le néoplasme reste intrinsèque. Inversement, si l'adénopathie se montre dès le début, on peut en conclure que la tumeur est extrinsèque, œsophagienne ou mitoyenne au larynx et à l'œsophage. Cette particularité clinique a été signalée par Krishaber (fig. 50 et 51).

9.

3º *Troisième période.* — C'est la *cachexie* avec l'aggravation de tous les symptômes précédents. La généralisation est très rare et s'observe seulement chez les malades dont la vie est prolongée par la mise en place d'une canule trachéale.

Diagnostic. — Les difficultés diffèrent avec la période, selon que la tumeur n'est pas encore ou est déjà ulcérée.

1º *Avant l'ulcération.* — La tumeur maligne peut ressembler à une *gomme syphilitique*, particulièrement quand il s'agit d'un sarcome. L'hésitation ne peut alors être levée que par le traitement antisyphilitique, qui devra être intensif et court, car il risquerait d'aggraver le cancer. Schmiegelow cite le cas d'un malade qu'il dut trachéotomiser d'urgence pour un œdème laryngien brusque produit par l'iodure (injections intramusculaires de calomel, et iodure de potassium à hautes doses, de 6 grammes en moyenne tous les jours). J'ai vu le diagnostic jugé après une seule injection de calomel.

Les *kystes* se distingueront par leur marche lente et leur demi-transparence.

Le *lupus* a son aspect chagriné, il est plus diffus et coïncide presque toujours avec un lupus facial ou buccal.

La *lèpre*, bien rare dans nos régions, a ses tubercules nombreux sur les muqueuses comme sur la peau.

Le *papillome* est plus pâle, plus diffus, il survient à un âge moins avancé. Sans doute l'embarras du laryngologiste peut s'accroître du fait que le papillome se transforme parfois en épithéliome. Néanmoins cette transformation est encore assez rare,

ainsi qu'il résulte d'une enquête faite par Semon (1)
auprès de divers laryngologistes. On a cité des cas
de coexistence dans le larynx de tumeurs bénignes
et malignes (Schmiegelow).

2° *Après l'ulcération.* — La question se pose surtout avec une *ulcération syphilitique tertiaire*, qui
pourtant est plutôt érodante, d'évolution rapide et
sensible au traitement d'épreuve, ou avec une *ulcération tuberculeuse*, mais le larynx est en ce cas
infiltré sur une certaine étendue, pâli, avec des ulcérations multiples; d'ailleurs on peut s'en référer à
l'examen des poumons, à la recherche des bacilles.
Il y a quelques exemples de symbiose. Neumann
(de Budapest) (2) a observé deux cas d'épithéliomes
compliqués de tuberculose laryngée.

En tout cas, on peut recourir à l'examen histologique pour confirmer le diagnostic. On prend avec
la pince coupante un morceau du néoplasme, qui
devra être assez gros, sinon le microscope risquerait
de ne voir que des couches superficielles d'apparence
bénigne (Rosenberg). A défaut d'examen histologique,
le diagnostic de la variété s'établira selon les règles
applicables aux tumeurs malignes des diverses autres
régions du corps. Qu'on ne prenne pas pour cancer du
larynx un cancer de la trachée qui monte au larynx,
la trachéotomie conduirait alors en plein néoplasme.

Pronostic. — Toujours très grave. Il y a pourtant
des degrés dans cette gravité.

Le moins mauvais des cancers laryngiens est l'épithéliome intrinsèque, abrité.

---

(1) SEMON, *Centralbl. für laryng.*, 1889.
(2) NEUMANN, *Congrès de Berlin*, août 1890.

Les plus mauvais sont les cancers extrinsèques, exposés aux irritations diverses de la région, ceux qui déterminent des douleurs, une salivation abondante, des hémorragies.

Le cancer du larynx nous paraît difficile à manier ; les malades meurent sous le chloroforme, avant qu'on ait pris le bistouri ; ils ont de l'ictus laryngé quand on touche à leur tumeur, etc.

Traitement. — 1° *Curatif.* — *L'extirpation par les voies naturelles*, avec la pince coupante, est possible dans certains cas bien circonscrits, siégeant sur l'épiglotte ou même sur les cordes vocales. Fraenkel, Gouguenheim, ont eu des succès par ce procédé.

La *laryngotomie* (laryngofissure, taille laryngée) est indiquée souvent. Il est même permis de recourir à la *laryngotomie exploratrice* dans quelques conjonctures où le diagnostic hésite. Généralement on a recours à la *laryngotomie verticale médiane* (thyrotomie) pour les cancers glottiques ou sous-glottiques, mais on a encore la *laryngotomie horizontale sous-hyoïdienne* (Malgaigne) pour les tumeurs de l'épiglotte, la *laryngotomie sus-hyoïdienne* (Follin) pour celles du vestibule ou portion sus-glottique et même la *laryngotomie transversale moyenne* (Billroth), pratiquée à mi-hauteur du cartilage thyroïde, pour des tumeurs ventriculaires ou sous-glottiques. Ces divers procédés de taille laryngée sont bien exposés par Leseigneur (de Rouen) (1).

La laryngotomie se pratique, soit en mettant d'abord au malade une canule trachéale de Trendelenburg ou de Hahn, soit en le plaçant la tête en bas. On a plus

_____

(1) Leseigneur, Laryngotomie (*Thèse de Paris*, 1897).

de sécurité en pratiquant la trachéotomie préalable. Pour ma part, je pense qu'il est mieux de la pratiquer dans la même séance, pour éviter deux opérations successives au malade. Les dangers opératoires sont la section des cordes vocales, qu'on évite en se tenant bien sur le milieu du thyroïde, et l'hémorragie dans la trachée. La mortalité globale de la laryngotomie est 33 p. 100 (Schwartz).

La *laryngectomie* a été pratiquée pour la première fois par Billroth (1873). Léon Labbé a fait la première en France (1885). Elle sera ou *partielle* ou *totale*. La première est moins grave et peut même laisser la voix intelligible (Mikulicz) (1). On a pu enlever avec le larynx la partie sus-sternale de la trachée (Roser, Stretzner, Péan). M. Périer (2) a mis en usage la laryngectomie sans trachéotomie préalable. On cite à l'actif de la laryngectomie quelques résultats encourageants. Une malade de Demons (de Bordeaux) (3) était en très bon état deux ans après. Chez un malade de Hahn, la récidive, après laryngectomie partielle, n'apparut qu'après neuf ans de bonne survie (4). La mortalité globale est de 48 p. 100 (Schwartz).

La statistique opératoire s'est sensiblement améliorée depuis qu'on intervient plus tôt. Voici les chiffres donnés par Schmiegelow (1897) d'après l'ensemble des faits publiés :

1° 4 pharyngotomies, 3 morts opératoires, une survie sans guérison radicale ;

---

(1) Mikulicz, *Berl. klin. Woch.*, 1890.
(2) Voy. Perruchet, *Thèse de Paris*, 1894.
(3) Demons, *Congrès franç. de chirurgie*, 1889.
(4) Hahn, *Congrès allem. de chirurgie*, 1889.

2° 49 thyrotomies, 7 morts opératoires, 42 survies dont 7 guérisons radicales ;

3° 50 laryngectomies partielles, 8 morts, 42 survies, 8 guérisons radicales ;

4° 50 laryngectomies totales, 11 décès, 39 survies, 5 guérisons radicales.

En somme : sur 155 cas de cancers traités chirurgicalement, 29 morts par l'opération, 126 survies, 21 guérisons radicales.

Pourcentage de mortalité immédiate : 18,7 p. 100.

Pourcentage de guérison : 13,5 p. 100.

Au nombre des complications les plus redoutables, citons le shock opératoire et la broncho-pneumonie.

2° *Palliatif.* — Lorsque l'âge avancé du malade ou les risques opératoires contre-indiquent l'intervention radicale, il reste les pulvérisations antiseptiques, la mise en place d'une sonde œsophagienne contre les douleurs d'odynophagie, enfin la trachéotomie.

On laisse marcher les événements et le malade pourra finir ses jours sans les inconvénients d'une opération.

Si l'étouffement survient, on fait la trachéotomie qui peut assurer une survie relativement grande.

N'est-ce pas la ligne de conduite que nous demanderions pour nous-mêmes, médecins, si nous nous voyions atteints de cette redoutable affection ?

BIBLIOGRAPHIE. — Isambert, Contribution à l'étude du cancer laryngé (*Ann. des mal. de l'oreille et du larynx,* 1876). — Krishaber, *Gazette hebdomadaire,* 1879, t. XVI. — Heydenreich, De l'extirpation du larynx (*Sem. médic.,* 1885). — Labbé, Extirpation du larynx pour sarcome (*Acad. de méd.,* 24 mars 1885). — Schwartz, Tumeurs du larynx (*Thèse d'agrégation,* 1886). — Stretzner, Extirpation du larynx et de la portion sus-sternale de la trachée (*Journ. de méd. de Paris,*

18 nov. 1888). — DEMONS, Extirpation totale du larynx datant de deux ans (*Congrès de chirurgie*, Paris, 1889). — KARL ROSER, Extirpation de la moitié supérieure du larynx (*Berlin. klin. Woch.*, 26 août 1889). — BUTLIN, GOTTSTEIN, PIENAZEK, Sur le cancer du larynx (*Congrès de Berlin*, 1890). — SOCIN (de Bâle). Cancer et extirpation partielle du larynx (*Progrès médic.*, 1890). — DUNDAS GRANT, Cas de cancer traité par la thyrotomie (*Brit. med. Journ.*, 28 mars 1891). — GOUGUENHEIM et MENDEL, Extirpation endolaryngienne d'un épithéliome (*Ann. des mal. de l'oreille et du larynx*, 1891). — ROSENBAUM, Carcinome de l'épiglotte (*Réunion libre des chirurgiens de Berlin*, 1894). — SYMONDS, Épithélioma précoce de la corde vocale (*Soc. laryng. de Londres*, 14 nov. 1894). — GLEITSMANN, Nécessité du diagnostic précoce des tumeurs malignes (*Assoc. laryng. améric.*, 1894). OUDARD, Indications de la trachéotomie dans le cancer du larynx (*Thèse de Bordeaux*, 1896). — GRAND, Contribution à l'étude du sarcome du larynx (*Thèse de Toulouse*, 1896). — HANSBERG, Contribution à l'opération du cancer du larynx (*Recueil offert au Pr Fraenkel*, 1896). — SCHMIEGELOW, Diagnostic et traitement du cancer du larynx (*Ann. des mal. de l'oreille et du larynx*, 1897, p. 325). — EEMAN, Carcinome kératinisant du larynx (*Soc. de laryng. belge*, 18 juillet 1897). — BRYSON-DELAVAN, Progrès récents dans la chirurgie des affections malignes du larynx (*British med. Journ.*, 1897, p. 1549).

CHAPITRE XII

CORPS ÉTRANGERS DU LARYNX ET DE LA TRACHÉE

On les a divisés en corps *gazeux*, *liquides* et *solides*. Mais nous n'étudierons que ces derniers, car la pénétration de gaz ou vapeurs, de sang ou de pus au cours d'une opération, de boissons ou médicaments liquides, présente moins d'importance pour le spécialiste.

Variétés. — Les corps étrangers solides peuvent être *vivants* ou *inanimés*.

Parmi les premiers figurent des mouches, des insectes, des sangsues appliquées dans la cavité buccale ou avalées avec l'eau des marais, comme on l'a observé chez des soldats en campagne.

Des corps inanimés, les uns ne se modifieront pas dans les voies aériennes (pièces de monnaie, dents artificielles, sifflets, aiguilles, fragments d'os), d'autres gonfleront au contact des mucosités (graines diverses, pépins de fruits, pois, café, haricots, etc.), d'autres même pourront s'y dissoudre (fragments de sucre, crayon de nitrate d'argent).

Étiologie. — C'est surtout chez les jeunes enfants que l'accident se produit, avant la septième année (Aronssohn). On l'observe encore assez souvent chez le vieillard par mauvaise déglutition.

Le mécanisme de la pénétration varie ; ayant été introduits dans la bouche, les corps étrangers s'insinueront dans le larynx par un mouvement d'inspiration brusque ou de surprise, dans un accès de rire subit, chez les enfants qui jettent une pièce en l'air pour l'attraper dans leur bouche, chez une personne qui parle en mangeant.

Les pièces dentaires méconnues peuvent tomber dans les voies respiratoires au cours d'une chloroformisation, accident facile à éviter en questionnant le malade avant de l'endormir ; ou bien par suite d'une affection de l'épiglotte (ulcérations) ou par l'anesthésie du pharynx (paralytiques généraux).

Quelquefois, ce sont des corps étrangers qui montent des bronches ou des poumons. Ce seront aussi des corps étrangers du nez refoulés par le médecin, ou des matières de vomissement, surtout dans la chloroformisation.

Plus rarement, l'introduction se fait par une plaie du cou (canules à trachéotomie détachées de leur plaque extérieure) (Billot), ou par une communication entre l'œsophage et la trachée (pièces de monnaie perforant la cloison musculo-membraneuse) (Bégin), lombrics (Le Pelletier).

Anatomie pathologique. — Les statistiques diffèrent un peu sur la situation des corps étrangers dans le tube respiratoire. D'après Durham, sur 15 cas observés par lui, 7 fois c'était au larynx, 5 fois à la trachée, 2 fois dans la bronche droite et 1 fois dans la bronche gauche. La statistique antérieure de Bourdillat indiquait la trachée comme localisation la plus ordinaire : 80 fois sur 156 cas.

Les corps plats ou irréguliers seront plutôt arrêtés

par les saillies de la cavité laryngée ; ils pénétreront dans les ventricules ou seront pincés entre les cordes vocales (fig. 52). J'ai vu une pièce de cinquante centimes arrêtée à plat au niveau de la glotte ; ses bords entraient dans les deux ventricules. Il s'agissait d'un conducteur d'omnibus qui avait mis la pièce entre ses lèvres et s'était mis à parler en même temps.

Un corps arrondi franchira la glotte et restera sans fixité dans la trachée, remontant et redescendant dans les crises de toux. Arrivé à la bifurcation, il s'insinue plus aisément dans la bronche droite que dans la gauche, parce que son calibre est plus fort et que sa direction continue plus exactement celle de la trachée. Ainsi, en général, dans le larynx, les corps étrangers sont *fixés* ; dans la trachée, ils sont *mobiles*.

Quelquefois les tissus tolèrent bien le parasite. Aucune lésion n'en résulte (Mondière), mais souvent la muqueuse rougit et s'ulcère, vaisseaux et cartilages sont lésés par les accès de toux qui secouent le corps étranger. Ayant pénétré dans le parenchyme pulmonaire, il peut déterminer de l'emphysème, des abcès, de la gangrène. Rokitansky a signalé l'ulcération de l'artère innominée dans un accès de toux.

Symptômes. — On doit les distinguer en primitifs et consécutifs.

1° *Symptômes primitifs.* — Au moment même de l'accident : accès violents de suffocation et de toux. Le malade peut expectorer du sang, vomir, avoir des évacuations involontaires d'urine et de matières fécales ; puis, après quelques instants, ces troubles s'apaiseront. Si le corps étranger, très volumineux, a obturé complètement le larynx, la mort est subite.

Au contraire, les troubles initiaux peuvent être nuls ou si peu importants que l'accident reste méconnu.

2° *Symptômes conséculifs.* — Ils diffèrent selon que le corps étranger est *fixé* ou *mobile*. S'il est fixé, ce seront de la raucité vocale, de l'oppression, du tirage sus-sternal, de la toux avec expectoration sanguinolente, et surtout une *douleur localisée*. Le murmure respiratoire est amoindri du côté de la bronche occupée.

Quand il est mobile, la moindre secousse, un changement d'attitude, le rire le ramènent au contact de la glotte qui se contracte convulsivement, d'où des cris d'étouffement. C'est alors qu'on peut percevoir, par la palpation ou l'auscultation, les bruits de grelot ou soupape signalés par Dupuytren. S'il vient s'enclaver dans la glotte, la mort peut être rapide.

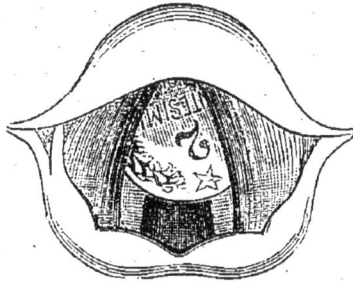

Fig. 52. — Pièce de monnaie enclavée dans les ventricules du larynx (Grazzi).

La palpation, l'auscultation, le toucher laryngien même peuvent donner des renseignements, mais ce dernier procédé risque de faire franchir la glotte à un corps étranger arrêté dans le larynx. La laryngoscopie est bien indiquée ici, mais en cocaïnisant d'abord le malade, pour éviter les réflexes qui secoueraient le sujet. La radiographie révélera la présence et le siège de certains corps étrangers.

Terminaison. — La mort peut survenir à la longue, après plusieurs années (Guyon), par des complications pulmonaires ou pleurétiques. Ou bien il y aura *expulsion tardive*. Le malade est pris d'un accès de toux et expectore son corps étranger dans un flot de pus et de sang, sans que la guérison soit sûrement acquise. L'expulsion peut aussi se faire à travers la paroi thoracique; elle est précédée par un abcès (Duplay) et ce genre d'issue semble être particulier à des graminées : épis de blé, d'avoine, fétu de paille.

Diagnostic. — 1° *Y a-t-il un corps étranger dans les voies aériennes ?*

Les commémoratifs sont importants chez l'adulte qui a bien le souvenir de l'accident, mais ils sont souvent sans utilité chez les aliénés; de même chez les enfants, qui quelquefois, en outre, nient dans la crainte d'être grondés.

L'alternance de suffocations et d'accalmies a une grande portée diagnostique. L'examen attentif des symptômes et de la marche aidera à discerner une *laryngite striduleuse*, un *spasme de la glotte*, un *ictus laryngé*, l'existence d'un *polype* visible d'ailleurs au laryngoscope, un *corps étranger de l'œsophage* révélé par le cathétérisme ou la radiographie, et surtout une *pseudo-tuberculose pulmonaire*, car les accidents consécutifs simulent parfois une lésion bacillaire des sommets.

2° *Où siège le corps étranger ?*

Dans le larynx, si la voix est altérée et si la douleur y est localisée.

Dans la trachée, si les crises d'oppression sont intermittentes et si on entend le bruit de grelot.

Dans une des bronches, s'il y a asphyxie grave, suppression unilatérale du murmure respiratoire avec conservation de la sonorité.

Pronostic. — Sauf quelques exceptions rares, il

est grave, puisque le malade est exposé à des accidents mortels, immédiats ou consécutifs, même après l'expulsion du parasite. Anacréon serait mort d'un grain de raisin tombé dans son larynx. Il est particulièrement grave chez l'enfant dont la glotte est irritable et étroite, dans les cas de corps caustiques, irréguliers, ou susceptibles de se gonfler par l'humidité des voies aériennes.

Traitement. — Pour les cas rares où le corps étranger fixé dans la trachée ou les bronches ne détermine pas d'accidents, on peut temporiser. En toute autre circonstance, il faut intervenir.

On n'aura pas recours aux moyens qui peuvent provoquer la toux, aux vomitifs, à l'inversion du sujet aidée de la percussion sur le thorax. Ils sont inutiles ou dangereux, car ils peuvent amener du spasme glottique par le heurt contre la glotte. Si on employait ces moyens, il faudrait du moins avoir sous la main les instruments pour la trachéotomie.

1º *Le corps étranger est dans le larynx, au-dessus de la glotte.* — On cherchera à l'extraire par les voies naturelles, sous le contrôle du miroir, avec le type de pince laryngienne le mieux approprié au cas, et après cocaïnisation.

Voltolini a donné le conseil d'employer des aimants quand il s'agit de corps métalliques; assez souvent les aiguilles ne peuvent être amenées que par fragments. Au besoin, on chercherait à amener le corps avec l'index droit. Sur un ensemble de 1000 cas, 93 fois on a pu avoir le corps étranger par cette voie.

En cas d'insuccès, on aura recours à la pharyngotomie sous-hyoïdienne de Malgaigne ou à la laryngotomie sus-thyroïdienne de Follin.

2° *Le corps étranger est dans la glotte ou dans la région sous-glottique.* — On a recours à la *thyrotomie verticale*, avec trachéotomie préalable, car celle-ci peut suffire pour refouler de bas en haut le corps étranger au moyen d'une tige courbe passant par l'incision trachéale (Annandale, Krishaber). Leseigneur a fait ressortir l'innocuité de la thyrotomie pour la vie et la voix, en cas de corps étranger.

3° *Le corps étranger est dans la trachée.* — On recourt à la trachéotomie, sans mettre de canule, mais en laissant entr'ouverte l'incision trachéale, à l'aide d'écarteurs. Dans un accès de toux, le corps du délit peut sortir; sinon, on met l'opéré la tête en bas ou on agace sa muqueuse trachéale ou même on va fouiller avec des pinces (fig. 53) le fond de la trachée et l'entrée des bronches. Baildon a réussi à avoir ainsi un bout de crayon entré dans une bronche à l'aide d'une longue pince à cholécystotomie.

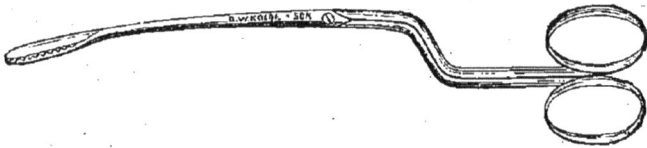

Fig. 53. — Pince trachéale de Cohen.

En cas d'insuccès, on s'arrête, laissant entr'ouverte la plaie trachéale par où le corps étranger pourra sortir de lui-même ultérieurement.

Dans les recherches, on pourrait même s'aider de la trachéoscopie avec un petit miroir introduit dans l'incision. Voltolini réussit de la sorte à extraire un fragment de coquille de noix.

Le corps étranger une fois sorti, on prescrira des inhalations antiseptiques, pour éviter les accidents consécutifs.

Les résultats opératoires pour les corps étrangers des voies aériennes sont indiqués dans la statistique de Weist (1) portant sur 1674 cas. Il en conclut que, sans opération, la mortalité est de 1 p. 3,5 et avec l'opération elle n'est que de 1 p. 4.

BIBLIOGRAPHIE. — Gross, Foreign Bodies (*Syst. of Surg.*, 1864). — Tool (de San Francisco), Corps étrangers du ventricule du larynx (*Ann. des mal. de l'oreille et du larynx*, 1878, p. 119). — Poulet, Traité des corps étrangers. Paris, 1879. — Krishaber, Conduite à tenir en face des corps étrangers de la glotte (*Ann. des. mal. de l'oreille et du larynx*, 1880). — Eybert A. Hall, Fragment d'os dans le larynx, thyrotomie (*Med. Record*, mars 1885). — Hinrichs, Extraction d'une aiguille de la trachée par les voies naturelles (*Deutsche med. Woch.*, 1890, n° 37). — Lennox Browne, Enclavement méconnu d'une dent dans le larynx pendant vingt-deux mois (*Assoc. brit. de laryng.*, nov. 1890). — Ravenel, Épingle dans le larynx. Rejetée trente-huit ans après (*Med. News*, 21 mars 1891). — Hartmann, Traité de chirurgie, t. V, p. 522, 1891. — Koch (de Luxembourg), Corps étranger du larynx (*Ann. des mal. de l'oreille et du larynx*, juillet 1892). — Ridola, Sangsue dans la trachée (*Arch. ital. di laring.*, 1894, fasc. 2). — Baildon, Crayon en plomb dans la trachée. Extraction par trachéotomie (*Brit. med. Journ.*, juin 1894). — Lichtwitz, Thyrotomie pour corps étrangers dans le larynx (*Ann. des mal. de l'oreille et du larynx*, 1896). — Heindl, Corps étrangers des voies respiratoires (*Wien. klin. Woch.*, 1896, n° 37). — Lubet-Barbon, Traité de chirurgie clinique et opératoire de Le Dentu et Delbet, t. VI, 1898. — Gouguenheim et Lombart, Corps étranger des voies aériennes, trachéotomie, guérison (*Ann. des mal. de l'oreille et du larynx*, 1898, p. 561). — Billot, Canules à trachéotomie tombées dans la trachée (*Ann. des mal. du larynx et des oreilles*, 1897).

(1) Weist, *Transact. of the Americ. Surg. Assoc.* Philad., 1883.

CHAPITRE XIII

FRACTURES DU LARYNX

Le laryngologiste n'a que rarement à traiter ces fractures qui l'intéressent surtout par les lésions endolaryngées consécutives.

Une statistique de Fischer établit la fréquence relative des fractures dans les diverses pièces du larynx. Sur 105 cas, il a relevé :

29 fractures du thyroïde ;

11 du cricoïde ;

9 des thyroïde et cricoïde ;

3 des thyroïdes et des hyoïdes ;

7 de la trachée.

C'est donc la fracture du thyroïde qui est de beaucoup la plus fréquente.

Causes. — Les fractures du larynx se rencontrent surtout dans la deuxième moitié de la vie, à l'époque où les cartilages commencent à s'ossifier, plus fréquemment chez l'homme, exposé aux traumatismes par la profession. Elles résultent de violences bilatérales (pression entre les doigts) ou de chocs assénés d'avant en arrière (passage d'une roue de voiture). Les fractures sont rares dans la pendaison (Tardieu).

Anatomie pathologique. — La solution de continuité atteint généralement le thyroïde près de la ligne médiane, parce qu'elle résulte d'un effort qui tend à fermer ou à ouvrir l'angle dièdre de ce cartilage. Elle est surtout verticale (fig. 54). Le cricoïde se fracture en avant sur la ligne médiane ou bilatéralement.

Les aryténoïdes restent indemnes le plus souvent, mais les muscles et la muqueuse peuvent être déchirés, infiltrés de sang, d'où des déformations graves à la suite (fig. 54). En outre, l'os hyoïde, le maxillaire inférieur, la trachée peuvent être fracturés simultanément, comme la veine jugulaire peut être déchirée.

Symptômes et complications. — Le blessé crache des mucosités sanguinolentes, a la voix voilée et présente de la dyspnée laryngée. En explorant, on trouve quelques points très douloureux, où le squelette est déformé. On pourra constater de la mobilité anormale, de la crépitation, mais bientôt survient un emphysème qui gêne toute exploration minutieuse. Le cas peut être très simple et guérir même sans incident, mais

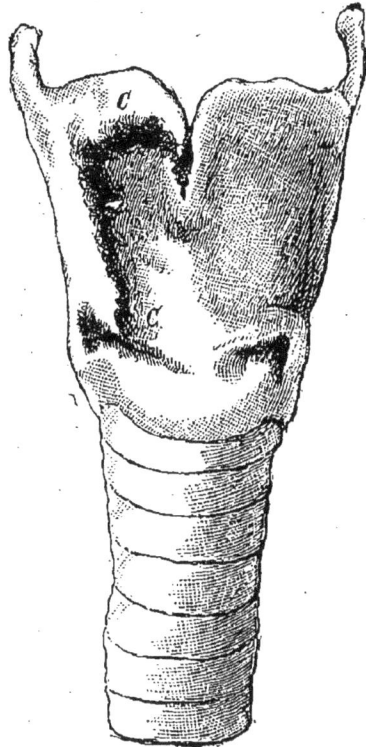

Fig. 54. — Fracture du cartilage thyroïde (Roc).

CC, ligne de la fracture.

ordinairement le blessé subit des complications immédiates (infiltrations sanguines sous-muqueuses, œdèmes sous-glottiques) ou tardives (nécroses des

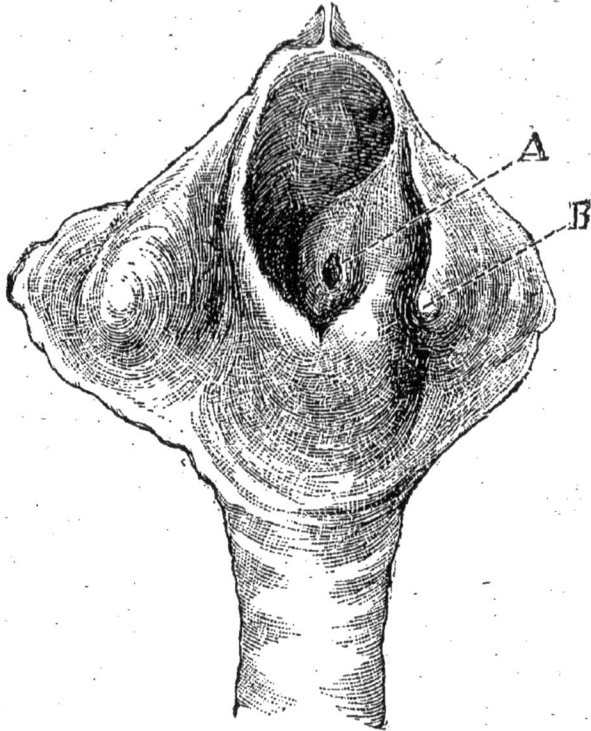

Fig. 55. — Fracture du larynx (Roc).

A, rupture de la membrane muqueuse par où s'est faite l'hémorragie. — B, corne supérieure tournée en dedans.

fragments, cicatrisations vicieuses et rétrécissements irréductibles).

Pronostic. — Il est grave et la mort peut survenir vite, faute d'intervention. Sur 52 cas, Hénocque a relevé 43 morts.

Traitement. — Si les symptômes graves ne se déclarent pas, il n'y a qu'à temporiser.

Si, au contraire, la respiration est menacée, il faut pratiquer la trachéotomie. Le mieux serait de mettre immédiatement la canule-tampon pour pratiquer la thyrotomie verticale médiane (Fischer, Panas, Caterinopoulos, Wagner), qui permet de réparer les diverses lésions produites et d'assurer au blessé un avenir moins inquiétant.

BIBLIOGRAPHIE. — Hénocque, Fractures du larynx (*Gaz. hebd.*, 1868). — Laugier, Fracture du larynx (*Ann. des mal. de l'or. et du lar.*, 1875). — Caterinopoulos, Thyrotomie immédiate dans les fractures du larynx (*Thèse de Paris*, 1879). — Koenig, Fractures du larynx et de la trachée. Traité de path. et de chir. spéc., trad. française. Paris, 1888, t. IX. — Janowski, Fracture du larynx, avec déchirure de la trachée (*Journ. of Laryng. and Rhinol.*, 1891, n° 5). — Laugier, Fracture par strangulation (*Soc. anat.*, mai 1894).

CHAPITRE XIV

MALADIES DE LA TRACHÉE

L'examen de la trachée par la *trachéoscopie* a été décrit avec celui du larynx.

I. **TRACHÉITE AIGUË**. — Elle reconnaît les mêmes causes et comporte les mêmes divisions que la laryngite aiguë. Le malade éprouve une sensation de brûlure ou de constriction derrière le sternum.

Il gardera la chambre et pratiquera des pulvérisations chaudes avec l'une des deux solutions suivantes :

```
Nº 1 Benzoate de soude............    2  grammes.
     Eau distillée...................  100    —
```

```
Nº 2 Acide phénique.................   2  grammes.
     Eau distillée..................  100    —
```

Les maladies infectieuses se portent aussi sur la trachée : muguet secondaire à celui du pharynx, catarrhe de la typhoïde et pustules de la variole moins graves qu'au larynx, diphtérie par extension ou d'emblée.

II. **TRACHÉITE CHRONIQUE**. — Elle coïncide ordinairement avec des laryngites ou bronchites chroniques (catarrhe trachéo-bronchique) et s'observe chez les arthritiques ou chez les sujets qui ont fatigué

leurs voies respiratoires. La muqueuse est rougeâtr,
épaissie. Il y a des transformations kystiques des
glandes de la muqueuse qui soulèvent la paroi externe
de la trachée (Schrötter). La périchondrite chronique fait apparaître dans la muqueuse des plaques
cartilagineuses ou osseuses. Les principaux symptômes sont la toux habituelle et l'expectoration mati-
nale de mucosités purulentes. La forme atrophique,
avec croûtes et haleine fétide, a été signalée par Luc
sous le nom d'*ozène trachéal*.

Le traitement consiste en pulvérisations balsami-
ques et antiseptiques, en aspirations de vapeurs
chaudes de menthol ou en instillations d'huile mentholée à 5 p. 100. Schrötter recommande pour ces
instillations une canule en forme d'S allongée, car
une canule de forme ordinaire allongée irait butter
contre la paroi antérieure.

Le Mont-Dore, Cauterets, etc., sont indiqués.

III. **TUBERCULOSE ET SYPHILIS TRACHÉALES.** —
La *tuberculose* s'y montre sous forme d'ulcérations
compliquant ou non la tuberculose laryngée. Le
lupus, la *lèpre*, le *trachéo-sclérome* (Ebstein), rares,
n'y ont rien de particulier.

La *syphilis* y détermine des gommes et des ulcérations tertiaires, souvent suivies de rétrécissement. Quelques *ulcérations* sont produites par les
canules trachéales. Portant sur le tronc innominé,
elles peuvent produire des hémorragies mortelles,
(Kolisko).

IV. **RÉTRÉCISSEMENTS DE LA TRACHÉE.** — Ils sont
habituellement produits par la syphilis acquise ou
congénitale (Capart, Poyet). Leur siège est variable,
comme leur calibre (celui d'une sonde de femme

10.

en moyenne). A leur niveau, la muqueuse est remplacée par du tissu cicatriciel et les cerceaux cartilagineux sont déformés. Au-dessus et au-dessous d'eux, le calibre du conduit est agrandi. Au début, le malade n'a qu'un peu d'oppression quand il court ou fait un effort. Plus tard, c'est du cornage compliqué d'accès de suffocation, et la mort peut survenir subitement (Janeway) par syncope inhibitoire, ou par asphyxie aiguë et complications pulmonaires. L'examen au miroir et l'auscultation permettent quelque-

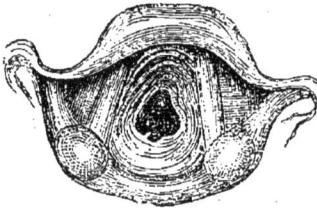

Fig. 56. — Rétrécissement de la trachée.

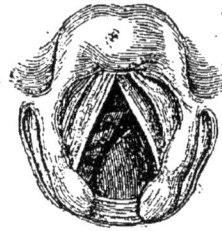

Fig. 57. — Rétrécissement de la trachée, consécutif à un anévrysme de l'aorte.

fois de préciser le siège. Le larynx ne s'abaisse pas à l'inspiration comme il arrive pour les sténoses glottiques (fig. 56 et 57).

La transillumination peut rendre des services. Schrötter prend l'empreinte au moyen d'une *bougie à mouler* qu'il a imaginée. Chez l'enfant, on fera le diagnostic avec l'adénopathie trachéo-bronchique, effaçant le calibre de la trachée.

Le pronostic est très grave, surtout si la sténose siège au niveau de la bifurcation des bronches.

On les traite par des dilatateurs creux (Kocher, Chiari).

V. **FISTULES TRACHÉALES**. — Les *fistules* sont

consécutives : à la trachéotomie, et sont alors ovalaires dans le sens vertical, froncées; ou bien à des
plaies du cou par suicide, et sont alors transversales
avec lèvre supérieure retroussée en dedans.

Quand elles sont petites et récentes, des cautérisations (nitrate d'argent, galvanocautère) peuvent
suffire à leur cicatrisation. Sinon il y a lieu de
recourir à divers procédés d'autoplastie (Ried,
J. Roux, P. Berger), qui se fait par deux plans de
suture superposés.

On cite quelques cas congénitaux ou acquis de
fistules œsophago-trachéales.

VI. TUMEURS. — Elles sont très rares. Schrötter
en compte à peine un cas sur 7 000 malades de la
spécialité.

1º TUMEURS BÉNIGNES. — Il s'agit presque toujours de papillomes et de fibromes affectant le type
de polypes. A signaler aussi les *bourgeons charnus*
qui poussent sur une inci-
sion de trachéotomie et
qui peuvent s'opposer au
décanulement.

On extrait ces tumeurs
soit par la voie naturelle,
au moyen de longues
pinces, soit par une incision à la trachée, en

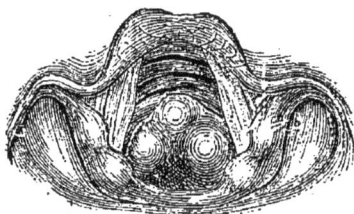
Fig. 58. — Sarcome de la
trachée.

mettant le sujet la tête en bas, pour que le sang ne
tombe pas dans ses bronches.

2º TUMEURS MALIGNES. — Ce sont des sarcomes
[8 observations (Schrötter)] et surtout des carcinomes [27 observations (Schrötter)] ; ordinairement, ils sont secondaires à des carcinomes de

l'œsophage, du larynx, du corps thyroïde (fig. 58).

Il existe de la douleur et de la toux avec dyspnée croissante.

Il n'y a d'autre ressource que la trachéotomie avec ou sans sonde de caoutchouc, selon que le néoplasme est au-dessous ou au-dessus de l'incision.

BIBLIOGRAPHIE. — Solis-Cohen, Tumeurs de la trachée (*Encycl. intern. de chir.* Paris, 1886, t. VI, p. 120). — Kostlin, *Beitr. zur klin. Chir.* Tubingue, 1889, t. IV, fasc. 2. — Berger, *Bull. et mém. de la Soc. de chir.* Paris, 1889, t. XV, p. 686. — Pienaczek, Examen de la trachée par la fistule trachéale (*Congrès de Berlin*, août 1890). — Goris, Extraction d'une chéloïde trachéale (*Soc. de laryng. belge*, 25 mai 1890). — Hartmann, Traité de chirurgie de Duplay et Reclus, t. V, p. 565, 1891. — Castex, Rétrécissement syphilitique de la trachée, 1892. — Hicguet, Cas d'abcès trachéal (*Réunion des otologistes belges*, juin 1892). — Pogrebinski, Du cancer primitif de la trachée (*Rev. de laryng.*, 15 juin 1894). — Ebstein, Scléromes des voies aériennes supérieures (*Soc. viennoise de laryng.*, 5 nov. 1896). — Schrötter, Leçons sur les maladies de la trachée, 1896. — Koschier, Tumeur trachéale (*Wiener klin. Woch.*, 18 nov. 1897).

TROISIÈME PARTIE

MALADIES DU NEZ
ET DE SES CAVITÉS ANNEXES

I. — NEZ.

La rhinologie se fait remarquer par les grands progrès qu'elle a réalisés dans ces dernières années. Récemment encore il n'était guère question que de rhinites simples, de polypes muqueux mal étudiés, opérés plus mal encore, de fibromes naso-pharyngiens et de quelques tumeurs malignes.

Les travaux de Meyer (de Copenhague), Voltolini, Moldenhauer, Hack, Tornwald, Ziem, Fraenkel, Panas, Chatellier, Zuckerkandl et autres n'ont pas peu contribué à élargir le domaine de nos connaissances sur cette spécialité. A Wilhelm Meyer revient l'honneur d'avoir signalé l'existence des végétations adénoïdes et leur pernicieuse influence sur l'intégrité des oreilles (1873-1874). Hack a montré que l'obstruction nasale pouvait être le point de départ de réflexes variés dont l'asthme nasal est le plus important. Ziem, Berger, Panas, ont signalé l'influence des affections nasales sur l'appareil de la vision. Le rhino-

sclérome, cette affection *sui generis*, si décevante pour
le traitement, doit surtout son histoire à Hebra,
Kaposi, Cornil et Alvarez. Les recherches histologiques de Chatellier nous ont édifiés en partie sur les
processus multiples des rhinites. Enfin les affections
des sinus maxillaires, frontaux, sphénoïdaux, des
cellules ethmoïdales sont mieux connues, les sinusites
en particulier, grâce aux descriptions de Ziem, qui
a montré que nombre de ces sinusites étaient latentes
et que leur description, acceptée jusqu'alors, devait
être beaucoup modifiée.

Le diagnostic et la thérapeutique des affections
nasales doivent leurs progrès à l'invention de procédés
techniques nouveaux (rhinoscopie postérieure, éclairage électrique des sinus par transparence) ou à
l'utilisation d'un arsenal très complet d'instruments
que nous aurons l'occasion de signaler,

CHAPITRE PREMIER

EXAMEN DES CAVITÉS NASALES
(RHINOSCOPIE)

On peut examiner l'intérieur des fosses nasales par les orifices antérieurs (*narines*) ou par les orifices postérieurs (*choanes*); d'où les deux procédés différents : *rhinoscopie antérieure* et *rhinoscopie postérieure*. Celui-ci présente des difficultés bien plus grandes que le premier, mais les renseignements qu'il procure sont d'une réelle importance. Il existe encore un procédé de *rhinoscopie moyenne*. On le pratique en plaçant sur le plancher des fosses nasales un petit miroir qui réfléchit les détails de la voûte. Il n'est que médiocrement utile.

I. — RHINOSCOPIE ANTÉRIEURE.

Avant d'ouvrir les narines à l'aide d'un spéculum, il est utile de les examiner sommairement, en relevant la pointe du nez avec le pouce gauche. Par ce simple examen, on en explore tout l'intérieur, surtout si on pousse en divers sens le lobule du nez, et on note telle lésion que les valves d'un spéculum auraient pu cacher (folliculites, eczémas, fissures, etc.).

On peut pratiquer la rhinoscopie antérieure avec

divers genres de *speculum nasi*, en dirigeant suivant
leur axe un faisceau lumineux émané soit d'une lampe
électrique, soit d'un réflecteur que l'observateur a
disposé sur son front, pour recevoir le faisceau lumineux issu d'une lampe à huile, à pétrole, d'un bec de
gaz simple ou d'un bec Auer. On peut encore utiliser
un réflecteur à main comme celui de l'ophtalmoscope.

L'ensemble assez varié des spéculums du nez peut
être réparti en *spéculums univalves, bivalves et
trivalves.*

1° Les *spéculums univalves* sont tubulaires, rappelant la forme d'un tronc de cône aplati transversale-

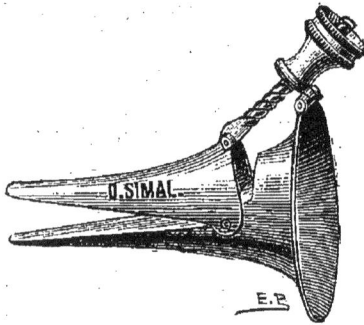

Fig. 59. — Spéculum de Duplay.

ment. On les fabrique en
caoutchouc durci (ébo-
nite) ou en verre. Leur
emploi ne s'est pas géné-
ralisé parce qu'ils n'é-
clairent qu'une partie
très limitée de la cavité
nasale et cachent l'inté-
rieur des narines. On
doit les réserver pour les
galvanocautérisations,
afin de protéger les narines au moment où le cautère
les traverse. Chez les petits enfants, à narines très
étroites, on peut employer un spéculum à oreille de
Toynbee.

2° Les *spéculums bivalves* sont les plus employés.
L'ensemble des rhinologistes recommande tout spécialement celui de Duplay (fig. 59). Pour être très
maniable, il doit être resserré vers la partie moyenne
de ses deux valves. La narine est ainsi moins violentée

quand elles s'écartent. Moure (de Bordeaux) l'a heureusement modifié en en faisant élargir le pavillon.
La main gauche du chirurgien le tient plus aisément
de la sorte.

Il a fait construire un autre spéculum bivalve à
valves parallèles et s'ouvrant sur le côté pour pouvoir le retirer sans déplacer les pinces ou autres
instruments introduits dans les fosses nasales. Le
spéculum de Vacher (d'Orléans) est analogue et réa

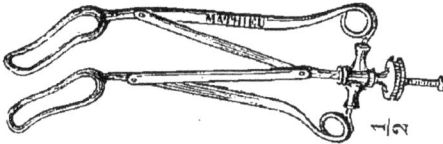

Fig. 60. — Spéculum de Fraenkel.

lise les mêmes avantages par la suppression d'une des
articulations et grâce à une fente longitudinale.

Fraenkel (de Berlin) est l'inventeur d'un spéculum
qu'un dispositif spécial fait tenir seul en place. Ses
valves sont fenêtrées et permettent ainsi d'inspecter
les parois de la narine. Il s'introduit soit dans une
seule narine, soit dans les deux en même temps, écartant de la cloison les deux ailes du nez (fig. 60). Dans les
cliniques viennoises, on utilise surtout les spéculums
bivalves à manche de Chiari ou de Roth. Leurs valves
à écartement parallèle permettent de les retirer même
s'il y a des instruments engagés dans leur lumière,
mais ils sont plus gênants pour le malade. Le spéculum de Delstanche tient aussi seul en place.

Comme écarteur très pratique, nous avons encore
celui de Lennox Browne (fig. 61).

A signaler les écarteurs à courroies passant derrière

la tête (de Creswell Baber). Ces derniers tiennent
en place, laissant libres les deux mains du chirurgien. L'écarteur de Palmer, analogue au blépha-

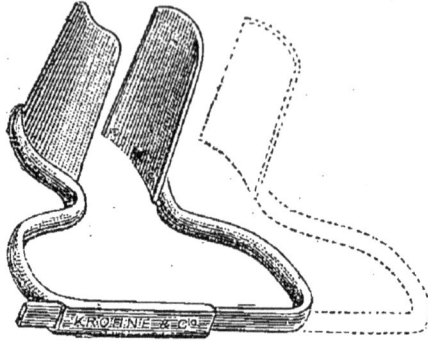

Fig. 61. — Spéculum de Lennox Browne.

rostat, tient de même les narines ouvertes en relevant l'aile du nez (fig. 62).

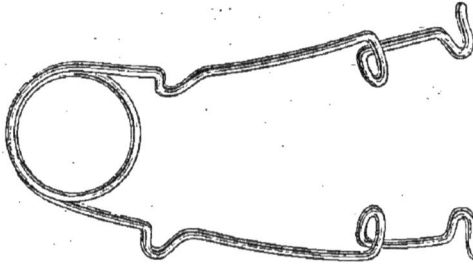

Fig. 62. — Spéculum de Palmer.

Voltolini a imaginé un spéculum spécial démontable
et à pavillon large (fig. 63).

3° Enfin, mentionnons le *spéculum trivalve* d'Elsberg, qui n'est pas recommandable pour la pratique
usuelle.

Technique. — On doit se placer en face de son

malade qui serre les jambes, tandis que le médecin écarte les siennes afin de pouvoir approcher sa
tête de celle du sujet. Quand il s'agit d'un enfant
indocile, il est indispensable de le faire tenir par un
aide qui le prend sur ses genoux, immobilise la tête
avec une main, les bras avec son autre main et les
jambes entre ses cuisses. Si on a choisi le spéculum
de Duplay, on l'in-
troduit à 45° environ
dans la fosse nasale,
porté par la main
gauche dont les
pouce et index tien-
nent le pavillon, tan-
dis que les trois au-
tres doigts s'appuient
sur le dos du nez,
pour éviter les écarts
entre la main et le
nez du sujet.

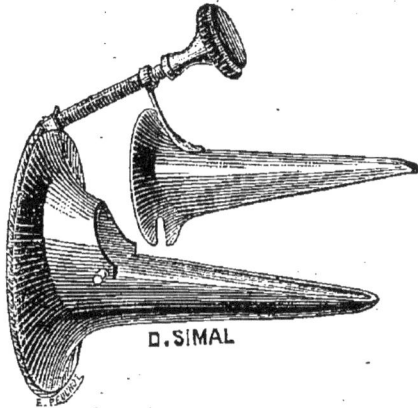

Fig. 63. — Spéculum de Voltolini.

L'introduction du
spéculum peut provoquer une contraction très gênante des muscles de la face et surtout de ceux de
l'aile du nez. On la fait disparaître en demandant au
malade de maintenir ses paupières ouvertes pendant
l'examen, car toutes ces contractions sont syner-
giques.

La main droite manœuvre la petite vis qui écarte
ou rapproche les deux valves. Quand elles sont à
l'écartement voulu, la main droite du chirurgien se
porte sous le menton ou à la nuque du sujet pour
diriger sa tête qui doit rester souple dans toutes les
attitudes requises. Le spéculum sera manœuvré avec

une grande légèreté de main. On l'acquiert, suivant le conseil du Pr Schmidt, en s'exerçant sur soi-même. Pour rassurer les enfants qui en ont peur, on l'introduit d'abord à peine, sans écarter les valves, puis on recommence en les écartant. Le père ou la mère, par complaisance, peut se soumettre d'abord à cette exploration, ce qui décide l'enfant.

On est quelquefois obligé de débarrasser au préalable les fosses nasales des mucosités ou croûtes qui les encombrent. Mais il est utile au diagnostic de ne le faire qu'après avoir regardé une première fois dans le nez. Les fosses nasales peuvent être désobstruées avec une irrigation chaude (35°) à l'eau bouillie ou à l'eau naphtolée (0ᵍʳ,30 p. 1000). On emploie le siphon de Weber ou la seringue anglaise.

Le spéculum mis en place, on doit explorer la cavité successivement dans deux attitudes différentes de la tête. Ce qu'on voit dans le premier cas est tout autre que dans le second.

1° *La tête du sujet étant droite* (fig. 64), le chirurgien voit d'abord l'extrémité antérieure du cornet inférieur (tête du cornet) rougeâtre. En portant le pavillon vers la cloison, il peut distinguer parfois encore la partie moyenne (corps) et l'extrémité postérieure (queue) de ce cornet. Cette proéminence se montre plus ou moins saillante chez les divers sujets et même chez un seul sujet, car les parties molles qui recouvrent le cornet sont constituées par un tissu caverneux, susceptible de gonflement et d'affaissement. A-t-on besoin d'amoindrir la saillie de ce tissu, on n'a qu'à déposer pendant trois ou quatre minutes sur la surface du cornet un petit tampon imbibé d'une solution aqueuse de chlorhydrate de cocaïne à 1 p. 10.

En bas, dans l'écartement des deux valves, se voit le plancher, plus ou moins inégal ; en dedans la partie inférieure de la cloison, présentant souvent soit une déviation, soit un éperon, mais toujours un peu proéminente.

La vue peut atteindre la paroi postérieure du naso-

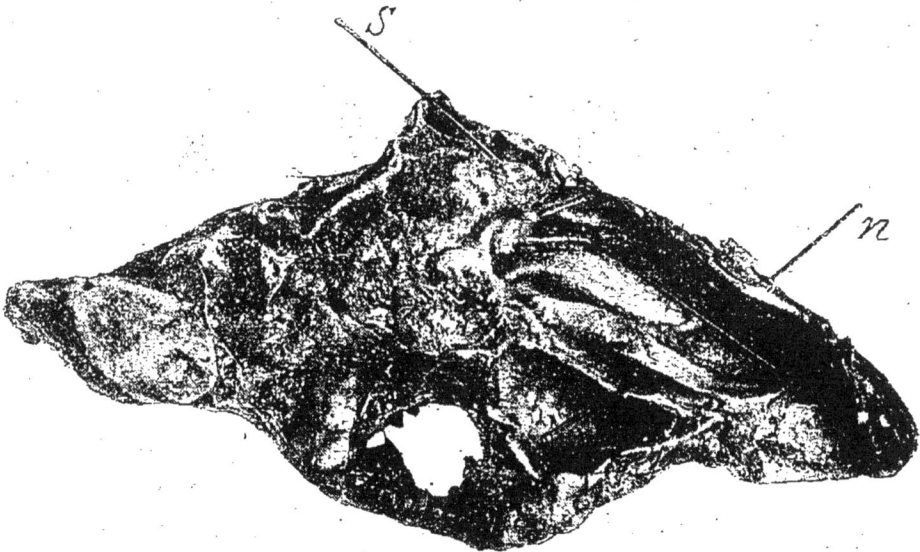

Fig. 64. — Voûte nasale, vue de bas en haut. Côté gauche. Cornets superposés. La tige S passe par l'ostium sphénoïdal ; la tige *n* par le canal lacrymo-nasal (A. Castex).

pharynx et reconnaître la présence de végétations adénoïdes qui se révèlent par des reliefs piqués de reflets brillants. En cas de rhinite atrophique, on peut voir l'orifice tubaire. O. Chiari (de Vienne) recommande de faire émettre au malade la voyelle *i* à plusieurs reprises. Par ce moyen, la face supérieure du voile du palais vient se montrer dans le prolongement du plancher des fosses nasales et l'observateur peut y apercevoir polypes, kystes ou autres tumeurs.

2° *La tête du sujet étant renversée en arrière* (fig. 65),
le cornet moyen se montre allongé de haut en bas,
plus pâle que le précédent, à muqueuse plus étroite-
ment appliquée sur le squelette sous-jacent. L'extrémité antérieure du cornet moyen se renfle sous le nom
d'*opercule*. Son bord interne délimite, avec la cloison,
la *fente olfactive*. Quelquefois dans le méat moyen se

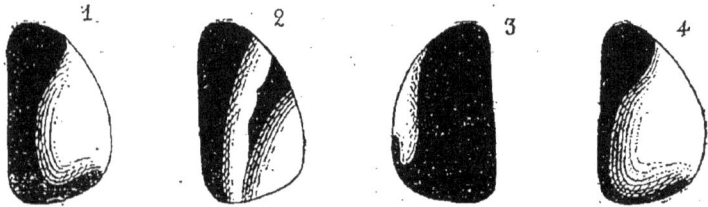

Fig. 65. — 1, cornet inférieur, vu la tête étant droite; 2, cornets
inférieur et moyen, vus la tête étant renversée en arrière ;
3, rhinite atrophique ; 4, rhinite hypertrophique.

montre un repli muqueux parallèle au cornet : *pli
latéral*. En dedans se voit la partie moyenne de la
cloison, d'ordinaire sans particularités. Exceptionnellement on voit au-dessus du cornet moyen, lorsqu'il
est atrophié, le cornet supérieur. On peut dire que le
fait d'apercevoir nettement le cornet supérieur est un
indice de rhinite atrophique (fig. 65).

Lorsque l'examen doit porter spécialement sur les
parties les plus reculées des fosses nasales, on a
recours au spéculum de Zaufal, cylindrique, de
11 centimètres de longueur, qu'on fait pénétrer peu à
peu par des mouvements de rotation selon son axe en
suivant le plancher de la fosse nasale. Son usage est
indiqué lorsqu'on veut porter des caustiques dans
l'arrière-nez, sans toucher aux parties antérieures.

Pour l'introduire plus aisément, il faut préalablement pulvériser dans la fosse nasale une solution à 1 p. 10 e chlorhydrate de cocaïne qui insensibilise et élargit le passage, en faisant se rétracter la muqueuse. Zaufal a fait construire un spéculum analogue à celui-ci, mais bivalve, dont les deux moitiés peuvent s'écarter tout en restant en parallélisme.

Cozzolino place un spéculum à l'orifice antérieur,

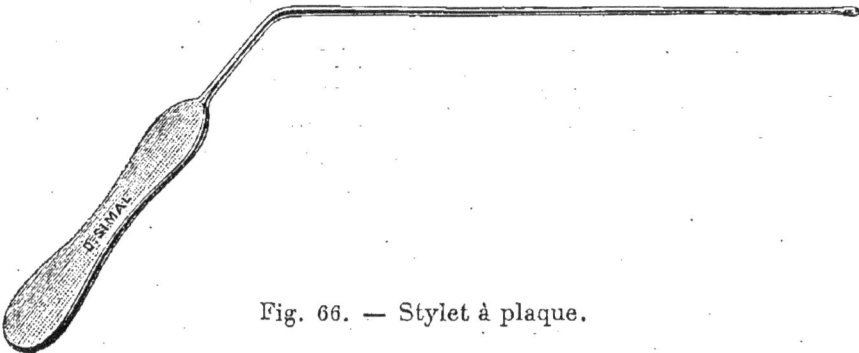

Fig. 66. — Stylet à plaque.

mais il éclaire par les choanes, en plaçant dans le naso-pharynx, en arrière du voile du palais, une petite lampe électrique. Ce procédé est difficultueux, malgré la cocaïnisation préalable, et il expose à brûler les muqueuses par places.

La rhinoscopie antérieure n'est pas complète sans l'usage du stylet coudé (fig. 66) qui apprécie la sensibilité de la muqueuse nasale, sa consistance, son épaisseur, qui indique le point d'implantation d'un polype muqueux, trouve les zones hyperesthésiques, sources de réflexes, etc. L'attouchement de la muqueuse nasale par le stylet détermine des réflexes variés : éternuements, larmoiement du côté exploré, toux, vertiges, lipothymies (Michel).

Un autre mode d'investigation, applicable aux cas d'anosmie plus ou moins complète, consiste à présenter sous les narines du malade des flacons renfermant diverses substances odorantes, tandis qu'il ferme les yeux et la bouche. L'éther sulfurique, l'essence de térébenthine, le camphre pulvérisé et l'extrait de vanille forment une série croissante en intensité que nous croyons pouvoir recommander pour ce genre de recherches.

Avec ces diverses ressources, la rhinoscopie peut encore être bien souvent insuffisante. C'est que, suivant la juste remarque d'Hajek (de Vienne), l'œil n'explore guère directement que le quart de la surface endonasale. La source d'une suppuration, par exemple, ne pourra parfois être découverte qu'après des examens réitérés et variés.

II. — RHINOSCOPIE POSTÉRIEURE.

Les principales règles de la rhinoscopie postérieure ont été formulées par Czermak. Il eut l'idée de présenter derrière le voile du palais le petit miroir qui lui servait à la laryngoscopie, mais le succès fut d'abord retardé parce que Czermak et Türck croyaient indispensable d'employer un releveur du voile. Semeleder et Voltolini la rendirent plus admissible en montrant que cette complication n'était pas indispensable.

Les instruments nécessaires à ce mode d'examen sont : 1° un abaisse-langue. On accordera la préférence à l'abaisse-langue de Trousseau (Voy. p. 10, fig. 1) ou à celui de Türck (Voy. p. 10, fig. 2). Le dernier a sur l'autre cet avantage qu'il présente à sa face inférieure des rayures transversales qui fixent la base de la langue. Celle-ci a tendance à se dérober en arrière, tandis que l'abaisse-langue la déprime au cours de l'examen. L'abaisse-langue doit être tenu de la main gauche ; 2° un petit miroir (nᵒˢ 0 ou 1) circulaire ou mieux ovalaire, parce qu'il se place plus facilement dans le sens antéropostérieur, incliné à 140° sur sa tige, qu'on tient de la main droite et qu'on va placer obliquement sous le voile du palais, en évitant de toucher la luette au passage.

Pour faciliter cet examen, Michel (de Cologne) a imaginé un miroir articulé. Le Pʳ Duplay utilise un rhinoscope en forme de pince dont une branche porte le miroir, tandis que l'autre soulève la luette. Enfin Voltolini avait imaginé la combinaison de deux miroirs superposés (examen par double réflexion). Ces divers perfectionnements ne sont pas indispensables.

Pour les cas où le voile du palais n'arrive pas à s'abaisser, ou si l'espace antéro-postérieur entre le voile et le pharynx est insuffisant, on peut avoir recours à divers crochets palatins qui tirent en avant le voile (de Voltolini, Fraenkel, Czermak) ou mieux encore au releveur du voile de Moritz Schmidt (de Francfort) (fig. 67). Il est formé d'un crochet palatin sur la tige duquel glisse un curseur portant deux petits tampons qui vont appuyer sur les côtés du nez. Pour le mettre plus aisément en place, on cocaïnise d'abord. Schmidt insuffle dans le naso-pharynx, au moyen d'un tube recourbé, une petite quantité d'une poudre mixte par parties égales de cocaïne et de sucre pulvérisés. Ce releveur en place, on peut exa-

11.

miner le *cavum* et y pratiquer de petites opérations.

Technique. — Le malade doit pencher légèrement la tête en avant pour abaisser son voile du palais et laisser ainsi plus de place au miroir. L'observateur s'affaisse un peu sur lui-même afin de pouvoir examiner de bas en haut. Il voit ainsi plus entièrement le petit miroir insinué derrière le voile. De sa main gauche, munie de l'abaisse-langue, l'observateur abaisse la base de l'organe en même temps qu'il l'attire un peu en avant pour agrandir le diamètre antéro-postérieur du pharynx. Chez quelques sujets, la langue s'aplatit si bien naturellement que l'abaisse-langue devient inutile et que la tige du petit miroir suffit à la maintenir abaissée.

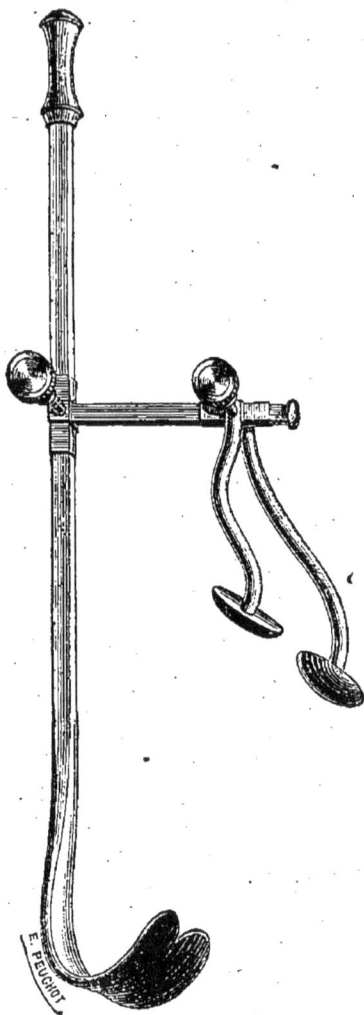

Fig. 67. — Releveur de Moritz Schmidt.

La main droite va placer le petit miroir; préalablement chauffé sur une lampe à gaz ou à alcool, derrière la luette en contournant son bord latéral droit. Il évite de toucher la paroi postérieure du pharynx, ce qui provoquerait des nausées. Le miroir doit être placé assez bas dans le pharynx ; l'observateur voit mieux l'image des choanes qui s'y forme.

Si le voile du palais, agacé par le miroir, se contracte en s'élevant, ainsi qu'il arrive le plus souvent, on demande au malade de respirer par le nez ou d'émettre la syllabe nasale *han*. Quelques malades cependant éprouvent un tel embarras pour satisfaire à cette demande que leurs efforts vont à l'encontre de l'effet voulu. Mieux est, en pareil cas, de ne leur imposer aucune contrainte, de leur demander simplement de respirer sans préoccupation aucune et régulièrement. Peu à peu leur voile se détend et les choanes se reflètent dans le petit miroir. Éviter que le miroir ne soit emprisonné par une contraction brusque du voile. Cet accident est particulièrement désagréable au malade. Dorn a proposé de procéder à la rhinoscopie postérieure, la tête étant renversée comme dans la position de Rose pour les palatoplasties. D'après l'auteur de ce procédé, ses avantages sont la grande facilité pour le maniement des divers instruments : éponges, pinces, cautères, et pour l'écoulement des liquides sans troubles respiratoires. Il est rarement utile d'en venir là.

Dans les examens rendus difficiles par l'indocilité du pharynx et du voile, on insensibilise préalablement les parties, en y pulvérisant à trois reprises une solution aqueuse au dixième de chlorhydrate de cocaïne. On peut encore utiliser le releveur de la luette de Schmidt ou le crochet palatin de Krause.

Quand la main est suffisamment exercée, elle met le miroir en bonne situation, sans agacer le pharynx.

Ce sont les déplacements qui titillent l'isthme du gosier et provoquent la nausée. A mesure que, par la pratique, la main devient plus sûre, ces réflexes diminuent chez les malades que l'on examine. Plus

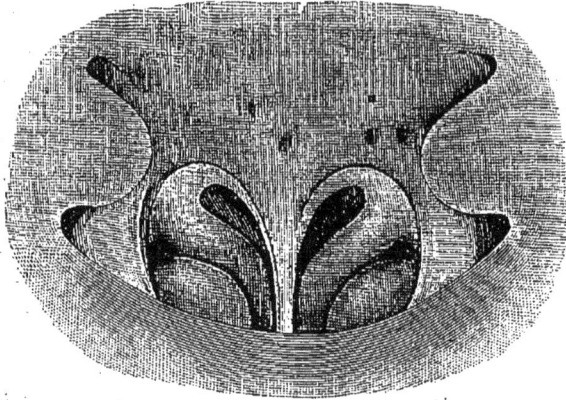

Fig. 68. — Orifices postérieurs des fosses nasales.

on abaisse le manche du miroir et mieux on parvient à voir les choanes.

Les principaux détails de l'image rhinoscopique postérieure ainsi relevés sont :

1° Le bord postérieur de la cloison, tranchant, plus clair que le reste de l'image;

2° Les trois cornets superposés ; on voit bien surtout le cornet moyen, le plus rouge;

3° La voûte, souvent surchargée d'adénoïdes chez l'enfant et montrant chez l'adulte des inégalités, traces de l'amygdale pharyngienne atrophiée ;

4° L'orifice de la trompe d'Eustache, et plus en avant la fossette de Rosenmüller.

Il faut dire que, sauf dans des cas exceptionnellement favorables, c'est seulement par parties qu'on voit l'image rhinoscopique, d'abord la moitié droite,

puis la gauche, puis la voûte, puis les orifices des
trompes. La figure 68 est la fusion des petites
images multiples ainsi recueillies.

Règle générale : c'est par la douceur et la patience
qu'on parvient à triompher des obstacles que le
sujet met involontairement à l'examen.

III. — TOUCHER NASO-PHARYNGIEN.

L'exploration du naso-pharynx par le toucher digital est le complément très souvent nécessaire de la
rhinoscopie par le miroir. Par exemple, si l'on
veut établir le diagnostic de végétations adénoïdes.

Il existe des doigtiers variés, en caoutchouc vul-
canisé ou en métal (articulés ou non), pour ceux qui
redoutent d'être mordus pendant l'examen, mais on
peut s'en passer et par conséquent simplifier l'examen,
grâce aux quelques précautions que voici, indiquées
surtout s'il s'agit d'un enfant, comme c'est le cas
ordinaire.

Un aide — ce peut être le père ou la mère —
s'assied, met l'enfant entre ses genoux et lui tient
solidement les deux mains. Le chirurgien dispose son
bras gauche autour de la tête qu'il applique fixement
contre sa poitrine. Puis, l'enfant ouvrant la bouche,
il insinue les parties molles de la joue gauche entre
les arcades dentaires à l'aide de ses médius et index
qui, de la sorte, forment un coin écarteur très efficace.

Si l'enfant refusait d'ouvrir la bouche, on l'y
forcerait en lui comprimant la trachée au cou.

L'index droit peut alors être introduit dans la
bouche sans risque d'être mordu. La pulpe va

toucher la paroi postérieure du pharynx, soulève le bord postérieur du voile et entre dans le cavum, sans que l'ongle ait éraillé les muqueuses. Promené dans les diverses directions, il a la sensation de tumeurs adénoïdes ou de cornets hypertrophiques à leur extrémité postérieure (queues de cornets); sur les parties latérales, il sent le pavillon de la trompe et en arrière le tubercule antérieur de l'atlas.

Il est bon de prévenir les parents, sitôt l'index retiré, que l'enfant va *peut-être* saigner un peu du nez.

Ce toucher doit être pratiqué avec douceur, ne fût-ce que pour éviter certains petits accidents d'effet fâcheux, tels, par exemple, que la chute de dents de lait faiblement implantées sur les arcades dentaires.

Il va sans dire que l'index, avant d'être introduit dans le naso-pharynx, doit être nettoyé, spécialement sous l'ongle, et baigné dans une solution antiseptique (eau naphtolée par exemple); l'ongle ne sera pas trop long. L'oubli de cette précaution expose le malade à des tubo-tympanites suppurées.

Chez les nourrissons, l'index pénètre difficilement dans le naso-pharynx, parce qu'il est relativement trop volumineux. On peut alors faire le toucher avec le petit doigt.

BIBLIOGRAPHIE.— MEYER (W.), Ueber adenoïde Vegetationen (*Archiv für Ohrenheilk.*, 1873, VII et VIII). — HACK, *Berlin. klin. Wochenschr.*, 1882, nº 25. — ZUCKERKANDL, Anatomie normale et pathologique des fosses nasales, 1882 (trad. par LICHTWITZ et GARNAULT). — CORNIL et ALVAREZ, *Acad. de méd.*, 1885. — ZIEM, *Monatschrift für Ohren.*, 1886. — DORN, *Monatschrift für Ohren.*, 1889, p. 285. — PANAS, *Comptes rendus de la Soc. d'opht.*, 1890. — RANGLARET, Anatomie et pathologie des cellules ethmoïdales (*Thèse de Paris*, 1896). — PARK et WRIGHT, Les microbes du nez à l'état normal (*Ann. des mal. de l'oreille et du larynx*, février 1898, p. 113).

CHAPITRE II

DIFFORMITÉS DU NEZ

Il y a lieu d'envisager successivement les difformités : 1° du *nez extérieur*; 2° des *narines*; 3° des *choanes*; 4° des *fosses nasales*.

Pour chacune de ces régions, la difformité peut être : 1° *congénitale*; 2° *acquise*.

I. — MALFORMATIONS DU NEZ EXTÉRIEUR

I. MALFORMATIONS CONGÉNITALES. — 1° ABSENCE ET ATROPHIE DU NEZ. — *L'absence congénitale du nez* est un fait rare. En général elle coexiste avec d'autres malformations congénitales incompatibles avec la vie et offre plus d'intérêt au point de vue embryologique et tératologique qu'au point de vue clinique.

Toutefois, il existe une observation, due à Maisonneuve, d'atrophie congénitale et totale du nez sans autre anomalie. A la place de cet organe, était une surface percée de deux petits pertuis ronds de 1 millimètre de diamètre et distants l'un de l'autre de 3 centimètres. Cette malformation donnait au visage un aspect grotesque, entravait la respiration et la succion. Ce fait est un exemple d'atrophie du bourgeon frontal dans sa partie antérieure.

L'*atrophie congénitale partielle* du nez a été observée par Lannelongue. Chez une fillette amenée à l'hôpital Trousseau et présentant un affaissement du nez, il conclut, après examen, à l'absence des os propres. Le squelette n'était représenté qu'en haut par les branches montantes du maxillaire supérieur unies l'une à l'autre sur la ligne médiane. Au-dessous, il n'y avait pas d'os propres du nez.

2° FISSURE MÉDIANE DU NEZ; BIFIDITÉ DU NEZ. — La fissure médiane du nez, isolée ou associée à d'autres malformations, offre des degrés variables. Elle a été observée par Hoppe, Witzel, Lannelongue. Le fond de la fissure est en général revêtu de peau normale, et, en aucun cas, la cloison ostéocartilagineuse du nez n'a été trouvée divisée.

3° NEZ DOUBLE. — On en connaît quelques exemples, mais, suivant la remarque de de Saint-Germain, il s'agit plutôt d'une tumeur congénitale hypertrophique que d'un véritable nez supplémentaire.

4° ANOMALIES DE VOLUME DU NEZ; NEZ A FORME DISGRACIEUSE. — Il semble y avoir à notre époque une décadence du volume et de la forme du nez; les Grecs et les Romains étaient mieux partagés que nous sous ce rapport. « Le nez s'en va », disait de Saint-Germain, et la disparition du nez aquilin, grec, romain, s'accuse par une série de déformations : nez aplatis à leur racine, nez à pointe relevée, nez à bec de corbin, à chanfrein, à genou, etc.

II. **DIFFORMITÉS ACQUISES.** — Elles comprennent : 1° les *déviations* ; 2° les *affaissements* ; 3° les *pertes de substance* et *perforations*.

1° DÉVIATIONS. — Le nez peut être dévié par une rétraction cicatricielle de la peau de la joue ou de la lèvre supérieure. Cette *déviation cicatricielle* s'observe à la suite de brûlures, d'ulcérations, de traumatismes de la joue ou de la lèvre.

La déviation peut être d'origine *traumatique* et résulter d'une fracture ou d'une luxation des cartilages.

Enfin il existe une *déviation physiologique*, qui se fait soit à gauche, soit plus fréquemment à droite. On a expliqué ce fait par le contact prolongé du nez de l'enfant avec le sein de la nourrice. Pour de Saint-Germain, cette explication est fantaisiste ; il préfère attribuer la déviation du nez à droite à l'action de se moucher avec la main droite. Mais, dans ce cas, chez les gauchers, la déviation devrait toujours se faire à gauche, ce qui n'est pas démontré.

2° AFFAISSEMENTS. — Les affaissements du nez résultent soit d'un traumatisme, soit d'une nécrose syphilitique ou tuberculeuse des os propres du nez. Nous n'avons pas à décrire ici la forme du nez syphilitique, ni à rappeler l'entrave que les affaissements du nez peuvent apporter à la respiration nasale.

3° PERTES DE SUBSTANCE. — Elles peuvent être spontanées ou traumatiques. Leur intérêt réside tout entier dans leur traitement, dont nous nous occupons plus loin.

Traitement. — La correction des vices de conformation du nez a depuis longtemps exercé l'ingéniosité des chirurgiens, car cette correction a une grande importance au double point de vue esthétique et physiologique. Un individu à nez difforme est placé en dehors des conditions de la vie sociale ; d'autre part, il est sujet à différents troubles fonctionnels (nasonnement, perte de l'odorat, inflammation chronique du nez et du pharynx), dont l'inconvénient pousse les malades à demander secours à la chirurgie.

Le problème à résoudre est différent, suivant qu'il s'agit : 1° de restaurer la totalité du nez; 2° de restaurer une partie du nez; 3° de modifier un nez disgracieux.

1° RESTAURATION TOTALE DU NEZ. — Le lambeau destiné à constituer le nez peut être emprunté au bras, au front, à la joue, d'où trois méthodes de rhinoplastie totale : la méthode italienne, la méthode indienne, la méthode française.

a. *Méthode italienne.* — Elle convient aux cas où la destruction est trop étendue pour que l'on puisse reconstituer le nez aux dépens du front et de la joue.

Elle consiste à emprunter un lambeau cutané à la partie inférieure et antérieure du bras. Ce lambeau reste adhérent au bras par un de ses bords, et sa nutrition est ainsi provisoirement assurée ; par sa face saignante, il est appliqué sur la perte de substance préalablement nettoyée et avivée. On le suture par ses bords, et jusqu'à ce qu'il ait pris, le bras est maintenu en contact avec le nez, à l'aide d'un appareil à courroies, ou d'un appareil plâtré. Quand le lambeau adhère, on sectionne le pédicule et on finit de le suturer, après l'avoir convenablement taillé.

b. *Méthode indienne.* — Elle emprunte le lambeau au front : on dissèque sur le front un lambeau triangulaire à base supérieure, à sommet inférieur. Le sommet doit être non pas sur la ligne médiane, mais obliquement dirigé vers une partie latérale pour les trois motifs suivants : 1° le lambeau, une fois rabattu, le pédicule sera moins tordu, et par suite le lambeau sera moins exposé à se gangrener ; 2° le lambeau à pédicule latéral contient une des artères frontales internes, et par suite offre plus de vitalité ; 3° la saillie formée par le pédicule est moins considérable, et il ne sera pas nécessaire de faire une opération ultérieure pour réduire cette saillie.

Le lambeau doit comprendre toute l'épaisseur de la peau ; Ollier et Langenbeck ont même conseillé de comprendre dans le lambeau le périoste frontal, de façon à constituer un squelette au nez qu'on se propose de refaire. La base du lambeau devra être taillée en trois petits lambeaux rectangulaires ; le médian, un peu plus long que les latéraux, formera la pointe du nez et la sous-cloison ; les deux latéraux formeront les ailes du nez.

c. *Méthode française.* — C'est une méthode par *glissement.* De chaque côté de la perte de substance, on taille un lambeau de la forme d'un triangle allongé dont le pédicule répond au front et dont la base répond à la lèvre supérieure. Les deux lambeaux sont mobilisés, rapprochés l'un de l'autre et suturés sur la ligne médiane.

Quel que soit le procédé employé, il faut mettre à la place des narines un corps résistant, tube en ébonite, destiné à maintenir la forme des parties et à empêcher l'oblitération des narines.

2° RESTAURATION PARTIELLE DU NEZ. — On peut avoir à restaurer le lobule, l'aile ou la sous-cloison.

a. *Restauration du lobule.* — Si la perte de substance est peu étendue, on peut se contenter d'en aviver les bords, puis de les rapprocher par quelques points de suture.

Si le lobule manque en totalité, il faudra recourir au *procédé de Rouge* (de *Lausanne*). On taille sur le dos du nez un lambeau quadrilatère qu'on mobilise seulement à sa partie moyenne, en glissant à plat un petit bistouri entre l'os et le tégument. Cette partie moyenne est abaissée et suturée à la perte de substance, dont on a eu soin préalablement d'aviver les bords.

b. *Restauration de l'aile du nez.* — On empruntera le lambeau soit à la joue, soit à la lèvre supérieure.

Si, à cause de la grande étendue de la perte de substance, on se décide pour la joue, on utilisera le *procédé de Malgaigne* modifié par Nélaton. Le bord interne de la perte de substance est prolongé en haut par une incision parallèle au dos du nez ; on prolonge de même le bord externe par une incision qui monte obliquement au sommet de la précédente, en circonscrivant un V renversé. On enlève alors les téguments circonscrits par ce V, ce qui a pour résultat d'agrandir la perte de substance et de lui donner la forme d'un triangle allongé à base inférieure. Si l'on se contentait de tailler sur la joue un lambeau à pédicule supérieur, et de le faire glisser de façon à reconstituer l'aile du nez, cette aile risquerait d'être attirée au dehors par la rétraction du tissu inodulaire cicatriciel. Pour obvier à cet inconvénient, Nélaton recommande de laisser une bandelette de peau, large de 3 à 4 millimètres, le long du bord externe de la perte de substance à réparer. C'est en dehors de cette bandelette qu'il taille son lambeau, lequel est ramené en dedans de la bandelette, en glissant sous elle. Si le lambeau est emprunté à la lèvre supérieure, on fait sur celle-ci deux incisions verticales limitant un lambeau de largeur voulue et à pédicule supérieur. Ce lambeau est retourné, puis suturé à la perte de substance, et la plaie de la lèvre est traitée comme un bec-de-lièvre.

c. *Restauration de la sous-cloison*. — On emprunte le lambeau à la lèvre supérieure; on peut tordre le lambeau ou le faire glisser, suivant que le pédicule est supérieur ou inférieur.

3° MODIFICATION D'UN NEZ A FORME DISGRACIEUSE. — Différents cas peuvent se présenter ; les deux plus fréquents sont les suivants :

Le nez est disgracieux par excès de volume ;

Le nez est disgracieux par ensellure consécutive à un traumatisme ou à la syphilis.

a. *Excès de volume*. — Dans le cas d'excès de volume (nez à bec de corbin, à promontoire, à chanfrein, à genou), on pourra suivre l'exemple de Blandin. Chez un homme à nez ridiculement busqué, Blandin fit une incision médiane, allant de la racine du nez à sa base. Le cartilage étant ainsi mis à nu, toute sa partie exubérante fut réséquée, puis les téguments réunis. Le résultat fut très satisfaisant. J'ai obtenu un assez bon résultat en faisant sauter avec la gouge et le maillet la bosse d'un nez en lorgnette chez une jeune femme syphilitique.

b. *Nez ensellés*. — La correction des nez ensellés se fait par des procédés nombreux ; nous mentionnerons simplement celui de Kœnig. Il consiste à emprunter au front une charpente osseuse qu'on recouvre d'un lambeau cutané. On fait d'abord

une incision transversale à la limite inférieure de
l'ensellure, de façon à rendre mobiles les parties
molles du nez. Si l'on attire en avant ces dernières, on
arrive facilement à les amener au point qu'elles
occuperaient si le nez avait une hauteur de profil
normale : la plaie devient alors largement béante, et
c'est cette brèche qu'il s'agit d'abord de pourvoir
d'un lambeau de soutènement. On taille, aux dépens
du dos du nez et de la partie voisine du front, un
lambeau oblong, large de 3 ou 4 centimètres, à grand
diamètre dirigé verticalement. Après avoir circonscrit le lambeau jusqu'à l'os, on fait agir l'un des
angles de la lame d'un ciseau pour diviser la couche
corticale de l'os sur toute la longueur de l'incision ;
puis, au moyen d'un ciseau dont la lame plate a la
même largeur que le lambeau, on détache du diploé
toute l'étendue de substance corticale ainsi délimi-
tée, et recouverte de son périoste et de la peau sus-
jacente. Tout ce lambeau d'os et de parties molles
est alors rabattu de haut en bas ; à ce moment, la
couche corticale se brise à l'endroit où elle se continue en bas avec la voûte osseuse du nez. La peau se
trouve donc retournée en dedans, tandis que la coque
osseuse regarde en dehors. Ce lambeau ainsi rabattu
vient combler la brèche produite par la section transversale du nez ; son bord libre est alors réuni par des
sutures aux parties molles du nez, de telle façon que
le bord cutané de ces dernières recouvre la périphérie du lambeau. La couche cutanée du lambeau est
destinée à jouer désormais le rôle d'une muqueuse.
Enfin, sur la charpente du nez ainsi reconstituée, on
fait descendre un lambeau cutané emprunté à la région du front. Par ce procédé, on arrive à donner au

nez une hauteur de profil normale qui se maintient grâce au lambeau osseux.

II. — MALFORMATIONS DES NARINES.

I. MALFORMATIONS CONGÉNITALES. — On peut observer soit le rétrécissement, soit l'oblitération complète des narines.

1° RÉTRÉCISSEMENT. — Le rétrécissement congénital est plus ou moins prononcé. Le nez paraît pincé, analogue à celui de certains rongeurs, et si le rétrécissement est très serré, l'enfant respire par la bouche ; il a le timbre vocal spécial, et le faciès qu'on observe dans le cas de végétations adénoïdes du pharynx nasal. Ultérieurement, le rétrécissement peut avoir l'inconvénient d'exposer à l'obstruction complète des narines, lorsque celles-ci sont atteintes de lésions accidentelles.

2° OBLITÉRATION. — L'oblitération congénitale des narines est beaucoup plus rare que leur rétrécissement ; plus rare aussi que les vices de conformation analogues de l'oreille, de l'anus et du vagin. Elle peut tenir, l'aile restant écartée de la sous-cloison, à une membrane plus ou moins résistante, cutanée ou fibreuse, allant de l'aile à la sous-cloison. Dans d'autres cas, la cavité de la narine est supprimée ; il y a adhérence de l'aile à la cloison. En d'autres termes, il y a une oblitération par réunion des bords et une oblitération des surfaces. L'oblitération unilatérale se traduit par une difficulté de la respiration nasale, suivie bientôt de ses conséquences pharyngées ; l'oblitération bilatérale complète a une symptomatologie beaucoup plus bruyante.

Comme la succion ne peut s'effectuer sans respiration nasale, l'enfant qui naît avec une oblitération bilatérale des narines ne pourra pas teter, et il sera nécessaire d'intervenir immédiatement.

II. **DIFFORMITÉS ACQUISES.** — 1º RÉTRÉCISSEMENT. — Le rétrécissement acquis des narines est dû à la cicatrisation d'une plaie quelconque siégeant sur le pourtour des narines. C'est ainsi que l'impétigo, les pustules de la variole, les brûlures, les ulcérations tuberculeuses et syphilitiques peuvent le produire.

Il est constitué anatomiquement par un croissant ou un anneau de tissu inodulaire, remontant plus ou moins haut dans la narine.

2º OBLITÉRATION. — L'oblitération acquise des narines reconnaît les mêmes causes que le rétrécissement acquis; comme l'oblitération congénitale, elle peut être superficielle ou profonde.

L'oblitération acquise n'offre pas chez l'adulte le danger immédiat que l'oblitération congénitale offre chez l'enfant. Néanmoins, à cause de la gêne respiratoire, de l'embarras de la parole et de l'anosmie qu'elle entraîne, il y a lieu d'intervenir le plus tôt possible.

Traitement. — 1º *Rétrécissement.* — Que le rétrécissement soit congénital ou acquis, le traitement sera à peu près le même.

Dans le rétrécissement léger, on commencera par la dilatation simple, à l'aide de bougies de calibre gradué, ou de corps susceptibles de se gonfler par imbibition. Si ce traitement échoue, on fera une ou plusieurs incisions libératrices et on recommencera la dilatation.

Dans le cas de rétrécissement très serré, on peut

recourir à une véritable opération autoplastique, qui consiste à enlever la peau autour de l'ouverture de la narine, dans une hauteur de 4 à 5 millimètres en respectant la muqueuse, puis à renverser cette muqueuse en dehors, en ourlet, et à la fixer par quelques points de suture à la peau.

2° *Oblitération.* — Chez le nouveau-né, il faut inciser la membrane obturante au galvanocautère, puis mettre dans la plaie un drain de caoutchouc, qui empêche la réunion de ses bords, et en même temps permet la respiration nasale. Dans les cas d'oblitération plus complète, il faudra faire non plus une incision, mais une excision suivie de dilatation, ou encore recourir à un procédé autoplastique.

III. — MALFORMATIONS DES CHOANES.

Comme pour les narines, nous trouvons ici le rétrécissement et l'oblitération, qui peuvent être congénitaux ou acquis.

I. RÉTRÉCISSEMENT. — Le rétrécissement *congénital* peut être *membraneux*, comme pour les narines ; ou *osseux*, ce qui est spécial aux choanes. Nous y reviendrons à propos de l'oblitération.

Le rétrécissement *acquis* est en général un rétrécissement *cicatriciel*. Nous n'avons pas en vue, bien entendu, les faux rétrécissements, causés par les tumeurs de la région. Les lésions scrofuleuses et syphilitiques guéries, les ulcérations de la région causées par certaines pyrexies graves laissent des brides cicatricielles qui empêchent plus ou moins la communication du pharynx et des fosses nasales.

II. **OBLITÉRATION.** — L'oblitération complète

acquise des choanes reconnaît la même étiologie que le rétrécissement acquis.

L'oblitération *congénitale* des choanes est au contraire beaucoup plus intéressante. Elle est *membraneuse*, ou le plus souvent *osseuse*. D'après Schwendt, l'occlusion est toujours d'origine osseuse, et c'est seulement chez les enfants ayant vécu quelques heures qu'elle peut être membraneuse. Elle est moins rare que l'occlusion des narines : on en connaît de vingt à trente cas. Elle est le plus souvent bilatérale.

Le nouveau-né qui en est porteur présente des signes d'asphyxie. S'il parvient par la respiration buccale à suppléer à l'absence de respiration nasale, il ne tarde pas à succomber par inanition, car il ne peut pas teter.

L'oblitération unilatérale est *à fortiori* mieux tolérée, et tout récemment Gougenheim et Hélary ont publié l'observation d'une jeune fille de quinze ans qui présentait une oblitération de la choane gauche.

Au fur et à mesure que la croissance s'opère, les troubles respiratoires vont en diminuant de gravité. On constate alors le faciès adénoïdien, et la confusion est possible.

Diagnostic. — Le diagnostic s'établit :

Chez l'enfant, au moyen de la poire à insufflations nasales (de Politzer) ou avec un stylet ;

Chez l'adulte, avec la rhinoscopie postérieure.

Schrötter introduit une lampe électrique dans le rhino-pharynx et pratique la rhinoscopie antérieure pour juger de l'épaisseur du diaphragme.

Traitement. — Chez le nouveau-né, on agira le plus vite possible ; pour enfoncer le diaphragme oblitérant, on se servira, suivant sa résistance, d'un stylet, d'une sonde cannelée, d'un trocart.

Chez l'adulte, on est moins pressé, et l'on s'attaquera au diaphragme par le galvanocautère, s'il est membraneux ; par la gouge, s'il est osseux.

IV. — MALFORMATIONS DES FOSSES NASALES.

Les malformations congénitales et acquises des fosses nasales peuvent être groupées en quatre classes. Les trois premières (microrhinie, synéchies, dilatation du cornet moyen) sont peu importantes ; la quatrième classe, qui comprend les malformations de la cloison, mérite une description plus détaillée.

I. MICRORHINIE. — C'est la petitesse générale et uniforme des fosses nasales, qui sont rétrécies dans tous leurs diamètres, principalement dans les diamètres transversaux. Si la gêne est très considérable, on résèque un des cornets (*turbinotomie*).

II. SYNÉCHIES. — Elles unissent les cornets à la cloison, ou deux cornets entre eux. Elles sont beaucoup plus fréquemment acquises que congénitales. Habituellement, elles sont constituées par du tissu conjonctif; exceptionnellement par du tissu osseux.

Les synéchies conjonctives acquises reconnaissent pour cause la cicatrisation d'une ulcération nasale; ou encore une galvanocautérisation mal faite, et mal surveillée dans la suite. Il ne faut les traiter que si elles occasionnent des troubles : obstruction nasale, accidents réflexes, chronicité d'un coryza.

On peut les sectionner par l'instrument tranchant (bistouri, scie, pince de Laurens), ou les détruire au galvanocautère. Il est nécessaire de bien surveiller les pansements consécutifs, pour que la synéchie ne se reproduise pas.

III. **DILATATION DU CORNET MOYEN ET DE LA BULLE ETHMOÏDALE.** — La dilatation ampullaire du cornet moyen est assez fréquente. Elle tient à la séparation des deux lamelles osseuses qui constituent ce cornet. La rhinoscopie montre une grosse tumeur arrondie, qui remplit le méat moyen, et refoule la cloison. On ne la confondra ni avec un polype ni avec un ostéome.

Beaucoup plus rarement la bulle ethmoïdale se dilate, constituant une tumeur un peu analogue à la précédente et qui refoule en dedans le cornet moyen.

Le traitement de ces deux malformations est différent. Le cornet moyen dilaté doit être ouvert ou enlevé, suivant ses dimensions.

Au contraire, la bulle ethmoïdale dilatée ne doit pas être ouverte. La seule opération permise en pareil cas est la résection du cornet moyen.

IV. **MALFORMATIONS DE LA CLOISON.** — Les malformations congénitales ou acquises de la cloison, par leur fréquence et la variété des troubles qu'elles provoquent, constituent un chapitre important de la rhinologie. Mal connues des anciens auteurs, elles n'ont guère été étudiées que dans ces dernières années. Sarremone (1) a donné un bon exposé de la question.

Les malformations de la cloison consistent en *déviations* et en *épaississements* ; leurs causes et leurs symptômes doivent être étudiés ensemble.

Étiologie et pathogénie. — 1° CAUSES PRÉDISPOSANTES.

(1) SARREMONE, Des malformations de la cloison du nez (*Thèse de Paris*, 1892).

— *Age.* — Avant l'âge de sept ans, la déviation de la cloison est rare. C'est de dix à seize ans que se manifestent le plus grand nombre de ces déviations.

Sexe. — Il n'a aucune influence.

Race. — Elle a au contraire une grande influence. Les malformations de la cloison sont rares chez les Nègres, chez les Peaux-Rouges, chez tous les peuples dont le massif osseux de la face est très développé relativement au crâne. Elles sont fréquentes chez les Européens. Sappey et Zuckerkandl, en examinant la cloison osseuse sur des crânes, l'ont trouvée déviée quarante fois sur cent.

2° CAUSES DÉTERMINANTES ; PATHOGÉNIE. — Autrefois on expliquait les déviations de la cloison par des causes *constitutionnelles* : scrofule, syphilis, rachitisme, ou par des causes *mécaniques* : l'action de se moucher plus ou moins fortement, de dormir toujours d'un même côté, etc.

Aujourd'hui on n'accorde plus guère d'importance aux causes précédentes, et, abstraction faite de l'opinion de Baumgarten (les déviations sont dues à la pression exercée par le gonflement des corps caverneux des cornets inférieur et moyen sur la cloison), deux théories sont actuellement en présence pour expliquer les déviations et les épaississements de la cloison : la théorie traumatique et la théorie du vice de développement.

Théorie traumatique. — Elle a été surtout défendue par Bresgen, Mackenzie, Scheffer et Rosenthal.

Le traumatisme peut agir de trois manières : 1° par luxation du cartilage et des articulations chondrovomériennes ou plus rarement ethmoïdo-vomériennes ; 2° par fracture complète ou incomplète du cartilage ;

12.

3° par transmission du choc à l'articulation ethmoïdo-vomérienne et inflammation consécutive. (Il s'agit, bien entendu, d'un traumatisme peu violent, de sorte que la fracture ou la luxation passent inaperçues.)

Dans le premier cas, au niveau du point luxé, le cartilage et l'os demeurent superposés, une dépression d'un côté correspond à un épaississement de l'autre côté de la cloison. Du côté épaissi, il se produit une périchondrite qui augmente encore le volume de la tumeur.

Dans le second cas (fracture du cartilage), le cartilage se replie sur lui-même : il se produit un hématome qui décolle la muqueuse de chaque côté du cartilage (hématome en bissac). Si cet hématome ne suppure pas, il se résorbe, le cartilage se consolide dans sa position vicieuse, et il reste une déviation perpendiculaire, c'est-à-dire un angle dièdre pénétrant par son sommet dans l'une des narines, tandis que dans l'autre narine se voit une dépression.

Gellé a rapporté le cas d'un jeune homme qui, à la suite d'un traumatisme, eut d'abord un abcès de la cloison, puis une déformation consécutive.

La théorie traumatique s'applique évidemment à un certain nombre de déviations et d'épaississements de la cloison, mais elle ne peut les expliquer tous. On lui a fait les objections suivantes :

La théorie traumatique n'explique pas pourquoi les malformations de la cloison, exceptionnelles avant l'âge de sept ans, deviennent fréquentes à partir de cet âge. Elle ne rend pas compte de l'absence de malformations chez les races inférieures à massif facial très développé, races qui sont exposées aux traumatismes au moins autant que les Européens. Si

elle explique les déviations verticales de la cloison,
elle n'explique pas les déviations horizontales ni la
coexistence fréquente des végétations adénoïdes et
des déviations. Aussi a-t-on cherché ailleurs la cause
des déviations de la cloison et on l'a trouvée dans
les difficultés qu'éprouvait la cloison à se développer
normalement.

Théorie du vice de développement. — Pour éviter
toute obscurité, disons immédiatement qu'il s'agit
d'un vice de développement de la cloison, non pas
pendant la période fœtale, mais pendant la seconde
enfance. La malformation de la cloison ne sera donc
pas congénitale, au sens propre du mot.

La cloison est un plan ostéocartilagineux qui
divise en deux les fosses nasales. Celles-ci constituent schématiquement une cavité cubique, dont la
moitié inférieure est constituée par les os de la face
(maxillaire supérieur et palatin) et dont la moitié supérieure est constituée par les os du crâne (ethmoïde et
sphénoïde). Or, comme nous le dirons plus loin, le
crâne et la face n'ont pas toujours un développement parallèle.

Le plan ostéocartilagineux de la cloison est compris dans un cadre très résistant, à savoir : l'épine
nasale du frontal en haut et en avant, l'ethmoïde en
haut, le sphénoïde en arrière, les lames horizontales
du palatin et du maxillaire supérieur en bas. Ce
cadre est beaucoup plus résistant que la cloison, et,
s'il devient insuffisant, ce n'est pas le cadre qui écla-
tera et se pliera.

Le plan de la cloison est essentiellement constitué
par le cartilage quadrangulaire et par deux os, le
vomer et la lame perpendiculaire de l'ethmoïde.

Différentes articulations unissent ces pièces entre elles et au cadre qui les entoure. La cloison ainsi constituée présente trois points faibles. Le *premier point faible* est une sorte d'étranglement situé à la partie moyenne de la lame perpendiculaire ; sur une coupe vertico-transversale, il est facile de voir que cette lame présente à sa partie moyenne un minimum d'épaisseur. Le *second point faible* n'est autre que l'articulation du bord antérieur du vomer avec la lame perpendiculaire et avec le bord postéro-inférieur du cartilage quadrangulaire. C'est en réalité non pas un point faible, mais une ligne faible, oblique en bas et en avant. Le *troisième point faible* n'est autre que la ligne de soudure du bord inférieur du vomer avec les deux apophyses palatines du maxillaire supérieur. La connaissance de ces points faibles est importante, car on comprend que, si la cloison cède, ce sera à leur niveau.

Pour en finir avec ces notions anatomiques indispensables pour bien comprendre le mécanisme des déformations de la cloison, rappelons que le vomer, qui commence à s'ossifier vers la fin du deuxième mois, est formé de deux tablettes, situées symétriquement de chaque côté de la ligne médiane. Ces deux lames s'unissent par leur bord postérieur ; il en résulte qu'elles forment un cornet ouvert en avant, dans lequel se trouve logé le cartilage vomérien. A mesure que les lames latérales progressent, le cartilage est repoussé devant elles. Il y a donc dans le vomer deux tablettes indépendantes, et la déformation pourra porter soit sur les deux, soit sur l'une à l'exclusion de l'autre.

Les malformations de la cloison tiennent à un développement vicieux des différentes parties constituantes dont nous venons de parler. A la naissance, le volume du crâne étant très considérable par rapport à celui de la face, les portions supérieures des fosses nasales (labyrinthe olfactif) sont bien développées, tandis que les portions inférieures (région respiratoire) sont étroites. Aussi le segment supérieur de la cloison est beaucoup plus développé que le segment inférieur. A partir de la naissance, la face, c'est-à-dire le maxillaire supérieur, s'amplifie dans des proportions plus fortes que le crâne; les fosses nasales et la cloison se développent alors, surtout dans leur portion inférieure, c'est-à-dire par en bas. Simultanément le diamètre antéro-postérieur du pharynx augmente, parce que le corps du sphénoïde se développe.

La cloison subit ainsi une double impulsion : en même temps qu'elle descend, elle est poussée d'arrière en avant. Pour qu'elle puisse rester dans son plan normal, il faut que rien ne vienne détruire l'harmonie de ce développement entre le septum et le cadre dans lequel il est enfermé. Dans le cas contraire, la cloison est obligée de se plier aux circonstances, et de là résultent ses malformations, qui tiennent à deux causes, suivant qu'elles se font dans le sens horizontal, ou dans le sens vertical.

Première cause. — C'est la plus fréquente. Il y a disproportion entre le volume du crâne et celui de la face; le maxillaire supérieur ne se développant pas suffisamment, la voûte palatine osseuse est en ogive, la cloison n'a pas la place qu'il lui faut dans le sens vertical. Elle se dévie alors de telle sorte qu'une coupe verticale a la forme d'un S majuscule. C'est ce qui s'observe sur les enfants porteurs de végétations

adénoïdes du pharynx nasal, chez qui l'insuffisance
de la respiration nasale entrave le développement du
maxillaire supérieur.

Deuxième cause. — Le développement des cellules
sphénoïdales repousse en avant le vomer et la lame
perpendiculaire de l'ethmoïde. La cloison vient ainsi
butter contre le frontal en haut et contre le maxillaire
supérieur en bas, et, si celui-ci ne se développe pas
proportionnellement, elle s'infléchit et se plie de
façon à gagner de l'espace d'avant en arrière. Dans
ce cas, c'est une coupe horizontale antéro-postérieure de la cloison qui représente un S majuscule.

En résumé, si quelques déviations de la cloison
tiennent à des fractures simples ou à des luxations
passées inaperçues et vicieusement consolidées, la
majorité tient à un trouble évolutif, c'est-à-dire à
un défaut de parallélisme entre le développement de
la cloison et celui du cadre solide qui l'entoure. Cette
dernière théorie n'est pas passible des objections
dont nous avons parlé tout à l'heure. Elle est appuyée
par l'anatomie comparée, car, chez les animaux, on
ne rencontre jamais cette inflexion de la cloison. J'ai
fait à ce sujet des recherches au Muséum d'histoire
naturelle sous l'obligeante direction du Pr Filhol.

Anatomie pathologique et classification. — Pour
établir une classification des malformations de la
cloison, il faut tout d'abord distinguer deux cas : ou
bien les deux lames qui constituent la cloison restent
parallèles, ou bien les deux lames ne restent pas
parallèles.

Dans le premier cas, la cloison, nullement épaissie,
se portera en masse dans la narine droite ou dans la
narine gauche, diminuant ainsi la cavité de l'une des

fosses nasales, et augmentant l'autre en proportion. Ainsi est constituée une *déviation* de la cloison (fig. 69 et 70).

Dans le second cas, il y a *épaississement* de la cloison (fig. 71), et l'on comprend que cet épaississement obstrue l'une ou les deux fosses nasales, suivant que l'une ou les deux lames se sont écartées de la ligne médiane. L'épaississement s'appelle *éperon* quand sa

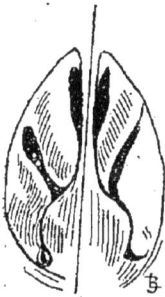

Fig. 69. — Déviation de la cloison; double saillie constituée par deux crêtes situées au niveau de la crête du maxillaire (Lennox Browne).

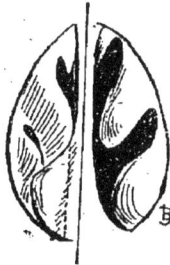

Fig. 70. — Déviation de la cloison; le méat inférieur droit obstrué par une crête saillante avec hypertrophie générale de la muqueuse (Lennox Browne).

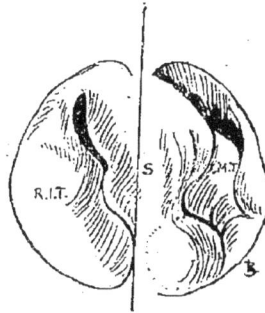

Fig. 71. — Déviation de la cloison par épaississement et déformation (Lennox Browne).

base est à peu près circulaire, *crête* quand la base est très allongée ; on appelle *épine* un éperon à base très étroite. Les déviations et les éperons se font presque toujours aux points faibles que nous avons signalés plus haut : ils occupent presque toujours les deux tiers antérieurs de la cloison, rarement le quart postérieur. Les déviations peuvent être verticales (cas rare) ou horizontales (cas fréquent). Les déviations horizontales sont le plus souvent doubles, de sorte que la coupe vertico-transversale de la cloison a la forme d'un S. Dans le cas de déviation horizontale double, il est de règle que la déviation supérieure ait sa convexité dirigée à droite et l'inférieure à gauche. La supérieure siège sur la lame perpendiculaire de l'ethmoïde ; l'inférieure à l'union du vomer et du cartilage quadrangulaire.

Déviations et épaississements se combinent souvent pour constituer des variétés mixtes, et finalement on peut, avec Rosenthal, décrire six genres de malformations de la cloison :

1° Courbures simples, sans épaississements. La coupe de la cloison a la forme d'un C ;

2° Courbures accompagnées d'épaississements, faisant saillie du côté convexe de la cloison déviée ;

3° Déviations sigmoïdes dans le sens vertical ou dans le sens antéro-postérieur ;

4° Déviations sigmoïdes de l'une ou l'autre espèce, accompagnées d'épaississements ;

5° Éperons, épines, crêtes, sans déviations de la cloison ;

6° Déviations en zigzag.

Structure. — Il n'y a aucune particularité histologique à signaler au sujet des déviations de la cloison. Quant aux crêtes, éperons, épines, ce sont tantôt des hyperostoses, tantôt des hyperchondroses. Il y a des crêtes mixtes : cartilagineuses à leur partie antérieure, osseuses en arrière. Il faut aussi tenir compte de l'âge : les crêtes sont plutôt cartilagineuses chez l'enfant, osseuses chez l'adulte (par ossification secondaire).

Symptômes. — Les malformations de la cloison, surtout quand elles sont peu prononcées, peuvent rester latentes. C'est alors par hasard qu'on les découvre, en faisant par exemple la rhinoscopie à l'occasion d'un coryza. Mais dans la majorité des cas, les malformations de la cloison se révèlent par des symptômes qui peuvent se ranger en deux groupes : les uns, symptômes subjectifs ou accidents réflexes, sont des symptômes banaux, communs à toutes les obstructions nasales ; les autres, symptômes objectifs, peuvent seuls fixer le diagnostic ; c'est par eux que nous commencerons.

1° SYMPTÔMES OBJECTIFS. — *Examen extérieur du nez.* — Ce n'est que par exception, et dans certaines conditions, que le nez porte extérieurement la trace des déformations de la cloison. Le nez peut être dévié dans son ensemble (c'est là une exception, toujours d'origine traumatique) ou plus souvent dans sa partie inférieure seulement. Enfin le nez peut paraître dévié, sans que pour cela le bord antérieur du septum lui-même participe à cette déformation. Cela se produit quand un éperon ou une crête acquièrent un volume tel qu'ils viennent au contact de l'aile du nez correspondante, et la repoussent au dehors

Rhinoscopie antérieure. — Quelquefois, la fosse nasale est tellement obstruée qu'on ne peut y introduire le spéculum ni même le stylet.

D'autres fois, pour bien voir et bien toucher, il est nécessaire de se servir de cocaïne, qui a le double avantage de réduire le volume des parties et de rendre l'exploration insensible. Si l'on se reporte à la classification exposée antérieurement, on devine aisément ce qui apparaîtra entre les deux valves du spéculum : une tumeur dure, recouverte de muqueuse saine, à forme sensiblement prismatique, dont la pointe regarde en dehors et la base en dedans. L'exploration de la narine opposée montre s'il s'agit d'une simple déviation ou d'un épaississement. Si la crête ou l'éperon touche un cornet, des adhérences secondaires peuvent s'établir.

On complétera avec le *stylet* les renseignements fournis par la vue. Il permet de constater l'immobilité de la saillie.

Rhinoscopie postérieure. — Elle montre la rareté des déviations ou des crêtes portant sur le quart postérieur de la cloison.

Enfin, il est quelquefois possible, quand la malformation siège en bas et en avant, de la saisir entre deux doigts et de se rendre ainsi compte de ses caractères.

2° SIGNES FONCTIONNELS ET ACCIDENTS RÉFLEXES. — Le malade porteur d'une malformation de la cloison se plaint de ne pouvoir suffisamment respirer par le nez, de respirer la bouche ouverte, de ronfler pendant la nuit et de ne pouvoir se moucher suffisamment. Il a la bouche sèche, surtout au réveil, parce que pendant la nuit la respiration buccale a été plus exclusive. Son pharynx nasal, resté en dehors du courant respiratoire, s'est rempli de mucosités qui, à cause de leur dessiccation, sont difficilement mouchées ou crachées. En obturant alternativement chaque narine, on entend l'air passer avec plus de difficulté d'un côté que de l'autre. La narine se soulève moins du côté obstrué. Le palper du nez extérieur permet même parfois de sentir la déviation.

L'air qui traverse le larynx et les bronches n'ayant pas la température et l'humidité voulues, les voies respiratoires s'irritent et s'enflamment. Enfin, tous les phénomènes réflexes que peuvent provoquer les

lésions nasales ont été observés dans les malformations de la cloison : toux, asthme, migraines, névralgies faciales. Gillian a observé un cas de tic douloureux dans un cas d'exostose de la cloison.

Diagnostic. — Les éléments du diagnostic sont :
l'immobilité de la tumeur qui fait corps avec la
cloison, sa consistance osseuse ou cartilagineuse,
l'état normal de la muqueuse qui la recouvre, sa forme qui est, d'une façon générale, prismatique, à base
interne confondue avec la cloison. Il est important,
surtout au point de vue du traitement, de reconnaître
s'il y a simplement déviation de la cloison, ou bien si
une crête, un éperon, une épine viennent s'ajouter à
la déviation. Il importe également de savoir si la
structure est cartilagineuse ou osseuse. Les affections
avec lesquelles on peut confondre une malformation
de la cloison sont toutes les obstructions nasales :
tumeurs des fosses nasales, polypes muqueux, végétations adénoïdes, rhinite hypertrophique, corps
étrangers, abcès de la cloison, etc.

Mais il n'y a guère que les *polypes* et les *queues de
cornet* qui peuvent sérieusement prêter à confusion.
Nous renvoyons aux chapitres qui sont consacrés
aux polypes et à la rhinite hypertrophique, pour les
caractères propres à ces affections.

Enfin, rappelons qu'il faut toujours examiner le
nez des malades qui viennent consulter pour de l'irritation laryngo-bronchique, ou pour des accidents
réflexes, des attaques d'asthme dont la cause est difficile à trouver. Souvent l'examen rhinoscopique
donnera dans ces cas le diagnostic vrai. Avec les malformations de la cloison peut coexister la brièveté de
la voûte palatine.

Pronostic. — Il est de gravité moyenne. Il faut rappeler que les malades porteurs d'une lésion nasale quelconque supportent mal l'irritation causée par le passage dans le nez des vapeurs de chloroforme; il y aura lieu de tenir compte de leur susceptibilité spéciale s'il est nécessaire de les anesthésier.

Traitement. — Nous avons décrit ensemble les déviations simples et les épaississements de la cloison, parce que le plus souvent ces deux lésions s'associent. Mais le traitement diffère réellement dans l'un et l'autre cas, et il est nécessaire d'en séparer l'étude.

1° DÉVIATIONS. — On peut les corriger par le redressement orthopédique ou par la méthode sanglante.

Le redressement orthopédique se pratique sous le chloroforme avec le compresseur spécial de Delstanche. La cloison ainsi brisée est maintenue en bonne position à l'aide d'un tamponnement à la gaze iodoformée, ou à l'aide des mors de l'appareil qui restent dans le nez en guise d'attelles.

Si l'on se décide pour la méthode sanglante, on utilisera le procédé de Hajek. Il est applicable aux déviations antérieures, de beaucoup les plus fréquentes, et consiste à rendre mobile le cartilage quadrangulaire par une incision qui circonscrit tout le cartilage, sauf au niveau de son bord supérieur. Le cartilage ainsi mobilisé est ramené et maintenu en bonne position.

2° ÉPAISSISSEMENTS. — Pour les détruire, on peut recourir au galvanocautère, à l'instrument tranchant, à l'électrolyse.

Les instruments tranchants employés sont nombreux : bistouri, pince coupante, gouge, septotomes, scie, couteau annulaire. On réussit bien avec la gouge et le maillet. Dans ces derniers temps, on a utilisé l'électricité comme moteur de ces instruments tranchants, et l'on a construit des trépans et des scies électriques. Astier préconise une fraise mue par le tour des dentistes.

L'électrolyse a sur les méthodes sanglantes l'avantage d'éviter la douleur et l'effusion du sang. Elle a, par contre l'inconvénient d'exiger plusieurs séances.

BIBLIOGRAPHIE. — Rosenthal, Des déform. de la cloison du nez et de leur trait. chirurg.(*Thèse de Paris*, 1888). — Chatellier, Structure des saillies anguleuses de la cloison des fosses nasales (*Soc. anat.*, 1888). — G. Marchant, art. Nez et Fosses nasales, in *Traité de chirurgie*, 1888. — Lannelongue et Ménard, Affect. congénit., 1891. — Moure, Déviations et proéminences du septum nas. (*Congrès de Berlin*, avril 1890). — Gillian, Tic. doul. produit par une exostose de la clois. (*New York med. Journ.*, 9 août 1890). — Hartmann, Les crêtes et épines de la cloison nas. (*Congrès d'otol. allem.*, avril 1890). — Gellé, Perforations de la cloison dans la fièvre typhoïde (*Soc. paris. de laryngo-rhino-otologie*, juin 1891). — Meyer, Traitem. électrolytique des crêtes de la cloison (*Soc. de laryng. de Berlin*, décembre 1892). — Potiquet. Étude crit. sur l'étiol. des déviations de la clois. nas. (*Méd. mod.*, mars 1892, nº 11 et 12). — Hajek, Perforations de la cloison du nez, leçon recueillie par Lermoyez (*Ann. des mal. de l'or. et du lar.*, 1892, p. 735). — Bergonié et Moure, Traitem. par l'électrolyse des déviat. et éperons de la clois. du nez, 1892. — Gellé, Rôle du traumatisme dans la déformation du septum (*Soc. paris. de rhinol.*, fév. 1893). — Gouguenheim et Hélary, Oblitér. osseuse congénit. des choanes (*Ann. des mal. de l'or. et du lar.*, etc., 1894). — Sarremone, Des malformations de la cloison du nez (*Thèse de Paris*, 1894) (bibliographie complète de tous les trav. antér. à 1894). — Botey, Trait. des malformations de la cloison (*Congrès espagnol de rhinologie*, 19 novembre 1896). — Lermoyez, Thérap. des mal. des fosses nas., t. I, 1896. — Castex, Malformations et déformations faciales (*Comptes rendus du Congrès de Moscou*, 1897).

CHAPITRE III

RHINITES

Les rhinites peuvent être réparties, d'après leur marche, en rhinites *aiguës* et rhinites *chroniques*.

Parmi les premières, nous distinguerons la *rhinite aiguë simple* ou *coryza*, et la *rhinite spasmodique* ou *asthme des foins*. Dans les rhinites chroniques, nous décrirons à part la *rhinite hypertrophique* et la *rhinite atrophique* ou *ozène*.

I. — RHINITES AIGUËS.

I. RHINITE AIGUË SIMPLE (coryza). — Sous ce nom, on désigne l'inflammation catarrhale aiguë de la muqueuse pituitaire.

Cette affection porte encore le nom de *coryza aigu simple*, de *rhume de cerveau*, expression rappelant l'erreur des anciens pathologistes qui faisaient provenir du cerveau les humeurs sécrétées par les fosses nasales.

Tantôt le coryza est un *épiphénomène* constituant soit un symptôme d'une maladie générale en évolution, soit une complication d'une infection locale ; tantôt au contraire le coryza est *primitif*; il se développe chez un individu indemne de toute affection générale ou locale ; il constitue à lui seul toute la maladie en évolution, ou au moins la partie principale de cette maladie, car il est rare que le coryza aigu ne s'accompagne pas de laryngite et de bronchite catarrhales simples.

Symptomatique dans le premier cas, le coryza est *idiopathique* dans le second cas. C'est de ce dernier seulement que nous allons nous occuper ici, nous réservant d'indiquer, à propos du *diagnostic*, les conditions dans lesquelles survient le coryza symptomatique et d'en préciser la valeur sémiologique.

Étiologie et pathogénie. — Pour bien comprendre la pathogénie du coryza, il faut avoir présentes à l'esprit un certain nombre de notions que des études récentes ont mises en relief.

A la surface de la pituitaire se trouvent, dans les conditions les plus normales, des microorganismes apportés par l'air et qui vivent là à l'état d'hôtes inoffensifs. Si ces divers microbes (pneumocoque, staphylocoque, streptocoque, pneumobacille de Friedlaender, etc.) vivent dans le nez à l'état de saprophytes, c'est que le pouvoir bactéricide du mucus nasal (Wurtz et Lermoyez) atténue leur virulence, les empêche de devenir pathogènes, ou même les tue peu après leur introduction. Ce moyen de défense naturelle du nez peut faire défaut dans certaines circonstances. On connaît la facilité et la fréquence des réactions vaso-motrices de la pituitaire sous des influences multiples, réactions qui tarissent momentanément la sécrétion nasale. Les saprophytes peuvent alors devenir pathogènes, et l'on comprend dès lors que l'étiologie du coryza est comparable à celle de toutes les maladies microbiennes, des angines notamment.

L'apport dans le nez de microorganismes à virulence exaltée a le même résultat que l'affaiblissement des moyens de défense naturelle. En clinique, ces deux ordres de facteurs, exaltation de la virulence du germe, diminution de la résistance du terrain sont souvent réunis, et ainsi s'explique l'influence des diverses conditions étiologiques que nous devons maintenant passer en revue.

1° AGE. — Très fréquent chez l'enfant dont les réactions vaso-motrices sont intenses, le coryza est moins fréquent chez l'adulte ; il devient rare chez le vieillard.

2° TEMPÉRAMENT. — Les adultes arthritiques, les enfants lymphatiques sont plus exposés que les autres individus de leur âge à contracter le coryza.

3° SAISONS. — VARIATIONS THERMIQUES. — REFROIDISSEMENT. — Cette affection s'observe de préférence à la fin de l'automne et au début du printemps, quand les changements de température sont brusques ; elle est plus rare en hiver, car le *froid prolongé* est loin d'avoir la même influence que le *refroidissement brusque*.

Les rayons solaires peuvent également produire un rhume de cerveau, soit en agissant directement sur la pituitaire, soit en provoquant un réflexe nasal dont le point de départ est l'irritation de la rétine.

4° IRRITATION DE LA PITUITAIRE. — Sont encore capables de provoquer le coryza : le séjour dans une atmosphère surchauffée, la pénétration dans les fosses nasales de poussières, de vapeurs irritantes, l'ingestion de certains médicaments (iodures et bromures). Mais ces diverses variétés étiologiques de coryza affectent le plus souvent une marche subaiguë, et atteignent de préférence les gens les plus prédisposés.

Que faut-il penser de la *contagiosité* et de *l'épidémicité* du coryza? Bien que les tentatives expérimentales d'inoculation n'aient donné que des résultats négatifs, il est difficile de ne pas admettre la contagiosité. Ne voit-on pas les enfants d'une même famille contracter tous successivement le rhume de cerveau? Il est vrai que ces petites épidémies peuvent être considérées comme des grippes frustes.

Symptômes. — 1° SYMPTÔMES FONCTIONNELS. — Après un refroidissement, survient dans les fosses nasales une sensation de sécheresse, d'obstruction. Le malade éprouve le besoin de se moucher; il est pris d'éternuements et bientôt la rhinorrhée apparaît. Cet *écoulement nasal*, qui constitue le symptôme capital du coryza, et qui lui a valu son nom, est séreux au début pendant vingt-quatre ou quarante-huit heures; il devient ensuite muqueux, et enfin muco-purulent, quand la maladie est arrivée à la phase de maturité. Pendant le sommeil, l'écoulement nasal cesse. Il est rare que le coryza aigu simple donne lieu à des épistaxis; d'après certains auteurs, un écoulement de sang abondant, au début du coryza, peut enrayer le développement ultérieur de l'affection. Sokolowski a signalé des épistaxis fréquentes dans les rhinites aiguës de l'influenza (1890). Outre la rhinorrhée, nous devons signaler comme symptômes fonctionnels : les éternuements fréquents, surtout dans les deux premiers jours; la céphalalgie frontale; l'anosmie.

2° SYMPTÔMES PHYSIQUES. — Si l'on pratique l'*examen rhinoscopique*, on verra au début la mu-

13.

queuse rouge, tendue, luisante, tuméfiée. Plus tard, une couche de mucus ou de muco-pus tapisse la cloison et les cornets, et s'étend de l'une aux autres, sous forme de filaments.

Il n'est pas rare que l'orifice des narines et la lèvre supérieure présentent de la rougeur et des excoriations chez les individus à peau délicate, à cause de l'irritation que détermine le contact de la sécrétion séreuse qui s'écoule des fosses nasales.

En même temps que la rhinite catarrhale, il est fréquent de constater les signes d'origine de laryngite et de bronchite simples. Le rhume de cerveau, suivant l'expression vulgaire, est tombé sur la poitrine. Beaucoup plus rarement, la laryngite et la bronchite précèdent le coryza.

3° SYMPTÔMES GÉNÉRAUX. — Dans le coryza aigu, même de moyenne intensité, l'état général peut être atteint, mais il ne l'est jamais d'une façon intense : un très léger mouvement fébrile, un état saburral des voies digestives peuvent exister dans les premiers jours. Au moment où ces symptômes généraux cèdent, il n'est pas rare d'observer une ou deux vésicules d'herpès labial.

Le coryza aigu dure une semaine au plus; encore n'est-il pénible que pendant les quatre premiers jours, car au bout de ce temps les symptômes généraux et la laryngo-bronchite ont cessé ; il persiste seulement un écoulement muco-purulent qui ne tarde pas à se tarir, et tout rentre dans l'ordre.

Le *coryza aigu des nourrissons* mérite une mention spéciale. Chez eux, à cause de l'étroitesse particulière des méats, un fluxion nasale même légère obstrue complètement les fosses nasales et rend impossible la respiration par le nez. Or, comme la succion ne peut se faire sans la respiration par le nez, l'enfant suffoque dès qu'il prend le sein ; aussi, chez le nouveau-né, le coryza aigu peut devenir une cause d'inanition si l'on ne peut nourrir l'enfant à la cuiller.

Complications. — Elles sont *immédiates* ou *tardives.*

Les premières sont dues à la propagation du coryza aux muqueuses voisines : c'est ainsi que le rhume de cerveau peut se compliquer de conjonctivite, de catarrhe tubaire, d'otite moyenne, de bronchite des moyennes et des petites bronches, d'angine, de sinusites diverses. La conjonctivite est si fréquente qu'elle peut être considérée aussi bien comme un symptôme que comme une complication. Quant à la propagation aux sinus, elle est considérée comme la règle par certains auteurs, mais sans preuves suffisantes. Ruault s'inscrit en faux contre cette opinion ; pour lui, la propagation du coryza *simple* aux sinus est exceptionnelle, et il explique ce fait par l'obstruction mécanique que la tuméfaction généralisée de la muqueuse nasale détermine au niveau de leurs orifices. Paulin a signalé des cas de coryza pseudo-membraneux dont la nature n'est pas encore bien déterminée. Hartmann (de Berlin) a observé un abcès de l'orbite consécutif à un coryza aigu.

Comme complications tardives, signalons la tendance aux récidives, qui elles-mêmes peuvent amener la rhinite hypertrophique, l'anosmie, les polypes.

Anatomie et physiologie pathologiques. — Dans les rares examens qu'on a eu l'occasion de pratiquer, on a trouvé une disparition des cils vibratiles de l'épithélium, une infiltration de cellules rondes dans les couches superficielles du chorion muqueux, une dilatation des vaisseaux sanguins avec extravasation de quelques globules rouges. Ce sont là d'ailleurs les lésions de toute inflammation muqueuse catarrhale.

L'examen histologique des sécrétions montre une augmentation du nombre des globules blancs, d'autant plus marquée que la sécrétion se rapproche davantage de la purulence.

Au point de vue de la *physiologie pathologique*, on peut considérer l'hypersécrétion muqueuse qui caractérise la phase d'état du coryza comme une exagération de la sécrétion normale destinée à enrayer la pullulation des microorganismes.

Diagnostic. — Reconnaître l'existence d'une rhinite catarrhale aiguë est facile. Plus difficile et plus importante est la question de savoir si l'on se trouve en présence d'un coryza simple, idiopathique, lequel, une fois guéri, laissera les fosses nasales intactes, ou si le coryza est symptomatique d'une maladie générale ou locale. C'est par l'examen soigneux des fosses nasales et de l'état général du sujet qu'on pourra résoudre la question.

Coryzas symptomatiques. — Nombreuses sont les maladies au cours desquelles le coryza apparaît à titre de symptôme rare ou obligé; mais il en est surtout deux dont le coryza, même le plus simple en apparence, doit toujours éveiller l'idée. Ce sont: la *rougeole*, s'il s'agit d'un enfant; la *grippe*, s'il s'agit d'un adulte.

Nous n'avons pas à indiquer ici quels sont les

symptômes spéciaux de ces affections qui permettront de les reconnaître.

Rappelons seulement que la période d'invasion de la *rougeole*, qui dure quatre jours, est caractérisée par du catarrhe oculo-nasal et de la bronchite légère; que pendant ces quatre jours, et jusqu'à l'apparition de l'exanthème révélateur, le diagnostic peut rester en suspens.

Quant à la *grippe*, il faut savoir que ses formes pulmonaires les plus graves peuvent commencer par un coryza d'apparence bénigne: aussi doit-on réserver le pronostic en cas d'épidémie grippale.

Les autres maladies infectieuses qui peuvent compter le coryza au nombre de leurs symptômes ou de leurs complications sont : la *coqueluche*, la *scarlatine*, le *typhus*, la *fièvre typhoïde*, la *variole*, la *morve*. Il est vrai que ces deux dernières affections donnent lieu à un coryza purulent, à cause des pustules dont la pituitaire est le siège.

Presque toutes les *affections locales des fosses nasales* peuvent produire du coryza. En pratiquant la rhinoscopie, on pourra constater suivant les cas : des polypes, des adénoïdites, des cornets hypertrophiés, un corps étranger, un abcès de la cloison, des érosions ou des ulcérations, syphilitiques ou tuberculeuses, etc. Quelquefois c'est une affection de voisinage, de nature non catarrhale, qui se propage à la muqueuse nasale sous forme de coryza aigu : c'est un furoncle de la lèvre supérieure, une périostite suppurée des incisives supérieures, ou encore, chez les enfants à la mamelle, l'éruption des incisives supérieures. La diphtérie pharyngée peut se propager aux fosses nasales, sous forme d'un coryza pseudo-membraneux et ulcéreux, qui se traduit par un *jetage* caractéristique.

Il nous reste à dire un mot du *coryza blennorragique*. On sait combien est fréquente la conjonctivite blennorragique des nouveau-nés, qu'elle soit inoculée aux yeux de l'enfant au moment du passage de la tête dans un vagin infecté de gonocoques, ou qu'elle soit inoculée après la naissance par les éponges et les autres objets de toilette. Les rhinologistes, raisonnant par analogie, ont considéré le coryza purulent du nouveau-né comme de nature blennorragique : la propagation se ferait de l'œil au nez par le canal nasal, ou bien la blennorragie serait inoculée directement au nez, quand il n'y a pas coexistence de conjonctivite blennorragique. Mais cette opinion ne s'appuie pas sur des preuves bactériologiques suffisantes, et beaucoup d'auteurs se refusent à admettre un coryza blennorragique. Ainsi Moldenhauer dit que Crédé, dans son service d'accouchements, n'a jamais observé de rhinite par propagation d'une conjonctivite blennorragique ; Sigmund, à Vienne, a échoué dans une tentative d'inoculation. En somme, de nouvelles recherches sont nécessaires pour déterminer la fréquence exacte du coryza blennorragique.

Au nombre des infections nasales, il faut citer les abcès de la cloison, survenant surtout chez les enfants à la suite d'un traumatisme.

Traitement. — Nous n'aurons en vue que le traitement du coryza idiopathique, celui du coryza symptomatique consistant avant tout à faire disparaître la cause.

1° TRAITEMENT PRÉVENTIF. — Les enfants délicats,

qui sont sujets à contracter le coryza au moindre refroidissement, devront être autant que possible habitués au froid, aux intempéries. Les enfants victimes de fréquents rhumes de cerveau peuvent en être débarrassés complètement si on les habitue au grand air.

2° MOYENS ABORTIFS. — En 1885, Ruault a préconisé le *benzoate de soude* à l'intérieur (4 grammes chez l'enfant, 10 grammes chez l'adulte) comme capable d'arrêter la marche du coryza, ou au moins d'en abréger la durée. Cette médication réussirait une fois sur deux.

Comme autres *médicaments internes* abortifs, signalons l'opium, la teinture de belladone, l'alcoolature de racines d'aconit ; ces trois substances peuvent être associées.

Des *moyens locaux*, sous forme d'inhalations, de poudres, ont, dans quelques cas, un effet utile. On peut employer le mélange suivant, dont le malade respirera toutes les heures quelques gouttes versées sur un papier buvard :

Acide phénique pur............ } ãã 5 grammes.
Ammoniaque................... }
Alcool à 90°.................. } ãã 15   —
Eau distillée................. }

Enfin la *révulsion* — bain de pied sinapisé, sudation générale énergique — peut, sinon faire avorter le coryza, du moins en modérer l'intensité.

3° TRAITEMENT PALLIATIF. — C'est le traitement des symptômes, dont les plus pénibles sont la céphalalgie, l'obstruction nasale, l'érythème de l'orifice des narines.

Contre le mal de tête, on prescrira l'antipyrine,

associée à la quinine s'il y a un léger mouvement fébrile.

L'obstruction nasale sera combattue par des pulvérisations tièdes d'une solution de cocaïne à 1 p. 100; ou simplement d'eau, si l'on craint l'intoxication cocaïnique. Moins efficaces sont les pommades ou les poudres à base de cocaïne ou de menthol. Le Pʳ Dieulafoy recommande la poudre :

Cocaïne.......................... 5 centigr.
Camphre.......................... 5 grammes.
Salicylate de bismuth.............. 15 —

Enfin l'irritation des narines et de la lèvre supérieure sera prévenue par un peu de vaseline stérilisée.

Les rhinologistes sont d'accord pour proscrire les lavages du nez à la période aiguë du coryza. Ce n'est qu'à la période ultime, si l'écoulement muco-purulent tardait à cesser, que les injections trouveraient leur indication pour tarir cette sécrétion trop lente à disparaître et menaçant de se transformer en écoulement purulent chronique.

4° TRAITEMENT DU CORYZA DU NOUVEAU-NÉ. — On préviendra le coryza du nouveau-né en ne laissant pas sortir l'enfant trop tôt après la naissance. Si la mère est suspecte de blennorragie, il sera prudent d'instiller dans les narines de l'enfant quelques gouttes d'une solution de nitrate d'argent à 1 p. 100. Quand le coryza est constitué, l'indication la plus urgente est de rétablir la perméabilité nasale. Le procédé le plus simple est la douche d'air donnée avec une poire de Politzer ; l'air, en sortant par l'autre côté, chasse devant lui les mucosités. On pourra compléter la désobstruction nasale par un lavage boriqué du nez fait à l'aide d'une poire à injections et sous faible pression, plutôt qu'avec le siphon de Weber qui doit être proscrit à cet âge. Après chaque lavage, on insufflera dans le nez un peu de poudre composée d'acide borique, de sucre de lait et de sous-nitrate de bismuth (parties égales).

BIBLIOGRAPHIE. — Moldenhauer, Mal. des fosses nas., trad. par Potiquet, 1888. — Cardone, Nature parasitaire du coryza aigu (*Arch. ital. de laryng.*, juillet 1888). — Pasquale, Streptocoques des muqueuses en rapport avec le catarrhe nasal (*Journ. of Laryng. and Rhin.*, 1890). — Sokolowski, Accidents et complications des organes respiratoires pendant l'influenza (*Intern. klinische Rundschau*, 1890, nos 12 à 15). — Raulin, Du coryza pseudo-membraneux (*Revue de laryng.*, 1er mai 1890). — Scheinmann, Rhinite fibrineuse (*Berlin. klin. Wochenschr.*, 1892, no 2). — Wurtz et Lermoyez, Pouvoir bactéricide du mucus nasal (*Ann. des mal. de l'or. et du lar.*, 1893). — Lermoyez, Traitement du coryza (*Journ. des prat.*, 1895). — Heymann (P.), Traité de laryngologie et rhinologie, 1896. — Gouguenheim, Des abcès chauds de la cloison nasale (*Ann. des mal. de l'or. et du lar.*, 1897, p. 1).

II. RHINITE SPASMODIQUE (ASTHME DES FOINS). —

Affection survenant chaque année, à date à peu près fixe, au printemps et à l'automne, mais surtout entre le 15 mai et le 15 juillet, caractérisée par du catarrhe oculo-nasal, auquel peut se joindre de la dyspnée asthmatique.

De toutes les dénominations qu'a reçues l'affection que nous étudions, celle qui est en tête de cet article nous paraît être la meilleure, car les autres définitions, ou bien tiennent compte d'un symptôme à l'exclusion des autres, ou bien font intervenir l'élément pathogénique, sur lequel, à l'heure actuelle, on n'est pas encore complètement fixé.

La synonymie est multiple : *hay-fever, asthme des*

foins (Gordon); *catarrhe d'été* (Bostock); *asthme d'été* (Parrot, Leflaive); *rhino-bronchite spasmodique* (Gueneau de Mussy); *rhinite hyperesthésique périodique* (Sajous); *rhinite prurigineuse* (Rumbold).

Symptômes. — 1° SYMPTÔMES LOCAUX. — Deux formes : la forme *oculo-nasale* ou *catarrhale* ; la forme *dyspnéique* ou *asthmatique*.

A. *Forme oculo-nasale ou catarrhale* (Gueneau de Mussy). — Au moment des premières chaleurs, vers le 15 ou 20 mai, quand le temps est sec et beau, on est pris, sans cause bien évidente, de rougeur conjonctivale avec prurit et de coryza. Il est nécessaire d'entrer dans quelques détails pour caractériser ces symptômes oculaires et nasaux, qui peuvent constituer à eux seuls toute l'affection.

a. *Symptômes oculaires.* — Les yeux sont toujours atteints ; parfois même ils semblent être la localisation principale de la maladie.

Le malade ressent, surtout au grand angle de l'œil, des *démangeaisons très vives*, qui l'incitent à se frotter les paupières. S'il obéit à cette tentation, les yeux deviennent plus douloureux encore, rouges et tuméfiés. Outre ce prurit, qui est la particularité dominante, il peut exister du *larmoiement*, de l'*épiphora*, de la *photophobie*.

Tous ces symptômes oculaires présentent ce caractère spécial qu'ils s'apaisent durant la nuit, ainsi que les jours de pluie et si le malade séjourne à l'ombre ; au contraire, ils s'exaspèrent quand le malade est obligé de séjourner en plein soleil, à l'air libre.

b. *Symptômes nasaux.* — Du côté du nez, on note le même *prurit*, aussi désagréable pour le malade que le prurit oculaire, cessant comme lui pendant la nuit, pour s'exaspérer sous l'influence des rayons solaires. Ce prurit nasal peut s'accompagner de démangeaisons du côté de la voûte palatine et du voile. D'autre part, il existe un *écoulement nasal séreux*, assez abondant pour nécessiter chaque jour l'emploi de plusieurs mouchoirs. Ce prurit et cet écoulement nasal déterminent des *éternuements* qui présentent ce caractère singulier de survenir par crises, par séries, rappelant en quelque sorte les quintes de toux de la coqueluche. Le malade a souvent coup sur coup dix, vingt, trente éternuements, qui produisent une fatigue extrême, et qui ne cessent que lorsque la sensibilité de la muqueuse nasale est en quelque sorte épuisée par leur répétition. Si l'on examine au spéculum le nez du sujet, on constate simplement de la rougeur de la pituitaire, avec un léger degré de tuméfaction. Au bout d'un certain temps, après des alternatives d'aggravation et d'amélioration qui constituent de véritables intermittences, surviennent dans les symptômes des modifications qui accusent une guérison prochaine : le prurit nasal et oculaire diminue ; les accès d'éternuement s'espacent ; l'écoulement nasal devient épais, jaunâtre, en même temps que son abondance diminue ; enfin tout rentre dans l'ordre, et le malade est guéri jusqu'à l'année suivante.

B. *Forme dyspnéique ou asthmatique.* — Dans cette forme, aux symptômes précédents s'ajoutent des troubles respiratoires, de telle sorte que c'est plutôt un degré plus accentué de la maladie qu'une forme véritablement distincte.

Ce qui caractérise cette forme, ce sont des accès de *dyspnée asthmatique*, d'où le nom de *forme asthmatique* sous lequel elle est parfois décrite, d'où

encore le nom d'*asthme d'été* donné à la rhino-
bronchite annuelle. Il est rare que l'accès d'asthme
éclate brusquement sans signe précurseur. Le plus
souvent les choses se passent ainsi : les symptômes
oculaires et nasaux existent depuis une ou deux
semaines quand un certain degré d'oppression,
d'anxiété, de gêne respiratoire, annonce que la maladie va passer de la première à la seconde forme.
Alors surviennent des accès d'asthme de plus en plus
typiques, ne différant pas de ceux de l'asthme vulgaire, mais en présentant tous les caractères, c'est-
à-dire inspiration courte et facile, expiration longue,
pénible, produisant à elle seule la dyspnée par les
efforts qu'elle nécessite. Le malade reste assis, et
cherche avec ses bras un point d'appui pour favoriser
l'action de ses muscles respirateurs. Le nombre des
respirations n'est pas augmenté. Ces accès peuvent
survenir aussi bien le jour que la nuit. G. Sée a signalé l'asystolie comme complication exceptionnelle.

Ce qui contribue à augmenter la ressemblance
avec l'asthme vulgaire, c'est que bientôt la poitrine
se remplit de *râles sibilants*, avec *expectoration per-
lée*, et la toux, d'abord sèche et quinteuse, devient
bientôt grasse, facile. L'expectoration ne tarde pas
à se modifier, pour devenir celle de la bronchite vulgaire. Les accès de dyspnée diminuent ; les symptômes oculaires et nasaux, rejetés au second plan
pendant l'évolution des phénomènes thoraciques,
persistent encore quelque temps ; puis tout rentre
dans l'ordre, après une durée de trois, quatre, six
semaines, jusqu'à l'année suivante.

2° SYMPTÔMES GÉNÉRAUX. — Si nous n'avons pas
parlé jusqu'ici des *phénomènes généraux*, c'est qu'ils

sont peu intenses, pour ne pas dire nuls, aussi bien dans la première que dans la seconde forme. En effet, la *fièvre*, que beaucoup d'auteurs ont admise *à priori* (ce qui a valu à la maladie le nom de *hay-fever*), n'a jamais été constatée par Leflaive dans les nombreux cas qu'il a eu l'occasion d'observer. Ce même auteur a porté son attention sur l'état de la nutrition dans la rhino-bronchite annuelle, à cause des relations de cette affection avec l'arthritisme et la goutte. D'après les recherches qu'il a faites sur l'élimination urinaire, il existerait : 1° une diminution de la quantité des urines et de la quantité de l'urée ; 2° une augmentation de l'excrétion de l'acide urique ; 3° la présence de l'indican dans l'urine en quantité notable.

Évolution et complications. — Dans la majorité des cas, la rhino-bronchite annuelle commence par la forme oculo-nasale. Tous les ans, à date à peu près fixe, le malade est pris des symptômes oculaires et nasaux que nous avons décrits, et qui durent quatre ou six semaines. Dans une même saison, les rechutes sont possibles ; la maladie, qui semblait s'améliorer, peut subir des poussées nouvelles, tant que la période défavorable (20 mai au 15 juillet) n'est pas terminée. On peut même observer des rechutes en automne, moins fréquentes il est vrai dans nos pays qu'en Amérique. Puis, au bout de quelques années, la seconde forme succède à la première, et la maladie reparaît chaque année, pendant dix, vingt, trente ans, et même davantage. Dans des cas plus rares, la seconde forme s'associe à la première exceptionnellement dès le début ; enfin, la seconde forme se montre seule d'emblée ; la maladie atteint la poitrine sans avoir préalablement touché ni les yeux ni le nez.

Malgré sa répétition annuelle tenace, il est rare que l'asthme d'été donne lieu à des lésions pulmonaires et cardiaques persistantes. Jamais les auteurs qui ont observé la rhino-bronchite annuelle n'ont vu cette maladie conduire à l'asystolie ; seul, G. Sée croit devoir faire quelques réserves au sujet de la possibilité de cette complication.

Étiologie et pathogénie. — Cette partie de l'histoire de la rhino-bronchite spasmodique est encore obscure et discutée ; il y a presque autant d'opinions que d'auteurs qui ont écrit sur la matière.

On peut distinguer les causes en prédisposantes et déterminantes ; sur les premières l'accord est fait ; sur les secondes seules portent les divergences d'opinion.

1° Causes prédisposantes. — L'asthme d'été commence en général de quinze à vingt-cinq ans ; il persiste dans l'âge mûr, mais rarement dans la vieillesse. Sous l'influence des années, les attaques perdent de leur acuité. Les hommes sont plus souvent frappés que les femmes, dans la proportion de 3 à 1. Phœbus, Beard s'en sont rendu compte au moyen de circulaires adressées à un grand nombre de médecins. L'affection atteint de préférence les gens qui appartiennent à une souche arthritique, qui ont eux-mêmes ou dont les parents ont eu des migraines, de la gravelle, de l'eczéma. C'est ainsi qu'il faut expliquer sa fréquence en Angleterre et en Amérique, car la race anglo-saxonne est sujette aux manifestations arthritiques. John Mackenzie l'a signalée chez les nègres. Elle est aussi fréquente chez les nerveux. En France, la maladie existe, mais elle est plus rare. C'est ainsi encore qu'il faut expliquer pourquoi la rhino-bronchite, tout comme la goutte, est très rare dans la classe ouvrière qui fréquente l'hôpital, et s'observe à peu près exclusivement dans la clientèle riche, chez les gens à profession sédentaire, à nutrition ralentie. L'affection est héréditaire dans un grand nombre de cas.

2° CAUSES DÉTERMINANTES. — A. *Théorie pollinique.* — Pendant les mois de mai, juin, juillet, les graminées fleurissent, et leur pollen se répand dans l'atmosphère. Ce pollen pénètre dans les fosses nasales, et l'irritation de la pituitaire qui en résulte donne lieu aux différents symptômes de la rhino-bronchite.

On n'a pas manqué d'objecter à cette théorie que la maladie se rencontre fréquemment chez les habitants des grandes villes, à Paris, par exemple, lorsqu'on séjourne dans les grands magasins.

D'ailleurs Blackley a démontré expérimentalement en 1880, par une série d'expériences rigoureuses et bien conduites, que les inhalations de pollen des diverses graminées produisent les symptômes caractéristiques de l'asthme des foins. D'autre part, en Amérique, Wyman a fait pour le pollen de l'*absinthe romaine* la même démonstration que Blackley pour le pollen des graminées. Cette plante fleurit en août et septembre, ce qui explique pourquoi en Amérique cette affection sévit avec la plus grande intensité durant ces deux mois.

B. *Théorie microbienne.* — Helmholtz, en 1869, a trouvé dans le mucus nasal, au moment des accès, des microorganismes, et il a pensé faire de l'asthme des foins une maladie parasitaire. Cette théorie est conciliable avec la précédente, si l'on admet que le pollen des graminées, en pénétrant dans les fosses nasales, agit non par lui-même, mais par les micro-organismes qu'il entraîne à sa suite.

C. *Théorie réflexe* (Hack). — Elle est la plus récente, et peut se formuler ainsi : certaines altérations préexistantes de la muqueuse nasale produisent par un mécanisme réflexe les symptômes de la rhino-bronchite annuelle. Cette théorie s'appuie sur deux arguments :

a. Chez certains individus atteints d'asthme d'été, on a trouvé des polypes muqueux, des cornets hypertrophiés ou quelque lésion analogue ;

b. La guérison de ces lésions par un traitement local approprié a amené la guérison de la rhino-bronchite.

Mais ces arguments perdent leur valeur devant les objections suivantes, qu'on n'a pas manqué de leur opposer :

a. Les lésions nasales ne sont pas constantes ;

b. Leur guérison n'amène pas toujours la guérison de l'asthme ;

c. Il est impossible de comprendre comment des lésions constantes produisent périodiquement chaque année à la même époque de la rhino-bronchite. Il y a néanmoins dans la théorie de Hack quelque chose de vrai, et il faut admettre que les lésions nasales créent une susceptibilité particulière de la pituitaire, qui rend cette membrane plus sensible aux divers agents d'irritation.

D. *Théorie atmosphérique* (Bostock). — Certains auteurs ont invoqué l'influence de causes météorologiques et atmosphériques. Leur opinion, à laquelle s'est récemment rallié Leflaive, s'appuie sur ce fait que la maladie survient aux premiers beaux jours, qu'elle est exaspérée par la chaleur et la lumière, qu'elle est calmée par l'ombre, la fraîcheur, l'obscurité.

Si cette théorie rend compte de certaines particularités étiologiques de l'asthme d'été, d'autre part la manière d'agir de ces causes atmosphériques est bien difficile à expliquer.

E. *Théorie diathésique.* — Gueneau de Mussy, considérant l'importance du terrain diathésique pour le développement de l'asthme d'été, a voulu faire de cette affection une *arthritide muqueuse.* Les localisations oculo-naso-thoraciques représenteraient l'équivalent des manifestations cutanées qu'on observe si fréquemment chez les goutteux et les rhumatisants. L'hypothèse de Gueneau de Mussy est assurément ingénieuse, mais les faits ne lui donnent raison que dans un nombre très restreint de cas.

En résumé, de toutes ces opinions, la théorie pollinique seule s'appuie sur des preuves expérimentales sérieuses ; seule, elle tient compte des différentes particularités étiologiques de l'affection, et s'applique à l'universalité des cas. Elle est d'ailleurs la plus généralement adoptée aujourd'hui, et, jusqu'à preuve du contraire, l'action du pollen et des diverses autres poussières sur la muqueuse nasale doit être considérée comme la véritable cause déterminante de la rhinite spasmodique, en tenant largement compte de la prédisposition spéciale des arthritiques.

Diagnostic. — Le diagnostic de l'asthme d'été est en général facile. Les principaux *éléments de diagnostic* sont : l'époque de l'année où l'affection débute ; les conditions particulières où les accès surviennent ; l'existence du prurit oculaire qu'on n'observe pas à un égal degré dans les autres variétés de rhume ; enfin l'évolution cyclique de l'affection.

Le *diagnostic différentiel* doit être fait avec les affections suivantes :

1° Les *poussées de coryza aigu*, qui peuvent survenir à n'importe quelle époque de l'année, sous l'influence de l'irritation de la pituitaire par des poussières, des odeurs, etc.

2° Les *accès d'hypérémie réflexe* de la pituitaire, dont le point de départ peut être une influence psychique (vue d'une rose artificielle), ou une excitation périphérique qui se répercute sur le nez.

3° L'*asthme vrai*, et surtout l'*asthme réflexe* produit par des lésions nasales. Cette dernière variété d'asthme symptomatique peut être souvent difficile à distinguer de la rhino-bronchite annuelle. Quand un malade porteur de polypes muqueux ou atteint d'hypertrophie des cornets présente les divers symptômes de la rhino-bronchite, notamment les accès d'asthme, il y a lieu de traiter d'abord les lésions nasales. Si leur disparition amène la guérison de l'asthme, on peut en conclure qu'il ne s'agissait pas de rhino-bronchite vraie.

Pronostic. — La rhino-bronchite est une affection bénigne, ne donnant jamais lieu à des complications sérieuses. Malheureusement, sa répétition annuelle à peu près fatale en fait une affection très désagréable.

Traitement. — 1° TRAITEMENT PROPHYLACTIQUE. — Il doit viser un triple but :

A. Modifier le terrain arthritique sur lequel se développe la rhino-bronchite. Dans ce but, on prescrira les alcalins, et, si l'on peut, on enverra le malade faire une saison au Mont-Dore, à Royat, à Néris.

B. Supprimer ou diminuer l'hyperesthésie nasale, point de départ des accidents réflexes. Pour cela, on traitera les lésions nasales dont le malade peut être porteur; on recherchera les points hyperesthésiques de la pituitaire à l'aide d'un stylet, et on les détruira par la galvanocautérisation. A. Robin a vu dans un cas les galvanocautérisations faire reparaître des accès de paludisme disparus. D'autre part, on donnera à l'intérieur des modérateurs nervins : antipyrine, belladone, valériane, assa fœtida.

C. Empêcher l'action irritante du pollen, par le séjour à la ville, à la montagne, à la mer. Le malade aura soin en outre de mettre du coton à l'entrée de ses fosses nasales, pour filtrer l'air.

2° TRAITEMENT PALLIATIF. — Il consistera en pulvérisations intranasales d'une solution de cocaïne à 1 p. 100, ou d'huile de vaseline mentholée pour former à la surface de la pituitaire un vernis qui la défende contre les particules irritantes. On a recommandé des aspirations de :

Menthol...................... 1 gramme.
Chloroforme.................. 15 grammes.

BIBLIOGRAPHIE. — BLACKLEY, Hay-fever, etc. Experim. Researches, 1880. — HACK (W.), Ueber die operative Radical Behandlung bestimmter Formen von Heufieber, 1884. — MORELL MACKENZIE, Hay-fever., 2e édit., 1885. — ZIEM, Le coryza des roses (Monatschrift Ohren., 1885). — LEFLAIVE, Revue générale (Gaz. des hôp., 1888). — BRIDE, De la fièvre des foins. Assoc. méd. britannique (Brit. med. Journ., p. 1441). — RUAULT, Pathogénie et traitement de la fièvre des foins (Arch. de laryng. et rhinologie, février et avril 1889). — LERMOYEZ, in Traité de thérapeutique de Alb. Robin, 1896.

II. — RHINITES CHRONIQUES.

I. **RHINITE HYPERTROPHIQUE.** — A une définition forcément incomplète, nous préférons
l'énoncé des caractères les plus saillants de cette
affection. C'est un gonflement de la muqueuse
nasale, rarement généralisé, le plus souvent localisé
au cornet inférieur d'un seul ou des deux côtés. Ce
gonflement peut tenir dans les débuts à une simple
hyperémie active ou passive de la pituitaire (rhinite
hypertrophique vaso-motrice pure); mais plus tard
surviennent des modifications histologiques consistant en une dégénérescence myxomateuse de cette
membrane (rhinite hypertrophique avec hyperplasie).
L'augmentation de volume de la muqueuse amène
l'obstruction d'une ou des deux fosses nasales ;
celle-ci s'accompagne d'une sécrétion d'abondance
variable, sujette à de véritables poussées paroxys-
tiques. L'impossibilité ou l'insuffisance de la respiration par le nez amène du côté du pharynx et du
larynx des troubles d'abord fonctionnels sur lesquels
viendront se greffer plus tard des lésions organiques
permanentes. D'autre part, les lésions nasales peuvent, chez certains malades, provoquer, par voie
réflexe, dans des organes ou des appareils plus ou
moins éloignés du nez, des troubles variés qui constituent un des côtés les plus remarquables de
l'affection.

Tels sont, en résumé, les caractères les plus saillants de la rhinite hypertrophique.

Étiologie et pathogénie. — On sait que la pituitaire, dans ses couches profondes, est presque

exclusivement formée par des sinus vasculaires dont la structure se rapproche de celle du tissu érectile. Sous l'influence de causes nombreuses, inflammatoires, mécaniques et réflexes, ces sinus s'hypérémient ; au bout d'un certain temps, leurs parois perdent leurs propriétés contractiles, et l'hypérémie, de passagère, devient permanente. Puis surviennent des transformations histologiques, et sur cette muqueuse ainsi transformée dans ses éléments constitutifs continuent à évoluer des poussées congestives, qui se traduisent cliniquement par des recrudescences de l'affection.

Parmi les *causes générales*, deux seulement méritent d'être retenues : l'*enfance*, et le tempérament *scrofuleux.*

Les causes *locales* sont beaucoup plus nombreuses. D'une façon générale, on peut dire que la rhinite hypertrophique est l'aboutissant ou d'un coryza chronique ou d'une stase veineuse mécanique de a pituitaire, ou d'une hypérémie réflexe, durable, de cette membrane. Toutes les causes susceptibles de produire un de ces trois états peuvent conduire à la rhinite hypertrophique.

Certaines *professions* ont une influence indiscutable : les menuisiers, les tailleurs de pierre, les ouvriers des manufactures de tabac qui respirent constamment un air chargé de substances irritantes, sont sujets à la rhinite hypertrophique. La même explication s'applique aux fumeurs et aux priseurs. Les sinusites chroniques, les déviations de la cloison, sont des causes indiscutables de rhinite hypertrophique.

Les *affections du pharynx nasal* peuvent égale-

14.

ment conduire à cette affection. Ainsi les *végétations adénoïdes* s'opposent à la tranquille déplétion des veines des fosses nasales et y favorisent ainsi la stase sanguine ; d'autre part, en rendant imparfaite leur ventilation, elles amènent un coryza chronique qui peu à peu conduit à l'hypertrophie. Comme la scrofule est une cause importante de végétations adénoïdes, on comprendra combien est fréquente chez l'enfant la coexistence des adénoïdes et de la rhinite hypertrophique.

Enfin des affections organiques ou des troubles fonctionnels d'organes éloignés du nez peuvent produire une hypérémie réflexe de la pituitaire, et conduire ainsi à la rhinite hypertrophique.

Nous ne saurions entrer ici dans des détails nombreux, car l'individualité de chaque malade joue un trop grand rôle dans la part que prend le nez aux souffrances des autres organes. Disons seulement que, dans certains cas, il faudra chercher la cause d'une rhinite hypertrophique dans une dyspepsie chronique, ou encore, chez la femme, dans des troubles de l'appareil génital.

Anatomie pathologique. — Il y a lieu de distinguer dans la rhinite hypertrophique deux stades :

Le premier est caractérisé par la dilatation des sinus vasculaires de la pituitaire, dilatation d'abord transitoire, et qui peut dans la suite devenir permanente quand les parois des sinus ont perdu leur contractilité. C'est la *période congestive*, ou *vaso-motrice*.

Dans un second stade, des modifications histologiques se produisent : c'est la *période hyperplasique*. A cette période, quelle est exactement la nature des lésions ? Rendu a constaté l'hypertrophie des glandes, du chorion et de l'épithélium. Morell-Mackenzie, Terrillon, Suchard, etc., constatèrent une abondante infiltration de cellules embryonnaires. Pour Chatellier, « la tumeur est une véritable dégénérescence myxomateuse de la muqueuse des cornets sur les points où elle renferme du tissu adénoïde ; le tissu en est identique à celui du cordon ombilical ». Pour Renaut (de Lyon), la tumeur est un myxangiome, c'est-à-dire qu'elle est constituée par du tissu érectile inclus dans du tissu embryonnaire. Les glandes de la muqueuse sont parfois atrophiées (Terrillon).

En résumé, l'hypertrophie d'un cornet atteint de rhinite est constituée par du tissu muqueux (myxome), des glandes hypertrophiées (adénome) et des vaisseaux dilatés (angiome). Souvent la première de ces altérations existe seule. D'une manière générale, on peut dire qu'il s'agit d'un *myxome angiomateux*.

Ainsi qu'il a été dit plus haut, ces modifications de la muqueuse sont rarement généralisées, sauf à la période initiale, quand il y a simplement hypérémie et vaso-dilatation. Plus tard, à la période hyperplasique, la rhinite hypertrophique se localise volontiers au *cornet inférieur*, soit à la totalité du cornet, soit seulement à sa partie antérieure, ou encore à la *queue du cornet*.

Quelquefois l'hypertrophie se localise en un point suffisamment limité pour que la portion de muqueuse augmentée de volume présente l'apparence d'une véritable tumeur plus ou moins sessile sur le cornet ; il s'agit là de véritables formes de transition entre la rhinite hypertrophique et les polypes muqueux des fosses nasales.

Symptômes. — 1° SYMPTÔMES FONCTIONNELS. — La

rhinite hypertrophique se traduit cliniquement par l'obstruction des fosses nasales et les modifications de la sécrétion.

A. *Obstruction nasale*. — Le caractère capital de l'obstruction nasale, c'est sa *variabilité*, non seulement d'un individu à un autre, mais sur le même individu. Tous les degrés intermédiaires existent entre les deux types de malades, dont l'un a le nez complètement bouché des deux côtés, et l'autre qui se plaint simplement de respirer moins bien d'un côté que de l'autre. Chez le même individu, l'obstruction nasale varie d'un jour à l'autre, quelquefois d'un moment à l'autre. Les causes qui produisent ces variations sont nombreuses : l'obstruction du nez peut cesser tout à coup sous une influence nerveuse, la frayeur par exemple. Les influences mécaniques et thermiques agissent également sur elle. Assez souvent la pression du stylet, un froid vif la font évanouir, tandis qu'une chaleur moite favorise son apparition. Mais ce qui frappe surtout les malades, c'est l'influence de la position de la tête. Dans le décubitus dorsal, le défaut de perméabilité est bilatéral ; dans le décubitus sur un côté, l'obstruction s'accentue au plus haut degré dans la narine correspondante.

Les éternuements, l'action de se moucher plusieurs fois de suite augmentent également l'obstruction. Celle-ci oscille souvent d'un côté à l'autre, quittant le nez droit pour passer au nez gauche, et ensuite repasser à droite (*rhinite à bascule*).

Cette variabilité s'explique facilement, car les causes qui l'influencent sont précisément celles qui sont capables d'augmenter ou de diminuer la congestion nasale. On comprend aussi pourquoi ces variations seront d'autant plus prononcées que l'élément congestif l'emportera davantage sur l'élément hyperplasique.

L'obstruction nasale entraîne un certain nombre de troubles fonctionnels très pénibles pour le malade. L'odorat et le goût sont diminués ou supprimés. Il peut même y avoir perversion de l'odorat, et plusieurs observateurs ont signalé la cacosmie parmi les symptômes de la rhinite hypertrophique. La voix prend un timbre nasal, la gorge se dessèche, surtout la nuit ; la bouche est pâteuse ; le sommeil est troublé par des cauchemars. Souvent le malade, qui s'était couché avec une obstruction minime, est réveillé en sursaut par une augmentation de l'obstruction, sous l'influence du décubitus dorsal.

La pesanteur de tête, l'inaptitude au travail, la perte de la mémoire, ont également été signalées par quelques auteurs, comme des conséquences de l'obstruction nasale.

B. *Écoulement nasal.* — La sécrétion nasale est modifiée dans sa *quantité* et dans sa *qualité*.

D'une façon générale, la *quantité* de la sécrétion est augmentée. Sur cette augmentation modérée, mais permanente, viennent se greffer de temps en temps des poussées d'une véritable hydrorrhée nasale, et l'obstruction augmente toujours au moment de ces poussées.

Dans des cas beaucoup plus rares, la sécrétion est diminuée ; il s'agit en quelque sorte d'une variété sèche, et les malades se plaignent eux-mêmes d'une sensation de sécheresse dans les fosses nasales.

La *qualité* de la sécrétion nasale dans la rhinite

hypertrophique est variable. Quand l'écoulement est abondant, par exemple au moment des poussées d'hydrorrhée, il est séreux, aqueux. Quand l'écoulement diminue d'abondance, il devient en même temps plus épais, plus visqueux. Enfin, chez certains enfants, l'écoulement devient muco-purulent, ou même semblable à du pus franc. Dans ce cas, il prend une odeur fade, tandis que les écoulements séreux et muqueux sont inodores.

L'*épistaxis* n'est pas un symptôme très fréquent de la rhinite hypertrophique. Quand on l'observe, elle peut tenir à diverses causes. Tantôt, sous l'influence d'une poussée congestive plus intense, un petit vaisseau se rompt ; tantôt le malade, par suite de la démangeaison qu'il éprouve, se gratte avec l'ongle et produit une excoriation de la muqueuse ; tantôt enfin l'écoulement nasal, en se desséchant, produit des croûtes dont le décollement pratiqué de vive force est suivi d'hémorragie légère.

2° Symptômes physiques. — L'*examen extérieur* du nez et du visage révèle parfois le faciès adénoïdien (surtout chez un enfant dont l'obstruction nasale est accentuée) ou une rougeur congestive de la pointe du nez, ou encore de la dilatation veineuse de la racine du nez.

L'*examen rhinoscopique antérieur* fournit les signes les plus importants. Dans certains cas, l'examen rhinoscopique peut être négatif, s'il s'agit de poussées congestives, encore intermittentes, et si le malade se présente en dehors d'une de ces poussées.

Un peu plus tard, la rougeur et le gonflement sont devenus permanents et constatables à n'importe quel moment. Ils sont, dans les débuts, plus ou moins diffus, bien que prédominant déjà au niveau des cornets inférieurs.

Quelquefois la rougeur n'est pas plus accentuée que dans un nez normal ; on peut se rendre compte de ce fait chez certains malades qui ont de l'obstruction unilatérale et dont la muqueuse a des deux côtés la même coloration.

Au lieu d'une coloration rouge vif, ou rouge sombre, on constate, dans certains cas, une coloration grisâtre. Cette pâleur de la muqueuse a été expliquée ainsi par Hack. Suivant lui, la décoloration est due

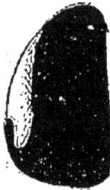

Fig. 72. — Rhinite atrophique.

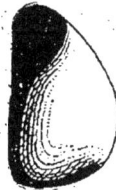

Fig. 73. — Rhinite hypertrophique.

à une pression excentrique exercée sur la muqueuse dont les vaisseaux sont de petit calibre et peu dilatables, par sa couche profonde, presque uniquement constituée par des sinus vasculaires; et devenant turgescente lorsque ceux-ci subissent une réplétion sanguine exagérée. Enfin, à un stade plus avancé, quand à la congestion simple a succédé l'hyperplasie, le spéculum révèle de nouveaux détails. L'épaississement porte surtout sur cette face du cornet inférieur qui regarde la cloison. La muqueuse, à ce niveau, se présente sous l'aspect d'une tumeur d'un gris rougeâtre, mamelonnée ou à surface coupée de dépressions parallèles, remplissant plus ou moins le méat inférieur.

Quelquefois, c'est à l'extrémité postérieure du cornet inférieur que se localise l'hypertrophie, et on voit alors la partie postérieure du méat inférieur obstruée par une tumeur d'un blanc grisâtre, si toutefois cette *queue de cornet* est perceptible par la rhinoscopie antérieure. Dans des cas beaucoup plus rares, l'épaississement est localisé à la partie antérieure ascendante du cornet moyen, ou encore à la cloison.

Cet examen rhinoscopique antérieur doit être complété par l'exploration à l'aide du *stylet*. A l'aide du stylet, on peut se rendre compte de l'épaisseur de la muqueuse, et de la part qui revient à l'hypérémie et à l'hyperplasie. Mais c'est surtout avec la cocaïne qu'il est facile de déterminer s'il s'agit d'une simple réplétion sanguine ou d'une dégénérescence myxomateuse, car la rétraction qui suit le badigeonnage est bien plus considérable dans le premier cas. Cette rétraction a en outre pour avantage de rendre l'examen du nez plus facile.

La rhinoscopie postérieure doit toujours être faite, bien qu'elle donne moins souvent des résultats que l'antérieure. Elle permettra de reconnaître les *queues de cornets* et le rétrécissement des choanes.

Complications. — On peut les diviser en complications locales ou de voisinage et en complications réflexes à distance.

1° COMPLICATIONS NASALES. — Du côté du nez, il y a lieu de signaler :

a. La prédisposition à contracter le coryza aigu, avec récidives fréquentes.

b. L'apparition de polypes muqueux ; il ne s'agit pas là, à vrai dire, d'une véritable complication, car la rhinite hypertrophique et les polypes constituent deux affections analogues, qui se *transforment* facilement l'une dans l'autre.

c. L'*apparition de néoplasmes malins*, mais cette dégénérescence maligne est un fait très rare.

d. La transformation de la rhinite hypertrophique en *rhinite atrophique*, avec *ozène*. Cette transformation, indiquée par Zuckerkandl, Gottstein, etc., est niée par Moldenhauer. Nous ne l'avons jamais observée.

2° COMPLICATIONS DE VOISINAGE. — Elles sont dues à la propagation du processus hypertrophique aux muqueuses voisines.

Le pharynx nasal est le premier touché; il est bien rarement normal dans le catarrhe nasal chronique; il en résulte une obstruction des orifices tubaires, qui amène des changements de pression, et des troubles auditifs de cause mécanique.

De plus, le catarrhe naso-pharyngé peut se propager à la trompe et à l'oreille moyenne, et amener de ce côté des lésions inflammatoires.

L'inflammation catarrhale du nez peut encore se propager au canal nasal, et amener des troubles oculaires variés : épiphora, conjonctivite, iritis.

Enfin le catarrhe peut se propager en bas au larynx et aux ramifications bronchiques.

3° COMPLICATIONS RÉFLEXES. — Les névroses réflexes d'origine nasale sont très nombreuses et très variées. Elles constituent un des chapitres les plus riches de la littérature médicale. Ces névroses réflexes ne sont pas spéciales à la rhinite hypertrophique, mais peuvent s'observer dans toutes les affections nasales. On peut les classer en trois groupes :

a. *Symptômes céphaliques :* Vertiges, céphalalgie, amnésie, épilepsie, migraines.

b. *Symptômes disséminés ou névralgiques :* Douleurs cardiaques, gastralgiques, intercostales, etc.

c. *Symptômes fonctionnels :* Toux, dyspnée, asthme, palpitations, nausées, vomissements, etc. De tous ces symptômes, les accès d'asthme sont les plus importants, et jamais il ne faut négliger d'examiner le nez chez un individu sujet à des crises de dyspnée asthmatique.

Marche. — Durée. — Terminaisons. — La rhinite hypertrophique est une maladie essentiellement chronique.

Elle peut être chronique d'emblée, ou succéder à des poussées plus ou moins nombreuses de coryza aigu. Durant plusieurs années, dans les débuts, il y a du coryza sans hypertrophie, ou bien de l'hypérémie de la muqueuse sans hyperplasie. Puis, à un moment donné, survient de l'hypertrophie vraie, et l'affection évolue pendant des années avec des symptômes variables, suivant la réaction individuelle de chaque malade. Le coryza chronique peut, dans sa marche, après avoir atteint un certain degré, s'y maintenir pendant des années, sans changement notable.

Diagnostic. — 1° DIAGNOSTIC DIFFÉRENTIEL. — On peut confondre avec une rhinite hypertrophique :

a. Les *polypes muqueux* des fosses nasales. L'examen rhinoscopique permettra de trancher la question. Il existe, comme nous l'avons dit, des formes de transition ; c'est quand l'hypertrophie, localisée à une portion de cornet, lui donne un aspect polypoïde.

b. Les *polypes fibreux* et les tumeurs *malignes* du nez. L'évolution rapide, la localisation exacte, la fréquence et l'abondance des épistaxis, permettront de faire le diagnostic.

c. Les localisations de la *syphilis* et de la *tuberculose* sur les fosses nasales diffèrent, au point de vue rhinoscopique, de la rhinite hypertrophique. Nous renvoyons, pour le détail de leurs caractères propres, au chapitre qui leur est consacré.

d. Les *déviations de la cloison*, les éperons, les vices de conformation, se reconnaîtront à l'aide du spéculum. Ils constituent d'ailleurs une cause prédisposante de la rhinite hypertrophique, et souvent il y aura lieu de faire plutôt un diagnostic complémentaire qu'un diagnostic différentiel.

e. Les obstructions du pharynx nasal, et en particulier les *végétations adénoïdes*. Dans ce cas, le toucher pharyngien et la rhinoscopie postérieure permettront d'attribuer l'obstruction nasale à sa vraie cause.

2° DIAGNOSTIC POSITIF. — Quand on saura être bien en présence d'une rhinite hypertrophique, il faudra encore déterminer, par l'épreuve de la cocaïne, si la maladie est déjà arrivée ou non au stade hyperplasique.

Enfin, il est souvent difficile de rapporter à leur vraie cause nasale les névroses réflexes si variées dont peuvent être atteints les sujets porteurs de rhinite hypertrophique.

Pronostic. — La rhinite hypertrophique n'offre pas de dangers pour la vie ; toutefois le pronostic en est sérieux, à cause de sa ténacité, et à cause des ennuis nombreux qu'elle peut susciter aux malades.

Traitement. — 1° Traitement prophylactique. — Il consiste à éviter toutes les causes de rhinite chronique. Aux adultes, on interdira le tabac, l'alcool, le séjour dans une atmosphère pleine de poussière. Les enfants scrofuleux seront envoyés sur le bord de la mer ou dans une station chlorurée sodique.

2° Traitement curatif. — Il doit viser deux indications :

Nettoyer le nez, et rétablir la perméabilité nasale.

a. Le *nettoyage du nez* se pratiquera au moyen de la douche de Weber, faite avec de l'eau boriquée ou naphtolée chaude.

b. La *perméabilité nasale* peut se rétablir, momentanément au moins, par la cocaïne, en solution ou en poudre. Mais l'usage prolongé de la cocaïne peut amener des accidents ; aussi devra-t-on presque toujours recourir aux cautérisations. Aux caustiques chimiques (nitrate d'argent, acide chromique, chlorure de zinc), dont il est impossible de limiter exactement l'action, on préférera le galvanocautère. Il a l'avantage de produire une cautérisation énergique, dont on peut mesurer l'étendue.

S'agit-il, par exemple, de cautériser un cornet inférieur ? On y dépose d'abord, pendant cinq minutes, un petit tampon de ouate hydrophile imprégnée de la solution de cocaïne à 1 p. 10, puis on applique le cautère à plat à cinq ou six reprises, jusqu'à ce que le cornet soit bien réduit.

On peut aussi employer le serre-nœud galvanocaustique, si la disposition est telle qu'on puisse engager facilement dans l'anse la portion hypertrophiée.

L'anse froide est à rejeter à cause de l'hémorragie considérable à laquelle elle peut donner lieu.

Les queues de cornet devront souvent être cautérisées ou enlevées par la voie pharyngée.

S'il existe des accidents réflexes nombreux, on
instituera un traitement général antinerveux.

La question de la résection du cornet inférieur
(*turbinotomie*) provoquait, le 12 mai 1897, une intéressante discussion à la Société laryngologique de
Londres. Il en résulte : que l'on peut opérer à la
pince coupante ou à l'anse rouge ; que l'ablation
totale du cornet est beaucoup plus dangereuse que
celle de sa tête ou de sa queue seulement. Les inconvénients sont les risques d'hémorragie secondaire,
la formation rebelle des croûtes dans la fosse nasale,
les pharyngo-laryngites sèches (Semon). D'une manière générale, l'opération n'est pas grave, puisque
Wingrave a pu produire 200 cas sans complications.

BIBLIOGRAPHIE. — Terrillon, Hypertrophie de la muqueuse
(*Progrès méd.*, 1885). — Mackenzie, Traité des mal. du nez.
Trad. Moure, 1887. — Garrigou-Désarènes, Catarrhe chronique
hypertrophique ; galvanocautérisations, 1888. — Moldenhauer,
Maladies des fosses nas., trad. Potiquet, 1888. — Ruault,
article Hypérémie des fosses nasales, in *Traité de méd.* de
Charcot et Bouchard, t. IV. — Chatellier, Hypertrophie de
la muqueuse nas. (lésions histol.) (*Soc. de biol.*, 1888). — Schalde,
Asthme spasmodique et rhinite chron. hypertrophique (*Med.
Record*, 28 juillet 1888). — Ruck, Traitement de la rhinite
chron. (*New York med. Record*, 1891). — Bonne, Trait. de
certaines affect. nas. par l'emploi du galvanocautère (*Therap.
Monatschr.*, 1890, nᵒˢ 8 et 9). — Louis Dorison, Rhinite hypertrophique (*Thèse de Paris*, 1896). — Arslan, Sur la rhinite
caséeuse (*Arch. ital. di otol. rhin. e lar.*, février 1897).

II. **RHINITE ATROPHIQUE FÉTIDE (OZÈNE).** — Le
terme *ozène* a d'abord servi à désigner un symptôme
commun à plusieurs affections des fosses nasales.

Ce symptôme, c'est la mauvaise odeur qu'exhalent par le nez certains individus. Aussi, dans cette acception, y avait-il des ozènes de causes diverses : un corps étranger, une sinusite, la syphilis, la tuberculose, les tumeurs des fosses nasales pouvaient se révéler par de l'ozène.

Actuellement, le mot *ozène* a une signification beaucoup plus restreinte et plus précise. L'ozène est devenu une entité anatomo-clinique, dont les lésions histologiques, les symptômes et l'évolution sont toujours les mêmes.

Cette affection est caractérisée, *cliniquement*, par la fétidité de l'expiration nasale, par sa ténacité et sa longue durée ; *anatomiquement*, par l'atrophie des cornets, et par un symptôme négatif non moins important, l'absence d'ulcérations muqueuses, de nécroses osseuses ; *bactériologiquement*, par la présence d'un microorganisme, dont la connaissance est due surtout aux recherches de Lœwenberg. C'est une maladie toute spéciale.

L'affection qui présente ces caractères mérite seule le nom d'*ozène* ; on l'appelle encore *rhinite atrophique fétide* et *punaisie*.

Étiologie et pathogénie. — L'étiologie et la pathogénie de l'ozène ont été singulièrement élucidées depuis les récentes découvertes bactériologiques.

1º CAUSES PRÉDISPOSANTES. — L'ozène apparaît de préférence chez les adolescents ; plus rarement il débute dans l'enfance, ou à l'âge adulte. Presque tous les auteurs sont d'accord pour reconnaître sa plus grande fréquence chez la femme que chez l'homme, dans la proportion de 3 à 1. L'hérédité paraît exercer une certaine influence sur le développement de l'ozène, car on voit quelquefois dans une même famille plusieurs enfants atteints. Rosenfeld cite le cas d'une mère et de ses neuf enfants. La syphilis ne peut pas créer l'ozène d'emblée, sans qu'il y ait préalablement des lésions nasales spécifiques. D'autre part, les lésions syphilitiques, secondaires, tertiaires et héréditaires des fosses nasales sont bien distinctes de l'ozène vrai, mais elles prédisposent les fosses nasales à contracter l'ozène vrai. L'ozène qui survient dans ces conditions n'est pas un ozène de nature syphilitique, mais un ozène « post-syphilitique ». (Ruault.) La rhinite purulente des enfants et la rhinite hypertrophique précèdent quelquefois. Parfois l'ozène survient après une rougeole, une variole. Ici encore, il faut admettre qu'il ne s'agit pas d'un ozène de nature rubéolique ou variolique, mais que les lésions nasales de la rougeole et de la variole ont favorisé l'éclosion de l'ozène. Certains cas d'ozène viennent compliquer des végétations adénoïdes ou des sinusites.

2° Causes déterminantes. — Avant les travaux de Lœwenberg et d'autres bactériologistes, la cause immédiate de l'ozène a été diversement comprise par les auteurs qui ont écrit sur la question. Vieussens, Rouge, Michel font dépendre l'ozène d'une maladie des cavités annexées aux fosses nasales : sinusites ethmoïdales, frontales, sphénoïdales, maxillaires.

Pour Berliner, l'ozène se développe quand le cornet moyen, en s'appliquant contre la cloison, empêche les sécrétions des régions supérieures des fosses nasales de s'écouler librement.

La théorie de Zaufal est analogue ; pour ce dernier, c'est la largeur exagérée des fosses nasales, disposition primitive préexistant à l'ozène, qui, en facilitant la sortie de la colonne d'air, empêche l'expulsion du mucus.

Analogue encore l'opinion de Guy Patin, Boyer, Percy, Laurent ; l'aplatissement des os propres du nez (autrement dit le *nez camard*, assez fréquent chez les ozéneux) entretient la rétention du mucus nasal, et favorise sa décomposition putride.

A toutes ces hypothèses, on peut faire une même objection : la cause qu'elles assignent à l'ozène n'est pas constante.

L'insuffisance des théories précédentes a fait chercher par d'autres auteurs la cause de l'ozène dans des modifications histologiques des épithéliums glandulaires, ou de l'épithélium de revêtement de la muqueuse pituitaire.

Volkmann ayant observé que l'épithélium normal est transformé chez les ozéneux en épithélium pavimenteux, on en conclut que la fétidité de l'ozène était due à cette transformation, et on ne manqua pas de comparer l'ozène aux sueurs fétides des pieds et des aisselles, régions dans lesquelles l'épithélium normal se change précisément en épithélium pavimenteux.

Krause et Habermann trouvèrent dans l'épithélium glandulaire des granulations graisseuses en grand nombre ; on en conclut que leur décomposition produisait la fétidité de l'ozène.

Ces théories *histochimiques* de l'ozène, qui ont remplacé les théories *anatomiques* précédemment citées, ont le défaut d'expliquer seulement un des symptômes de l'ozène, la fétidité ; de plus, elles prennent un effet, une conséquence de l'ozène pour sa cause ; aussi ont-elles cédé le pas à la *théorie microbienne.*

Parmi les dernières théories proposées, mentionnons celle de Tissier qui voit dans l'ozène le résultat d'une ostéite localisée et celle de Cozzolino qui le considère comme une dystrophie d'origine scrofuleuse. Lautmann y voit une trophonévrose compliquée de rhinite chronique. *Sur* la muqueuse, et non *dans* la muqueuse, colonisent les bacilles saprophytes.

3° BACTÉRIOLOGIE DE L'OZÈNE. — a. *Microbe de Lœwenberg.* — De tous les microbes qu'on a trouvés dans les sécrétions nasales des ozéneux, celui qu'a décrit Lœwenberg dès 1884 est le plus constant, et paraît jouer le principal sinon l'unique rôle pathogène. Il présente les caractères morphologiques et biologiques suivants. C'est un coccus un peu allongé, ayant dans son plus grand diamètre de 1 μ à 1μ,5, souvent associé en diplocoque, quelquefois en chaînes. Il est *encapsulé.* Les couleurs d'aniline le colorent parfaitement, surtout la fuchsine et le violet de gentiane, mais il ne *se colore pas par la méthode de Gram.* Dans le *bouillon* peptonisé, il forme lentement au fond un petit dépôt, composé souvent de grumeaux et de filaments, au-dessus duquel le liquide paraît clair. Sur plaques de gélatine il forme à la surface des colonies ovoïdes ou piriformes d'un blanc plus ou moins laiteux; et dans l'épaisseur de la gélatine de petites colonies rondes jaunâtres. Sur gélose, ainsi que sur le sérum humain ou animal, le microbe forme une couche unie d'un blanc sale tirant sur le gris. Il est semblable au pneumocoque de Friedlaender, mais celui-ci seul prospère dans le lait et le rend acide. Il ne résiste pas à une température de 54° (fig. 74 et 75).

Lœwenberg n'a pu reproduire l'odeur caractéris-

15.

tique de l'ozène avec les cultures, même avec celles
faites sur du mucus nasal stérilisé. Toutefois les cultures sur de la viande (Lœwenberg et Marano) exhalent une mauvaise odeur se rapprochant de celle de

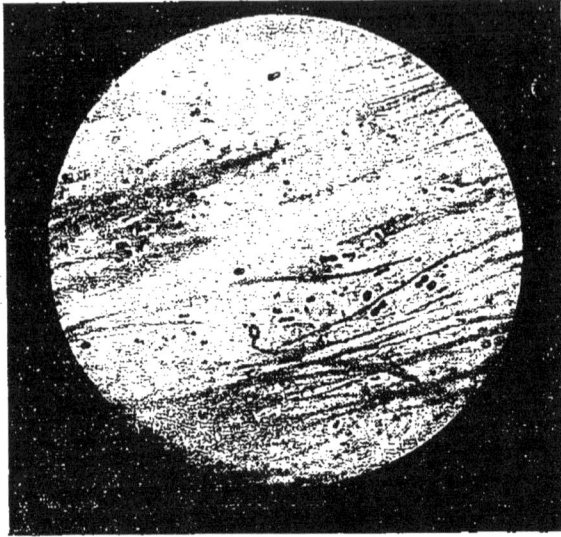

Fig. 74. — Mucus nasal ozénique simplement étalé et coloré à
la solution de Ziehl (fuchsine phéniquée). On remarque de
nombreux échantillons du cocco-bacille caractéristique entourés de leurs capsules restées blanches. (Lœwenberg.)

l'ozène. De ces faits négatifs, on ne peut tirer aucune
conclusion, car « si l'on passe en revue les maladies
qui s'accompagnent de la production d'une odeur
particulière et de la présence d'un microbe spécial,
on constate qu'aucune des cultures du microorganisme propre à chacune de ces affections ne donne
l'odeur créée par celles-ci, si ce n'est celui de la
bronchite putride ». (Lœwenberg.) Les inoculations
aux animaux n'ont pas davantage donné de résultats
positifs. Malgré ces lacunes dans la démonstration

de son rôle pathogène, le microbe décrit par Lœwenberg est généralement considéré comme le microbe de l'ozène. Il a été trouvé d'une façon constante chez les ozéneux, non seulement par l'auteur précédent,

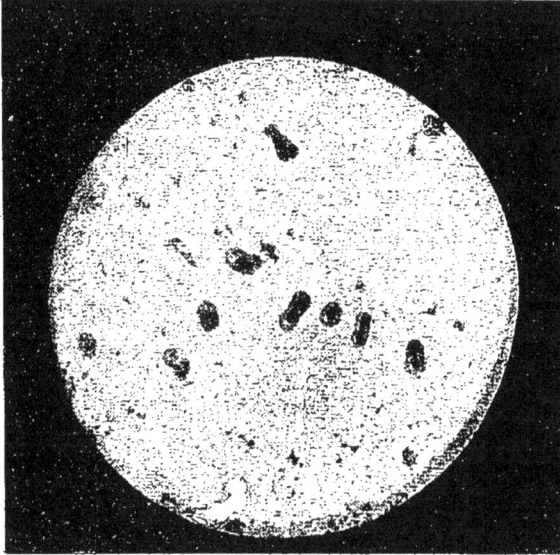

Fig. 75. — Sang d'une souris, tuée par l'injection sous-cutanée du microbe de l'ozène ; le sang est coloré avec la solution de Ribbert. (Dahlia additionné d'acide acétique). Les microbes et les capsules sont teintés ; celles-ci forment un halo coloré entourant les microbes et affectent autour des diplo-bacilles la forme d'un biscuit. La préparation ne contient pas de globules sanguins. (D'après les préparations du D^r Lœwenberg, *Le microbe de l'ozène*, 1894.)

mais par bien d'autres, notamment par Marano ; et il est bien admis qu'il s'agit d'un microbe spécial, qui ne doit pas être confondu avec le pneumobacille encapsulé de Friedlaender et autres bactéries analogues.

b. *Autres microbes trouvés dans l'ozène.* — Ils n'ont pas l'importance du précédent ; aussi nous contenterons-nous de les signaler simplement.

Hajek a décrit un bacille court (*Bacillus fœtidus ozenæ*) qu'il considère comme la cause de l'odeur *sui generis* de l'ozène, et G. Gradenigo incrimine un bacille petit, mince, se cultivant facilement sur les divers milieux, peu facilement colorable, ne résistant ni au gram, ni au gram-weigert.

A signaler encore le *bacille pseudo-diphtérique* de Belfanti et Della Vedova, le *bacillus mucosis* d'Abel.

Pathogénie. — Malgré les découvertes bactériologiques que nous venons de résumer, la pathogénie de l'ozène n'est pas encore complètement élucidée.

Néanmoins on peut, à notre sens, la comprendre de la façon suivante. Dans l'ozène, il y a deux éléments essentiels à considérer : un élément anatomique, qui est l'atrophie de la muqueuse et la résorption du tissu osseux, et un élément clinique, qui est la fétidité. C'est la réunion de ces deux éléments qui caractérise l'ozène, et que la pathogénie doit expliquer. Il faut admettre que l'ozène est une rhinite spéciale dans laquelle le processus inflammatoire dû à des microorganismes peut passer, mais ne passe pas forcément, par un premier stade hypertrophique. Puis, tandis que les rhinites banales ou bien en restent là, ou bien aboutissent à la transformation myxomateuse, l'ozène, au contraire, aboutit à l'atrophie de la muqueuse, et cette sclérose atrophique du chorion muqueux et du tissu érectile amène, par un processus ischémique, la résorption du tissu osseux et l'atrophie des cornets caractéristiques de l'ozène. La fétidité de l'haleine, que Zaufal et Gottstein expliquaient par le dessèchement et la putréfaction des mucosités nasales, est le résultat d'une fermentation microbienne ; mais est-ce un même microbe qui produit l'inflammation et la fétidité ? Son action est-elle intraglandulaire, ou bien n'attaque-t-il les sécrétions nasales qu'à la surface de la muqueuse ? Il est probable que son action est intraglandulaire.

Anatomie pathologique. — La caractéristique anatomique de l'ozène, c'est l'état atrophique de la muqueuse nasale, et, dans les cas plus avancés, du squelette osseux des cornets (fig. 71 et 76). Ainsi

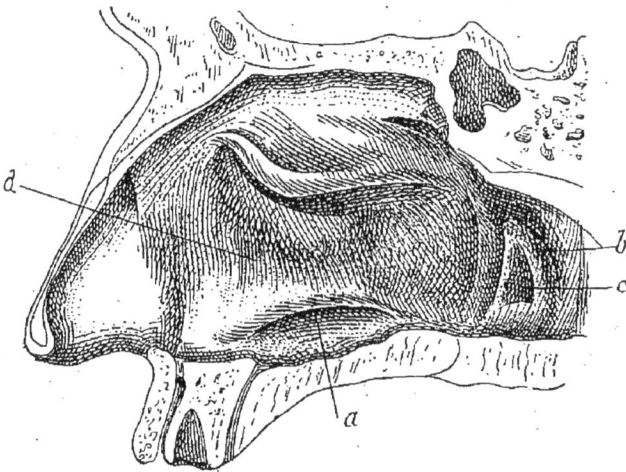

Fig. 76. — Rhinite atrophique (paroi externe).

a, cornet inférieur; *b*, fossette de Rosenmüller; *c*, Trompe d'Eustache ;
d, méat moyen.

que nous l'avons déjà dit, les ulcérations de la muqueuse et les nécroses osseuses manquent toujours dans l'ozène vrai non compliqué, et ce caractère négatif a une grande importance.

Les lésions *histologiques*, étudiées par Krause, Gottstein, Chatellier, Volkmann, Zuckerkandl, sont les suivantes: transformation de l'épithélium vibratile en épithélium plat pavimenteux à une seule couche;

— infiltration de la couche sous-épithéliale par des cellules rondes ; — raréfaction et même disparition par places des glandes, avec dégénérescence graisseuse de leur épithélium. Quant aux os des cornets, ils peuvent ne pas présenter d'altérations histologiques ; toutefois certains examens ont révélé de l'ostéite.

Symptômes. — 1º Symptômes fonctionnels. — Les deux principaux sont la *fétidité de l'haleine* et les *modifications des sécrétions nasales.*

L'*haleine* a une odeur fétide, *sui generis,* douceâtre et nauséeuse, se rapprochant de celle de la punaise écrasée (d'où le nom de *punaisie*). Ces caractères particuliers permettent à un rhinologiste un peu exercé de la distinguer de la mauvaise odeur qui accompagne les lésions ulcéreuses des fosses nasales et les suppurations fétides des sinus. L'intensité de ce symptôme est en général d'autant plus marquée qu'il y a une plus grande quantité de croûtes accumulées dans les fosses nasales.

Toutefois la relation n'est pas absolue, et au moment où les malades, par un lavage soigneux, viennent de débarrasser complètement leur nez des croûtes qui y séjournaient, la mauvaise odeur, bien qu'atténuée, n'en persiste pas moins.

Chez un même individu, cette mauvaise odeur peut varier suivant certaines circonstances : ainsi elle est plus forte le matin que dans la journée, et chez les femmes elle s'accentue au moment de leurs règles.

Au début de leur affection, les malades sentent eux-mêmes la mauvaise odeur qu'ils répandent ; mais petit à petit l'*anosmie* survient, et ils ne perçoivent plus cette odeur. Mais ils ne s'aperçoivent que trop, par la répulsion qu'ils inspirent, que leur punaisie ne fait qu'augmenter. La perte de l'odorat nuit, dans une certaine mesure, à l'exercice de la gustation.

Les *sécrétions nasales*, dans l'ozène, sont peu variables. Au début elles sont visqueuses, puis bientôt deviennent muco-purulentes ; mais elles ne sont pas abondantes, sauf chez certains individus à tempérament lymphatique. Jusqu'alors elles ne présentent de caractéristique que leur odeur qui, faible d'abord, va en augmentant peu à peu.

Enfin, dans les cas plus avancés, les caractères des sécrétions sont absolument particuliers à l'ozène. De temps en temps, tous les deux ou trois jours, le malade expulse avec peine des croûtes sèches, jaunâtres ou verdâtres, qui reproduisent plus ou moins la forme des cavités où elles se sont formées. Ces croûtes présentent une odeur infecte, qui adhère aux mouchoirs des malades, et Lœwenberg a cité l'observation d'une jeune fille dont les blanchisseurs refusaient les mouchoirs, et qui se voyait obligée de les brûler.

Ces croûtes, qui s'accumulent et se dessèchent dans le nez, produisent de l'obstruction nasale avec toutes ses conséquences : irritation du pharynx et du larynx, céphalalgie frontale, etc.

2º Signes physiques. — L'aspect *extérieur* du nez est variable chez les ozéneux ; il en est chez qui absolument rien ne révèle l'infirmité dont ils sont atteints : d'autres présentent la déformation dite *nez camard, nez en selle, en trompette* ; d'autres enfin ont le nez petit, comme atrophié.

La *rhinoscopie antérieure*, sans toilette préalable du nez, montre les fosses nasales pleines de muco-

pus, ou de croûtes sèches verdâtres et jaunâtres, qui
empêchent de voir l'état des cornets ou de la muqueuse. Mais si l'on a soin de débarrasser les fosses
nasales des sécrétions qui les obstruent, l'aspect
devient caractéristique. Sauf dans certains cas
récents, où les cornets ont conservé leur volume normal, l'aspect des fosses nasales est caractéristique.

L'observateur est immédiatement frappé par la
diminution du volume des cornets, diminution qui
fait paraître les fosses nasales plus larges qu'elles ne
le sont normalement. C'est surtout le cornet inférieur
qui paraît petit; il est diminué à la fois dans ses
dimensions horizontales et verticales. Le cornet
moyen est moins atrophié que le cornet inférieur. Cette
atrophie des cornets est en général d'autant plus prononcée que l'affection est plus ancienne; très rarement elle paraît localisée à un seul côté.

La petitesse des cornets permet d'apercevoir la cloison des fosses nasales dans presque toute son étendue.
Il est même des ozéneux chez lesquels on aperçoit la
paroi antérieure des sinus sphénoïdaux et les bourrelets des trompes d'Eustache.

L'aspect de la muqueuse est le suivant. Elle apparaît pâle, dépolie, parfois saignante dans les points
où l'on vient d'enlever des croûtes adhérentes. Mais
nulle part il n'existe d'ulcérations, de pertes de substance.

L'*examen rhinoscopique postérieur* montre que les
croûtes peuvent envahir le pharynx nasal. L'aspect
de la muqueuse en ce point est le même que dans le
nez. Sur la paroi postérieure du pharynx buccal, il
existe des croûtes analogues à celles du nez : ou bien
la muqueuse a un aspect desséché.

L'ozène est une affection qui évolue sans fièvre, et, sauf complications, sans retentissement sur la santé générale. Toutefois les malades atteints d'ozène, voyant la répulsion, le dégoût qu'ils inspirent, sont enclins aux idées tristes. Pour peu qu'il y ait une prédisposition héréditaire, ils peuvent tomber dans l'hypocondrie. Il faut connaître ces faits, et le médecin doit s'efforcer de relever le moral des malades trop disposés à tomber dans le découragement à cause de l'insuccès ou de la lenteur d'action des différents traitements.

Complications. — Les complications de l'ozène sont avant tout des complications de voisinage ; nous allons les passer en revue.

Du côté des *voies digestives*, nous avons déjà signalé la gêne que l'absence d'odorat apporte à l'exercice de la gustation ; il peut en résulter du dégoût pour les aliments, et même de l'anorexie complète. De plus, quand le pharynx est envahi par l'ozène, les croûtes fétides peuvent être avalées par les malades, et il en résultera des troubles digestifs inquiétants, au point de vue de la santé générale.

Du côté des *voies respiratoires*, la propagation de l'ozène au larynx et à la trachée a été bien étudiée par Luc ; il doit être distingué de la laryngite sèche banale, qui peut exister dans l'ozène, comme dans toutes les affections qui obstruent les fosses nasales, et qui est due à la suppression de la respiration nasale. Dans l'ozène laryngo-trachéal, l'examen laryngoscopique montre l'existence de croûtes verdâtres dans le vestibule du larynx, sur les cordes vocales, et dans la trachée. Les cordes vocales ont perdu leur aspect normal ; elles sont grisâtres, épaissies, et comme sou-

dées l'une à l'autre au niveau de leur partie antérieure. On comprend facilement les troubles qui en
résultent.

L'ozène peut se compliquer, du côté de l'*appareil
audilif*, de catarrhe tubaire, d'otite moyenne chronique catarrhale, d'otite moyenne aiguë suppurée.

Les *voies lacrymales* sont également menacées par
l'ozène. Il paraît probable que le microbe de Lœwenberg peut remonter le canal et infecter l'œil; en
effet, Cuénod, Terson, Gabriélidès ont retrouvé le
microbe de l'ozène dans les dacryocystites phlegmo-
neuses, les ulcères cornéens et les conjonctivites que
peuvent présenter les sujets atteints d'ozène. Dans
11 cas d'ozène, Terson et Gabriélidès ont trouvé six fois
le rhino-bacille dans les conjonctives. Aussi les oculistes sont-ils sobres d'interventions opératoires chez
les ozéneux, à cause des complications suppuratives
possibles; en tout cas, il faudra toujours, avant
d'opérer, faire une désinfection soigneuse du nez.

Les *sinusites* diverses, considérées autrefois par
certains auteurs comme la cause de l'ozène, n'en sont
qu'une complication.

Marche. — Durée. — Pronostic. — L'ozène est une
affection essentiellement chronique, à début insidieux,
à marche lentement progressive.

Abandonné à lui-même, il dure dix, vingt, trente
ans et même davantage; puis, à un moment donné,
l'exagération même de l'atrophie amène la disparition
des glandes, la cessation des sécrétions nasales, et
comme corollaire la diminution ou l'abolition de la
fétidité. Il existe donc une guérison spontanée, non
pas des lésions de l'ozène, mais du symptôme le plus
pénible de cette affection. Mais comme cette guéri-

son se fait attendre très longtemps, le pronostic de l'ozène non traité est mauvais ; les relations sociales sont difficiles et l'air inspiré peut déterminer des toxémies.

Diagnostic. — L'ozène est essentiellement caractérisé par la coexistence de deux symptômes capitaux : la fétidité et l'atrophie de la muqueuse. Dans l'ozène confirmé, quand ces deux signes sont nettement constatables, le diagnostic ne saurait s'égarer.

Mais dans les cas d'ozène au début, quand l'atrophie n'existe pas encore, quand la fétidité est peu prononcée et que les sécrétions nasales ne constituent pas encore les croûtes verdâtres ou jaunâtres que nous avons décrites, le diagnostic est plus délicat, et c'est dans ces cas que l'examen bactériologique peut être de quelque utilité. On choisira de préférence, pour l'ensemencement des milieux de culture, ou pour la préparation d'une lamelle, les filaments qui unissent les cornets inférieur et moyen à la cloison, filaments qui, d'après les recherches de Lœwenberg, représentent souvent une culture pure du microbe qu'il a décrit.

D'autre part, dans les cas où l'ozène est plus prononcé d'un côté que de l'autre, où le malade expulse du muco-pus par une seule narine, il faut, avant de poser le diagnostic de rhinite atrophique fétide, songer à la possibilité d'un certain nombre d'affections qui donnent lieu à la fétidité nasale. Ce sont : la tuberculose nasale, les séquestres syphilitiques nécrosés, les tumeurs bénignes ou malignes, les corps étrangers et les rhinolithes, le coryza caséeux et surtout les sinusites. Nous renvoyons le lecteur aux chapitres consacrés à ces affections ; il y trouvera la description des signes qui permettent de les diagnostiquer et de les distinguer de l'ozène vrai.

Le rhinosclérome et la rhinite lépreuse, qui ne s'observent guère dans notre pays, ne sauraient être confondus avec l'ozène, car la première de ces affections est caractérisée par l'hypertrophie de la pituitaire, et dans la seconde l'atrophie ne s'accompagne pas de fétidité nasale.

Rhinite atrophique sans ozène, coryza sec des adultes. — Ces rhinites atrophiques scléreuses, d'origine vasculaire, localisées ou généralisées, reconnaissent des causes diverses : la sénilité, l'herpétisme, l'artério-sclérose ; la cicatrisation d'une plaie, quand il s'agit d'atrophie localisée.

Traitement. — L'ozène, avons-nous dit, peut guérir spontanément, mais cette guérison spontanée se fait attendre très longtemps, et en pratique il ne faut pas y compter.

La thérapeutique est impuissante à réaliser la guérison complète de l'ozène, mais elle peut faire disparaître le symptôme le plus pénible de la maladie, c'est-à-dire la fétidité du nez.

Pour atteindre ce but, le malade doit se soumettre à un traitement méthodique, régulièrement continué pendant des années.

Ce traitement consiste dans des irrigations nasales, suivies d'insufflations de poudres ou de badigeonnages de la muqueuse. Le premier nettoyage du nez devra être fait par le médecin avec la pince et le stylet ; les nettoyages ultérieurs seront faits par le malade lui-même, qui fera passer dans ses narines, à l'aide du siphon de Weber ou d'une seringue anglaise, un à deux litres de liquide chaud ; le lavage détache mécaniquement les croûtes et de plus exerce une action antiseptique.

Les meilleures solutions sont :

Eau boriquée........................	30 p. 1000.
Eau naphtolée......................	0,30 —
Eau phéniquée.....................	5 —
Eau résorcinée.....................	5 —

Après chaque lavage (qui sera répété une, deux ou trois fois par jour), le malade insufflera dans son nez un peu d'acide borique, ou d'aristol, ou d'acéto-tartrate d'alumine ; ou bien il fera un badigeonnage de la muqueuse nasale avec un pinceau imbibé de naphtol sulforiciné, ou de glycérine iodée. Pour ramollir et détacher plus facilement les croûtes, Musehold (de Berlin) conseille des pulvérisations avec :

Borate de soude...................	25 grammes.
Glycérine neutre..................	50 —
Eau distillée......................	50 —

Dans ces derniers temps, on a voulu faire plus qu'un traitement palliatif, et on a tenté la guérison radicale de l'ozène par l'*électrolyse cuprique* (1), et par le *massage vibratoire*. Il nous est impossible de nous prononcer actuellement sur le premier de ces moyens ; quant au second, il paraît avoir donné des résultats encourageants.

Belfanti et Della Vedova, se fondant sur les analogies de leur bacille avec celui de la diphtérie, ont proposé les injections de sérum antidiphtérique. La méthode n'est pas supérieure aux autres. Gradenigo (de Turin) préfère les injections intramuscu-

(1) HUGUES, Thèse de Lyon, 1897.

laires iodiques, à la dose de 1 à 3 centigrammes.

Enfin il faudra traiter l'état général du sujet : donner de l'huile de foie de morue aux enfants scrofuleux ; du fer et des douches aux jeunes femmes anémiques ; envoyer à la mer, à Salies de Béarn, à Challes, à Cauterets.

Quel que soit le moyen employé, il faut prolonger le traitement et persuader le malade que l'amélioration, sinon la guérison, est à ce prix.

BIBLIOGRAPHIE. — Moldenhauer, Mal. du nez et des fosses nas., traduit par Potiquet. — Marchant (G.), *Traité de chir.* de Duplay et Reclus, t. IV. — Loewenberg, Nature et traitement de l'ozène (*Union méd.*, 1884). — Schiffers, Démonstration du coccus de l'ozène (*Ann. de la Soc. médico-chir. de Liége*, 1885). — Moure, Ozène essentiel (*Gaz. des hôp.*, juillet 1888). — Jirmiski, Curabilité de la rhin. atrophique (*IIIe Congrès des méd. russes*, 1889). — Schuchart, Nature de l'ozène et transformation des épithéliums (*Sanimlung klin. Vorträge*, n° 340). — Luc, Ozène trachéal (*Arch. de laryng.*, 1889). — Marano (S.), Sur la nature de l'ozène (*Arch. de laryng.* 1890). — Braun (de Trieste), Vibration de la muqueuse du nez (*Congrès de Berlin*, 1890). — Lowenstein, L'aristol dans l'ozène (*Intern. klin. u. ther. Gaz.*, août 1890). — Demme, Sur l'ozène (*Soc. de laryng. de Berlin*, 1891). — Philipps, Traitement de l'ozène par l'icthyol (*Med. Record*, 16 mai 1891). — Killian, *Münch. med. Wochenschr.*, 1891, n° 39 (emploi de l'acide trichloracétique). — Loewenberg, Le microbe de l'ozène (*Ann. de l'Institut Pasteur*, 1894). — P. Tissier, Rhinite atrophique, in *Ann. des mal. de l'or. et du lar.*, etc., 1894). — Terson et Gabriélidès, État microbien de la conjonctivite des ozéneux (*Arch. d'opht.*, 1894). Lermoyez, Thérapeutique des maladies des fosses nasales, 1896. — Pes (O.) et Gradenigo (G.), Notes bactériologiques sur l'ozène (*Ann. des mal. de l'or. et du lar.*, 1894). — Belfanti et Della Vedova, Traitement de l'ozène par les injections de sérum antidiphtérique (*Sem. méd.*, 1896, p. 144). — Moure, Rapport à la Soc. française de rhinologie, 1897. — Gradenigo, Sur le traitement de l'ozène (*Acad. de méd. de Turin*, 13 février 1897). — Lombard, Sérothérapie dans l'ozène (*Ann. des mal. de l'or.*, 1897, p. 385). — Lautmann, L'ozène atrophiant (*Ann. des mal. de l'or. et du lar.*; 1897, p. 220).

CHAPITRE IV

ÉPISTAXIS

L'épistaxis est fréquente parce que la forme et la situation du nez l'exposent aux traumatismes et parce que sa muqueuse est très vasculaire.

Divisions et causes. — On distingue des épistaxis *traumatiques* et *spontanées*. Les premières s'observent dans les fractures de la base du crâne ou dans les contusions sur le nez. Les deuxièmes, qui offrent plus d'intérêt pour le spécialiste, doivent être réparties en deux catégories, selon qu'elles sont de *cause locale* ou de *cause générale*.

Causes locales. — Comme *causes locales*, il y a les diverses rhinites aiguës (coryzas simples, de la rougeole, de la fièvre typhoïde, etc.); les tumeurs malignes qui saignent abondamment si on vient à les piquer avec un stylet; Mounier a observé un cas d'épistaxis provenant de la troisième amygdale à la suite d'une leçon de chant. Joal appelle l'attention sur les épistaxis par les odeurs; elles résultent de troubles vaso-moteurs par excitation du trijumeau.

Le plus souvent les épistaxis sont explicables par l'ouverture de petites varicosités qu'on observe fréquemment à la partie antéro-inférieure du septum. Sur un ensemble de 250 épistaxis, Baumgarten a

relevé 219 fois des lésions sur la cloison. Notre expérience personnelle nous les a fait rencontrer
moins souvent.

Causes générales. — Les *causes générales* sont la
dérivation de l'hémorragie menstruelle (épistaxis
supplémentaires de la ménopause ou des dysménor-
rhées). Chez les hémophiliques, les albuminuriques,
les alcooliques, les scorbutiques, l'épistaxis peut
apparaître rebelle. Les maladies du cœur, de l'estomac, du foie sont maintes fois en cause.

Symptômes et diagnostic. — Le malade perd en
réalité bien moins de sang qu'il ne suppose, parce que
le sérum diffuse beaucoup sur les linges. En moyenne,
l'épistaxis n'est guère que de 20 ou 30 grammes. On
ne doit pas méconnaître une épistaxis dont le sang
serait rendu par des vomissements ou des selles noirâtres.

L'important est de déterminer si l'hémorragie est
de cause locale ou générale.

Elle est d'ordre local quand c'est toujours de la
même narine que sort le sang ; d'ordre général, au
contraire, si la rhinoscopie ne révèle rien de particulier dans les fosses nasales.

Traitement. — Avant tout, il faut savoir respecter
les épistaxis compensatrices. Chez les vieillards artério-scléreux, on ne se hâtera point trop d'arrêter ce
flux sanguin qui peut les préserver d'une hémorragie
cérébrale.

Des procédés très simples peuvent suffire, tel le
pincement des deux narines entre le pouce et l'index.
Des tampons de ouate hydrophile imprégnés de cocaïne, d'antipyrine, d'hamameline, d'eau oxygénée
arrêtent quelques épistaxis. On vante encore les pul-

vérisations d'éther (Maizonada) et les applications de gélatine sur la muqueuse.

Le perchlorure de fer est à proscrire, parce qu'il adhère à la muqueuse et reproduit l'hémorragie quand on le retire.

Un excellent moyen consiste dans les irrigations chaudes (60°) et prolongées à l'eau bouillie. J'ai pu arrêter de la sorte des épistaxis consécutives à des ablations d'adénoïdes, alors même que le tamponnement complet s'était montré insuffisant.

S'il est bien avéré que l'hémorragie tient à des varicosités de la cloison, on y applique pendant cinq minutes un petit tampon de ouate imbibée de la solution de cocaïne (1 p. 10), puis on les détruit avec le galvanocautère.

Si tous ces moyens échouent, reste le tamponnement complet qui cependant est dangereux par l'infection des trompes d'Eustache (Gellé). Des vésicatoires volants appliqués sur le foie ou la rate (Verneuil) ont pu réussir chez les hépatiques et les paludéens.

On n'oubliera pas le traitement général en rapport avec l'état diathésique du sujet.

BIBLIOGRAPHIE.— Parisot, L'épistaxis chez le vieillard (Revue méd. de l'Est,1890).— Rosenthal (C.), De l'épistaxis (Deutsche med. Zeitung, 8 janvier 1891). — Gellé, Otite suppurée, accidents cérébraux à la suite d'un tamponnement postérieur pour épistaxis grave (Ann. des mal. de l'or. et du lar., janvier 1892). — Cros et Imbert, Montpellier méd., 1892. — Mounier, Hémorragie de la troisième amygdale (France méd., 1892). — Baumgarten, Statistique de 250 cas d'épistaxis (Revue intern. de rhinol., 10 août 1894). — Fullerton, Certaines formes d'épistaxis (The Glascow med. Journ., mai 1894). — Maizonada, Pulvérisations d'éther dans l'épistaxis (El siglo medico, 1894). — Lermoyez, Pathogénie et traitement de l'épistaxis (Soc. méd. des hôp., 30 octobre 1896). — Joal, Épistaxis par les odeurs (Congrès franç. de laryngol., 1897).

CHAPITRE V

SYPHILIS DU NEZ

**I. SYPHILIS PRIMAIRE. — CHANCRE DU NEZ. —
Étiologie.** — Il existe actuellement dans la science
une vingtaine de cas de chancres du nez. Le premier cas observé remonte à 1844 : il est de Mac Car-
thy ; le dernier est de Chapuis.

En 1893, nous avons observé à notre clinique un
très beau cas de chancre du nez, dont l'histoire a été
publiée par le Dᵣ Thibierge (de Saint-Louis)(1). La statistique du Pᵣ Fournier, en 1892, donne, sur un total
de 794 chancres extragénitaux, 13 cas seulement de
chancres du nez.

La muqueuse pituitaire semble, en effet, tant par
ses fonctions que par sa situation, peu prédisposée
à la contagion. Et pourtant les excoriations de toute
nature (traumatismes, acnés, vésicules d'eczéma)
sont susceptibles de donner prise au virus de la
syphilis : elles servent de porte d'entrée, au moins
en ce qui concerne le revêtement cutané externe de
l'organe. Quant aux chancres de la muqueuse proprement dite, cette porte d'entrée, d'après certains
auteurs, ne serait pas nécessaire ; toute muqueuse,

(1) Thibierge, *Gazette hebdomadaire* du 28 avril 1894.

même saine, étant apte à l'inoculation syphilitique. Cette inoculation peut se faire directement : contact direct de l'organe avec un point virulent quelconque, génital ou buccal (baiser). Le plus souvent, pourtant, cette inoculation est indirecte et se fait par l'intermédiaire des doigts, linges et divers objets, comme une tabatière, par exemple (cas de Hicguet). Signalons enfin la possibilité d'une inoculation par suite d'exploration nasale avec des instruments malpropres ou le cathétérisme de la trompe d'Eustache à l'aide de sondes d'Itard infectées.

Symptômes. — Au point de vue symptomatique, le chancre du nez revêt deux formes bien tranchées, suivant qu'il siège dans l'intérieur des fosses nasales, ou qu'il est extérieur. Ce dernier peut apparaître en n'importe quel point du tégument (pointe du nez, sillon naso-labial, aile du nez). On peut à la rigueur faire entrer dans la même description le chancre du vestibule, qui, par suite du gonflement énorme que prend l'ulcération, ne tarde pas à devenir extérieur. Le début n'est généralement pas observé par le médecin. Le malade raconte qu'il a d'abord remarqué un petit mal auquel il n'a seulement pas pris garde ; il a cru à un vulgaire bouton d'acné. Peu à peu ce bouton, loin de disparaître, n'a fait que croître, et c'est seulement lorsqu'il a atteint un développement considérable que le malade, inquiet, s'est décidé à consulter.

A la période d'état, c'est-à-dire vers le huitième ou le neuvième jour de son apparition, on note le plus souvent un gonflement énorme de la région environnante ; ce gonflement s'accompagne d'une rougeur intense, en sorte qu'à première vue on peut penser, comme le fait remarquer Thibierge, à un érysipèle au début. Dans presque tous les cas de chancres externes, les observateurs ont noté cette tuméfaction et cette rougeur considérables.

L'ulcération qui siège au sommet de cette tuméfaction présente tous les caractères de l'ulcération chancreuse : contours irréguliers, bords à peine tranchés, fond recouvert de mucosités grisâtres, base fortement indurée (fig. 77). Les ganglions sous-maxillaires sont toujours fortement engorgés ; parfois même on a noté l'engorgement des ganglions préauriculaires et parotidiens (Marfan, Thibierge). Les ganglions tributaires de la muqueuse pituitaire, au-devant de l'axis et de chaque côté de la corne de l'os hyoïde, peuvent être pris également. Chapuis (de Lyon) a noté l'engorgement des ganglions périhyoïdiens. Le même auteur insiste sur la douleur de ces adénopathies. Il l'attribue aux infections secondaires, dont le meilleur indice est assurément cette rougeur érysipélateuse qui accompagne si fréquemment le chancre syphilitique.

A côté de ces signes objectifs, il faut noter les signes particuliers qui tiennent au siège spécial de l'affection : déformation du nez, obstruction de la narine, gêne de la respiration quand cette obstruction est complète des deux côtés, nasonnement, difficulté pour se moucher, éternuements fréquents, larmoiement par obstruction du canal nasal.

Peu douloureux par lui-même, le chancre du nez devient ainsi, par le siège spécial qu'il occupe, la cause d'une très grande gêne fonctionnelle pour le malade qui en est atteint.

De même que nous avons vu tous les points du

tégument externe pouvant devenir le point de départ
du chancre syphilitique, de même tous les points de
la muqueuse intranasale peuvent donner lieu à la

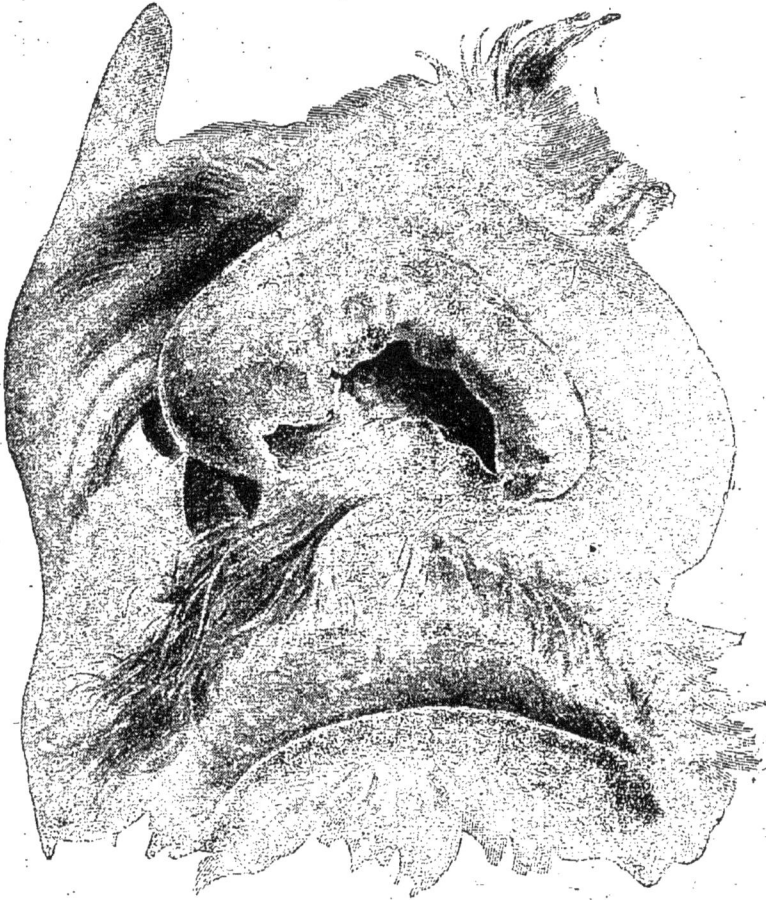

Fig. 77. — Chancre du nez avec congestion des narines et
parties environnantes.

même infection. Ces chancres intranasaux sont d'ailleurs beaucoup plus rares que les précédents. On en
a observé sur la cloison (Marfan, Morel-Lavallée) et
jusque dans le naso-pharynx (cathétérisme).

16.

La symptomatologie du chancre intranasal est un peu différente de celle du chancre des ailes du nez. Tandis qu'en effet dans les chancres externes ce sont surtout les signes objectifs (déformation, tuméfaction) qui dominent, ici ce sont les signes subjectifs ou fonctionnels qui passent au premier plan.

Dès le début, le malade éprouve une gêne intranasale considérable et se plaint de douleurs sous-orbitaires très violentes. L'écoulement, l'enchifrènement, les éternuements et tous les troubles liés à l'oblitération nasale, arrivent rapidement à leur maximum. Néanmoins tous ces troubles fonctionnels sont unilatéraux et siègent uniquement dans la narine malade. Les signes physiques sont peu nets, difficiles à percevoir, ce qui explique que, malgré tout, cette variété de chancre nasal reste souvent méconnue. L'inspection du nez montre parfois une légère teinte érysipélateuse siégeant exactement sur les téguments de la narine atteinte.

La rhinoscopie antérieure met en présence d'une tumeur plus ou moins profonde, ulcérée, saignant facilement, recouverte de mucosités blanchâtres. Cette tumeur, étalée en nappe, présente l'aspect d'un gros champignon largement pédiculé et implanté sur la cloison. Il n'existe pas dans la science de cas de chancre des cornets ou de la paroi externe des fosses nasales.

Au toucher, les sensations sont variables : tantôt c'est une induration qui semble se confondre avec celle du cartilage ; tantôt c'est un ensemble de points durs. La tumeur est entourée par une muqueuse rouge et enflammée ; mais les bords de l'ulcération sont peu nets et la ligne de démarcation fort difficile à préciser. L'engorgement des ganglions sous-maxillaires est encore la règle ici.

Si, au lieu de siéger dans les fosses nasales proprement dites, le chancre siège dans le naso-pharynx, la rhinoscopie postérieure seule permettra de le reconnaître. C'est autour de l'orifice des trompes qu'il faudra le rechercher, car c'est là qu'il siège le plus souvent. Ainsi s'expliquent les douleurs d'oreille accompagnées de surdité avec bourdonnements qui coïncident avec sa présence dans cette région.

L'évolution du chancre nasal ne présente rien de spécial. Après une durée qui varie avec le degré des infections secondaires et la nature bénigne ou maligne de la maladie, mais qui ne diffère pas de celle des chancres génitaux, il disparaît sans laisser de trace appréciable, ainsi que nous avons pu l'observer chez le malade de Thibierge.

Le chancre de la cloison peut-il amener une perte de substance et entraîner une perforation de la cloison ? Jullien en rapporte un exemple. Les abcès de la cloison, les ethmoïdites partielles ou totales, et enfin les abcès des voies lacrymales, sont en outre les complications possibles des chancres intranasaux.

Le degré de gravité de la syphilis nasale ne présente rien de particulier. Peut-être cependant, comme tous les chancres extragénitaux, le chancre nasal a-t-il une virulence spéciale. C'est ce que soutiennent certains auteurs. En tout cas, la mort immédiate ne peut s'expliquer que par l'apparition d'infections secondaires très étendues ou par l'existence d'un terrain usé par l'âge ou les maladies antérieures.

Diagnostic. — Lorsque le chancre nasal siège sur les téguments externes, les divers caractères que nous lui avons reconnus permettent de le dépister assez facilement et d'affirmer la syphilis avant l'apparition de la roséole. Le gonflement, l'induration, l'ulcération, l'adénopathie cervicale et préauriculaire, tels sont les principaux symptômes sur lesquels devra s'édifier le diagnostic du chancre.

Il est à peine besoin de dire que distinguer le chancre du nez du lupus sera chose facile : le gonflement, les ulcérations sont différentes dans le lupus et il n'y a pas de ganglions, ou, s'il y en a, ils ne sont pas douloureux et sont irrégulièrement répartis autour du cou. D'ailleurs, en cas de doute, l'évolution tranchera la question d'une façon définitive.

Il faudra, en cas de chancre du nez, se mettre surtout en garde contre la syphilis tertiaire et l'apparition d'une gomme. Parfois, en effet, l'aspect est le même, et dans ces cas ce seront les anamnésiques et surtout la marche de la maladie qui permettront de différencier nettement ces deux manifestations d'une même infection. Et pourtant l'ulcération dans la gomme sera plus profonde, les pertes de substance plus marquées et les ganglions respectés.

Les tumeurs malignes, épithélioma, sarcome, ne seront pas facilement confondues avec le chancre. Leur évolution beaucoup plus lente permettrait seule de les éliminer ; mais nous avons encore, pour les différencier, l'aspect de l'ulcération, superficielle dans le chancre, profonde dans l'épithéliome, l'apparition des bourgeons généralement absents dans la syphilis. Enfin l'adénopathie tardive est plus en rapport avec l'hypothèse d'épithéliome qu'avec celle de syphilis.

Si la tumeur siège dans l'intérieur des fosses nasales ou dans le naso-pharynx, ce ne sera guère qu'à l'apparition des accidents secondaires, plaques muqueuses ou roséole, que l'on sera en droit d'affirmer l'existence d'un chancre nasal. Ici les caractères de l'ulcération chancreuse sont trop peu nets pour qu'il soit possible, à leur seule inspection, d'émettre le diagnostic de syphilis.

II. **SYPHILIS SECONDAIRE.** — Les manifestations nasales de la période secondaire sont de deux sortes :

1° L'*érythème* (rhinite érythémateuse) ; 2° les *ulcerations* (rhinite ulcéreuse).

Dans l'esprit de beaucoup d'auteurs, syphilis secondaire du nez équivaut à plaques muqueuses ; de là des opinions que nous croyons inexactes au sujet de la fréquence de ces manifestations.

En réalité, nous pensons avec le Pʳ Fournier, Jullien, Paul Tissier, que ces manifestations sont beaucoup plus fréquentes qu'on ne l'admet généralement. Il est juste d'ajouter qu'en raison de leur excessive bénignité ces accidents passent souvent inaperçus.

La *rhinite érythémateuse syphilitique* a été d'abord signalée par Schech et Moldenhauer. Elle a été très bien décrite par Paul Tissier. Cette affection présente en effet un certain nombre de caractères spéciaux, qui permettent de ne pas la confondre soit avec la rhinite simple ou coryza vulgaire, soit avec une rhinite médicamenteuse (iodures).

Les signes fonctionnels sont les moins spéciaux, on les retrouve dans tout coryza, quelle qu'en soit la nature : écoulement muqueux des narines, larmoiement, enchifrènement et difficulté de la respiration nasale. Les éternuements seuls, si fréquents dans le coryza, manquent souvent dans cette rhinite érythémateuse.

A l'examen rhinoscopique, ce n'est point le gonflement considérable du coryza vulgaire qu'on aperçoit. La rougeur de la muqueuse, au lieu d'être uniforme, est disposée par plaques siégeant les unes sur la cloison, les autres sur les cornets. Les mucosités qui recouvrent cette muqueuse sont blanches et légèrement adhérentes. L'hypertrophie du cornet inférieur, que l'on constate parfois, est souvent indépendante de l'affection : elle l'a précédée, comme elle la suivra, sans être influencée par elle.

En résumé, rougeur non uniforme de la muqueuse pituitaire, gonflement relativement très peu marqué, tels sont les deux principaux caractères de l'érythème naso-syphilitique. Ces lésions sont presque toujours unilatérales, et nous aurons encore dans cette unilatéralité un élément précieux de diagnostic.

La rhinite érythémateuse disparaît le plus souvent comme elle est venue, c'est-à-dire sans trouble appréciable. Dans certains cas, cependant, cet érythème à contours peu nets, que nous venons de signaler, donne lieu à une légère ulcération. Ainsi se trouve constituée la syphilis érosive.

Le diagnostic, théoriquement facile, est pratiquement, et dans beaucoup de cas, entouré de difficultés : il sera prudent de n'affirmer la syphilis que lorsque d'autres manifestations secondaires viendront éclairer les doutes sur la nature de l'érythème intranasal.

La *rhinite ulcéreuse*, bien étudiée par Mackenzie, Moldenhauer, Paul Tissier, est décrite par beaucoup d'auteurs, et en particulier par Duplay, sous le nom de *plaques muqueuses* du nez. En réalité, il ne s'agit point d'une plaque muqueuse analogue à celle qu'on trouve dans la bouche ou sur les organes génitaux ;

mais la dissemblance d'aspect est uniquement due à
la dissemblance de l'épithélium qui sert de substra-
tum. On sait, en effet, que dans la bouche existe un
épithélium pavimenteux stratifié ; dans le nez, au contraire, l'épithélium est cylindrique à cils vibratiles ; il
suit de là que les ulcérations de la syphilis secondaire revêtent dans ce dernier organe un caractère
tellement spécial que beaucoup d'auteurs refusent
de leur donner le nom de plaques muqueuses.

De même que les zones érythémateuses, dont elles
sont pour ainsi dire le stade ultime, les ulcérations
de la rhinite ulcéreuse siègent surtout sur la cloison :
elles sont le plus souvent aussi unilatérales et présentent les caractères suivants. Au milieu d'une
plaque érythémateuse d'un rouge vermillon, on aperçoit une petite érosion peu étendue, peu saillante,
recouverte de croûtes jaunâtres s'enlevant difficilement ; le fond de ces ulcérations, dégagé avec peine
de la croûte qui le recouvre, saigne facilement et peut
même devenir le point de départ d'épistaxis abondantes. L'aspect opalin de la plaque buccale ne se
rencontre ici que très rarement, et encore est-il dû à
des mucosités qu'il est facile d'enlever. Les bords de
l'érosion sont nets et tranchent d'une manière très
apparente sur le fond rouge qui constitue la plaque
d'érythème. Rien de semblable encore dans la bouche,
où la plaque muqueuse semble incrustée au milieu
du tissu sain. Enfin les ulcérations de la rhinite
ulcéreuse sont très peu nombreuses, contrairement
encore à ce qui a lieu pour celles de la bouche.

L'évolution de la rhinite ulcéreuse est aussi insidieuse
que celle de la rhinite érythémateuse. Les signes fonctionnels sont les mêmes que pour cette dernière. Par-

fois, cependant, une épistaxis abondante révélera la présence d'une ou de plusieurs ulcérations. Dans d'autres cas, surtout s'il existe des éperons de la cloison, il se produit une synéchie ou adhérence de la cloison au cornet. La présence de pareille lésion dans une fosse nasale saine en apparence permet, dans une certaine mesure, de porter le diagnostic rétrospectif d'infection syphilitique.

A côté de cette forme de syphilis secondaire que nous venons de décrire, et qui comprend tous les cas de localisation du mal sur la muqueuse pituitaire proprement dite, il existe une variété spéciale d'ulcérations tenant à leur localisation. Lorsque la région vestibulaire est frappée par la syphilis secondaire, on assiste là à l'éclosion de syphilides un peu particulières. Quand elles siègent dans l'angle naso-labial, ces syphilides affectent la forme fissuraire, mais ces fissures sont généralement indolores. Lorsqu'elles se localisent plus loin, sur le pourtour du vestibule, ce sont de toutes petites ulcérations du volume d'une tête d'épingle, recouvertes chacune d'une croûte dure et jaunâtre ; ces croûtes forment, par leur agglomération à ce niveau, un bourrelet qui rétrécit l'entrée de la narine. Ces ulcérations laisseraient même, d'après Deville et Davaine, une petite tache indélébile.

Cette forme de la syphilis nasale est assez difficile à distinguer des ulcérations traumatiques ou scrofuleuses de la même région. C'est surtout par les antécédents, l'évolution, et l'examen complet du malade qu'on arrivera à formuler un diagnostic certain.

III. SYPHILIS TERTIAIRE. — La véritable manifestation de la syphilis tertiaire dans le nez, celle qui par ses destructions muqueuses, cartilagineuses et osseuses détermine des pertes de substance parfois considérables, c'est la *gomme syphilitique*.

Quelques auteurs ont signalé des ulcérations muqueuses tertiaires non gommeuses, siégeant tantôt sur la cloison, tantôt sur la face externe de la cavité nasale, tantôt enfin sur la muqueuse du naso-pharynx. Ces ulcérations, en général peu profondes, non douloureuses et peu étendues, disparaissent assez rapidement sans laisser de traces. Elles sont d'ailleurs assez rares.

Tout autre est la *gomme syphilitique*, dont tous les auteurs ont reconnu la fréquence et la gravité ; c'est à elle que doit s'appliquer le mot de Fournier : « La vérole se plaît dans les fosses nasales. » D'après Welky, les accidents tertiaires du nez représenteraient environ 3 p. 100 des accidents totaux de la syphilis.

Les syphilis graves des pays chauds, les syphilis non traitées sont surtout celles qui prédisposent à ces sortes d'accidents.

C'est à une époque très variable du début de l'infection que l'on peut voir apparaître les tumeurs gommeuses du nez. On en a observé dix-huit mois et vingt ans après l'accident primitif. Entre ces deux termes, il y a une moyenne, qui varie entre huit et douze ans.

La gomme nasale peut siéger à l'extérieur ou à l'intérieur du nez et son point de départ peut être soit le tissu cellulaire, soit le tissu osseux, soit enfin le cartilage. La cloison, le voile du palais, les cornets, telles sont les régions le plus souvent envahies. Néanmoins on peut la rencontrer au niveau des os propres du nez, sur la branche montante du maxillaire, l'ethmoïde et même l'unguis.

Symptômes. — Elle varie avec le siège de l'affection externe ou interne, avec sa marche rapide ou lente, avec sa nature bénigne ou grave, et enfin suivant qu'elle est traitée dès le début ou au contraire livrée à elle-même.

D'une manière générale, on peut dire que le processus gommeux est ici ce qu'il est partout ailleurs. Après une période de début, plus ou moins longue, plus ou moins insidieuse, la tumeur se constitue et arrive à la période d'état, puis survient une période de ramollissement avec perte de substance plus ou moins considérable; enfin celle-ci est suivie d'une troisième période dite de réparation, totale ou partielle, mais partielle le plus souvent. Appliquée à la gomme nasale, voyons ce que donne cette évolution.

Cas à marche rapide. — Dans le premier cas, la tumeur, quel que soit son siège, est très vite constituée; les signes fonctionnels dus à l'oblitération du nez sont rapidement portés à leur maximum. L'aspect extérieur varie avec le siège du mal. Si la tumeur siège sur la cloison, elle envahit les deux narines d'une façon à peu près symétrique; on aperçoit extérieurement une rougeur diffuse de tout l'organe avec gonflement énorme : les deux orifices antérieurs des narines sont complètement obstrués par un double bourrelet muqueux.

Si la tumeur siège sur la face externe, cornet ou méat inférieur, le gonflement et la rougeur se perçoivent seulement du côté malade : l'aile du nez est rouge et tuméfiée, la narine malade très difficile, sinon impossible à explorer.

Si la région ethmoïdale est envahie (cornets et méats moyens et supérieurs), on peut observer des phénomènes inflammatoires du côté de l'œil, des voies lacrymales et du cerveau.

Enfin la tumeur gommeuse peut siéger dans le naso-pharynx et ne révéler extérieurement sa présence que par des signes fonctionnels tenant à l'oblitération du nez et de la trompe d'Eustache (bourdonnements et surdité).

Cette forme de la maladie est, avons-nous dit, essentiellement rapide : la tumeur, constituée en quelques jours, arrive en quelques semaines à la période d'état ; puis survient la régression, également rapide avec ou sans fonte purulente. Dans ces cas, si l'affection a siégé seulement dans le tissu cellulaire sans atteindre les os ou les cartilages, la guérison est rapide. Parfois cependant il reste des pertes de substance énormes et l'on peut voir ainsi le nez, la bouche et les sinus transformés en une seule et unique cavité (cas de Besnier, musée de l'hôpital Saint-Louis).

Cas à évolution lente et chronique. — Dans ces cas, ce sont de petites esquilles osseuses qui entretiennent une suppuration chronique interminable. C'est la forme la plus commune.

Qu'elle débute par la muqueuse, le cartilage ou les os, la gomme intranasale s'installe d'une façon insidieuse. La céphalée légère, les douleurs névralgiques sont d'abord attribuées à une tout autre cause. Ce n'est que lorsque les signes fonctionnels (enchifrènement, écoulement nasal, perte de l'odorat) sont plus marqués, que l'attention est attirée sur cet organe.

L'examen rhinoscopique, rarement pratiqué à cette période, montrera, siégeant sur la cloison ou sur tout autre point de la muqueuse, une ulcération anfractueuse à fond rouge, à bords taillés à pic. Parfois

une mucosité grisâtre recouvrira par places cette ulcération et le reste de la muqueuse.

Mais ces signes du début sont d'assez courte durée,
et dans les cas où la maladie aurait passé inaperçue,
on voit bientôt apparaître un autre symptôme qui ne
permet pas d'avoir le moindre doute sur l'origine du
mal ; ce symptôme capital de la syphilis tertiaire du
nez, c'est une odeur fétide, spéciale, non perçue par
le malade lui-même, mais sentie par son entourage
au point de devenir parfois insupportable. Son intensité est telle qu'elle peut infecter toute une pièce
(atelier, chambre, salle d'hôpital).

La mortification des tissus et plus particulièrement
les nécroses osseuses viennent encore augmenter
cette fétidité et lui donner ce caractère d'âcreté spécial qui ne se rencontre pas dans l'ozène vrai.

A cette période de la maladie, les autres signes
fonctionnels sont extrêmement prononcés : douleurs
névralgiques, écoulement fétide et purulent et parfois
expulsion de séquestres osseux, plus ou moins altérés, laissant après eux des pertes de substance
énormes.

Ces pertes de substance, si elles portent sur le
voile du palais ou la voûte palatine, occasionnent
du nasonnement et de la gêne de la déglutition avec
rejet des aliments par le nez. Plus haut, l'altération
des os propres du nez et de la branche montante du
maxillaire peuvent amener des troubles dans le fonctionnement du canal nasal et des dacryocystites
aiguës ou chroniques.

A l'inspection, on pourra parfois percevoir sans
l'aide d'aucun instrument, soit une destruction de la
sous-cloison, soit un épaississement ou un aplatisse-

ment de la racine du nez. Le plus souvent, l'examen rhinoscopique sera nécessaire et alors celui-ci nous permettra de voir une fosse nasale remplie de croûtes noirâtres et épaisses. Une fois enlevées, ces croûtes mettront à nu des ulcérations plus ou moins anfractueuses. La cloison sera souvent perforée ou à moitié détruite. L'exploration de ces ulcérations au stylet permettra de sentir les os dénudés et en voie de nécrose. D'autres fois, les séquestres déplacés encombrent les fosses nasales au point qu'on est obligé de les broyer pour les extraire par petits morceaux. Généralement, outre ces symptômes spéciaux à la lésion même, on observe une bouffissure énorme de la muqueuse qui est rouge et enflammée.

Les cornets sont atrophiés. Enfin il est des cas où, siégeant dans le naso-pharynx, la maladie ne pourra être reconnue qu'à l'aide de la rhinoscopie postérieure. Dans ce cas, ce sont le voile du palais, les trompes et le pourtour de leurs orifices qui sont le siège des ulcérations gommeuses, mais alors les troubles fonctionnels se passent surtout du côté des oreilles.

La durée de l'affection est longue; les séquestres mettent souvent plusieurs mois à s'éliminer. Au cours de cette longue évolution, des complications de plusieurs sortes peuvent se produire. Et d'abord les ulcérations nasales ne sont pas à l'abri des infections secondaires, dont la plus redoutable est l'érysipèle. La chute des séquestres peut entraîner aussi des hémorragies graves et d'autres accidents dus à leur déglutition et à leur séjour plus ou moins prolongé dans l'estomac; on a même signalé, au cours de cette élimination, des phénomènes d'asphyxie par chute dans les voies respiratoires. Du côté des sinus et des oreilles, il faut redouter également les suppurations interminables; du côté des yeux, l'oblitération ou l'infection des voies lacrymales (Lagneau); enfin, du côté du cerveau, la présence de ces ostéites naso-craniennes signalées par le P⁰ Fournier peut amener

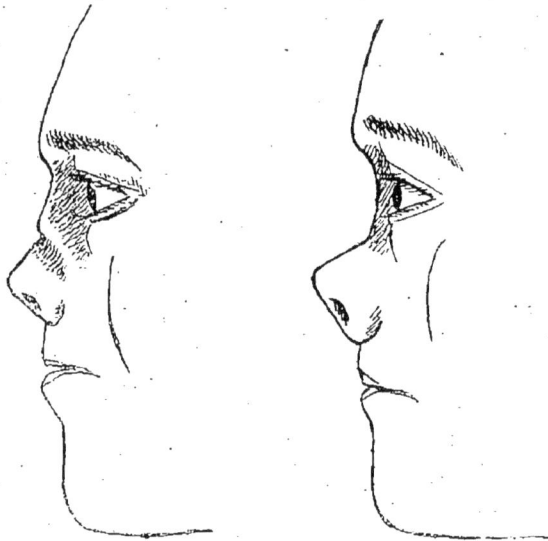

Fig. 78. — Nez syphilitiques tertiaires.

une complication cérébrale mortelle (méningite, abcès du cerveau).

Les cas bénins peuvent guérir sans laisser de trace appréciable de leur passage; c'est tout au plus si la rhinoscopie antérieure révèle une perforation peu étendue de la cloison, l'absence d'un cornet ou l'existence d'adhérences anormales entre la cloison et la paroi externe. Dans d'autres cas, il existe des déformations plus ou moins considérables, des pertes de substance créant pour l'organe de l'olfaction une véritable difformité.

Quelques-unes de ces difformités ont permis au Pr Fournier de créer trois types qui correspondent à des lésions toujours identiques (fig. 78 et 79). C'est ainsi que la perte de la sous-cloison nasale déter-

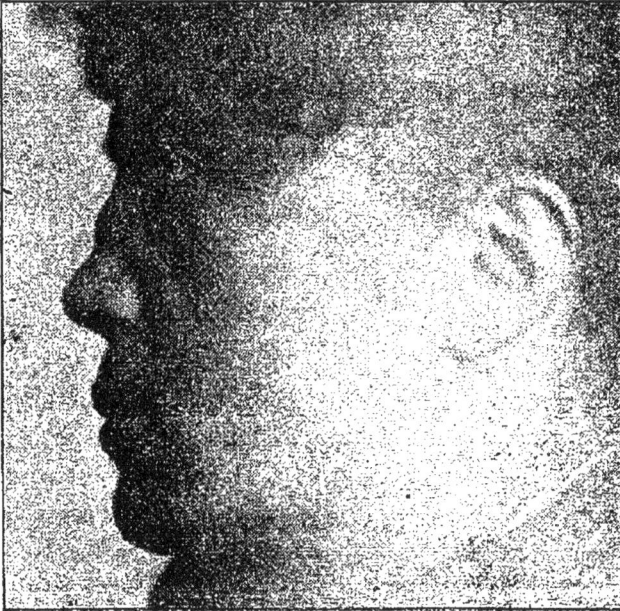

Fig. 79. — Nez syphilitique (d'après une photographie de G. Luys).

mine l'abaissement de la pointe du nez et l'apparition de cette déformation caractéristique qu'il a désignée du nom de *nez de perroquet*.

La destruction des os propres du nez peut amener un aplatissement spécial de la base de l'organe, et, à l'inverse des cas précédents, un relèvement de la pointe : c'est le *nez camard*.

Enfin, lorsque le cartilage de la cloison est détruit, il se produit une sorte d'enfoncement des deux seg-

ments, l'un dans l'autre ; le segment inférieur remonte
et rentre dans le supérieur avec production au niveau
de la racine du nez d'une sorte de bourrelet, ce qui
a valu à cette déformation le nom de *nez en lorgnette.*

Comme déformation persistante, à la suite de la
syphilis tertiaire du nez, nous signalerons encore les
perforations du voile du palais et de la voûte palatine qui entraînent une altération plus ou moins
considérable de la voix ; enfin les pertes de substance
au niveau des téguments extérieurs, qui défigurent.

Diagnostic. — Le diagnostic de la syphilis tertiaire
est à faire d'abord avec l'*ozène* vrai. Mais on sait
que l'ozène vrai n'est que la principale manifestation
de la rhinite atrophique. L'odeur est plus fade et
plus nauséeuse que dans la syphilis ; de plus, l'atrophie de la muqueuse, l'absence d'ulcération et surtout
de lésion osseuse permettront d'éviter l'erreur très
facilement.

Certaines *sinusites* avec suppuration chronique
s'accompagnent parfois de fétidité, mais ici la lésion
est unilatérale, l'écoulement du pus beaucoup plus
abondant.

Certaines *ulcérations tuberculeuses* seront plus
difficiles à distinguer de la syphilis. Le plus souvent,
cependant, ces ulcérations coïncident avec des lésions
lupiques du côté de la face. Quant à la lésion elle-
même, « elle se présente, dit Dieulafoy, sous la forme
d'un champignon fongueux qui détermine la perforation de la cloison. Les bords de cet ulcère sont
saillants, sanieux et obstruent les deux narines ».
L'examen bactériologique peut révéler dans le pus la
présence de bacilles.

John Mackenzie a signalé, en 1889, une affection spéciale que l'on pourrait à la rigueur confondre avec des productions gommeuses des fosses nasales. Ce sont de petits *polypes*, durs et jaunâtres, apparaissant surtout au niveau du cornet inférieur chez de vieux alcooliques. Ces productions polypeuses peuvent s'ulcérer et donner ainsi l'apparence de gommes. Le microscope montrera que ces polypes sont formés seulement de tissu embryonnaire et qu'ils n'ont par là même aucune analogie avec la structure de la gomme.

Toute la classe des *tumeurs malignes* est à différencier d'avec les gommes; mais ici c'est surtout par l'évolution de la tumeur, l'action de l'iodure et la recherche des antécédents qu'un diagnostic certain est possible.

IV. **SYPHILIS HÉRÉDITAIRE**. — L'affection se révèle à deux époques et sous deux formes assez différentes:

1º HÉRÉDO-SYPHILIS PRÉCOCE. — Chez le nouveau-né, c'est le coryza infantile avec écoulement sanieux, plus ou moins fétide. Si un traitement énergique n'intervient pas, les ravages peuvent être considérables. Dans un cas rapporté par Hawking, la destruction du vomer et d'une grande partie du nez fut réalisée en moins de quatre mois.

2º HÉRÉDO-SYPHILIS TARDIVE. — On la constate surtout chez les filles, vers l'âge de la puberté. Nez ensellé, épais à sa racine, atrophie des cornets, quelquefois perforations du septum coïncidant avec des kératites interstitielles et des altérations tympaniques, suffisent à la révéler.

Traitement aux diverses périodes. — Les indica-

17.

tions du traitement varient avec la nature des manifestations spécifiques.

Contre le chancre, on a employé l'iodoforme et l'iodol à parties égales, le calomel, les cautérisations avec divers caustiques (nitrate d'argent, chlorure de zinc, acide lactique). Les lavages à l'aide d'un liquide antiseptique, les nettoyages fréquents de la plaie ayant pour but d'éviter les infections secondaires, devront toujours être conseillés. Enfin, au point de vue du traitement général ultérieur, le chancre nasal donne lieu aux mêmes indications que le chancre génital.

La syphilis secondaire du nez donnera lieu aux indications locales suivantes : injections nasales biquotidiennes à l'aide d'un siphon de Weber avec une solution de sublimé à 1 p. 2000 ou 1 p. 4000, c'est-à-dire la liqueur de Van Swieten coupée de moitié ou de trois quarts d'eau distillée.

S'il existe des ulcérations, celles-ci devront, comme celles de la bouche, être cautérisées à l'aide du nitrate d'argent.

Les accidents tertiaires sont, comme les précédents, susceptibles d'être traités par les agents spécifiques.

Mauriac recommande à cette période l'iodure de potassium à haute dose (6 à 10 grammes par jour). Mackenzie emploie alternativement l'iodure et le mercure. Darzens préconise la formule suivante :

Iodure de potassium............ ⎫	
Iodure de soude .... ⎬ ãã 15 grammes.	
Iodure d'ammonium .... ⎭	
Biiodure d'hydrargyre..........	5 centigr.
Eau distillée	300 grammes.

L'avantage de cette formule serait que la grande solubilité des deux derniers iodures empêcherait le premier de s'éliminer trop vite. On pourra, dans les cas rebelles, employer les injections de calomel, récemment préconisées par l'École de Saint-Louis. Dans l'hérédo-syphilis nasale, le traitement interne doit être intensif, tout en restant proportionné à l'âge et à la tolérance du sujet.

Le traitement local comprend surtout deux grandes indications :

1° La désinfection des fosses nasales.

2° L'extirpation des parties sphacélées et en particulier des séquestres.

Pour remplir la première de ces indications, on utilisera tous les antiseptiques (acide borique, résorcine, microcidine, permanganate, etc.). Chacun de ces antiseptiques devra être utilisé sous la forme de solutions servant à de grandes irrigations nasales, trois ou quatre fois par jour, à l'aide du siphon de Weber ou d'un irrigateur quelconque.

Comme moyen adjuvant, on prescrira des poudres absorbantes (sous-nitrate ou salicylate de bismuth, acide borique en poudre), dont le malade prendra plusieurs prises dans la journée.

On atténuera la mauvaise odeur, en faisant placer à l'entrée de chaque narine un léger tampon de ouate hydrophile imbibée de vaseline au menthol dans la proportion de 1 p. 10.

Pour remplir la deuxième indication locale, à savoir l'extirpation des parties sphacélées, quelques auteurs ont conseillé le curetage des fosses nasales à l'aide de la curette de Volkmann. Pour pratiquer ce curetage, on pourra, comme l'a fait Pozzi, diviser le nez sur la ligne médiane et pénétrer ensuite dans les deux narines, ou bien employer le procédé de rhinotomie transversale inférieure, que nous avons récemment décrit (1). S'il était nécessaire de s'ouvrir une brèche très large, il faudrait recourir au procédé d'Ollier, car même le procédé de Rouge ne donne pas toujours une voie suffisante (Gouguenheim et Rochard). L'indication de l'intervention chirurgicale est assez difficile à déterminer. Nous ne pensons pas, avec certains rhinologistes, que cette intervention doive être hâtive. Nous croyons au contraire qu'on ne doit s'y décider qu'après avoir épuisé la série des autres moyens curatifs par l'iodure et le mercure, et surtout quand on aura constaté la présence de séquestres volumineux très longs à s'éliminer et susceptibles d'affaiblir le malade par une abondante suppuration.

Après la guérison totale des gommes du nez, il existe parfois de nouvelles indications à remplir : nous voulons parler des déformations considérables que laissent parfois après elles les gommes syphilitiques. Ces déformations deviennent, suivant leur siège, la source d'interventions autoplastiques variables.

BIBLIOGRAPHIE. — FOURNIER (A.), Chancre céphalique, 1858. — JULLIEN (Louis), Traité des mal. vénér., 1886. — DUPLAY et RECLUS, Traité de chir., t. IV. — MARFAN, Ann. de dermat. et de syph., 1890. — MOLDENHAUER, Traité des mal. des fosses nas. — CASTEX, De l'ozène syphilitique (France méd., 1892). — DIEULAFOY, Leçons prof. à la Faculté de médecine, 1893. — MAURIAC (Ch.), Leçons sur les maladies vénériennes, Syph. primit. et syph. second., 1890 ; De la syph. pharyngo-nas. (Union méd., 1893). — PAUL TISSIER, Ann. des mal. de l'or., 1893. — BANÉZERYE, Thèse de Paris, 1894. — CHAPUIS, Gaz. des hôp., juillet 1894. — ROCHARD et GOUGUENHEIM, Séquestres des fosses nasales, opération d'Ollier (Ann. des mal. de l'or. et du lar., octobre 1896). — VACHER (d'Orléans), Contribution à l'étude de la syphilis nasale (Ann. des mal. de l'or. et du lar., juillet 1898).

(1) CASTEX, Congrès de chirurgie, 1896.

CHAPITRE VI

TUBERCULOSE DU NEZ
ET LUPUS DES FOSSES NASALES
MORVE ET LÈPRE DU NEZ

I. — TUBERCULOSE DU NEZ.

Elle se montre assez rarement comme manifestation primitive (Thorwald, Riedel) ; le plus habituellement les sujets qui en sont atteints présentent des signes de tuberculose pulmonaire. Elle est plus souvent unilatérale que bilatérale.

Ses formes sont assez différentes les unes des autres. Avec Cartaz, on peut distinguer une forme *végétante* et une forme *ulcéreuse*.

Symptômes. — Dans la *forme végétante*, on aperçoit une sorte de polype assez volumineux. Schaeffer en mentionne un du volume d'une noix. La narine est obstruée, mais laisse suinter une sanie purulente. La petite tumeur s'implante le plus habituellement sur la cloison. Elle est irrégulière et sa surface rappelle celle d'un papillome.

Dans la *forme ulcéreuse*, on trouve aussi sur la cloison, bien que ce ne soit pas le siège exclusif, une ou plusieurs pertes de substance dont les bords sont taillés à pic. Le fond est irrégulier, grisâtre, couver de muco-pus ; la muqueuse environnante est rouge et tuméfiée. On peut y voir des granulations jaunâtres en semis, comme autour des ulcères tuberculeux de la langue.

Cette localisation de la tuberculose évolue d'habitude assez lentement. La forme ulcéreuse offre une marche plus rapide que la forme végétante.

Diagnostic. — Il n'est difficile que lorsque l'affection est primitive. On la reconnaîtra à l'absence d'antécédents syphilitiques, à la présence de granulations blanchâtres autour de l'ulcération ou de la tumeur, à l'histoire pathologique du malade. En cas de doute, on doit recourir à la bactérioscopie.

Pronostic. — Il est subordonné à la variété. Assez grave dans la forme ulcéreuse, qu'on arrête difficilement, il est par contre assez bénin dans les formes végétantes. J'ai pu guérir radicalement des malades présentant ces pseudo-polypes, notamment un jeune Dahoméen d'une douzaine d'années.

Traitement. — S'il ne s'agit que d'un ulcère, on peut toucher sa surface à l'acide lactique ou au chlorure de zinc. En cas d'échec, on aura recours aux galvanocautérisations ou au curetage.

Dans la forme fongueuse, on fait tomber d'abord la petite tumeur, puis on curette sa base d'implantation. Les pansements seront faits à la gaze iodo formée. L'écueil de ces interventions est dans les sténoses consécutives des narines qu'il n'est pas toujours possible d'éviter.

Le traitement général doit marcher de pair avec les moyens locaux.

II. — LUPUS DES FOSSES NASALES.

Les principaux documents relatifs à cette question ont été bien résumés par Raulin (1).

L'affection s'observe surtout chez des sujets jeunes, de vingt à trente ans et plus souvent chez les femmes que chez les hommes. Elle complique les manifestations lupiques du dos du nez ou des joues. Les divers traumatismes, l'habitude de gratter l'intérieur du nez avec l'ongle de l'index, sont des circonstances très adjuvantes. Bresgen cite le cas d'une malade qui contracta l'affection par cette mauvaise habitude, tandis qu'elle soignait sa belle-sœur atteinte de tuberculose pulmonaire.

Symptômes. — L'affection débute le plus souvent dans l'intérieur des narines ou à la partie inférieure de la cloison.

On y constate de petites fongosités rougeâtres et dures, pouvant former des tumeurs polypiformes (Schmiegelow). Les lésions peuvent s'étendre aux cornets, mais, en général, elles restent limitées à la partie antérieure des fosses nasales. La cloison finit par présenter une perforation à bords épais, irréguliers, mais elle est en général moins grande que la perforation syphilitique. Détail à signaler : l'altération lupique respecte le tissu osseux.

L'évolution en est essentiellement lente. Les traumatismes et les grossesses activent parfois la marche.

Les *complications* le plus souvent signalées sont

(1) RAULIN, Lupus primitif de la muqueuse nasale (*Thèse de Paris*, 1889).

les poussées érysipélateuses et les dégénérescences épithéliomateuses (Raulin).

Diagnostic. — Il est facile et ce n'est guère qu'avec la syphilis qu'il serait possible de faire une confusion. On l'évitera en considérant que la syphilis envahit une plus grande partie de la cloison nasale, d'où l'effondrement du nez, tandis que le lupus, suivant l'expression du Pr Fournier, est casanier, ne s'étendant que lentement aux parties voisines.

Traitement. — Le *traitement* s'effectue avec les moyens employés pour la tuberculose nasale (curetage, galvanocautérisations, pansements iodoformés et thérapeutique générale).

III. — MORVE DU NEZ.

Cette affection, très fréquente chez le cheval, est transmise à l'homme accidentellement, surtout chez les palefreniers et les cochers. Schütz et Israël ont découvert dans les sécrétions nasales des chevaux morveux de petits bacilles analogues aux bâtonnets de la tuberculose.

Symptômes. — On en distingue deux formes : *aiguë* et *chronique* ; la première, la plus grave, avec fièvre et frissons. Dans les deux formes, des tubercules et des pustules se montrent, qui bientôt se transforment en ulcérations et peuvent délabrer toute la charpente nasale. Un écoulement se produit, d'abord muqueux, puis sanieux, sanguinolent et sentant mauvais.

Traitement. — Nous n'avons, comme traitement, que les injections antiseptiques. L'acide phénique et l'eau chlorée auraient, au dire de Gerlach, une action spécialement destructive sur les bacilles de la morve.

IV. — LÈPRE DU NEZ.

Cette affection, endémique en Norvège et sur les côtes de la mer Noire, fait apparaître sur le nez des tubercules d'un rouge brun, assez analogues à l'acné rosacée. Les téguments du nez sont pris, en même temps que l'intérieur des narines : il s'y forme des crevasses avec croûtes ou écoulements séro-sanguinolents. Peu à peu le nez arrive à s'affaisser comme dans la syphilis.

Le *diagnostic* d'avec l'eczéma, la tuberculose, la syphilis, se tire surtout de la constatation d'altérations similaires en d'autres régions du corps.

Traitement. — On a recours localement aux galvanocautérisations, et comme moyen interne à l'huile de Chaulmoogra, à la dose d'une centaine de gouttes chaque jour.

BIBLIOGRAPHIE. — Leloir, Traité théorique et pratique de la lèpre, 1886. — Cartaz, De la tuberculose nasale, 1887. — Peter Mertens, Inaugural Dissertation. Wurtzbourg, 1889. — Hajek, Tuberculose de la muqueuse nasale (*Intern. klin. Rundschau*, 1889). — Boutard, Thèse de Paris, 1889. — Olymptitis, Tuberculose de la muqueuse nasale (*Thèse de Paris*, 1890). — Raulin, Lupus primitif de la muqueuse nasale (*Thèse de Paris*, 1889). — Halm, Tuberculose de la muqueuse nasale (*Deutsche med. Wochenschr.*, n° 23, 1890).

V. — XANTHOSE DU NEZ.

Zuckerkandl décrit sous ce nom une atrophie de la muqueuse avec pigmentation brunâtre parfois compliquée de perforations du septum.

CHAPITRE VII

RHINOSCLÉROME

Longtemps l'affection a été confondue avec des lésions syphilitiques ou lupiques. En 1870, elle fut décrite par Hebra et Kaposi. Le mot *rhinosclérome* est d'Hebra. Il indique le caractère principal de la maladie, la consistance ferme, ligneuse, des lésions (σκληρος, *dur*) ; mais il ne dit rien de la marche qu'elle suit dans son envahissement. Bornhaupt a proposé l'expression *scleroma respiratorium*, qui n'est pas généralement employée.

Après les descriptions d'Hebra et de Kaposi sont venues diverses monographies ou études de Mikulicz, Frisch, Chiari, Celso Pellizari, Cornil, Cornil et Alvarez (de San Salvador), Mibelli, Ernest Besnier.

Étiologie. — I. CAUSES GÉNÉRALES. — 1° *Répartition géographique*. — La distribution inégale du rhinosclérome dans les diverses nations des deux continents constitue un de ses caractères.

Récemment encore, l'affection n'avait jamais été observée à l'hôpital Saint-Louis. Depuis, un moulage pris sur un malade de l'hôpital a été déposé dans le musée qui s'y trouve. Antérieurement, un cas avait été observé à Paris, en 1859, par Hebra, un deuxième en 1883 par M. Ernest Besnier. Quelques autres enfin, mais très rares, ont pu être étudiés chez nous par Verneuil (sur un jeune Américain, il est vrai), et par M. E. Besnier.

La plupart de ces malades n'étaient pas des Français, mais des étrangers venus à Paris.

La patrie du rhinosclérome, pourrait-on dire, est sur les deux rives du Danube, principalement dans les provinces orientales de l'Autriche-Hongrie. Il est endémique. On l'observe encore en Russie, en Égypte, quelquefois en Italie, plus rarement en Suisse, en Espagne, en Belgique, en Suède. Lennox Browne (1) mentionne seulement trois cas en Angleterre et tous les trois d'origine étrangère. L'affection existe dans l'Amérique du Sud, chez les nègres du Brésil particulièrement. Un seul cas a été vu dans l'Amérique du Nord, par Bulkley.

2º *Age.* — On n'en signale pas avant l'âge de puberté, mais le maximum de fréquence s'établit de quinze à trente ans en moyenne.

3º *Sexe.* — D'après Wolkowitsch, sur 85 cas analysés, 48 fois la maladie aurait été observée chez l'homme et 37 fois chez la femme. La proportion est donc de 8 à 6.

4º *Constitution, condition sociale.* — J'ai été frappé, dans les cas que j'ai pu observer à Vienne, de voir qu'il s'agissait toujours de sujets d'apparence misérable. Ils étaient bien les plus mal tenus de la clinique, les plus pauvres, et d'autre part les apparences de santé étaient excellentes, pas la moindre cachexie.

(1) LENNOX BROWNE, Traité des maladies du larynx, du pharynx et des fosses nasales, traduit par Aigre (de Boulogne-sur-Mer). Paris, 1891, p. 536.

II. Causes locales. — Très généralement, on n'en trouve pas. S'il est fait parfois mention d'un traumatisme, c'est seulement à titre de cause adjuvante. Il n'est intervenu qu'après l'apparition du néoplasme et lui a communiqué, comme il arrive pour les tumeurs malignes, une poussée plus intense.

Il n'y a pas un seul cas de contagion bien établi.

Siège. — D'après les 85 cas colligés par Wolkowitsch, l'ordre de fréquence s'établit comme suit:

	P. 100.		P. 100.
Fosses nasales	95	Bord alvéolaire supérieur	19
Extérieur du nez	90	Trachée	6
Pharynx	67	Sac lacrymal	6
Lèvre supérieure	54	Langue	6
Larynx	22	Lèvre inférieure	2
Voûte palatine et voile du palais	20	Oreille	1

Ce tableau montre l'extrême fréquence relative du rhinosclérome du nez, du pharynx, du larynx. L'envahissement de la trachée, de la langue, des voies lacrymales, n'est, on le voit, que secondaire.

Potiquet (1) dit avoir observé en 1884, chez Kaposi, un cas primitif du pavillon de l'oreille, pour lequel il propose justement le terme d'*otosclérome*.

De par la clinique, tout au moins, l'affection est donc bien du domaine de la spécialité *rhino-laryngologie*.

Symptômes. — I. Début. — La maladie se révèle assez souvent, avant toute trace extérieure, par du nasonnement dans la voix, avec catarrhe nasal. La sécrétion est plus ou moins fétide.

Bientôt, sur la cloison du nez le plus souvent,

(1) Potiquet, Annotations du *Traité* de Moldenhauer *sur les maladies des fosses nasales*.

apparaissent des plaques d'épaississement, dures, circonscrites, limitées d'abord au derme. On dirait qu'on touche du chondrome dur. Elles sont roses ou grisâtres, luisantes, quelquefois d'un rouge cuivré, dépourvues de poils, indolores, peu sensibles à la pression même forte. Elles rappellent des chéloïdes. L'affection se développe symétriquement des deux côtés du corps. Parties de la cloison du nez, et plus spécialement, d'après Chiari et Riehl, de la muqueuse des choanes, ces plaques gagnent en étendue surtout, se propagent aux muqueuses nasale, pharyngienne, laryngienne, d'une part; d'autre part à la peau de la lèvre supérieure, et s'y arrêtent quelque temps, d'où un type assez caractéristique. Puis l'envahissement se fait dans la profondeur du squelette cartilagineux et osseux. Les troubles fonctionnels entrent en scène. La maladie est à sa période d'état.

II. Signes physiques. — 1° *Nez*. — Il est comme épaté, élargi, en forme de selle. Sa racine peut être gonflée au point que les deux globes oculaires semblent plus distants que de nature. Les narines s'obstruent et peuvent arriver à être punctiformes, comme dans un cas de Davies. Les ailes durcissent et se rétractent, leur bord inférieur s'excavant, ou au contraire elles deviennent rigides et ne peuvent plus s'appliquer contre la cloison. Toutes les pièces cartilagineuses sont épaissies.

A l'intérieur du nez, dans les fosses nasales, la sténose s'affirme de plus en plus et se rétablit après la dilatation par les sondes. Rydigier dit avoir observé un jeune homme chez lequel la cloison et les cornets avaient été envahis par des végétations ayant leur origine sur la face supérieure du voile.

Parfois les nodosités se développent *seulement*
sur la muqueuse nasale, sans déformation extérieure,
et c'est cette occlusion qui, provoquant chez le
malade des dyspnées nocturnes, le conduit à consulter un spécialiste.

2° *Lèvre supérieure*. — Elle est gonflée, raidie par
les infiltrats caractéristiques. Longtemps la dégénérescence se cantonne au voisinage du nez.

Les fissures ne sont pas rares dans le sillon naso-
labial.

Alvarez a observé un grand nombre de rhinosclé-
romes : la figure 80, due à son obligeance, montre
bien les lésions du nez et de la lèvre supérieure.

3° *Arrière-bouche*. — Les plaques qui s'y montrent
s'exulcèrent plus facilement par l'irritation que déterminent les aliments. La luette disparaît, caractère
important par sa fréquence. Le voile du palais se
rétractant et s'indurant de plus en plus finit par
adhérer à la paroi postérieure du pharynx ; les fosses
nasales sont occluses en arrière.

Les piliers antérieurs, durs et épaissis, reculent et
se déforment. Au toucher pharyngien, l'index a la
sensation d'un voile en métal ou en ivoire (Chiari).
Si on parvient à faire la rhinoscopie postérieure, on
voit souvent des nodosités très accentuées sur la face
supérieure du voile.

La propagation aux trompes d'Eustache s'est
accusée par des douleurs lancinantes et la dureté
de l'ouïe.

Les dents tombent si l'affection envahit la gencive.

4° *Larynx*. — L'ensemble de la muqueuse est
grisâtre, sans ulcération. Des bourrelets se dessinent
sur les bandes ventriculaires et les cordes qui se

touchent ou se soudent à leur partie antérieure :
d'où la sténose. Tels étaient les cas que j'ai vus.

   III. SIGNES FONCTIONNELS. — La douleur s'accentue

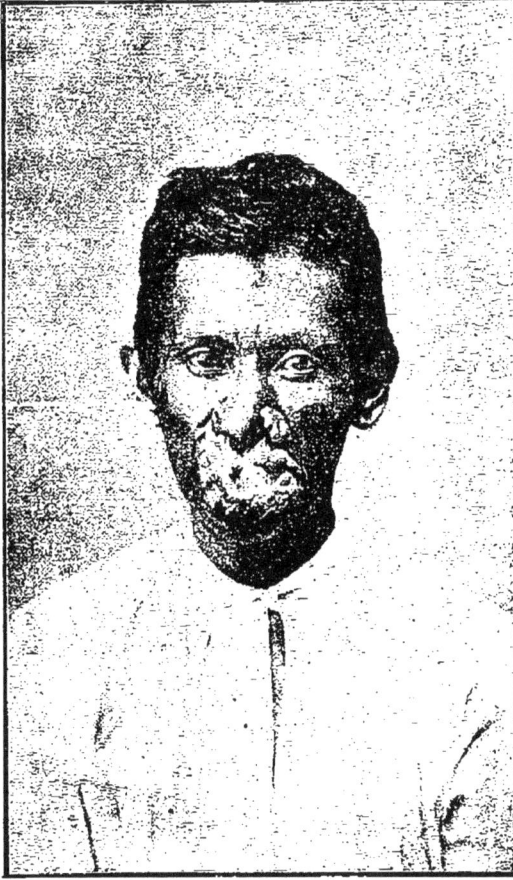

Fig. 80. — Cas de rhinosclérome (communiqué
par le Dr Alvarez).

quand le pharynx est envahi. Elle tient surtout
aux diverses irritations que détermine la déglutition
(*odynophagie*). Les boissons alcooliques ou acides
causent alors une sensation de brûlure.

Le *suintement nasal* et les *épistaxis* trouvent leur explication dans ce fait, que les dépôts néoplasiques finissent par s'accumuler autour des vaisseaux superficiels, d'où une gêne de la circulation en retour. On trouve même des dépôts sanguins successifs dans les coupes histologiques de la muqueuse nasale.

La *voix* devient rauque ou étouffée; les malades exhalent parfois une odeur fétide par le nez et la bouche, quand il existe des ulcérations. Les accès de suffocation sont exceptionnels.

Je n'ai jamais constaté l'engorgement des *ganglions lymphatiques*. Un seul fait de Sydney Davies, observé au Caire sur une Égyptienne de trente ans, se serait accompagné de ganglions rétrocervicaux; encore cette femme était-elle suspecte de tuberculose ou de syphilis (quatre enfants morts sur six).

Marche. — Durée. — Terminaisons. — 1° MARCHE. — Elle est très lente. C'est une affection chronique, mais progressive. Les nodosités en plateau, circonscrites au début, finissent par diffuser et se fusionner. Dans la période tardive, une fois les couches épidermiques superficielles envahies, la consistance éburnée devient molle, pâteuse. En même temps, un liquide visqueux sourd de la masse et se dépose sur la tumeur en croûtes jaunâtres. Pour le rhinosclérome, comme pour l'épithélioma, on remarque que la marche est bien plus rapide sur les muqueuses que sur la peau. Kaposi a trouvé l'antre d'Highmore envahi. Après une auto-inoculation, Parloff l'a observé sur un bras, sous la forme d'une plaque dure, circonscrite et d'un rouge luisant.

2° DURÉE. — On en voit qui durent depuis vingt ans et plus. Kœhler rapporte l'observation d'une femme de cinquante-trois ans, chez laquelle les infiltrats très irréguliers du nez croissaient depuis vingt-sept ans, sans douleurs.

3° TERMINAISON. — Si la terminaison n'est pas la mort, c'est du moins la trachéotomie, avec la canule à perpétuité. L'envahissement va rarement à la trachée, avec cette réserve pourtant que sa constatation au-dessous de la glotte est malaisée, en dehors des autopsies.

On n'a produit aucun cas de généralisation.

Lutz a constaté la rétrocession complète sans récidive d'un cas de rhinosclérome chez un Italien, à la suite de *fièvres prolongées* (?). Il put même le voir à nouveau longtemps après ; mais il avoue n'avoir pas observé lui-même le rhinosclérome disparu. L'affection n'était établie que par des commémoratifs et par un rapport du médecin qui avait soigné le malade avant sa guérison. Il est impossible de tabler sur une telle observation. D'après O. Chiari et G. Rielh, en certains points des muqueuses quelques nodosités arrivent à s'aplatir et à se transformer en cicatrices brillantes. Alors l'épithélium épaissi constitue une couche très blanche. C'est par ce processus que disparaîtrait la luette remplacée par une ligne cicatricielle médiane.

4° COMPLICATIONS. — A ce titre, je signalerai un cas de pneumonie interstitielle lente, observée par Mibelli dans un cas de rhinosclérome. La coïncidence est digne de remarque, étant donnée la similitude des deux microbes.

Anatomie pathologique. — On est surpris de constater que, malgré la dureté ligneuse de la masse, le couteau y pénètre facilement, surtout dans les cas anciens, lorsque déjà la couche cornée de l'épiderme a été envahie. Et cependant l'évolution naturelle des infiltrats amène un travail de sclérose qui donne à la néoformation l'apparence cicatricielle et nous explique la dureté caractéristique de ce tissu particulier. Les tranches faites au couteau montrent principalement le tissu sous-muqueux des fosses nasales transformé en un feutrage conjonctif.

Histologie. — On constate : 1° les revêtements épithéliaux, cutanés et muqueux, sont presque normaux, mais abondamment pourvus de cellules. L'épiderme offre l'éléidine dans ses conditions naturelles (Cornil). Sur la muqueuse nasale, les cellules épithéliales sont très tassées, au point d'entremêler leurs cils vibratiles. Le plus souvent l'épiderme est seulement refoulé, car on ne trouve pas d'éléments embryonnaires dans le corps muqueux de Malpighi ; 2° dans le derme, point de départ de l'affection, sont les altérations les plus caractéristiques. Les papilles sont hypertrophiées, très vasculaires, remplies de cellules migratrices. Toutes les glandes sudoripares, sébacées, mucipares, sont étouffées dans la sclérose ambiante et finissent par disparaître après avoir eu longtemps leur produit de sécrétion emprisonné dans leur cavité. Quelques glandes pilo-sébacées altérées et déformées ont pu faire croire à des globes épidermiques et faire penser à de l'épithélioma, mais le poil inclus rétablissait le diagnostic ; 3° quant aux vaisseaux (artérioles, veinules, lymphatiques), ils ont leurs parois infiltrées et entourées d'une masse de petites cellules rondes, qui, sur les coupes transversales, leur font une couronne. Cette altération primordiale — plus importante sur les veinules et dans

les couches profondes du derme — commence, d'après
Pellizzari, dans la tunique adventice, puis envahit
la tunique moyenne qui, tuméfiée, refoule vers la
lumière du vaisseau la tunique interne. Celle-ci résiste
davantage, et ce serait seulement dans les points où
les vaisseaux plus gros auraient pu conserver une
partie de leur lumière que la transformation conjonctive s'installerait. Le volume de ces cellules du tissu
embryonnaire varie de celui d'une hématie à celui
d'un globule blanc ; 4° les rameaux nerveux, longtemps intacts (d'où l'absence de douleurs), finissent

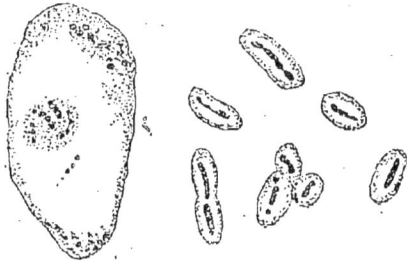

Fig. 81. — Bactéries du rhinosclérome ou bacilles de Frisch.

par présenter la même altération ; 5° de même pour
les muscles, les cartilages, voire même les os ; 6° enfin,
entre ces divers organes, vaisseaux, nerfs, etc., on voit
parmi les faisceaux conjonctifs épaissis et les petites
cellules rondes, de « *grandes cellules sphéroïdales* de
20 μ environ, à un ou plusieurs noyaux ». (Cornil.)

C'est là l'élément caractéristique du rhinosclérome
et c'est dans son protoplasma qu'on trouve principalement la bactérie spéciale ou *bacille de Frisch*
(fig. 81 et 82).

Bactériologie. — C'est dans les grandes cellules
surtout, mais aussi autour d'elles, et dans les vais-

seaux lymphatiques superficiels du derme, qu'on trouve la bactérie du rhinosclérome que Frisch a pu obtenir le premier à l'état de culture pure (fig. 82).

D'après Cornil et Babès, pour les bien voir il faut colorer les coupes de violet de méthyle B, puis déco- lorer après un séjour dans l'eau iodée. Ce sont des bâtonnets courts ayant en moyenne 2 μ de longueur sur un demi-μ de largeur, terminés par une extré- mité arrondie ; ils sont quelquefois étranglés en leur milieu.

On en trouve une ving- taine à peu près dans une cellule. Dans les vaisseaux lymphatiques, ils s'accolent contre la tunique interne desqua- mée. Cornil et Alvarez ont pu découvrir, grâce à un fort grossissement, « une capsule anhiste ovoïde, au centre de la- quelle est le bâtonnet ». La *capsule* de la bactérie se voit bien aussi, si elle

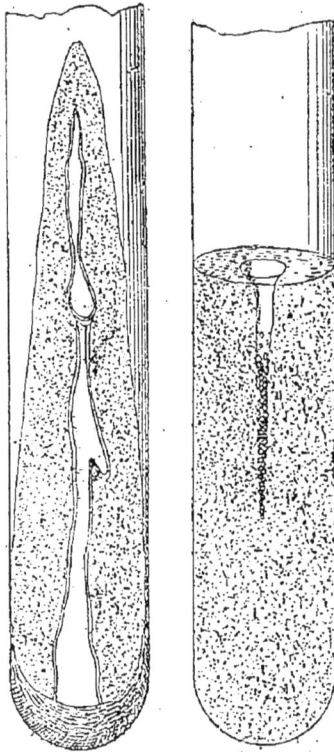

Fig. 82. — Culture en *traînée* et en *clou* du bacille de Frisch.

est traitée à l'acide osmique.

Finch Noyes, après Mibelli, distingue deux espèces de cellules : 1° les cellules œdématiées ou vacuolisées, *watery-cells* ; 2° les cellules colloïdes, *colloïd-cells*. Celles-ci ne seraient que la transformation des premières. Dans les *watery-cells*, les bacilles sont incontestés, mais on les trouve aussi dans les *colloïd-cells*. Finch Noyes les a vus au moyen de l'immersion dans l'huile d'aniline et il conclut, avec Mibelli, que cette transformation colloïde ou hyaline est due au remplacement du protoplasma cellulaire par la *glaire* des bacilles. C'est, dit Cornil, un effet de la nutrition des bacilles. En effet, la substance colloïde se trouve parfois accumulée au centre de la cellule et les bâtonnets encapsulés sont tout autour de ce dépôt central. Pawlowsky arrive aux mêmes conclusions.

1° *Culture et inoculations*. — Sur la gélatine, la bactérie se cultive *en clou* si on a procédé par ponction profonde, et *en traînée* si on a fait une série de piqûres superficielles (fig. 82). Parloff et Stepanow ont obtenu l'inoculation aux animaux du bacille de Frisch ; ils ont ensemencé la chambre antérieure de l'œil du cobaye, tantôt avec des fragments du néoplasme, tantôt avec des cultures pures. Deux mois après, les animaux étant sacrifiés, les expérimentateurs purent constater derrière la cornée une petite masse jaunâtre rappelant une cataracte. Ensemençant à nouveau des fragments de cette masse, ils obtinrent des cultures pures du microbe de Frisch.

2° *Analogie du bacille de Frisch avec celui de Friedlaender*. — C'est encore une particularité curieuse que l'analogie de ces deux bactéries du rhinosclérome et de la pneumonie fibrineuse.

Pellizzari les a étudiées comparativement. D'après lui, le bacille de Friedlaender se présente plus souvent que l'autre en séries et en filaments. Sa culture serait plus luxuriante. Pour Netter, les deux bacilles seraient identiques. Le bacille de Frisch se trouve

18.

parfois dans le mucus nasal, dans la salive. De même le bacille de Friedlaender s'y trouve aussi. Pellizzari l'a trouvé également dans l'ozène et la blennorrhée de Stoerk, mais en petit nombre. En somme, les deux bacilles sont analogues, mais non identiques.

3° *Autres bactéries.* — On trouve encore des microbes d'autre sorte dans le tissu du rhinosclérome. Jacquet a découvert, à côté de la bactérie de Frisch, des streptocoques pyogènes. Comme déjà la salive et le mucus nasal contiennent des bacilles de Frisch ou ses analogues, Jacquet se demande si cette invasion microbienne ne serait pas un fait secondaire. Cornil et Babès font les mêmes réserves, quand ils doutent que le microbe de Frisch soit la cause de la tumeur et quand ils inclinent à le considérer comme une bactérie banale qui, dans certaines conditions de climat et de lieu, produirait cette néoplasie spéciale.

Diagnostic. — Il se base sur le siège de l'affection, sur la coloration d'un gris rose luisant, sur l'absence de douleurs, la lenteur de la marche, la résistance au traitement, les examens microscopiques et bactériologiques.

On distingue aisément le rhinosclérome d'un *épithélioma* ou d'un *sarcome*. La différenciation avec des *ulcérations syphilitiques* est moins facile. Celles-ci cependant ne sont pas superficielles comme celles du rhinosclérome. Elles s'accompagnent d'engorgements ganglionnaires et guérissent vite, grâce au traitement. En cas de doute, il sera sage de ne pas s'attarder dans le traitement antisyphilitique, car il aggrave le mal s'il y a erreur de diagnostic. Un rhinosclérome pris pour de la syphilis a été très endommagé par le traitement spécifique; des ulcérations et l'odynophagie en furent la conséquence (Bojew).

La ressemblance avec le *lupus* est encore moins marquée. Les nodosités de celui-ci sont plus petites, plus rouges, moins dures.

Pronostic. — Il est grave, puisque d'une part les cas de guérison sont des plus rares et discutables, et que, de l'autre, la grande majorité des malades restent en proie aux divers dangers de la sténose nasale ou laryngienne. La récidive se montre très souvent après les diverses interventions thérapeutiques.

Traitement. — 1° TRAITEMENT CURATIF. — a. *Médical.* — Pellizzari, Cornil et Alvarez reconnaissent avoir obtenu une diminution des lésions par l'usage prolongé de l'iodure de potassium à hautes doses ; mais que de fois il a été inutile, sinon nuisible !

Divers caustiques ont été tour à tour prônés : acide lactique, acide pyrogallique, nitrate d'argent, potasse caustique, chlorure de zinc. Dans un cas trop étendu pour songer à l'extirpation, M. E. Besnier a obtenu un résultat très encourageant, en bourrant le néoplasme de flèches au chlorure de zinc et en plaçant deux grosses sondes dans chaque narine. Le mal a paru s'arrêter dans sa marche.

C'est encore avec quelque succès qu'on a eu recours au *traitement antiparasitaire.* Il a été inauguré en 1882 par Lang. Tous les deux jours, il pratiquait dans le rhinosclérome des injections interstitielles d'acide salicylique à 1/2 p. 100, ultérieurement de salicylate de soude à 2 p. 100. En même temps, il recourait aux douches nasales avec la solution de salicylate de soude, aux onctions avec la pommade salicylée, aux gargarismes salicylés, à l'administration quotidienne de 2 grammes d'acide salicylique. Puis il a utilisé les injections parenchymateuses d'acide phénique à 1 p. 100. Dans un cas, l'amélioration a été notable.

Quelques bons effets aussi ont été obtenus par les injections interstitielles de liqueur de Fowler, d'iodoforme, de sublimé à 1 p. 100.

b. *Chirurgical.* — Kœhler aurait, par la *galvanocaustie*, guéri sans récidive une malade de trente ans, atteinte depuis deux ans seulement.

Sont encore indiqués :

Le *raclage* ou le *curetage* suivis de cautérisations diverses, surtout à l'acide lactique.

L'*extirpation complète* avec ou sans autoplastie, avec ou sans cautérisation des surfaces cruentées.

Le plus souvent, la récidive est au bout de ces guérisons temporaires. Si les moyens curatifs ont échoué, restent les moyens palliatifs, dont les bénéfices sont moins hypothétiques.

2° TRAITEMENT PALLIATIF. — Dilatation du nez et du larynx pour conserver le fonctionnement de ces deux organes. On dilate les fosses nasales avec la laminaria (Kaposi). On va même jusqu'à cureter l'intérieur des fosses nasales, jusqu'à le cautériser au thermocautère, pour y placer des tubes métalliques ou en caoutchouc.

Le cathétérisme laryngien assure la béance de la glotte. On le pratique avec le jeu des tubes de Schrötter. Le malade, comme ceux que j'ai vus à Vienne, arrive à se sonder lui-même et, sous ces pressions renouvelées, les bourrelets durs finissent par s'effacer un peu.

La trachéotomie doit être mentionnée dans les ressources palliatives.

En résumé :

Si le rhinosclérome est encore opérable, l'extirper et faire de l'autoplastie, non sans avoir essayé des injections interstitielles.

Si le rhinosclérome n'est plus opérable, dilater mécaniquement le nez et le larynx.

BIBLIOGRAPHIE. — KAPOSI, Leç. sur les mal. de la peau; trad. fr., t. II, p. 231. — CASABIANCA, Des aff. de la cloison des fosses nas., p. 49, 1876. — Ueber das Rhinosclerom (*Langenbeck's Arch. für klin. Chir.*, Bd XX, 1876). — FRISCH (A.), *Wiener medicin. Wochenschr.*, 12 août 1882. — Ætiologie des Rhinoscleroms (*Wiener medicin. Wochenschr.*, 12 août 1882). — CHIARI, Stenose des Kehlkopf und der Luftröhre bei Rhinosclerom (*Medic. Jahrbucher der k. k. Gesellschaft der Ærize*, 1882, Heft 2, Wien). — PELLIZARI (Celso), Le rhinosclérome. Florence, 1883. — Il Rinoscleroma (avec cinq planches lithogr.). Florence, in-8°, 1883. — CORNIL, *Société anatomique*, 1883, p. 319. — GUEVARA, Sur le lupus scrofuleux des fosses nasales (*Thèse de San Salvador*, 1883). — CORNIL, *Société anatomique*, séance du 13 février 1885, et CORNIL et ALVAREZ, *Bull. de l'Acad. de méd.*, 2 avril 1885, et *Arch. de physiol.*, 3e série, t. VI, 1885, p. 11. — ALVAREZ, Même recueil, 1886. — CHIARI et RIEHL, *Zeitschr. für Heilk.*, 1885. — DOUTRELEPONT, *Deutsche med. Wochenschr.*, 3 février 1887. — KOEHLER (Posen), *Monatschr. für Ohrenheilk.*, 1888, n° 7. — MIBELLI, Un cas de rhinosclérome (*Giorn. delle mal. venere.*, an XXIII, 1888, n° 1). — MIKIFOROW, Du rhinosclérome (*Arch. für exper. Path. und Pharmak.*, 1888). — WOLKOWISCH, Du rhinosclérome (*Langenbeck's Arch. für klin. Chir.*, Bd XXX, H. 23; *Journ. of laryng.*, n° 7, 1889). — RYDIGIER, Congrès des chir. allemands, avril 1889, *Revue de chir.*, octobre 1889. — LAQUER, *Centralblatt für klin. Med.*, n° 28, 1889. — LUTZ (A.), *Monatshefte für prakt. Dermatologie*, Bd XI, 1890, p. 49. — BESNIER (Ernest), *Bull. de la Soc. franç. de derm. et syphiligr.*, juillet 1891. — JACQUET, Recherches histol. et bactériol., 1891, p. 327. — PALSAUF, *Wiener klinische Wochenschr.*, n°s 52 et 53, 1891-1892, p. 1 et 2. — LENNOX BROWNE, Traité des maladies du larynx, du pharynx et des fosses nasales, traduit par Aigre (de Boulogne-sur-Mer), 1891, p. 536.

CHAPITRE VIII

TUMEURS DES FOSSES NASALES

On doit distinguer les tumeurs *bénignes* et les tumeurs *malignes*.

Parmi les premières figurent les *polypes muqueux, ostéomes, chondromes* et *angiomes*.

Les *fibromes naso-pharyngiens* servent d'intermédiaires, au point de vue de la gravité.

Enfin viennent les diverses variétés de *tumeur maligne* (sarcome, épithéliome, carcinome).

Nous étudierons particulièrement :

1º Les polypes muqueux ;

2º Les fibromes naso-pharyngiens ;

3º Les tumeurs malignes.

I. — POLYPES MUQUEUX.
Myxomes.

Les polypes muqueux des fosses nasales sont des tumeurs bénignes, plus ou moins pédiculées, généralement mobiles, translucides et opalines, de consistance molle et constituées histologiquement par du tissu myxomateux.

Étiologie. — Ces polypes sont les tumeurs qu'on rencontre le plus souvent dans les fosses nasales. Zuckerkandl en a trouvé dans le huitième des autopsies qu'il a pratiquées. Ils s'observent principalement chez les adultes. L'importante statistique de Hopmann, appuyée par celle de Natier et de Ripault, établit que sur 100 malades, 3 ou 4 seulement n'ont pas encore atteint l'âge de quinze ans. Krakauer a présenté en 1885, à la Société de médecine interne de Berlin, un enfant de quatre mois et demi auquel il avait enlevé onze polypes. Chez un nouveau-né, Le Roy en a vu saillir un hors de la fosse nasale. D'après Morell Mackenzie, la majeure partie s'observe entre vingt et trente ans. Ils sont plus fréquents chez l'homme que chez la femme.

Leur cause déterminante est encore très discutée. Gerdy invoquait les traumatismes qui atteignent la muqueuse pituitaire, mais leur rôle n'est aucunement démontré. On tend à admettre aujourd'hui que toute irritation réitérée, entretenant une inflammation ou un coryza chronique, amène à la longue la formation de polypes muqueux. W. de Roaldès a remarqué qu'ils sont très rares chez les nègres, sans doute parce qu'ils ont des narines spacieuses et mieux drainées. C'est principalement à la suite des rhinites hypertrophiques qu'on les voit apparaître. Cette corrélation s'explique bien par ce fait que Chatellier et Barbier ont trouvé dans les coupes histologiques des rhinites hypertrophiques les caractères du tissu myxomateux (myxo-angiome). Ce seraient les deux formes *diffuse* et *circonscrite* d'une même dégénérescence. Le rôle des diathèses dans leur apparition n'est pas positivement établi.

Le myxome de l'arrière-nez est notablement plus rare. On l'observe à tout âge, chez le vieillard (Panas) comme chez l'enfant (Mac Coy).

Pathogénie. — Zuckerkandl voit dans ces néoplasmes l'effet d'une irritation hyperplasique de la muqueuse. Pour Billroth, ce seraient de simples adénomes dérivant des glandes. Hopmann les considère comme des fibromes infiltrés secondairement (fibromes œdémateux). Enfin Hartmann, Grünwald, Schæffer, Killian, sans être exclusifs dans leur opinion, pensent qu'ils sont souvent sous la dépendance de sinusites maxillaires, frontales ou autres, dont les sécrétions septiques irritent la muqueuse nasale. Cette irritation amène, suivant les cas, de simples fongosités ou des polypes caractérisés. Comme les principaux sinus (maxillaire et frontal) déversent leur contenu dans le méat moyen, au niveau de l'infundibulum, on ne sera pas surpris que tel soit aussi le siège de prédilection des myxomes.

Anatomie pathologique. — I. POLYPES NASAUX. — 1° *Nombre.* — Généralement ils sont multiples, parfois même en nombre considérable. Noquet et Browne ont pu en extraire jusqu'à quatre-vingts chez le même individu. Au fur et à mesure qu'on les enlève, ceux qui étaient refoulés par le premier dans les anfractuosités de la fosse nasale viennent à se montrer et même à sortir hors de la narine, ainsi que je viens d'en observer un cas. Dans le tiers des cas environ, il en existe des deux côtés du nez.

2° *Siège.* — La grande majorité prend naissance sur la paroi externe, dans le méat moyen, au voisinage des orifices des sinus maxillaire et frontal. Un assez grand nombre s'insère sur la face inférieure du cornet moyen. Ils sont très rares dans le méat supérieur et n'ont pas été signalés dans l'inférieur. Nous avons cependant soigné, en 1895, une jeune fille qui présentait dans les deux fosses nasales plusieurs myxomes implantés à la face inférieure du cornet inférieur et qui remplissaient le méat sous-jacent. Moldenhauer, Gouguenheim, Natier, Chiari en ont observé sur la cloison ; Luc en a rencontré un qui était télangiectasique. Il n'en a pas été vu sur le plancher. Sur trente-neuf polypes trouvés par Zuckerkandl dans ses recherches cadavériques, vingt-neuf étaient sur la paroi externe.

3° *Forme*. — Au début de leur formation, quand ils sont encore petits, ils sont sessiles. Plus tard, on les trouve pourvus d'un pédicule plus ou moins long, plus ou moins grêle.

Le polype lui-même est généralement aplati. Il a la forme d'une poire, d'une larme, dit Mackenzie. Puis, en grandissant, ils arrivent à se mouler dans les anfractuosités de la fosse nasale et prennent ainsi le type multilobulé, en crête de coq. Les prolongements en forme de tentacules peuvent gêner l'extraction. Les pédicules multiples n'existent pas. Il s'agit seulement, en ce cas, d'adhérences contractées secondairement (Zuckerkandl).

4° *Volume*. — Les plus petits rappellent un semis de grains de mil, les moyens sont comme un grain de raisin, les gros dépassent la dimension du pouce et, parfois, quand on n'a cru saisir qu'un petit polype, on est surpris d'en amener un du volume d'une noix et même plus. Les plus volumineux sont près des narines ou des choanes.

5° *Histologie*. — Le myxome est tapissé d'une couche de cellules cylindriques à cils vibratiles qui devient pavimenteuse et stratifiée quand il approche de l'air extérieur (Coyne). Sous l'épithélium est une mem-

CASTEX. — Mal. du larynx. 19

brane basale. L'ensemble du néoplasme est formé de tissu conjonctif embryonnaire, contenant une grande quantité de cellules migratrices et de mucine. Cellules et mucine gélatiniforme sont accumulées dans des espaces aréolaires, irréguliers. Cette structure rappelle celle du cordon ombilical; Chatellier y a signalé des fibrilles particulières, non conjonctives, de nature indéterminée, avides d'hématoxyline et des couleurs d'aniline. A titre exceptionnel, on rencontre dans quelques myxomes des glandes muqueuses. On a trouvé dans leur trame soit des pseudo-kystes sans paroi propre, à contenu séreux ou colloïde, ou graisseux (Virchow), soit des kystes véritables à mucine (kystes par rétention glandulaire) (Zuckerkandl, Jalaguier et Ruault). Dans un cas de Michael, le polype contenait quelques bulles d'air.

Ils sont pauvres en vaisseaux et saignent peu, pauvres encore en ramuscules nerveux; Billroth en a rencontré seulement dans un polype.

Si on les comprime après leur ablation, il s'en écoule une notable quantité d'un liquide clair qui se coagule par la chaleur.

Le pédicule est plus riche en tissu conjonctif. Il adhère intimement au squelette, dont une portion peut être entraînée avec lui. Zuckerkandl a vu, dans deux cas, une épine osseuse se prolonger dans le pédicule.

II. POLYPES RÉTRONASAUX (FIBRO-MYXOMES). — Ils sont caractérisés par une proportion plus importante de l'élément conjonctif, parce qu'ils se sont développés sur une muqueuse que les recherches du Pr Panas ont montrée riche en tissu conjonctif.

Ils se présentent en général plus volumineux que

les myxomes nasaux (œufs de pigeon, œufs de poule). Moure y a signalé d'amples pseudo-kystes à contenu liquide.

Réguliers ou multilobulés, ils sont rarement multiples. On les trouve implantés sur la queue des cornets ou le pourtour des choanes, quelquefois sur le bord postérieur de la cloison (Mac Cóy), à la voûte du pharynx (Legouest), sur le dos du voile (Castex). Il importe de ne pas les confondre avec les myxomes nasaux qui plongent dans le cavum (Wagnier).

III. POLYPES SINUSAUX. — Heymann en a rencontré quatorze fois dans le sinus maxillaire, implantés par une base large au voisinage de l'*ostium*. On en trouve encore dans les sinus frontaux (Péan, Berger); plus rarement dans les sinus sphénoïdaux et cellules ethmoïdales. Les polypes sinusaux accompagnent souvent les sinusites et nécroses des parois osseuses.

Symptômes. — *Symptômes fonctionnels.* — Étudions-les d'abord, puisqu'ils sont les premiers par lesquels le malade soupçonne son affection.

I. POLYPES NASAUX. — Le début est insidieux. Il peut même être latent. Un hasard d'exploration les fait découvrir. C'est d'abord comme un coryza chronique, avec enchifrènement, poussées aiguës de temps à autre, sensation d'obstruction nasale qui augmente par les temps humides, les myxomes étant hygrométriques; éternuements lorsque la petite tumeur est encore mobile. Le bruit de drapeau (Dupuytren) ne s'observe guère. Il se produit parfois un écoulement séreux ou purulent, mais les épistaxis sont rares. L'odorat et par suite la sensibilité gustative sont diminués.

A la longue, la respiration ne peut plus se faire

que par la bouche, d'où le desséchement et l'irritation
persistante du pharynx, l'aspect hébété du malade.

Sa voix est nasonnée (rhinolalie), il ronfle en dormant. Il peut se produire de la dysphonie et même de
l'aphonie (Brébion) par extension de l'inflammation
pharyngée. Les troubles auditifs sont peu marqués.
A signaler encore : des névralgies du nerf maxillaire
supérieur, de la céphalalgie frontale, de l'inaptitude
au travail cérébral (*aprosexie*) et de l'insomnie.

Les accidents de compression sont peu marqués :
disjonction des os propres du nez (Colles), déjettement
de la cloison (Stark, Mackenzie), sa perforation (Luc),
refoulement en dehors des ailes du nez, atrophie des
cornets, enfin obstruction de l'orifice inférieur du
canal lacrymo-nasal (Péan) avec épiphora.

Signes physiques. — Il est exceptionnel que les
myxomes viennent se montrer au dehors des narines.
Le spéculum mis en place, on aperçoit de petites
tumeurs d'un gris rosé, translucides et glissant d'arrière en avant, quand le malade exécute l'expiration
par le nez. Avec le stylet coudé, on apprécie la consistance et le degré de mobilité du polype, le siège de
son point d'implantation. Zuckerkandl fait remarquer
que cette implantation est toujours plus profonde
qu'on ne le pense. Le stylet coudé indique encore les
prolongements qu'on a pu trouver entre-croisés
(Watson).

Pour découvrir les petits polypes qui se dissimulent
dans le méat moyen, il faut refouler le cornet inférieur
avec le stylet coudé ou le faire rétracter par des
applications de cocaïne. S'ils sont à leur début, on
les voit petits, sessiles, dans le méat moyen, ne se
rétractant pas sous la cocaïne.

La rhinoscopie postérieure doit compléter les données de l'examen antérieur.

II. Polypes rétronasaux. — Ils se révèlent par de l'obstruction nasale avec parésie du voile. Les liquides peuvent refluer par le nez. La tumeur descendant entre les piliers provoquera parfois des spasmes pharyngiens ou même laryngiens. Le malade accuse quelquefois un ballottement rétronasal. Les troubles auditifs et vocaux sont plus accentués que pour les polypes nasaux (Johnston). C'est surtout par la rhinoscopie postérieure qu'on voit bien le néoplasme, ou encore par l'application d'un releveur du voile, si la rhinoscopie est impossible, à cause de l'intolérance du sujet.

Ces tumeurs sont lisses et régulières, quelquefois mamelonnées et kystiques. Le toucher pharyngien renseigne sur leur consistance généralement plus marquée que dans les myxomes intranasaux et sur la place du pédicule. Pour peu qu'ils soient volumineux, ces fibro-myxomes empruntent les caractères cliniques des fibromes naso-pharyngiens (Legouest, Trélat).

III. Polypes sinusaux. — On ne peut que les soupçonner quand il existe des symptômes de sinusite. Leur diagnostic reste toujours incertain. L'éclairage des sinus par transparence n'indique rien de positif, car d'une part l'opacité peut être due à des empyèmes, à des épaississements de la paroi sinusale, et d'autre part la transparence a pu exister avec la présence de myxomes. Des myxomes de l'antre d'Highmore ont pu révéler leur présence, en défonçant le plancher orbitaire (Espada, Pignatari, Milligan).

Complications. — Les plus importantes consistent

en troubles d'ordre réflexe, qui peuvent apparaître soit dans l'extrémité céphalique, soit dans l'appareil respiratoire.

Les premiers, plus fréquents, consistent en névralgies sus et sous-orbitaires tenaces, migraines, congestions cérébrales, tics convulsifs de la face et même accès épileptiformes (Löwe), congestions de la peau du nez et des joues, quintes de toux par irritation du pneumogastrique : larmoiement, blépharospasmes, asthénopies même (Trousseau), qu'on explique malaisément.

Les deuxièmes, signalés d'abord par Voltolini, puis étudiés par Fraenkel, Duplay, Joal (du Mont-Dore), consistent dans une sorte d'asthme (*asthme nasal*). Les crises d'étouffement se montrent principalement la nuit. Elles ont pu amener à la longue de l'emphysème et de la dilatation du cœur droit (Michel). Chez les enfants, ce réflexe respiratoire se traduit de préférence par des accès de stridulisme avec dysphonie. Heryng a même mentionné chez de jeunes sujets du spasme réflexe de la glotte. Ces complications sont surtout fréquentes chez les neuro-arthritiques.

On voit par là que l'examen méthodique des fosses nasales s'impose chez les asthmatiques.

Quelques myxomes obturant les orifices des sinus maxillaire, frontal ou autres, y peuvent occasionner une rétention des sécrétions avec ampliation consécutive de ces cavités.

Marche. — Durée. — Terminaisons. — Les myxomes nasaux ont une marche progressive, mais lente. C'est seulement après des années que le malade est incommodé par son affection. Quand ils sont très développés, ils peuvent se montrer aux orifices antérieurs des fosses nasales ou derrière le voile du palais. Quelques-uns, devenus kystiques, ont leurs cavités rompues dans un effort pour se moucher et le malade se trouve soulagé pour un temps.

Leur *durée* n'a pas de limites, puisque la guérison spontanée n'existe pas. Cependant Mackenzie a observé quelquefois l'expulsion naturelle du polype par rupture du pédicule, dans l'éternuement ou l'acte du moucher.

La terminaison en tumeur maligne n'est plus niable actuellement. On a surtout noté cette transformation chez des gens ayant dépassé la cinquantaine. Hinde l'a pourtant observée chez un homme de vingt-neuf ans. C'est surtout après des opérations incomplètes et multiples qu'on a vu cette dégénérescence. Il s'agit généralement de transformation en sarcomes. Nous connaissons cette évolution par les observations de Schmiegelow, Bayer, Hinde, Hopmann, Cozzolino, Schiffers, Gérard Marchant.

Diagnostic. — Il s'établit aisément grâce à la coloration spéciale et à la mobilité de la tumeur, à l'absence de troubles graves dans l'état local comme dans l'état général. Cependant il est rendu parfois difficile par l'étroitesse des fosses nasales, par des déviations du septum, des rhinites hypertrophiques dissimulant de petits polypes. C'est alors que le médecin doit redoubler d'attention pour ne pas méconnaître un polype que le malade sait exister. La rétraction par la cocaïne ou le refoulement avec un stylet décèlent le néoplasme.

1. Myxomes nasaux. — Les *enchondromes* et *ostéomes*, les *hématomes* et *abcès de la cloison* se distinguent par leur consistance et leur immobilité

constatées au stylet. L'*angiome* est bleuâtre, animé de battements. Le *papillome* est finement multilobé. Les *dilatations kystiques du cornet moyen* se reconnaissent à leur dureté; elles sont d'ailleurs uniques. Chez les enfants, il faut songer à l'erreur possible avec une *méningocèle* intranasale (Mackenzie).

La *rhinose hypertrophique* se distingue par sa couleur rouge et son siège plus marqué au cornet inférieur.

Les *tumeurs malignes* (sarcomes, épithéliomes, etc.) se reconnaissent à ce qu'elles ne sont pas pédiculées, saignent facilement sous le stylet. L'examen microscopique des fragments, les adénopathies et la cachexie achèvent la différenciation.

Il importe de ne pas oublier que les myxomes sont parfois associés à d'autres tumeurs, bénignes ou malignes, qu'ils dissimulent. Le pronostic doit donc être réservé jusqu'après leur ablation. Ne pas oublier d'examiner de parti pris les deux fosses nasales: on risquerait de laisser inaperçu un polype latent.

II. Fibro-myxomes rétronasaux. — Ils sont méconnus surtout par la négligence qu'on apporte parfois à explorer le rhino-pharynx.

1° Les *fibromes naso-pharyngiens* s'insèrent sur la voûte, sont durs, saignent facilement, déforment les parties voisines et sont particuliers aux garçons.

2° Les *gros kystes de la voûte*, signalés par Raulin, y sont immobilisés.

3° Les *tumeurs adénoïdes*, fixées à la voûte, donnent au doigt une impression *sui generis* d'un paquet de vers.

4° Signalons encore comme source d'erreur possible les *polypes congénitaux du pharynx* et les *tumeurs mûriformes de la queue des cornets* (Chatellier).

III. Polypes sinusaux. — Il est difficile d'affirmer leur présence. L'opacité du sinus dans l'éclairage par transparence, l'ampliation des parois osseuses, quelquefois la crépitation parcheminée pourront les faire soupçonner, mais, ainsi que l'a dit justement Heymann, comme certitude, il n'est que l'opération ou l'autopsie.

Pronostic. — Il est bénin, car l'état général ne souffre pas de leur présence, et même les complications qui rendent cette infirmité plus gênante disparaissent avec l'ablation de ces néoplasmes.

Il faut cependant compter avec les récidives fréquentes. Plusieurs années ne se passent guère sans que l'opéré ait besoin de recourir à son chirurgien, soit que des polypes trop petits pour être accessibles à la vue arrivent à se développer, soit que des ablations incomplètes aient permis la poussée d'un autre myxome, soit surtout que la muqueuse nasale, ayant subi la transformation myxomateuse, fasse germer d'autres polypes.

Les malades seront prévenus de la nécessité de plusieurs séances et de la fréquence des récidives.

Traitement. — 1° Prophylactique. — Il consiste à traiter par les moyens connus la rhinite chronique sur laquelle germent les myxomes.

2° Curatif. — Un traitement simplement médical (poudres astringentes de tannin et d'alun, cautérisations au chlorure de zinc, injections interstitielles au perchlorure de fer) est illusoire. Seule, une intervention chirurgicale se trouve indiquée.

I. Polypes nasaux. — *L'arrachement*, qu'on a longtemps utilisé, est justement abandonné par

19.

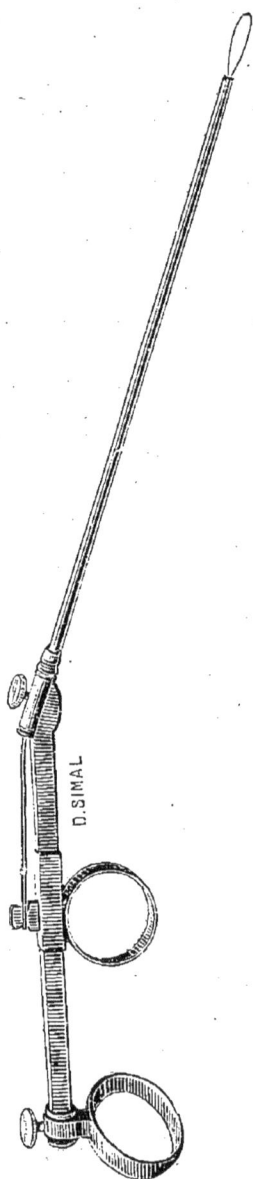

Fig. 83. — Serre-nœud
de Blake.

l'ensemble des spécialistes. C'est en effet une méthode aveugle, douloureuse rien que par l'introduction des pinces, qui expose à l'arrachement des cornets, aux lacérations de la muqueuse avec hémorragies et accidents infectieux graves à la suite. Si néanmoins cette méthode s'impose pour une raison quelconque, il faut, suivant le conseil du Pʳ Duplay, opérer toujours en s'éclairant du *speculum nasi* ou du miroir rhinoscopique.

Le *serre-nœud* est l'instrument de choix. Le meilleur est celui de Blake (de Boston) (fig. 83). Chatellier et Beausoleil l'ont perfectionné, le premier par une vis de pression qui permet de sectionner lentement, et le second par une disposition qui permet d'élargir l'anse à volonté sur place.

Le choix peut encore se porter sur les polypotomes de Knigt, sur celui de Ruault, qui en est une heureuse modification, enfin sur celui de Baratoux, dont les branches peuvent s'écarter pour embrasser les gros polypes.

Le serre-nœud de Blake, le

plus simple, se termine, près de l'anse, par deux orifices séparés par une cloison qui dépasse un peu leur niveau. Il en résulte que la section du pédicule est souvent incomplète et qu'on a le polype par arra-· chement, mais par contre l'anse est plus facile à reformer que si cette cloison proéminente n'existait pas, comme dans le serre-nœud de Schech. Le meilleur fil est le fil d'acier recuit.

L'opérateur met à sa portée plusieurs serre-nœuds (ou anses froides), baignant dans une solution antiseptique. Les fosses nasales ayant été lavées à la solution phéniquée chaude ($0^{gr},50$ p. 1000), il place le spéculum et cocaïnise soit à l'aide d'un tampon de ouate hydrophile trempé dans la solution à 1 p. 10 qu'il place sur le pédicule, soit avec une pulvérisation de la solution à 1 p. 10.

La cocaïne a cet autre avantage de faire rétracter la muqueuse nasale et d'élargir ainsi le champ opératoire.

Une anse est introduite verticalement contre la face du polype qui est à la droite du chirurgien. La mettant ensuite horizontalement, il la fait monter avec précaution jusqu'au pédicule, s'assure, par de petits mouvements d'avant en arrière, qu'il est bien retenu par le pédicule, serre l'anse et entraîne doucement le myxome dont le pédicule est sectionné ou arraché sans délabrements. Il est quelquefois utile, pour amener le polype vers l'anse froide, de boucher la narine opposée, en demandant au malade de souffler par le nez. Le chirurgien étanche le sang avec de la ouate aseptique et poursuit avec d'autres anses jusqu'à ce que le sang masque le champ opératoire. Il remet alors à un ou deux jours la séance suivante, non sans obturer la narine à la ouate aseptique et en prescrivant au malade deux irrigations nasales par jour, chaudes et antiseptiques.

Quand le polype résiste à la section et aux tractions, il vaut mieux sectionner l'anse métallique aux ciseaux et la retirer que d'agir brutalement.

Hooper (de Boston) a imaginé un serre-nœud combiné avec un écraseur, qui assure en tout cas la section du pédicule.

Si l'hémorragie se prolongeait après l'ablation des polypes, on porterait sur le point de leur implantation un tampon de ouate imbibé d'une solution hémostatique (eau de Pagliari, solution d'*Hamamelis virginica*, à 1 p. 100, eau oxygénée). Il faut redoubler d'attention quand on opère au-dessus de la queue du cornet inférieur. Là, en effet, émerge l'artère sphéno-palatine. Garel a justement noté qu'il suffit parfois que le malade se mouche très fortement pour que la perte de sang s'arrête.

Il est toujours prudent de ne pas renvoyer immédiatement l'opéré, pour parer à l'épistaxis qui pourrait se produire. On doit, *quand c'est possible*, toucher au galvanocautère l'implantation du polype, ou, à défaut du galvanocautère, utiliser une perle d'acide chromique.

Je me range très volontiers à l'opinion de Hajek (de Vienne), qui enseigne qu'un polype arraché ne récidive pas, mais que ce sont ses voisins qui prennent sa place. Il a suivi l'évolution des pédicules et constaté que, loin de reproduire la tumeur, ils se flétrissent et disparaissent. Comme Hajek, je crois qu'il est très généralement impossible d'atteindre directement avec le galvanocautère le siège de l'implantation,

toujours plus ou moins caché. Une cautérisation
aveugle dans le méat moyen risque même de préparer
l'occlusion de l'hiatus semi-lunaire, altération fâcheuse pour l'évacuation régulière du sinus maxillaire.

Le *galvanocautère* (anse rouge) est moins employé
que l'anse froide. On doit y recourir quand le pédicule
est très gros et vasculaire. Le placement de l'anse se
pratique comme pour le serre-nœud. On fait passer
le courant, à courts intervalles, sans aller au delà du

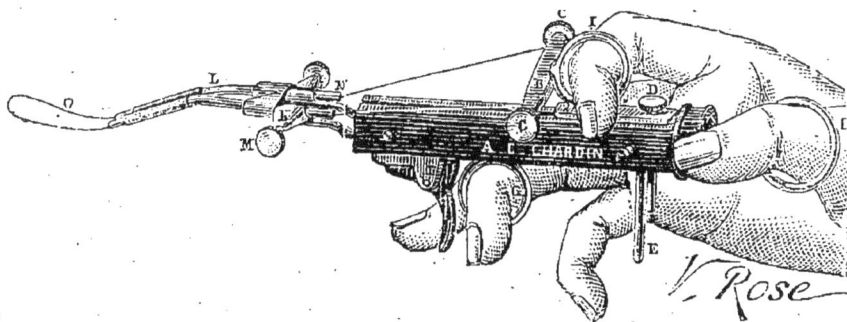

Fig. 84. — Anse galvanocaustique (de Chardin). — A, tige de
l'instrument ; — B, curseur mobile sur toute la longueur de
la tige et muni, en CC, d'une vis destinée à retenir le fil O.
— L, tube coudé, dans lequel passe le fil et pouvant se changer à volonté, et que l'on maintient fixé avec la vis M. La
main qui tient l'instrument indique la manière dont on doit
s'en servir.

rouge sombre. Il faut s'assurer d'abord que l'anse est
bien serrée, pour éviter la brûlure de la muqueuse
environnante. L'intensité du courant doit être diminuée au fur et à mesure que l'anse se rétrécit
(fig. 84).

Le *curetage* s'impose pour les myxomes dont le pédicule ne s'est pas encore formé, pour ceux qui s'implantent dans le fond des méats où l'on a peine à
conduire l'anse, pour tous ceux enfin qui récidivent

fréquemment. Les curettes nasales sont fenêtrées, infléchies ou non sur leur tige, suivant les indications. Un seul manche peut porter les curettes du nez droit ou du nez gauche.

Le curetage sur les implantations des polypes est encore utile, pour en prévenir la récidive (Duplay, Luc). On le pratique avec les diverses curettes, droites ou coudées de Grünwald ou les curettes de Lermoyez (fig. 85). La pince de Lange (fig. 86) à

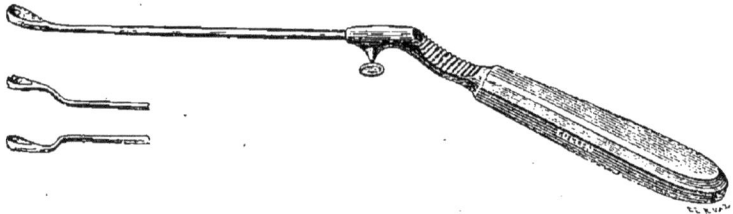

Fig. 85. — Curettes de Lermoyez pour le méat moyen.

anneaux tranchants est un bon instrument pour le compléter. Elle gruge les polypes, petits et sessiles, que l'anse froide n'arriverait pas à prendre.

L'ablation des polypes cachés exige quelquefois la résection d'une partie des cornets, du cornet moyen surtout. On la pratique avec des pinces coupantes spéciales (Hartmann, Bronner) ou avec l'anse galvanique. Après ces diverses opérations, on peut faire un pansement intranasal à la gaze iodoformée ou insuffler de la poudre d'aristol.

Le malade doit revenir voir le médecin tous les trois mois environ, pour qu'il soit à même de surveiller la repullulation.

Une cocaïnisation large peut être alors pratiquée pour mettre à découvert les recoins de la fosse nasale, surtout au voisinage de l'hiatus semi-lunaire.

Les grandes opérations : résection temporaire du nez (Panné), opérations de Desprez, de Rouge, incision du voile du palais, sont exceptionnellement indiquées. C'est le cas, par exemple, si des récidives obstinées font craindre une transformation maligne

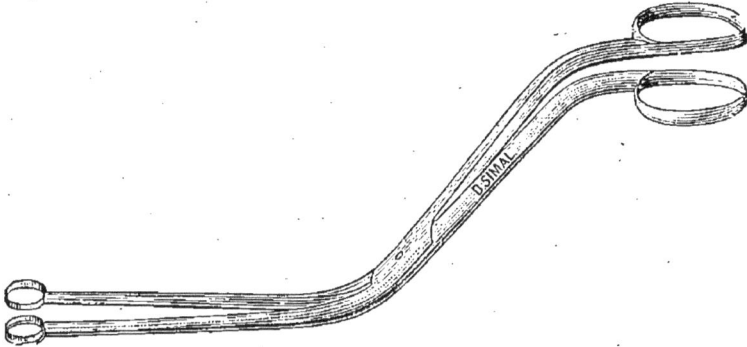

Fig. 86. — Pince de Lange.

(Schiffers). Milligan a proposé la chloroformisation, tête en bas, avec ablation des cornets inférieurs et moyens, suivie d'un raclage complet.

II. Polypes du naso-pharynx. — Leur extraction est plus difficile que celle des précédents.

Si le fibro-myxome proémine autant dans la fosse nasale que dans le cavum, on cherche à l'extraire au moyen d'une anse froide introduite dans le méat nasal et qu'on manœuvre un peu dans tous les sens jusqu'à ce que le polype se trouve pris. L'index droit introduit derrière le voile peut refouler le polype en avant, si c'est utile. D'après Wagnier, le pétrissage du fibro-myxome réduit son volume et rend plus facile sa pénétration dans la choane.

Lorsque la tumeur proémine exclusivement dans le cavum, c'est par la voie buccale qu'on l'a plus facilement. On peut utiliser alors soit les pinces coudées spéciales de Morell-Mackenzie, soit une anse froide portée sur un serre-nœud recourbé. Hyernaux a imaginé un porte-lacs pour faciliter le placement de l'anse autour du polype. Le releveur du voile peut être placé pour ces manœuvres, mais il est plus souvent encombrant qu'utile. On est autorisé à employer le chloroforme, si le malade est très indocile. La division antéro-postérieure du voile est au con-- traire très rarement indiquée.

III. POLYPES SINUSAUX. — On ne peut les extraire que par une large brèche. Pour le sinus maxillaire, on ouvre la fosse canine ; pour le sinus frontal, la région fronto-orbitaire, puis on curette les surfaces malades.

BIBLIOGRAPHIE. — JOAL, *Arch. de méd.*, 1882, p. 440. — JALAGUIER et RUAULT, *Arch. de rhin.*, 1887. — CHATELLIER. *Soc. de biol.*, 21 janv. 1888. — BOTEY, *Congrès d'ot. et de laryng.* Paris, 1889. — LUC, *France méd.*, 14 nov. 1890. — MILLIGAN, *Brit. med. Journ.*, nov. 1890. — WATSON, *Brit. med. Journ.*, 28 nov. 1891. — RAULIN, *Revue de laryng.*, sept. 1891. — GÉRARD MARCHANT, *Traité de chir.*, 1891, t. IV. — HOPMANN, *Berlin. klin. Wochenschr.*, août 1892. — M. NATIER, *Ann. de la policlin.*, nos 7, 8, 9, 1892. — MOURE, Manuel des maladies des fosses nasales, 1893. — PANNÉ, *Arch. de laryng.*, août 1893, p. 200. — JOHNSTON, *New York med. Journ.*, août 1893. — RIPAULT, *Gaz. des hôp.*, 3 nov. 1894 ; Association médicale britannique (*British med. Journ.*, 1895, p. 472). — ZUCKERKANDL, Anat. norm. et path. des fosses nasales, 1895.

II. — FIBROMES NASO-PHARYNGIENS.

On désigne sous le nom de *polypes* ou de *fibromes naso-pharyngiens* des tumeurs fibromateuses ou fibro-sarcomateuses développées dans l'arrière-cavité des fosses nasales, presque spéciales à l'adolescence et au sexe masculin, d'ordinaire sessiles, à évolution progressive, entraînant des déformations graves de la face et du crâne et nécessitant de par leurs complications des opérations laborieuses.

Étiologie. — L'étiologie des polypes naso-pharyngiens est des plus obscures ; seules, quelques causes prédisposantes méritent d'être mentionnées.

1° CAUSES PRÉDISPOSANTES. — L'*âge* est la première à signaler. C'est chez l'adolescent, le plus souvent de quinze à vingt-cinq ans (Nélaton, Gosselin), que les fibromes naso-pharyngiens apparaissent. Verneuil toutefois en a recueilli quelques observations chez des enfants et même chez un nouveau-né. Richard, Pluyette ont montré que, chez la femme, le polype naso-pharyngien pouvait s'observer à tout âge ; que chez elle, il avait même une prédilection pour l'âge adulte. Sur les neuf observations recueillies par Pluyette, six fois les malades avaient dépassé l'âge de vingt ans.

Le *sexe* a aussi une influence particulière dans la genèse de cette variété de tumeurs. Elles sont presque exclusives au sexe masculin, si bien qu'on a pu nier leur existence chez la femme (Gosselin, Nélaton). Cependant, aux observations de Verneuil et de Richard, déjà anciennes, sont venus s'ajouter d'autres faits de polypes naso-pharyngiens chez la femme, et Pluyette a pu en réunir vingt-deux cas et, pour neuf, l'authenticité paraît absolue.

D'autres *causes*, plus ou moins hypothétiques, telles que les traumatismes antérieurs, la mauvaise hygiène, la scrofule, méritent à peine d'être signalées.

2° CAUSE DÉTERMINANTE. — Elle nous échappe complètement jusqu'ici ; nous verrons plus loin les opinions qui ont cours sur la pathogénie.

Anatomie pathologique. — Nous étudierons
d'abord le fibrome naso-pharyngien pris isolément
en tant que néoplasme, et indépendamment des lésions
secondaires et des déformations qu'il entraîne ; nous
étudierons ensuite celles-ci séparément.

I. LE FIBROME. — La tumeur est en général unique
et siège toujours, au début, dans l'arrière-cavité
des fosses nasales, pour envahir bientôt les fosses et
les cavités facio-crâniennes.

L'*origine* du fibrome naso-pharyngien a été longtemps discutée. On doit, avec Kœnig, diviser
aujourd'hui ces tumeurs, suivant leur point de départ,
en intrapharyngées et extrapharyngées.

1° Les *polypes intrapharyngés* naissent de la face
antérieure du corps des premières vertèbres cervicales, de la face inférieure de l'apophyse basilaire,
du corps et de la portion basilaire du sphénoïde, de
la face interne de la racine de l'aile interne de l'apophyse ptérygoïde.

2° Les *polypes extrapharyngés* ont leur origine au
niveau du trou déchiré antérieur, du fibro-cartilage
basilaire qui ferme ce trou, de la suture pétro-occi-
pitale et de la fosse ptérygo-maxillaire.

Ce sont là les *insertions vraies ou primitives* des
fibromes naso-pharyngiens. La majorité des auteurs
adopte, avec Nélaton, qu'elles sont toujours uniques.

Pour Nélaton et ses élèves d'Ornellas et Robin-
Massé, l'insertion du polype se fait toujours en un
même point de la base du crâne; les fibromes sont
toujours basilo-pharyngiens. Ce point limité de la
base du crâne correspond à la partie supérieure de
la face inférieure de l'apophyse basilaire, à la partie
postérieure du corps du sphénoïde et à la partie

supérieure des fosses ptérygoïdes. Cet espace s'étend
dans le sens antéro-postérieur de l'articulation sphé-
noïdo-vomérienne aux insertions du muscle grand
droit antérieur de la tête, et dans le sens transversal,
d'une fosse ptérygoïde à l'autre.

Pour Cruveilhier, Michaux (de Louvain), Robert,
Gosselin et Virchow, l'insertion primitive ou vraie
des polypes n'est pas exclusivement à la base du
crâne, mais peut être dans les fosses nasales, surtout
à la partie la plus reculée de la lame de l'ethmoïde
et des cornets, à la limite des fosses nasales et du
pharynx, sur l'aile interne de l'apophyse ptérygoïde,
sur le bord postérieur de la cloison des fosses nasales
et la face inférieure du sphénoïde; enfin elle peut se
faire sur l'apophyse basilaire, aux environs de la
trompe d'Eustache et même sur les premières vertèbres cervicales, témoins les cas de Robert et de
Michaux.

A côté de ces insertions vraies ou primitives, qui
offrent au fibrome naso-pharyngien une large base
d'implantation et non un pédicule mince et grêle,
comme en ont la majorité des polypes, nous devons
mentionner les *insertions secondaires ou fausses*.
Celles-ci se produisent pendant l'évolution du polype
et constituent de véritables adhérences. Leur pathogénie est des plus simples; la muqueuse du polype
rougit, s'enflamme, s'ulcère, devient fongueuse,
s'accole à une autre muqueuse également enflammée ;
une cicatrice se produit entre les deux muqueuses
et le travail de cicatrisation entraîne les adhérences.
Ces insertions secondaires du fibrome sont d'ordinaire multiples; elles se font dans les sinus, les
fosses nasales ou le pharynx au voisinage de la trompe

d'Eustache. Leur résistance et leur solidité ont été très discutées par les auteurs; les uns, avec Nélaton, Botrel et d'Ornellas, leur reconnaissent une résistance moindre que celle de l'insertion primitive ; les autres, avec Michaux, admettent, au contraire, leur épaisseur et les croient en réalité primitives.

La *mobilité* d'une tumeur fibreuse naso-pharyngienne est, en général, très restreinte, surtout en raison de sa large base d'implantation, de ses prolongements et de sa fixation consécutive. Son *volume* peut acquérir des proportions extraordinaires, celles du poing et même plus; elle peut arriver à remplir toutes les cavités faciales, atteindre un développement tel qu'elle donne lieu aux déformations les plus hideuses.

L'*aspect extérieur* de ces polypes est assez spécial. Ils se présentent le plus souvent sous forme de masses mamelonnées, de coloration jaunâtre sur le cadavre, rougeâtre plus ou moins foncée, suivant la vascularisation, sur le vivant. Leur consistance est dure.

En augmentant de volume, ils poussent des *prolongements* vers les points qui offrent le moins de résistance. Ces prolongements suivent des directions habituelles :

1° Les prolongements *du côté des fosses nasales* sont doubles d'abord : ils se bifurquent sur le bord postérieur de la cloison ; souvent ils arrivent à se réunir, grâce à une perforation ou à une destruction de cette cloison.

2° Les prolongements *vers le pharynx buccal* abaissent le voile du palais et détruisent la voûte palatine.

3° Ceux qui se font *du côté des sinus* (*frontaux,*

sphénoïdaux ou maxillaires) s'effectuent après l'envahissement des fosses nasales, grâce aux communi-
cations de ces diverticules avec celles-ci.

4° *Vers les fosses zygomatiques*, le prolongement
est en général unilatéral et passe à travers la fosse
ptérygo-maxillaire.

5° La *fosse temporale* est envahie à son tour par
le prolongement zygomatique arrêté par la branche
montante du maxillaire inférieur et dévié par elle en
haut.

6° Les polypes pénètrent *dans la cavité orbitaire*,
soit en venant des fosses nasales et en effondrant la
paroi interne de l'orbite, l'unguis de préférence, soit
en passant par la fosse sphéno-maxillaire.

7° Enfin les fibromes naso-pharyngiens peuvent
envahir la *cavité crânienne*, soit par destruction des
parois des sinus frontaux, soit par perforation de la
lame criblée de l'ethmoïde ou des cellules ethmoïdales.

La *structure* de ces tumeurs est spéciale. Ce sont
des fibromes, mais des fibromes en voie d'évolution,
se rapprochant des sarcomes. Elles sont constituées
par des fibres conjonctives et des éléments cellulaires
jeunes.

a. Les fibres conjonctives sont parallèles entre
elles et perpendiculaires le plus souvent au point
d'implantation de la tumeur; ou bien elles sont
enroulées sur elles-mêmes, donnant au fibrome un
aspect lobulé et perlé caractéristique. Cet enroulement des fibres n'est toutefois jamais général; à part
le cas exceptionnel de Cruveilhier, l'enroulement
disparaît au niveau du point d'insertion et les fibres
y deviennent parallèles.

b. Les nombreuses cellules interposées aux fibres sont des éléments jeunes, analogues aux éléments du sarcome. Tantôt elles sont arrondies (cellules embryoplastiques des anciens) ; tantôt au contraire fusiformes (cellules fibroplastiques), analogues à celles du sarcome de même nom. Par places, les éléments sont plus ou moins déformés, offrent plusieurs prolongements et ressemblent davantage aux cellules conjonctives adultes. On voit en somme que les tumeurs fibreuses naso-pharyngiennes présentent une structure jeune, embryonnaire, en raison même de l'abondance de ces derniers éléments ; elles sont plus proches parentes des néoplasmes malins du type conjonctif que des néoplasmes bénins. Leur constitution intime explique aussi leur rapidité d'accroissement, la fréquence de leurs récidives et leur transformation possible en sarcome, admise par quelques auteurs, Weber entre autres.

c. Un autre fait plaide encore en faveur de la malignité de ces tumeurs ; c'est leur richesse en vaisseaux tant artériels que veineux (Lannelongue, Muron, Kœnig). Dans certaines d'entre elles, ils atteindraient un développement tel qu'elles mériteraient plutôt le nom de *fibro-angiomes* (Kœnig). Ces vaisseaux ont d'ailleurs le plus souvent une structure analogue aux vaisseaux des sarcomes ; leurs tuniques sont incomplètes, formées d'éléments embryonnaires (Muron). Ces deux faits, richesse des vaisseaux et fragilité de leurs parois, expliquent suffisamment la fréquence des hémorragies toujours abondantes et souvent mortelles qui accompagnent l'évolution de ces néoplasmes.

Parmi leurs *transformations* possibles, nous avons

déjà cité la transformation sarcomateuse causée
souvent, d'après Weber, par des tentatives opératoires : c'est la plus importante. La calcification
(Cloquet), l'infiltration séreuse (Broca), les dégénérescences graisseuse et kystique (Cruveilhier, Maisonneuve), la transformation myxomateuse (Hicguet)
sont des accidents d'évolution exceptionnels.

II. LES LÉSIONS SECONDAIRES. — Nous ne pouvons
que les citer ici ; leur description sera plus à propos
dans la symptomatologie. Elles consistent dans les
déformations de la face et du crâne, dues à l'envahissement, aux prolongements du fibrome et dans
toutes les lésions infectieuses surajoutées à ces
lésions mécaniques destructives.

Pathogénie. — Ces tumeurs sont d'origine périostique ; ce sont des fibro-sarcomes périostiques, dont
l'origine est absolument identique aux sarcomes
périostiques des autres régions.

Mais pourquoi cette prédilection de ces tumeurs
pour l'apophyse basilaire, pour l'adolescence et le
sexe masculin? Certaines conditions anatomiques et
physiologiques semblent répondre à ces questions.

En premier lieu, nous trouvons des conditions
anatomiques dans la disposition et la structure du
périoste de l'apophyse basilaire. Celle-ci, comme le
fait remarquer Tillaux, est recouverte par un trousseau fibreux qui offre une épaisseur considérable. Sa
forme est triangulaire ; le sommet s'engage entre
l'apophyse basilaire et l'apophyse odontoïde, la base
regarde la cavité pharyngienne. Son épaisseur sur
l'adulte est de 18 millimètres et sa hauteur de
27 millimètres. En outre, ce périoste est presque tout
entier constitué par du tissu fibreux et dépourvu de

fibres élastiques. C'est ce développement considérable du périoste basilaire qui explique la localisation basilo-pharyngienne des polypes, les fibro-
sarcomes périostiques naissant de préférence là où le
tissu périostique est déjà normalement prédominant.

Mais pourquoi cette prédilection des fibromes pour
l'adolescence et le sexe masculin ? Quelques conditions physiologiques ont été mises en avant. Tout
d'abord on doit admettre, avec Jamain et Terrier,
qu'au point de vue de la pathogénie de ces productions morbides, il faut tenir grand compte de l'évolution du squelette. Cette évolution entraîne avec elle
une sorte d'irritation physiologique des couches périostiques, irritation qui peut en quelque sorte dévier
et donner lieu à des tumeurs. Il y aurait aberration
et exubérance nutritives, suivant l'expression de
Gosselin. En second lieu, mais bien plus difficile à
admettre, est l'hypothèse formulée par Pluyette.
Partant de ce principe que l'aptitude à produire du
tissu fibreux est spéciale à l'individu, cet auteur
serait tenté de croire, pour expliquer la rareté des
fibromes naso-pharyngiens chez la femme, que la
menstruation joue le rôle d'une révulsion continuelle
qui détourne la production de l'apophyse basilaire
pour la reporter dans les parois utérines ; d'où
cette conclusion que le fibrome utérin est chez la
femme l'analogue du fibrome naso-pharyngien chez
l'homme.

Symptômes. — On peut distinguer trois périodes
dans l'évolution des fibromes naso-pharyngiens :
1° le début ; 2° la période d'état ; 3° la période de
cachexie. A chacune d'elles correspondent surtout
des signes physiques.

1° *Début.* — Il est en général des plus obscurs. L'adolescent se plaint d'abord d'un enchifrènement plus ou moins marqué, d'une gêne légère de la respiration. Puis ce sont des épistaxis en apparence insignifiantes, mais qui peuvent déjà mettre sur la voie du diagnostic d'un néoplasme nasal ou naso-pharyngé. Bientôt un écoulement séreux dû soit aux ulcérations de la surface de la tumeur, soit à une irritation de la pituitaire, se fait par les narines, augmentant toujours dans la position de la tête inclinée en avant.

La céphalalgie est aussi un des accidents les plus fréquents de ce début ; elle est sourde, gravative et est rapportée par les malades à la racine du nez ou au niveau des sinus frontaux.

2° *Période d'état.* — Les symptômes fonctionnels s'exagèrent les premiers. La gêne respiratoire devient proportionnelle à l'oblitération des fosses nasales, obligeant le malade à respirer par la bouche ; le sommeil s'accompagne d'un ronchus particulier. L'écoulement nasal devient muco-purulent, souvent fétide et abondant ; les épistaxis augmentent en nombre et en quantité, surtout dans les angio-fibromes (Kœnig).

Outre la céphalalgie qui est persistante, on note des troubles du goût et de l'odorat dont la diminution est plus ou moins marquée. Il existe d'ordinaire un léger degré de surdité, dû à des phénomènes infectieux du côté de la trompe ou à son oblitération par le polype.

La déglutition est gênée par le volume de la tumeur, et, le voile du palais ne pouvant plus s'élever sans rencontrer la paroi antérieure de la tumeur, les liquides ingérés ont tendance à refluer vers les fosses nasales. D'autres fois, lorsque la tumeur siège primitivement sur la voûte naso-pharyngée, elle vient toucher le voile du palais à sa partie postérieure et détermine des nausées (Follin et Duplay).

Les signes physiques sont alors au complet. A l'inspection de la gorge, on note d'ordinaire tantôt un abaissement du voile du palais, qui peut présenter une convexité inférieure au lieu de la concavité normale ; tantôt une propulsion unilatérale de celui-ci, développée en raison de la situation de la tumeur. Rarement l'inspection directe permet de constater au-dessous du voile du palais, à moins que le polype ne soit volumineux, une tuméfaction mamelonnée, rose ou rouge, suivant l'état de la muqueuse qui la recouvre, faisant saillie dans le pharynx buccal.

L'examen rhinoscopique postérieur est rarement facile, mais le toucher rhino-pharyngien, fait avec le doigt introduit dans la bouche et recourbé en crochet derrière le voile, démontre alors sûrement la présence d'une tumeur plus ou moins haute, située dans le naso-pharynx, de volume variable et de consistance dure. Le point d'implantation de celle-ci est souvent facile à apprécier. Il sera bon de ne pas trop insister sur la manœuvre du toucher rhino-pharyngien, des hémorragies parfois très abondantes et rebelles pouvant en résulter.

L'examen des fosses nasales, soit direct, soit avec le *speculum nasi*, permet de voir dans une narine le plus souvent, rarement dans les deux, une tumeur rosée ou rouge, dure, non élastique et peu mobile. Cet examen sera complété par l'exploration à l'aide d'un stylet coudé qui permettra d'apprécier souvent le volume et le point d'implantation du néoplasme.

3° *Période de cachexie ou d'envahissement.* — La tumeur ne reste pas stationnaire en général ; si on n'intervient pas, elle pousse des prolongements en tous sens. De nouveaux symptômes s'ajoutent alors aux précédents ; ils reconnaissent tous pour cause les lésions mécaniques (compression, perforations, etc.), résultant des prolongements et de l'envahissement du polype.

Ces symptômes, tant physiques que fonctionnels, varient donc d'après la direction suivie par les bourgeons néoplasiques.

Dans les polypes à prolongements nasaux, on note un accroissement extrême de la gêne respiratoire, s'accompagnant de paroxysmes et d'accès de suffocation ; l'odorat est bientôt aboli. Le polype, en augmentant de volume, peut apparaître par l'orifice antérieur des fosses nasales, ou, s'il pousse du côté du canal lacrymo-nasal, il détermine de l'épiphora, de la dacryocystite et peut même venir faire saillie à travers l'ouverture d'une fistule lacrymale. Le nez est toujours plus ou moins dévié dans un sens ou dans l'autre ; cette déformation complète le faciès dit *face de crapaud* ou *frog face*, spécial aux polypes nasopharyngiens (Bark).

En cas de prolongement maxillaire, la joue se déforme sous la pression du fibro-sarcome contre la paroi antérieure du sinus. Du côté de la bouche, on constate un abaissement ou un effondrement unilatéral de la voûte palatine au point correspondant.

Les prolongements zygomatique et temporal passent inaperçus, à moins qu'ils n'aient un certain volume ; ils s'accusent simplement par la gêne de la déglutition et une déformation d'un des côtés du visage, avec empâtement et effacement du creux parotidien.

Les prolongements orbitaires donnent lieu à de l'exophtalmie avec toutes ses conséquences trophiques sur la cornée, à des névralgies sous-orbitaires et dentaires par compression de la branche moyenne du trijumeau, à de la diplopie par lésion des nerfs oculo-moteurs, à de la cécité par atrophie du nerf optique.

Les prolongements intracraniens ne sont guère en général reconnus qu'à l'autopsie, la compression opérée par des fibromes naso-pharyngiens se faisant alors surtout du côté des circonvolutions frontales inférieures et orbitaires. Néanmoins une céphalalgie intense, des vertiges, de la somnolence, du coma, seront des signes à peu près certains de compression lente des hémisphères cérébraux. Rarement on aura l'occasion de constater les symptômes de la méningo-encéphalite.

A cette période de l'évolution des polypes, une altération profonde de l'état général est de règle. Il existe parfois une odeur gangreneuse (Trélat). Les hémorragies, la gêne de la respiration et de la déglutition amènent promptement une anémie, un amaigrissement extrême, en un mot tous les signes de la cachexie la plus avancée.

Marche. — Durée. — Terminaisons. — Nous venons d'étudier, chemin faisant, la *marche* des polypes naso-pharyngiens ; elle est en général progressive, la tumeur se comportant comme tous les néoplasmes du groupe sarcome, c'est-à-dire comme les néoplasmes conjonctifs embryonnaires malins.

Cette évolution offre les trois étapes que nous avons signalées: 1° le début, caractérisé par les symptômes de coryza chronique ; 2° la période d'état, marquée par les troubles fonctionnels qui témoignent du développement de la tumeur ; 3° la période de cachexie, accusée par les déformations de la face et l'envahissement des cavités cranio-faciales.

La *durée* de cette évolution varie entre six mois et trois ans ; la période de cachexie n'apparaît guère d'ordinaire qu'un an ou deux après le début de l'affection. Toutefois, chez les jeunes sujets surtout, l'affection peut avoir une marche excessivement rapide, un an, six mois même ; tel le cas partout cité de Richard.

La *terminaison* est fatale dans beaucoup de cas. La mort survient soit progressivement dans la cachexie provoquée par des hémorragies répétées et une sorte d'intoxication résultant de l'écoulement de sanie dans l'œsophage, soit rapidement par des complications cérébrales, soit enfin brusquement dans un accès de suffocation provoqué par le polype.

La guérison des polypes naso-pharyngiens est possible cependant. Elle survient par des mécanismes différents. L'élimination d'un fibrome de l'arrière-cavité nasale doit être citée en première ligne, qu'elle soit consécutive ou non à des altérations régressives de la tumeur ; des faits non douteux ont été publiés par Hicguet, Gérard Marchant, Mermet. Cette expulsion se fait spontanément, au moment des manœuvres d'exploration de la tumeur.

L'arrêt d'accroissement et la régression d'un fibrome naso-pharyngé sont plus rares, mais s'observent

20.

cependant lorsque le sujet atteint l'âge adulte ; Gosselin, Legouest, Verneuil en ont cité des exemples.
Le fait n'a d'ailleurs rien de très surprenant, et à
cette occasion Velpeau a fait remarquer que ces néoplasmes, au moment de l'âge adulte, se comportent
comme les fibromes utérins à l'époque de la ménopause. On comprend l'importance de cette dernière
donnée au point de vue thérapeutique ; on fera bien
à cet âge de suivre l'exemple de Velpeau et de Guyon
et de limiter alors l'intervention au minimum ; ces
deux auteurs ont publié des observations de
tumeurs qui, opérées incomplètement à cet âge,
n'ont pas récidivé.

Diagnostic. — Le diagnostic des fibromes naso-
pharyngiens doit être fait aux trois phases de leur
évolution.

Au début, le plus souvent l'examen rhinoscopique
postérieur, qui seul peut déceler un polype naissant,
n'est pas pratiqué ; lui seul pourtant pourrait mettre
sur la voie ou trancher la question. On pense alors
souvent à un *coryza chronique*, en raison de l'écoulement et de l'enchifrènement, à des *végétations
adénoïdes*, à un *polype muqueux* des fosses nasales.
On a vu un *rhinolithe* en imposer pour un fibrome
naso-pharyngien.

A la période d'état, le diagnostic se simplifie. Il est
facile d'éliminer, dans la majorité des cas, la *rhinite
hypertrophique*, les *abcès de la cloison*. Un *corps
étranger des fosses nasales* peut simuler un polype,
de par les phénomènes d'obstruction nasale chronique qui l'accompagnent ; il en est de même
d'un *polype muqueux*. Dans le premier cas, on sera
guidé par le siège à peu près constant du rhinolithe,

d'ordinaire enchatonné dans le méat inférieur, par l'écoulement abondant, unilatéral et muco-purulent qui l'accompagne, par les renseignements de la rhinoscopie antérieure. Les polypes muqueux, ordinairement multiples, ont une consistance molle, une coloration blanc grisâtre, une mobilité extrême sous l'influence des mouvements expiratoires ; ce qui suffit à les caractériser. Une *tumeur du voile du palais* (fibrome, angiome, enchondrome, kyste) a pu induire en erreur ; le toucher rhino-pharyngien et la rhinoscopie postérieure, montrant le point d'implantation du néoplasme, lèveraient vite tous les doutes. Il est à peine besoin de mentionner le fait rapporté par Cruveilhier d'une *hernie du cerveau* et de ses membranes à travers l'ethmoïde, et celui cité par Duplay d'un *abcès froid ostéopathique* venu des premières vertèbres cervicales, qui en imposèrent pour des polypes nasopharyngiens ; ce sont là des exceptions.

Le diagnostic à cette période est surtout à faire avec les tumeurs bénignes ou malignes du pharynx nasal. De volumineuses *végétations adénoïdes* donnent lieu à des accidents de tous points analogues à ceux d'un fibrome ; mais leur consistance au toucher, leur aspect à la rhinoscopie et le faciès adénoïdien si spécial feront éviter l'erreur. Il faut toutefois faire remarquer qu'il semble exister des cas mixtes, des liens de passage entre les adénoïdes et le fibrome ; dans ces cas, le diagnostic serait difficile. Ces relations des végétations adénoïdes et des fibromes nasopharyngés sont d'ailleurs surabondamment démontrées par la clinique ; on connaît la diminution énorme de fréquence des polypes depuis qu'on traite chirurgicalement et qu'on guérit les végétations adénoïdes. Beaucoup plus difficile à faire est le diagnostic avec les *tumeurs malignes du pharynx nasal*, l'épithélioma entre autres. Cependant on se rappellera tout d'abord que le cancer est une affection de l'âge adulte; qu'il s'accompagne d'adénopathie ganglionnaire précoce et volumineuse, de douleurs lancinantes, de cachexie rapide et progressive. Le toucher et la rhinoscopie permettent d'apprécier une masse diffuse, mollasse, friable, ulcérée ou non.

A l'exemple de Trélat, nous considérons que le diagnostic des polypes avec le sarcome du naso-pharynx n'est pas à faire. Nous avons suffisamment montré qu'entre le fibrome naso-pharyngien et le sarcome proprement dit il existait des transitions insensibles.

Le diagnostic différentiel étant fait à cette période, il est nécessaire de s'aider de tous les moyens d'investigation (toucher pharyngien, cathétérisme nasal, examen rhinoscopique postérieur) pour arriver à préciser le siège, le point d'implantation, le volume, les adhérences ou la mobilité de la tumeur.

A la *période d'envahissement* du polype ou de cachexie, l'erreur est souvent commise, et alors même qu'on croit être en présence d'un polype simple, non ramifié, il faut toujours s'enquérir soigneusement des prolongements possibles du néoplasme.

Peut-on diagnostiquer ces prolongements? Oui, dans la majorité des cas. Les *prolongements extra-craniens* seront décelés par les phénomènes de compression nerveuse qu'ils déterminent (névralgies, paralysies motrices ou sensitives) et par les déformations extérieures qui leur sont propres. Parmi ces prolongements, celui qui se fait vers l'orbite pourra être plus facilement soupçonné par l'exophtalmie, les paralysies oculo-motrices et l'atrophie optique qui peuvent l'accompagner. Il ne faudrait pourtant pas trop se fonder sur ses signes : il peut exister un prolongement intra-orbitaire volumineux sans qu'aucun des organes importants de la vision soit touché.

Le prolongement intracranien est plus important à découvrir. Les signes de compression cérébrale (céphalalgie, somnolence, vertiges, vomissements) seraient affirmatifs ; mais ils sont rarement observés. L'atrophie de la pupille n'indique pas forcément, comme le croit Gandt, un prolongement intracranien du néoplasme ; elle peut exister avec un prolongement orbitaire seul, comme Michaux l'a démontré. Ce symptôme n'aurait de valeur que dans le cas de double atrophie blanche, dénotant une lésion du chiasma ou des deux bandelettes optiques.

Pronostic. — Le pronostic des fibromes rétropharyngiens est grave. Divers facteurs entrent en ligne de compte. C'est tout d'abord l'*âge* du malade. Comme pour la plupart des néoplasmes, la gravité est ici en raison inverse de l'âge du sujet : en général, plus celui-ci est jeune, plus la tumeur évolue rapidement. L'*état général* doit être également pris en sérieuse considération ; il est évident qu'en cas d'hémorragies répétées, d'accidents septicémiques ou asphyxiques, une opération grave aura peu de chances de succès.

Nous rappellerons encore comme points noirs dans ce pronostic la marche rapide de la tumeur, et sa facilité de reproduction après l'extirpation.

Traitement. — Le traitement des polypes nasopharyngiens est entièrement chirurgical et les méthodes employées pour leur cure sont nombreuses.

On les divise en : 1° méthodes simples; 2° méthodes composées.

I. MÉTHODES SIMPLES. — Elles se proposent d'atteindre le polype par les voies naturelles, sans toucher aux parties molles ou au squelette avoisinant; depuis la chirurgie antiseptique, elles sont à peu près toutes tombées en désuétude.

1° La *compression* est effectuée à l'aide de pinces à demeure. C'est un procédé aveugle, lent, pénible pour le malade, presque toujours insuffisant (Duplay).

2° L'*excision*, sous le couvert de l'antisepsie, peut être tentée dans les petits fibromes naso-pharyngiens sans prolongements. Elle se fait avec le bistouri ou aux ciseaux et peut réussir; mais, d'une manière générale, elle expose aux hémorragies et aux accidents septiques.

3° L'*arrachement* est rarement une bonne méthode. Il se fait à l'aide de pinces de divers modèles, introduites par la bouche ou par les narines. Il peut, à la rigueur, être conseillé pour une tumeur mobile, sans prolongements, à pédicule long et mince. Dans tous les autres cas, c'est un procédé soit insuffisant parce qu'il laisse subsister des débris de la tumeur, soit aveugle parce qu'il expose à des fractures, de l'ethmoïde le plus souvent, à des délabrements dangereux et même à l'ouverture de la cavité cranienne.

4° La *rugination*, préconisée par Borelli, remise en honneur par A. Guérin, est un dérivé du procédé précédent. Elle se pratique avec une rugine introduite par la narine et guidée par l'index sur le point d'insertion du fibrome, dans le but de décoller la tumeur du périoste sain. Cette méthode est passible des mêmes reproches que les méthodes que nous venons de décrire.

5° La *ligature* du pédicule du polype, imaginée par Guillaume de Salicet, modifiée par Chassaignac, n'a guère survécu à ce chirurgien. Ses indications sont les mêmes que celles des méthodes précédentes. On pratique soit la ligature lente à l'aide d'un fil jeté difficilement sur la base d'implantation du polype, soit la ligature extemporanée avec l'écraseur de Chassaignac, le serre-nœud de Maisonneuve, la pince-scie de Péan, le polypotome de Rethi. Toutes ces méthodes, surtout la ligature extemporanée, sont un progrès sur les précédentes, mais, comme celles-ci, elles exposent aux hémorragies secondaires, aux accidents septicémiques, aux phlegmons péripharyngiens en particulier.

6° La *cautérisation*, comme la *rugination*, n'est le plus souvent qu'un procédé complémentaire d'une méthode composée, en particulier de la méthode palatine (Gérard Marchant).

Les caustiques chimiques divers : chlorure de zinc (Després), acide chromique (Verneuil), pâte de Canquoin, n'ont pas donné grands succès.

La galvanocaustique thermique (anse, couteau du galvanocautère) a eu ses partisans. Elle se recommande par son innocuité, mais d'ordinaire elle est incomplète et insuffisante.

La galvanocaustique chimique (électrolyse), employée pour la première fois par Nélaton dans le traitement des polypes naso-pharyngiens, a été surtout vantée dans ces dernières années. Elle a pour but la destruction du fibrome par décomposition et cautérisation. Les séances doivent durer de dix à vingt

minutes et être faites avec des courants de 15 à
20 milliampères (Capart) ; on doit souvent les répéter
un grand nombre de fois (40 fois chez le malade de
Guyon).

II. Méthodes composées. — Elles ont pour but
d'atteindre le polype par des voies artificielles, à l'aide
d'opérations préliminaires qui constituent le premier
temps d'une opération radicale.

Elles ont quelques indications primordiales. Facul-
tatives chez l'adulte, dans les cas de polypes petits,
bien pédiculés, sans prolongements, elles deviennent
de nécessité chez l'enfant, surtout jeune, dans les
cas de polypes volumineux, à prolongements multiples, menaçant à bref délai l'existence s'ils ne sont
enlevés en totalité (Kirmisson).

Les opérations préliminaires de ces méthodes font
partie, comme l'a dit Verneuil, du premier combat
qu'on livre au polype. Pour les pratiquer, on peut
suivre plusieurs voies, s'attaquer au fibrome par la
voûte palatine, le nez ou la face ; d'où le nom des
trois méthodes : palatine, nasale ou faciale.

1° *Méthode palatine*. — Manne (d'Avignon), en
1717, incisa chez trois malades le voile du palais sur
la ligne médiane pour arriver sur le point d'implantation d'un polype naso-pharyngien. Un siècle plus
tard, Dieffenbach, modifiant légèrement la méthode,
l'érigea en principe, et Maisonneuve la reprit sous le
nom de *boutonnière palatine*. Nélaton, en 1848, adjoi-
gnit à l'incision purement palatine la résection de la
voûte du palais. Il existe en somme dans cette méthode
deux sous-procédés, suivant qu'on se borne à une intervention sur les parties molles seules, ou qu'au contraire on touche simultanément au squelette palatin.

a. *Opérations sur le voile* — Manne incisait verticalement et sur la ligne médiane le voile du palais ; c'est l'incision longitudinale type. Dieffenbach et Maisonneuve ont limité leur incision, en respectant le bord libre du voile ; leur procédé est celui de la boutonnière palatine. E. Bœckel a modifié la direction de l'incision, en la faisant transversale ; cette boutonnière donne plus de jour, la cicatrisation se fait plus rapidement, et, en tous cas, se prête plus facilement que l'incision longitudinale à une opération réparatrice.

b. *Opérations sur la voûte.* — Toutes ces opérations sur le voile sont excellentes ; le seul reproche qu'on peut leur faire, c'est que le champ opératoire ouvert est trop limité. Aussi, dès 1848, Nélaton avait-il pensé à l'ablation préliminaire d'une portion de la voûte palatine.

Après avoir fendu longitudinalement le voile, Nélaton incisait la muqueuse palatine sur le prolongement de cette section et s'arrêtait à 2 centimètres en arrière des incisives. Au point terminal de cette première incision, il faisait tomber une autre incision transversale dont le milieu coïncidait avec ce point ; la forme générale de ces deux incisions était donc celle d'un T. Puis, il décollait la fibro-muqueuse sur les parties latérales et réséquait à la pince de Liston la voûte osseuse dans une étendue de 25 millimètres de largeur et de 30 de longueur.

Gussenbauer a poussé plus loin cette résection : il a enlevé toute la voûte palatine, laissant seul subsister le rebord alvéolaire.

Les indications de la voie palatine sont en général restreintes ; elle ne s'adresse guère qu'aux polypes

petits, sans prolongements et à pédicule mince. Elle
a comme avantages de n'entraîner à sa suite aucune
déformation extérieure, mais les troubles consécutifs de la déglutition et de la phonation, les opérations
autoplastiques qu'elle nécessite en réduisent souvent
l'emploi.

2° *Méthode nasale.* — Elle est de date très ancienne.
Hippocrate, Celse pratiquaient l'extraction des polypes, après avoir incisé l'aile du nez. Gurmann, Guillaume de Salicet dilataient les narines. La méthode
a été remise en honneur dans notre siècle, principalement par Dupuytren et Chassaignac, et singulièrement perfectionnée par Verneuil et Ollier.

Comme dans la méthode palatine, les opérations
préliminaires peuvent être limitées aux parties molles
ou s'accompagner de sections osseuses, et même de
résections temporaires ; d'où des procédés nombreux.

a. *Incision des parties molles.* — Nous avons vu
qu'Hippocrate et Celse incisaient l'aile du nez. Leur
manière d'agir fut suivie par Dupuytren. Heister et
Garengeot conseillèrent la section dans le sillon naso-
génien. Verneuil la pratiqua sur la ligne médiane, en
y joignant l'écartement des os propres du nez.

Une fois ces incisions préliminaires faites, on peut
traiter le polype par la cure lente, la compression
entre autres moyens, ou bien procéder à la guérison
extemporanée. Le premier traitement, qui laisse une
plaie béante dont la cicatrisation sera difforme, est
actuellement abandonné. Aujourd'hui, on pratique
séance tenante l'excision du polype, suivie au besoin
de rugination et de cautérisation. Le fibrome enlevé,
la restauration des parties molles est immédiatement

pratiquée et la guérison s'effectue sans cicatrice appréciable.

b. *Opérations sur le squelette.* — Les incisions des parties molles seules sont souvent insuffisantes, ne donnent pas assez de jour pour pratiquer les méthodes simples. On a dû leur adjoindre des sections et même des résections osseuses temporaires.

On a proposé tout d'abord de détacher, après incision préalable, toutes les attaches des cartilages nasaux et de la sous-cloison, de façon à relever complètement le nez en haut et de côté, afin de mettre au jour l'échancrure nasale du maxillaire (Follin et Duplay).

Langenbeck, à l'exemple de Chassaignac et de Huguier, rabat les os propres du nez et la racine de celui-ci, et le fait ainsi basculer sur la joue du côté opposé ; il s'agit donc ici de résection nasale temporaire et de renversement latéral de l'organe.

D'autres chirurgiens, Linhart, Bruns, ont, au contraire, conseillé la section médiane, puis la réclinaison bilatérale des parties molles et osseuses.

Mais c'est surtout Ollier qui a perfectionné la méthode ; il pratique l'*ostéotomie verticale du nez* et son renversement de haut en bas. L'incision est en fer à cheval et part de chaque côté du bord supérieur d'une des ailes du nez pour remonter jusqu'au niveau de la dépression naso-frontale. La charpente osseuse du nez est ensuite sectionnée à la scie, en suivant l'incision extérieure. Le nez est renversé en bas, la cloison mobilisée sur le côté et le polype extrait par torsion ou rugination.

La voie nasale, surtout avec le perfectionnement d'Ollier, est souvent la méthode de choix ; la large

brèche est ensuite comblée, une fois la tumeur enlevée,
par la réapplication immédiate du volet nasal.

Nous croyons toutefois qu'elle a ses indications
spéciales. Nous admettons que quand le polype a
son siège à la partie supérieure des fosses nasales,
quand il déjette la paroi antérieure du maxillaire et
déforme le sillon naso-génien, la méthode nasale présente d'incontestables avantages. Dans les implantations pharyngiennes supérieures, au voisinage des
apophyses ptérygoïdes et du sinus sphénoïdal, il sera
souvent plus facile d'extraire le polype par le nez que
par la bouche ; mais il faut pour cela que la tumeur
ne soit pas trop volumineuse, et surtout qu'elle n'ait
pas d'adhérences secondaires ; dans ce dernier cas, la
méthode nasale est contre-indiquée.

3° *Méthode faciale.* — C'est la méthode la plus
récente ; elle consiste dans la résection définitive ou
temporaire du maxillaire supérieur. Le premier chirurgien qui ait pratiqué la résection du maxillaire
supérieur dans le but d'extraire un fibrome naso-
pharyngien est Syme (d'Édimbourg), en 1832. Quelques années plus tard, Flaubert (de Rouen), Michaux
(de Louvain), puis Robert, Maisonneuve, Huguier et
enfin Verneuil ont suivi son exemple. La plupart de
ces chirurgiens faisaient la résection totale. Chassaignac, puis Michaux, Bérard, Demarquay, ont conseillé des résections partielles. A l'exemple d'Huguier,
de Langenbeck, on ne pratique plus guère aujour-
d'hui que les résections partielles et temporaires.

a. *Résection totale.* — Elle a ses avantages, mais
aussi de très gros dangers et d'énormes inconvénients : la mutilation consécutive de la face, les
troubles phonétiques et les troubles de la mastication

sont les principaux. Elle est néanmoins nécessaire dans les cas de polypes volumineux, à prolongements multiples, pour lesquels une large brèche osseuse est indispensable.

On pourra pratiquer la résection totale et définitive comme Syme, la résection sous-cutanée d'Ollier, ou la résection totale et temporaire suivant les préceptes déjà anciens de Huguier. Nous devons ajouter cependant, à propos de cette dernière opération, qu'elle serait excellente si le maxillaire supérieur conservait sa vitalité ; mais presque toujours il se nécrose, entraînant à sa suite des fistules intarissables et des désordres graves.

b. *Résections partielles*. — Déjà conseillées par Chassaignac, qui indiquait de toujours respecter le plancher de l'orbite, elles constituent, en dehors de la voie nasale, les méthodes de choix.

Ces résections seront réduites au minimum possible, mais suffisant pour l'extraction du polype, et toujours suivies de la réapplication du fragment de maxillaire réséqué. En suivant ces préceptes, la voie faciale permet d'aborder la majorité des fibromes naso-pharyngiens, entre autres ceux qui ne seraient pas justiciables de la voie nasale; elle est de plus simple, sûre et d'une innocuité à peu près absolue.

Toutes les fois qu'il est possible, il est mieux de recourir aux méthodes lentes pour attendre la puberté, époque à partir de laquelle le polype ne récidive généralement plus.

BIBLIOGRAPHIE. — Pozzi, Causes de la mort subite dans les opérations de polypes naso-pharyngiens (*Congrès de Lille*, 1874). — Goguel, De la résection temporaire des os de la face. — Woll (F.), Ueber die Behandlung der Nasenrachenpolypen durch temporare Resectionen am Oberkiefer. Inaug. Diss., Tübingen, 1879. — Brulé (H.). De la guérison de certains polypes naso-pharyngiens par les méthodes palliatives et lentes (*Thèse de Paris*, 1879). — Spillmann, *Dict. encycl. des sc. méd.*, 1879, art. Nez (Index bibliogr.) — Debrie (E.), Des polypes fibro-angiomateux de la région naso-pharyngienne, 1882. — Schenk (C.), Die Nasenrachen Polypen und deeren operative Behandlung. Inaug. Diss., Lippstadt, 1885. — Pluyette, Des polypes naso-pharyngiens chez la femme (*Revue de chir.*, t. VII, 1887, p. 202). — D'Antona, Énorme fibro-sarcome de la narine gauche (*Journ. of Laryng. and Rhin.*, 1888, n° 8). — Rethi, Nouveau polypotome pour polype naso-phar. (*Wien. klin. Wochenschr.*, 1890, n° 4). — Capart, Polype naso-pharyngien traité par l'électrolyse (*Soc. d'otol. belge*, 25 mai 1890). — Knight (C.-H.), Fibro-sarcome de la fosse nas. droite (*Assoc. laryng. amér.*, mai 1896). — Schultex, Fibro-sarcome de la région sphéno-maxill. (*Journ. of Laryng. and Rhin.*, 1890, n° 5). — Gérard Marchant, Fibromes naso-pharyng. (*Traité de chir.*, 1891, t. IV, p. 898). — Zaufal, Extraction avec la main d'un énorme polype fibreux naso-pharyng. (*Prager med. Wochenschr.*, 13 mars 1893). — Lincoln (P.), Ablation d'un polype naso-pharyng. à l'écraseur galvanocaust. (*New York med. Journ.*, 1894, n° 21).

III. — TUMEURS MALIGNES DES FOSSES NASALES.

Ces néoplasmes sont de diverses catégories : *sarcomes*, *épithéliomes* et *tumeurs complexes* (épithélio-sarcomes). Le carcinome primitif se rencontre rarement (un cas de Hinde) (1).

Parmi ces tumeurs, les unes sont *primitives*, nées dans les fosses nasales mêmes ; d'autres, *secondaires*, proviennent des régions voisines, comme les sinus.

Le sarcome y est relativement fréquent. Il s'y montre sous forme de fibro-sarcome ou de sarcome angiomateux quand il naît sur la cloison, son siège

(1) Hinde, *Med. Record*, 1888.

de prédilection, ou sous forme d'ostéo-sarcome, si son origine est dans les parois osseuses. O. Weber a publié une observation de glio-sarcome et Durante un cas mixte d'épithélio-sarcome.

Le mélano-sarcome du nez a été étudié par Michael (au Congrès de Berlin, août 1890). Il l'a observé chez une femme de cinquante ans qui présentait une masse néoplasique ayant envahi les cornets inférieur et moyen gauches. L'examen histologique, pratiqué par Fraenkel, montra un mélano-sarcome à cellules rondes. Lincoln, en 1885, et Paul Heymann, en 1888, avaient déjà signalé cette variété de tumeur intranasale.

L'épithéliome est pavimenteux ou cylindrique, selon qu'il siège sur le revêtement cutané des narines ou sur la muqueuse nasale. Sa marche est lentement destructive. En dépit des opérations, il arrive à ronger presque tout le massif facial, constituant une horrible lésion.

Les tumeurs malignes du nez se montrent surtout après la quarantième année, mais le sarcome n'est pas rare avant, même dans l'enfance. Elles se révèlent par de l'anosmie, une rhinorrhée fétide, des épistaxis relativement peu fréquentes, de l'obstruction nasale et des douleurs dans les branches du trijumeau ou toute une moitié de la tête qui peuvent même revenir sous forme d'accès. La rhinoscopie antérieure montre une tumeur relativement fixe, non pédiculée, rouge, ulcérée, fongueuse et saignant longtemps quand on la pique avec un stylet coudé. Elle exhale une odeur de putréfaction.

La rhinoscopie postérieure indique si le cavum est plus ou moins envahi et si la tumeur n'aurait pas pris naissance dans des tumeurs adénoïdes.

Le danger principal de ces tumeurs vient de leur tendance à envahir le voisinage. Elles peuvent seulement refouler les os environnants, comme l'établit une observation de Duplay; mais généralement elles les envahissent; les globes oculaires sont écartés, le malade rappelle le faciès de la grenouille (*frog face*). Les trompes étant comprimées, l'ouïe diminue. Quelques-unes viennent se montrer sous la racine du nez en simulant une gomme ou un abcès (Lang, Gérard Marchant). D'autres envahissent la boîte cranienne à travers la lame criblée. Le malade peut mourir subitement, sans qu'on ait soupçonné cette extension au cerveau, qui peut être très précoce, comme dans un cas de Knight. J'ai vu ces tumeurs malignes siéger assez souvent sur le plancher et perforer la voûte palatine.

Le diagnostic n'est pas aussi facile qu'on pourrait croire. Au début, c'est par un examen méticuleux, à l'aide des rhinoscopies antérieure et postérieure, qu'on réussira à voir la tumeur qui se dissimule dans quelque recoin. C'est un des services rendus par la rhinoscopie que cette découverte précoce d'une tumeur maligne. L'exploration au stylet renseigne sur sa consistance et le siège de son pédicule. Plus tard on la distinguera par sa marche, d'un ostéome, d'un chondrome, ou d'un fibrome nasopharyngien.

Quelques cas sont parfois très embarrassants. Ne serait-ce pas un polype muqueux rougi par une poussée inflammatoire? L'histoire du malade et la résection d'une portion de la tumeur, pour en faire l'examen histologique, trancheront la difficulté. Cette résection sera faite avec l'anse galvanique pour prévenir une hémorragie profuse. D'après Plicque, les épithéliomas pédiculés proviennent souvent de la dégénérescence épithéliomateuse de néoplasmes d'abord bénins, adénomes ou myxomes.

Ne serait-ce pas aussi bien un corps étranger dissimulé sous les fongosités que sa présence aurait produits? Il suffit d'y penser pour ne pas tomber dans cette méprise, en explorant avec le stylet.

Le siège est à considérer, car un polype implanté sur la cloison est presque toujours un épithélioma (Plicque).

Ne s'agirait-il pas d'une ulcération tuberculeuse? La marche, l'aspect des bords, l'inoculation à des cobayes tranchent la difficulté.

J'ai suivi longtemps l'observation d'un homme âgé qui, sans cause appréciable, avait remarqué que l'ensemble de son nez devenait très rouge, très gros et douloureux. La muqueuse boursouflée faisait hernie par les orifices narinaires. Plusieurs des maîtres qui l'examinèrent, et non des moindres, portèrent le diagnostic de sarcome. A la longue, cependant, le traitement antisyphilitique eut raison de ces divers symptômes, et, comme pour confirmer le diagnostic de syphilis tertiaire, le nez prit le type significatif de nez en lorgnette.

Il n'est pas jusqu'au chancre des narines qui ne puisse simuler une tumeur maligne (épithélioma).

Le diagnostic s'impose encore parfois avec la morve chronique, le lupus. Schmiegelow a cité deux cas de polypes lupeux, friables, à surface granulée et blanchâtre. La difficulté du diagnostic vient parfois de ce que des tumeurs bénignes, des

21.

myxomes par exemple, cachent la production de mauvaise nature. Ricard en cite deux cas (1).

Les tumeurs malignes des fosses nasales sont particulièrement graves par leur marche rapide, leurs envahissements. Rarement elles ont le temps de se généraliser (un cas de Bouilly), mais la chaîne des ganglions sous-maxillaires est prise prématurément en cas d'épithélioma. Celles qui se montrent sur la cloison sont moins graves, étant plus aisément abordables.

L'intervention chirurgicale n'est permise que si l'on est bien renseigné sur les limites du mal. Elle varie, du reste, selon les cas. Suivons la division très clinique de Plicque :

1° Quand la tumeur est petite et accessible par les narines, on l'enlève avec l'anse galvanique (anse rouge), et on cautérise sa base d'implantation avec la pointe galvanocaustique.

2° Si la tumeur, plus grosse, est pédiculisée, on ouvre le nez, soit par une incision dans le sillon nasogénien (Duplay), soit par une incision médiane (Verneuil).

Le relèvement de l'aile du nez après incision nasogénienne suffit souvent : au besoin, on sectionnerait l'os nasal, ou, comme l'a fait Dieffenbach, on diviserait la cloison pour faciliter le décollement.

Verneuil commençait une incision médiane sur la racine du nez, et s'arrêtait en descendant à un centimètre et demi du lobule. De cette extrémité inférieure partaient deux autres incisions pour pénétrer dans les narines. C'est une incision en Y renversé.

---

(1) RICARD, Pluralité des néoplasmes (*Thèse*).

Langenbeck et Bœckel renversent aussi le nez sur le côté. Lawrence le relève de bas en haut.

Le procédé d'Ollier comprend deux temps :

a. Incision de la peau et section verticale de l'auvent nasal à la scie, ligature des deux branches de la frontale externe ;

b. Mobilisation de la cloison pour voir plus profondément, soit par l'intervention forcée de l'index, soit par des coups de ciseaux antéro-postérieurs. Cette opération donne un jour très large. Le nez reste un peu violacé pendant quelques jours, mais on n'a jamais noté de sphacèle. On extirpe le néoplasme à l'anse rouge et on poursuit les prolongements avec le thermocautère. Le danger est dans l'hémorragie immédiate ou retardée. On la prévient assez sûrement, en pratiquant d'abord une ligature du pédicule au catgut.

3° La tumeur est-elle diffuse ? On doit, par une opération préliminaire, la mettre d'abord bien en vue (opération de Rouge qui décolle de bas en haut la lèvre supérieure et l'auvent nasal ; rhinotomie verticale d'Ollier, préférable parce qu'elle donne plus large accès dans les fosses nasales), ou encore rhinotomie de Chassaignac, qui détache latéralement tout le nez pour le rabattre sur le côté opposé à l'incision ; après quoi on extirpe comme on peut le néoplasme, de préférence avec la curette tranchante, et on plonge le thermocautère au rouge sombre dans les points saignants. Le tamponnement préalable des choanes est une très bonne précaution. Il faut en arriver parfois à la résection du maxillaire supérieur pour enlever toutes les portions envahies du squelette.

Le shock opératoire et les hémorragies secondaires

sont toujours à craindre, à la suite de ces opérations. Aussi doit-on s'abstenir, si les limites de la tumeur ne pouvaient être atteintes, ou si l'on supposait un prolongement cranien qui peut même exister sans signes de compression cérébrale.

Parmi les malades que j'ai pu observer, un homme de soixante ans portait un épithélioma sur la moitié postérieure du plancher nasal, qui se trouvait en partie ulcéré. Je me proposais de faire sauter au ciseau et au maillet toute la partie prise, suivant le procédé de Nélaton, quitte à recourir ensuite à la prothèse, mais une extension à la partie haute des choanes vint contre-indiquer toute intervention.

Résultats opératoires (Plicque) : Résections doubles du maxillaire supérieur. Mortalité : 36 p. 100 ; sur 51 cas relevés par Plicque, 6 décès.

4° Contre les tumeurs inopérables, la morphine à doses croissantes, l'antisepsie du néoplasme et même l'introduction dans la masse de flèches de Canquoin qui diminuent douleurs et hémorragies.

Terrier a cité un cas où la marche de la tumeur aurait été arrêtée par l'application du chlorate de potasse en poudre.

Les bons résultats que Voltolini aurait dus à la tisane de Zittmann, qui contient du calomel, donnent à penser qu'il s'agissait de rhinopathies syphilitiques.

Plicque termine son consciencieux travail par cette très juste réflexion que les grandes opérations devraient être pour les petites tumeurs, c'est-à-dire pour les tumeurs limitées.

BIBLIOGRAPHIE. — Schmiegelow, Tumeurs malignes primitives du nez, 1885. — Lang, *Arch. de laryng. et rhin.*,

t. II, 1885, p. 309. — Metaxas, Thèse de Paris, 1887. — Ollier, *Lyon méd.*, 9 décembre 1888. — Durante, Tumeur mixte des fosses nasales, mort subite (*Arch. de laryng., et otol.*, t. III, 1890, p. 150). — Plicque, Étude sur le diagnostic et le traitement des tumeurs malignes des fosses nasales (*Ann. des mal. de l'or. el du lar.*, 1890, p. 141).— Knight, *Amer. laryng. Assoc.*, mai 1890. — Michael, *Congrès de Berlin*, 1890. — Katzenstein, *Soc. de laryng. de Berlin*, 28 juin 1891. — Lincoln, *XII⁰ Congrès de l'Assoc. amér.* — Dreyfuss (de Strasbourg), *Arch. intern. de laryng.*, t. V, 1892. — Monbouyran, Tumeurs malignes du naso-pharynx. *Thèse de Paris*, 1896. — Egger, Tumeurs vasculaires de la cloison nasale (*Ann. des mal. de l'or. et du lar.*, 1897, p. 578). — P. Tissier, Tumeurs du nez et des sinus (*Ann. des mal. de l'or. et du lar.*, 1er janvier 1898).

CHAPITRE IX

CORPS ÉTRANGERS, CALCULS
ET PARASITES DES FOSSES NASALES

I. — CORPS ÉTRANGERS ET CALCULS.

À l'exemple de la majorité des auteurs, nous réunissons ici l'histoire des *corps étrangers* et des *calculs* ou *rhinolithes* ; en effet, leur étiologie, leurs symptômes et leur traitement se confondent.

L'étude des *premiers* n'est d'ailleurs pas d'aujourd'hui ; nous ne pouvons omettre de citer les descriptions qu'en ont faites Mackenzie, Moldenhauer, Spillmann.

Celle des *rhinolithes* est moins ancienne. Le mémoire initial et fondamental sur ce sujet est de Demarquay.

L'introduction de la rhinoscopie antérieure et postérieure fit faire un grand pas à l'étude des rhinolithes ; le diagnostic exact du siège de ces calculs, de l'état et des lésions de la muqueuse pituitaire furent les principales conséquences de cette découverte. Moure et Mackenzie nous ont donné une bonne description de ces rhinolithes ; les travaux de Charazac, de Monnié, de Didsbury, de Cozzolino sont les derniers.

Étiologie. — I. Corps étrangers. — C'est *chez*

l'enfant, surtout, qu'on a l'occasion d'observer les accidents dus à la pénétration de corps étrangers dans les fosses nasales ; chez l'adulte, les conditions qui président à leur introduction sont plus rares.

La *nature* de ces corps étrangers est des plus variables ; on y a trouvé les substances les plus bizarres, toutes celles que le hasard peut mettre sous la main d'un enfant. Ce sont :

1° D'abord des corps organiques pour la plupart, susceptibles de se gonfler sous l'influence de l'humidité : graines de toute espèce (pois, haricots, fèves, etc.), éponges, morceaux de liège, de bois.

2° Des corps inorganiques : des perles, des boutons, des pierres, des anneaux métalliques, des épingles à cheveux, un bout de biberon, des fragments d'os, etc.

Le *mode d'introduction* de ces corps étrangers varie suivant les cas. Il a lieu soit par les orifices antérieurs des fosses nasales, soit par les orifices postérieurs.

L'introduction par les narines constitue la façon la plus ordinaire du mode de pénétration, chez les enfants surtout. Les efforts d'extraction, les mouvements inspiratoires facilitent d'ailleurs la pénétration et leur enclavement consécutif.

L'introduction par les orifices postérieurs est loin toutefois d'être aussi rare qu'on pourrait le penser. C'est sous l'influence de la toux, des vomissements, que des corps étrangers ont pu être rejetés du pharynx dans les fosses nasales : aussi ces produits sont-ils le plus souvent des particules alimentaires de toutes sortes, des pilules ; certaines conditions aident d'ailleurs à ce cheminement rétrograde ; les paralysies du voile du palais ou des muscles du pharynx, si fréquentes chez l'enfant à la suite de la diphtérie, en sont une des causes adjuvantes.

II. CALCULS. — L'étiologie des rhinolithes se confond avec celle des corps étrangers, en ce que ces derniers sont d'ordinaire le point de départ des premiers.

Nous verrons à l'anatomie pathologique comment les uns servent de noyaux aux autres, par quelles modifications successives passe le corps étranger pour aboutir à une incrustation calcaire qui constitue le *rhinolithe secondaire*.

Nous dirons après ce qu'on doit entendre sous le nom de *rhinolithe primitif* ou *spontané*.

Anatomie pathologique. — Nous décrirons successivement le corps étranger ou le calcul qui lui succède, insistant ensuite sur les lésions de la muqueuse pituitaire à son voisinage.

I. CORPS ÉTRANGERS ET CALCULS. — Le *siège* des corps étrangers des fosses nasales est loin d'être fixe ; d'ailleurs ces cavités si anfractueuses, pourvues de replis et de méats, les dissimulent facilement à la vue. Ceux-ci cependant, au milieu de ce dédale, suivent quelques routes préférées, qui dépendent du reste beaucoup de leur porte d'entrée.

Quand ils sont introduits par les orifices antérieurs, ils glissent en général sur le plancher des fosses nasales, dans le méat inférieur et finissent, s'ils ne sont extraits, par se loger dans les replis du cornet inférieur ; rarement ils remontent vers le méat moyen.

Quand ils pénètrent par les orifices postérieurs, ils arrivent généralement plus haut ; ils sont dirigés par le courant expiratoire vers le méat moyen où ils s'enclavent ; ce n'est que par exception qu'ils remontent jusqu'au méat supérieur et dans le sinus frontal.

Le *nombre* des corps étrangers ou des rhinolithes est peu sujet à des variations : ils sont en général uniques et unilatéraux. Quelques observateurs,
cependant, confirment leur multiplicité. Kern a rencontré trois calculs ; Axmann, Blandin en ont vu
encore un plus grand nombre dans la même fosse
nasale. Dans des cas tout à fait exceptionnels, on a
vu des corps étrangers occuper simultanément les
deux cavités. Enfin il est quelques rhinolithes, comme
ceux vus par Clauder, Cozzolino, qui occupaient les
deux fosses nasales après avoir perforé la cloison.

Les *modifications ultérieures* des corps étrangers
séjournant dans les fosses nasales nous amènent
maintenant à parler presque exclusivement des
rhinolithes.

Si ces corps étrangers sont solides et susceptibles
de se ramollir, comme la plupart des corps organiques (graines, éponges), ils s'imbibent de liquide,
se gonflent et acquièrent des dimensions très variables. On a vu des graines tripler en dix-huit heures
(Czarda) et même germer (Bérard, Smith) ; Boyer
rapporte le fait presque invraisemblable d'un pois
introduit dans les fosses nasales d'un enfant qui
germa et poussa dix à douze racines dont la plus
longue mesurait trois pouces et quatre lignes.

Si le corps étranger est solide et inaltérable, il
augmente peu de volume, mais se fixe à la muqueuse,
s'incruste de sels calcaires et donne ainsi naissance
à un calcul, dont il constitue le noyau.

Les caractères suivants, que nous allons étudier,
se rapportent donc à peu près spécialement aux
rhinolithes (fig. 87).

La *forme* de ceux-ci est plus irrégulière. Le plus souvent ils sont arrondis ou allongés, leur grand axe coïncidant avec celui des fosses nasales : parfois leur forme est pyramidale (Clay) ou rappelle par sa disposition ramifiée l'aspect d'une branche de corail.

Leur *poids* est extrêmement variable : il oscille d'une façon générale entre 2 et 15 grammes. Il en est

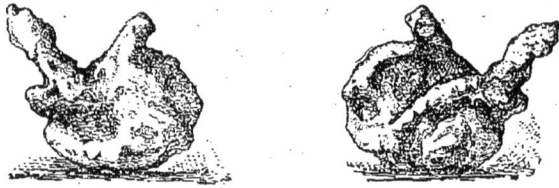

Fig. 87. — Rhinolithes : face libre, — face adhérente (Didsbury).

cependant de plus légers : Berlioz en cite un de 63 centigrammes. Un des plus lourds, celui de Czarda, atteignait 25 grammes.

Le *volume*, comme le poids, n'est guère fixe ; il ne s'apprécie bien d'ailleurs qu'après l'extraction du calcul. En général, celui-ci est gros comme une lentille, un noyau de cerise ou d'amande ; rarement il offre plus d'un pouce de longueur (Mackenzie) ; on en a vu pourtant d'assez volumineux pour obturer complètement une fosse nasale et même dévier ou détruire la cloison.

Leur *couleur* est blanc grisâtre, plus ou moins foncée ; ils sont colorés d'une façon uniforme ou bien tachetés de noir.

Leur *surface*, parfois lisse, est d'ordinaire bosselée, chagrinée ou anfractueuse ; quelques-uns peuvent présenter à leur surface, comme nous l'avons vu plus haut, des ramifications qui les font ressembler à des branches de corail. Entre ces saillies et ces anfractuosités qui se moulent sur celles des fosses nasales se trouve une matière caséeuse, fétide, des débris muco-purulents, des croûtes composées de cellules épithéliales plus ou moins altérées et de leucocytes extravasés.

La *dureté* des rhinolithes n'est pas la règle ; ils sont d'ordinaire mollasses, friables. Cependant leur consistance est loin d'être toujours aussi faible, à preuve le nombre assez grand d'observations où il fut pratiqué des séances de lithotritie sur le calcul (Didsbury), ou bien, fait plus exceptionnel, où on fut incapable de les broyer, même avec un marteau (Clauder).

Comme *configuration intérieure*, on reconnaît sur une coupe qu'ils sont formés de couches concentriques, imbriquées, qui leur donnent un aspect feuilleté spécial ; au centre se trouve un corps étranger. Dans bon nombre de cas, la présence de ce noyau central fait défaut : il n'y a que du mucus et une substance albumino-graisseuse ; ces derniers cas représentent les rhinolithes spontanés ou primitifs, sur lesquels nous allons revenir dans un instant.

Entre la *composition chimique* des rhinolithes et celle des liquides (mucus nasal et larmes) qui baignent la pituitaire, il existe, comme l'a montré Demarquay, une très grande analogie.

Les analyses les plus anciennes, celles d'Axmann, de Prout, de Bouchardat, de Geiger, diffèrent peu des plus récentes, de celles de Berlioz, de Girard consignées par Didsbury.

Les éléments à peu près constants sont, parmi les sels : des phosphates de chaux et de magnésie, des carbonates de chaux, de soude, de magnésie, des chlorures alcalins, des traces de sulfates et des sels de fer — oxyde de carbonate de fer (Creswell Baber); — parmi les matières organiques : des traces d'ammoniaque, mais ni acide urique ni urée, ni oxalate de chaux (Didsbury).

Quant aux analyses quantitatives de ces divers éléments constituants des rhinolithes, nous donnerons comme type celles de Berlioz, qui oscillent entre les chiffres suivants :

	Minimum.	Maximum.
Eau.....................	4 gr.	$6^{gr},90$
Matières organiques.......	16 gr.	$18^{gr},20$
Phosphate de chaux.......	$47^{gr},63$	$62^{gr},02$
Phosphate de magnésie...	$3^{gr},93$	$9^{gr},68$
Carbonate de chaux.......	$9^{gr},81$	$20^{gr},69$
Traces de fer.............	douteuses.	appréciables.

La *variété* de rhinolithes que nous avons étudiée jusqu'ici est celle qui succède en général aux corps étrangers leur formant un noyau central ; ils sont développés par stratification et par superposition. Ces calculs sont les *rhinolithes secondaires* ou rhinolithes faux de Cozzolino.

A côté de ceux-ci, sont les *rhinolithes primitifs*, spontanés ou vrais de Cozzolino, beaucoup plus rares ; on n'en connaît guère que quelques observations (Mackenzie, Brun, Moure, Berlioz, Didsbury). Ces calculs n'offrent aucun corps étranger apparent ; du moins peut-on admettre dans certains cas que celui-ci a été résorbé, ou bien qu'un caillot sanguin (Stocker), un peloton de mucus, des débris caséeux aient servi de noyau. Leur stratification est peu nette dans la grande majorité des cas.

La *pathogénie*, le mode de formation de l'une et

l'autre variété de rhinolithes laissent encore à désirer. Dans les cas de rhinolithes secondaires, on doit admettre qu'autour du corps étranger la muqueuse pituitaire irritée et enflammée donne lieu à une suppuration plus ou moins abondante et que, comme dans les cystites ou les pyélonéphrites, sous l'influence des microorganismes (leptothrix ou autres), il se produit une décomposition des liquides contenus dans les fosses nasales, du mucus (Duplay), des larmes (Monnié), ou du pus (Jamain et Terrier); cette décomposition entraîne à sa suite la précipitation des sels calcaires et leur dépôt autour du corps étranger.

Dans les cas de rhinolithes primitifs, on doit, nous l'avons vu, invoquer comme noyau de calcul, qu'il soit visible ou résorbé, un caillot sanguin, un détritus caséeux, un peloton de mucus : ceux-ci peuvent devenir le centre d'un calcul par le même mécanisme que les corps étrangers (Monnié). Diverses circonstances aident d'ailleurs à la formation de ces rhinolithes ; parmi les causes générales prédisposantes, nous signalerons avec de Græfe la diathèse goutteuse. Parmi les causes locales, l'étroitésse congénitale ou acquise du méat (Demarquay), les diverses rhinites (atrophique ou hypertrophique) tiennent le premier rang.

II. LÉSIONS DE LA MUQUEUSE. — Au contact du corps étranger, la muqueuse pituitaire s'enflamme, les fosses nasales se déforment ; d'où deux groupes de lésions bien distinctes.

Les *lésions d'inflammation chronique* sont les principales. La muqueuse est rouge, injectée, tuméfiée, boursouflée parfois au point d'enclaver le corps étranger ; souvent elle est fongueuse et saignante. D'après Spillmann, elle s'ulcère et devient le siège d'une suppuration fétide qui expose à confondre la maladie avec une tumeur maligne, comme il est arrivé dans le cas de Jacquemin, ou avec un ozène comme dans le cas rapporté par Hays. Les ulcérations peuvent aller jusqu'à mettre à nu les os et déterminer des nécroses partielles.

Les *déformations* des cornets ou de la cloison (déviation, refoulement) accompagnent parfois le développement des rhinolithes volumineux. Elles étaient telles, dans un cas de Cozzolino, que le calcul occupait les deux fosses nasales après avoir refoulé, puis perforé la cloison.

Symptômes. — La symptomatologie des corps étrangers et des rhinolithes est assez différente suivant les périodes, du moins au point de vue fonctionnel.

1° PÉRIODE INITIALE. — L'introduction d'un corps étranger dans les fosses nasales par les narines passe souvent inaperçue, surtout chez l'enfant qui, par crainte, a tendance à cacher l'accident ; souvent aussi le malade est de bonne foi et sa mémoire ne lui rappelle rien. Semblablement, on ne trouve aucun symptôme initial lorsque, chez un enfant, le corps étranger a cheminé *à retrait* du pharynx dans les cavités nasales à la faveur d'une paralysie du voile du palais consécutive à une diphtérie (Didsbury).

Cependant des symptômes fonctionnels se retrouvent dans nombre d'observations. Dans un premier cas, quand le corps étranger a pénétré dans les fosses nasales par l'orifice antérieur, le malade éprouve une sensation de gêne, de chatouillement, de suffocation qui s'accuse par de brusques mouvements d'inspiration et d'expiration et des éternuements ; il s'y joint quelquefois une épistaxis de peu d'importance. Dans un deuxième cas, quand le corps étranger est introduit dans les fosses nasales par un effort de vomissement (tel un pépin de fruit, un noyau de cerise), le malade a vite oublié la sensation de gêne, les quelques chatouillements, les éternuements que la pénétration de ce corps lui aura causés (Didsbury).

C'est ainsi que tous les symptômes du début cessent au bout de quelque temps ; le malade s'accoutume à la présence du corps étranger qui d'ailleurs finit par se cacher dans un repli de la muqueuse ou sous un cornet et ne donne plus lieu à aucun symptôme.

2° PÉRIODE CALCULEUSE. — Les premiers accidents des rhinolithes spontanés commencent à cette période, contrairement à ce qui se passe pour les rhinolithes secondaires. Il est vrai que pour ceux-ci la date d'installation de cette période d'état est très variable. En général elle est assez précoce : c'est au bout de quelques jours, de quelques semaines que les symptômes vraiment intéressants apparaissent. Parfois cependant il peut se passer plusieurs mois, plusieurs années même, avant que se déclarent les accidents de réaction de la muqueuse pituitaire ou d'obstruction des fosses nasales. Les *symptômes fonctionnels* sont les plus importants à étudier ; ils reconnaissent pour causes les modifications survenues dans les fosses nasales au contact du calcul ou bien consistent en troubles sensitifs et réflexes concomitants. Au début de cette période, les *modifications de la sécrétion nasale* ouvrent la marche et font rarement défaut. Ce symptôme est toujours unilatéral, et siège du côté du corps étranger, fait de haute importance pour le diagnostic. La sécrétion devient plus abondante que de coutume ; le malade est forcé de se moucher fréquemment et est réveillé la nuit par un écoulement incommode au plus haut point. En outre, la sécrétion change de caractères : de muqueuse, limpide, elle devient muco-purulente, puis franchement purulente, striée de sang. Creswell Baber rapporte une observation où l'écoulement était aqueux le jour et purulent la nuit ; ces différences tiennent simplement à la situation du rhinolithe et aux changements de position du malade. Des épistaxis légères sont fréquemment notées. Les observations de Noquet, Moldenhauer, Mackenzie rapportent une odeur fétide accompagnant les sécrétions ; pour ces auteurs, il serait difficile de les distinguer cliniquement de l'odeur produite par les croûtes de la rhinite atrophique ou ozène vrai. Hays rapporte à ce sujet une observation très instructive : il s'agit d'une dame de vingt-cinq ans que des soins multipliés n'avaient pas guérie d'un ozène qu'elle avait depuis l'âge de cinq ans, c'est-à-dire depuis vingt années ; un jour, elle rendit une perle de verre dans des efforts d'éternuements et la guérison spontanée suivit l'expulsion de ce corps étranger.

Au symptôme précédent, s'ajoute à un moment donné, pour peu que le rhinolithe augmente de volume, *l'obstruction plus ou moins complète d'une fosse nasale*. Tout d'abord c'est une légère gêne respiratoire, une diminution de la colonne d'air inspirée ; le malade supplée à cette obstruction soit par l'autre fosse nasale, soit par l'ouverture permanente de la bouche. A mesure que le calcul se développe, l'obstruction augmente, devient bientôt complète, la muqueuse se boursoufle autour de lui, l'enchatonne et l'enclave, si bien que la respiration devient très gênée. Il est impossible au patient d'inspirer ou d'expirer par la narine correspondante. Ajoutons que le degré d'obstruction subit des variations momentanées fréquentes ; aux lésions permanentes s'ajoutent en effet, pour augmenter cette obstruction chronique, les poussées congestives de la muqueuse, la réplétion de la fosse nasale par les croûtes et les produits d'exsudation. Ce symptôme est un des plus importants au point de vue du diagnostic ; il constitue d'ailleurs un de ceux qui incommodent le plus les malades et les obligent à consulter.

Les *douleurs* forment le troisième symptôme, plus inconstant, il est vrai, que les deux précédents. Parfois il domine la scène et constitue le signe capital (Didsbury). Rarement les malades reportent la douleur dans la fosse nasale même ; le plus souvent celle-ci siège dans un sinus (surtout le frontal) du côté correspondant ; elle est alors profonde et gravative. D'autres fois elle affecte le type névralgique, respectant toujours le territoire du nerf maxillaire inférieur ; dans le cas d'Axmann, c'était une hémicranie périodique qui se termina par l'évacuation spontanée du calcul ; dans le cas de Verneuil, c'étaient des accès de névralgie faciale revenant deux ou trois fois par mois ; dans celui de Ruault, la douleur affectait le type de la névralgie cervico-occipitale. Les grands caractères de ces douleurs névralgiques sont, en somme, leur irrégularité, leur intermittence et leur ténacité.

Les *troubles sensitifs* qui accompagnent la présence des rhinolithes portent sur les divers appareils de sensibilité spéciale.

CASTEX. — Mal. du larynx. 22

L'appareil olfactif est le premier atteint. En raison de la congestion, du boursouflement de la muqueuse, l'anosmie plus ou moins complète est la règle ; comme les autres symptômes, elle est unilatérale.

L'appareil optique lui-même peut être touché et les accidents dépendent tout entiers dans ce cas du siège du calcul. Si celui-ci est situé en avant, fait rare, il peut en résulter de la compression et de l'obstruction du canal nasal et de l'épiphora secondaire (Noquet, Garel).

L'appareil auditif est atteint dans des conditions inverses, c'est-à-dire lorsque le corps étranger est situé tout à fait à l'orifice postérieur des fosses nasales. Dans ce cas, les accidents tiennent à l'obstruction de la trompe d'Eustache et consistent soit en bourdonnements plus ou moins pénibles (Noquet, Ruault), soit en une surdité plus ou moins complète ; Gruber, Rohrer ont signalé des cas d'otite moyenne secondaire à cette obstruction et au catarrhe de la trompe.

A propos de ces troubles auditifs, nous devons rapporter le fait partout cité du malade d'Hickmann, chez lequel un anneau d'acier, logé depuis treize ans et demi à l'extrémité la plus reculée des fosses nasales, avait amené une hypertrophie de l'amygdale droite, un gonflement du voile du palais, une fistule à la base de la luette ainsi que des troubles prononcés du côté de la déglutition et de l'ouïe.

Les *troubles réflexes* sont de diverse nature ; ils siègent sur le trijumeau et le facial, en raison de l'innervation de la muqueuse des cornets.

On a signalé tout d'abord des troubles vaso-moteurs du côté du nerf maxillaire supérieur, de la branche

ophtalmique et du facial. Schmiegelow a publié
l'observation d'un malade qui présenta pendant
cinq ans une sudation abondante de la moitié gauche
de la face ; tous les accidents disparurent spontanément quatre ans avant l'ablation du rhinolithe et
l'auteur pensa qu'on devait rattacher ce fait à l'atrophie et à la destruction par le corps étranger des
terminaisons nerveuses d'où partait l'excitation. Ces
faits viennent d'ailleurs à l'appui de l'opinion de
Hack, qui pense que plus le calcul est volumineux,
plus il obstrue complètement les fosses nasales, et
plus par conséquent il comprime les éléments nerveux de la muqueuse, moins on a de chances
d'observer des phénomènes réflexes, parce que les
terminaisons nerveuses sont détruites.

Les troubles réflexes sensitifs sont d'une extrême
fréquence et tout aussi importants. Nous avons étudié plus haut le symptôme douleur, la céphalalgie
frontale, sinusienne, sur laquelle ont surtout insisté
dans ces derniers temps Hack, Heymann ; elle est
presque pathognomonique. En dehors de celle-ci,
existe une autre variété de céphalalgie dite réflexe,
qui s'accompagne parfois de vertiges, de vomissements, d'éternuements, d'accès de toux, etc., d'accidents épileptiformes ou choréiformes et dont la
pathogénie est encore bien obscure. On peut, en
l'absence d'autopsies, faire plusieurs hypothèses ; ou
bien, avec Heymann, admettre que ces accidents sont
des réflexes « dus à une sorte de chatouillement produit par un contact anormal exercé sur la pituitaire »,
ou bien, avec un grand nombre d'auteurs, il faut
supposer tout simplement que ce sont des accidents
méningitiques dus à une infection méningée par les

lymphatiques qui du nez vont, à travers la lame
criblée de l'ethmoïde, se jeter dans les espaces sous-
dure-mériens et sous-arachnoïdiens.

Les *symptômes physiques* sont surtout fournis par
la rhinoscopie. Nous devons cependant signaler que
l'*inspection directe* du nez peut quelquefois fournir
des renseignements. Ce n'est guère que dans les cas
de rhinolithes volumineux et situés dans la partie
antérieure des fosses nasales qu'on peut voir soit
une déviation de la sous-cloison ou de la narine, soit
une saillie plus marquée de l'aile du nez correspondante. Il faut peu compter sur ces symptômes; les
observations de Clay, de Creswell Baber, de Mackenzie sont des exceptions.

Le *palper* de la narine obstruée, par comparaison
avec l'autre, pourra donner une sensation de résistance; comme chez le malade de Didsbury, il sera
possible de sentir que la souplesse des tissus fait
défaut.

Plus certains sont les résultats fournis par la
rhinoscopie antérieure. Elle sera toujours pratiquée
après un lavage antiseptique des fosses nasales, dans
le but de les débarrasser des croûtes et des mucosités,
et après un badigeonnage à la cocaïne de la muqueuse
qui aura pour effet important de décongestionner et
d'affaisser la pituitaire. La muqueuse apparaît alors
rouge et boursouflée, recouverte d'un enduit caséeux
plus ou moins abondant; tantôt elle présente des
végétations, des excroissances papillomateuses, tantôt
au contraire elle est recouverte par places d'ulcérations. On doit, dans cet examen rhinoscopique,
explorer systématiquement la cloison qui peut être
déviée, le plancher des fosses nasales, les méats et

les cornets. Le plus souvent, c'est dans le méat
inférieur que se trouve enchâssé le rhinolithe ; il apparaît alors recouvert soit par un bourrelet muqueux,
soit par l'enroulement du cornet inférieur, comme
un corps de coloration blanchâtre ou grisâtre, plus
ou moins irrégulier et dont les bords sont encas-
trés dans la muqueuse. Un stylet conduit sur ce
calcul permet d'en explorer plus soigneusement le
siège, la mobilité, le volume et la consistance ; en
général, le rhinolithe donne à la percussion avec le
stylet un son mat et sec, très analogue à celui que
donnerait un calcul vésical ; il est des cas cependant
où le rhinolithe est si friable qu'il se laisse traverser
par l'instrument. Dans un bon nombre d'observations, enfin, l'examen au stylet donna la sensation
d'un os dénudé, d'un séquestre plus ou moins
mobile.

La *rhinoscopie postérieure* sera le complément de
l'exploration précédente. Jointe au toucher digital
rhino-pharyngien, elle permettra de déceler l'existence d'un corps étranger ou d'un calcul situé à la
partie postérieure des fosses nasales; elle montrera
les altérations de la muqueuse à ce niveau et l'état
si important des cornets. C'est cet examen postérieur
qui a permis à Hickmann de ramener l'anneau dont
nous avons parlé précédemment ; l'examen au moyen
du miroir pharyngien montra toute la muqueuse
boursouflée et fongueuse, débordant sur le corps
étranger.

Les *signes généraux* sont en général peu accusés :
la maladie reste locale comme les polypes, et ne
s'accompagne ni de fièvre ni de troubles gastriques
ou autres. Cependant la gêne de la respiration nasale,

22.

l'abondance de la sécrétion ichoreuse, finissent par nuire à la santé, et, dans beaucoup d'observations, il est dit que les enfants affectés de cette maladie sont petits et chétifs (Duplay).

Marche. — Durée. — Terminaison. — Les accidents causés par les corps étrangers des fosses nasales sont chroniques dans leur *évolution*. A la période latente, qui peut avoir une durée indéterminée, succède la période calculeuse pendant laquelle le rhinolithe, du fait de son accroissement, s'accuse le plus souvent par les seuls symptômes d'un coryza chronique avec obstruction d'une fosse nasale.

La *durée* des rhinolithes est donc en somme pour ainsi dire indéterminée. On trouve partout citées les observations de corps étrangers ayant séjourné dix, quinze, vingt et même vingt-sept ans dans les fosses nasales (Waring, Deschamps).

La longueur de l'affection montre assez qu'elle n'a guère de chances de se terminer spontanément par la guérison. Néanmoins les cas d'expulsion spontanée de rhinolithes existent, soit sous l'influence d'un effort de toux, soit par éternuement; témoin le cas célèbre d'Axmann, que nous avons rapporté plus haut. D'ordinaire on est obligé de donner issue au rhinolithe par une intervention chirurgicale.

Complications. — En l'absence d'expulsion ou d'extraction, les corps étrangers des fosses nasales peuvent donner lieu à des complications assez sérieuses.

Ces *complications* sont résumées par Didsbury. Elles proviennent surtout de l'écoulement nasal. Celui-ci, passant sur la narine et la lèvre supérieure et nécessitant un perpétuel besoin de tamponnement de la part du malade, provoque des inflammations et des ulcérations des parties sur lesquelles il coule constamment. Il en résulte des eczémas rebelles de la lèvre supérieure et de la moustache, des érysipèles qui peuvent revêtir le caractère d'érysipèles à répétition. Morell-Mackenzie parle dans une observation d'un phlegmon envahissant la face à quatre reprises différentes, à la suite de manœuvres pratiquées dans le but d'extraire un rhinolithe.

. Ces complications disparaissent rapidement lorsque le corps étranger est extrait ; il en est de même des ulcérations de la muqueuse, des excroissances polypiformes, des nécroses et des divers accidents de compression causés par le calcul.

Il peut y avoir enfin des affections surajoutées, par exemple, comme dans une observation de Luc, une déviation de la cloison, un éperon cartilagineux. On conçoit que, dans ces cas, les difficultés du diagnostic sont très grandes.

Diagnostic. — Le diagnostic des rhinolithes est souvent très délicat, car dans leur symptomatologie ils n'ont rien de spécial ; elle se confond en effet avec celle de la plupart des affections des fosses nasales. Les écoulements, l'oblitération plus ou moins complète d'une narine, l'enchifrènement, la voix nasonnée, l'anosmie, etc., n'ont rien de particulier. Leur unilatéralité seule prend un caractère important (Didsbury). Dans tous les cas, un examen rhinoscopique sérieux permettra de se prononcer.

Nous signalerons pourtant les erreurs qu'on peut commettre. La *rhinite chronique hypertrophique* sera vite éliminée, en raison de sa bilatéralité. D'ailleurs, la rhinoscopie antérieure ou postérieure montrera des saillies rougeâtres, flottant sur les cornets inférieurs, baignées de mucosités et de consistance mollasse au stylet.

La *rhinite atrophique* ou ozène, par son odeur *sui generis*, se distinguera de celle qui accompagne les rhinolithes. Les fosses nasales sont dilatées, recouvertes de croûtes verdâtres, la muqueuse et le cornet inférieur sont atrophiés.

Les diverses tumeurs des fosses nasales peuvent prêter à confusion. On a pu hésiter entre un rhinolithe et un *polype muqueux*; celui-ci se différencie par sa mobilité, sa forme ovoïde, sa couleur blanc grisâtre, sa consistance mollasse, son aspect gélatineux. Un *enchondrome*, un *ostéome* des fosses nasales peut donner lieu au début aux mêmes accidents qu'un rhinolithe; mais les accidents de compression et les déformations de la face ne tardent pas à apparaître. L'examen rhinoscopique montrerait d'ailleurs une tumeur volumineuse, plus dure, moins mobile dans ce dernier cas. Il en est de même d'une *exostose éburnée*, dont le siège habituel est le plancher des fosses nasales.

Les *ulcérations tuberculeuses, syphilitiques* ou *morveuses* ont des caractères trop différents pour prêter à confusion.

Les *diverses nécroses* des fosses nasales doivent en dernier lieu être mentionnées pour leur importance; elles ont été l'occasion d'erreurs multiples, comme le prouvent les observations de Verneuil et de Tillaux. Elles donnent lieu à des écoulements sanieux et fétides, souvent unilatéraux; à la rhinoscopie, on constate des ulcérations multiples : le stylet permet d'arriver sur un séquestre qui rend un son sec ; tout cet ensemble est propre à tromper. La recherche minutieuse du rhinolithe s'impose dans ce cas ; on cherchera à le dépister sous un cornet, l'inférieur de préférence ; on saura de plus que les nécroses nasales s'accompagnent plus volontiers que les rhinolithes de déformations extérieures. Enfin, dans les cas difficiles, comme le dit Didsbury, l'examen des parcelles retirées, portant sur leur structure, osseuse ou calcaire, sera le seul signe qui pourra entraîner la conviction et qui permettra d'affirmer si on a affaire à un séquestre osseux ou à un rhinolithe.

Pronostic. — Le *pronostic* est en somme bénin, car tous les accidents disparaissent par l'extraction du corps étranger.

Traitement. — Du diagnostic découlent immédiatement les indications du traitement : l'*extraction du corps étranger*. Or, dans cette extraction, il n'existe guère de méthode générale, car la situation, la fixité, le volume, la consistance et la nature du corps étranger sont trop variables.

Nous croyons seulement que, dans la majorité des cas, on devra se conformer aux règles suivantes, qui sont établies d'après la situation et le volume du rhinolithe. Dans tous ces cas, l'extraction sera précédée comme la rhinoscopie d'un lavage antiseptique des fosses nasales et d'une anesthésie de la muqueuse à la cocaïne.

1° RHINOLITHE ANTÉRIEUR. — C'est le cas le plus fréquent à envisager, le rhinolithe étant placé d'ordinaire sous le cornet inférieur.

Dans un premier ordre de faits, le corps étranger

est de petit volume : 1° souvent alors les moyens
mécaniques de *lavage des fosses nasales* suffiront à
l'expulser, à le déloger ; on a préconisé les douches
d'air (Dodd), les douches d'eau tiède et alcalinisée
(douche de Weber). Ces divers moyens mobilisent le
corps étranger s'ils ne parviennent pas à le chasser
et rendent ainsi plus facile l'emploi des méthodes
suivantes. Nous devons signaler toutefois qu'elles
ont des inconvénients, qu'il est difficile, en raison de
l'obstruction d'une fosse nasale, de doser la pression
de l'air dans la douche de Dodd ou de l'eau dans celle
de Weber, et que trop souvent des otites moyennes
par pénétration d'eau ou d'air dans la trompe et
dans la caisse en ont été la conséquence ; 2° si ces
moyens mécaniques ne suffisent pas, on aura recours
à l'*extraction simple*. Celle-ci sera faite à l'aide d'une
pince à griffes coudée, d'une pince à branches
longues et minces coudées à angle obtus, comme
celle de Moldenhauer, d'un petit forceps en miniature
dont on peut introduire successivement les deux
branches (Durham), de curettes droites ou courbées,
comme celle de Quire, ou enfin d'un crochet à strabisme qu'on glisse sous le corps étranger et qu'on
ramène ensuite en avant, après l'avoir chargé. Ces
manœuvres devront toujours être faites avec la plus
grande douceur ; fréquemment on a eu l'occasion de
léser la muqueuse ou d'extraire avec le corps étranger des fragments de cornets.

Dans un deuxième ordre de faits, le corps étranger
est volumineux et n'est pas susceptible de passer
entier par l'orifice des narines. Ici encore deux lignes
de conduite sont à adopter : 1° on pourra employer
le *broiement du calcul*, sa *lithotritie*. On essayera

d'abord de fragmenter le rhinolithe avec de fortes pinces à polypes : l'emploi de petits lithotriteurs sera rarement nécessaire, la friabilité des calculs étant grande d'ordinaire. Il est cependant quelques exemples où on a été obligé de faire plusieurs séances de lithotritie, témoin le cas de Verneuil, qui s'y reprit à quatre fois pour broyer le calcul ; 2° si le corps étranger est trop dur pour être fragmenté, et que l'extraction par les voies naturelles soit impossible en raison du volume du calcul, on pourra être amené à se créer une route nasale ou autre par une intervention chirurgicale préliminaire : c'est l'*extraction combinée*. On aura le choix entre la voie nasale médiane, la voie naso-génienne et la voie palatine ; dans un cas rapporté par Bosworth, on fut obligé de fendre la voûte palatine pour procéder à l'extraction.

2° RHINOLITHE POSTÉRIEUR. — Ce deuxième cas représente une exception.

Tout d'abord, on cherchera à l'aide d'un stylet, d'une sonde introduite dans les fosses nasales, à *refouler le corps étranger* dans le pharynx (Bérard) ; c'est là un procédé toujours aveugle.

Il vaut mieux, à l'exemple d'Hickmann, essayer de le *saisir par le pharynx* avec un crochet, avec une pince recourbée, et d'éviter avec le doigt la chute du rhinolithe dans les voies aériennes et surtout dans l'œsophage ; ce dernier accident, quoique rare, est arrivé à des spécialistes très habiles.

Après toutes ces manœuvres d'extraction, quelques soins ne seront pas superflus ; on fera pratiquer par le malade des vaporisations ou irrigations antiseptiques des fosses nasales ; on aura rarement besoin

d'avoir recours contre l'hémorragie à un tamponnement de ces cavités.

BIBLIOGRAPHIE. — **Corps étrangers :** Moure (E.-J.), Traité
des mal. du nez, 1882. — Morel-Mackenzie, Tr. des mal. de la
gorge et du nez, trad. franç., 1884. — Moldenhauer, Tr. des
mal. des fosses nas., des sinus et du phar. nas., trad. franç.,
1888. — Wright (J.), Deux cas de dents nasales (*Med. Record*,
12 oct. 1889). — Jacobsen (de la Havane), Larves de mouches
dans les fosses nasales (*Brit. med. Journ.*, 20 novembre 1889).
Spillmann, *Dict. encyclop. des sc. méd.*, 2ᵉ sér., t. XIII, 1879,
p. 22. — Peltesohn (de Berlin), Corps étr. de la cavité naso
pharyngienne (*Soc. de laryng. de Berlin*, 1893). — Mounier,
Corps étranger du canal nasal avec épreuve radiographique
(*Soc. franç. de rhinol.*, 1898).
    Rhinolithes : Axmann, Hémicranie périodique qui s'est ter-
minée à la suite de l'évacuation de calculs par le nez (*Arch.
gén. de méd.*, 1ʳᵉ sér., t. XX, 1829, p. 102). — Schmiegelow,
Des rhinolithes (*Rev. bibliogr. univ.*, 1885). — Charazac,
Revue méd. de Toulouse, 1888. — Bosworth, A Treatise on
Diseases of the Nose and Throat, 1889. — Monnié, Thèse de
Bordeaux, 1889. — Noquet, Des rhinolithes (*Soc. franç. de
rhin.*, 1ᵉʳ mai 1890). — Berlioz, Examen de quatre rhinolithes
(*Arch. intern. de laryng.*, etc., t. IV, 1891, p. 132). — Gérard
Marchant, *Traité de chir.*, t. IV, 1891, p. 815. — G. Didsbury,
Contribution à l'étude des rhinolithes (*Thèse de Paris*, 1894).
— Garel (de Lyon), Quatre rhinolithes dus à des noyaux de
cerises (*Ann. des mal. de l'or. et du lar.*, 1897, p. 193). —
Schiffers, Un cas de rhinolithe (*Soc. d'otol. belge*, 25 mai 1898).

II. — PARASITES DES FOSSES NASALES.

Nature des parasites. — Ces parasites sont en petit
nombre.

Nous signalerons les oxyures (Hartmann), les
scolopendres (Maréchal, Lessona), capables de vivre
dans les fosses nasales.

Mais les vrais parasites des cavités du nez et de la
face appartiennent à la tribu des Muscidés; ce sont

les larves des *Calliphora vomitoria*, *Lucilia homini-vorax*, *Sarcophila Wohlfarti*, *Sarcophaga georgina*, qui peuvent s'installer et se développer dans les fosses nasales.

La *Calliphora vomitoria*, ou mouche bleue de la viande, est l'espèce qui détermine le plus souvent en France des accidents de ce genre ; elle a l'habitude de déposer ses œufs sur les chairs corrompues et les cadavres ; par exception, elle s'attaque à l'individu vivant.

La *Lucilia hominivorax* de Coquerel cause dans les pays tropicaux, les Indes, la Guyane, les Antilles, de grands ravages, surtout au moment de la ponte, c'est-à-dire dans les mois les plus chauds de l'année ; la gravité de l'affection est extrême, la mort survient en général dans un temps très court (huit ou quinze jours).

Deux autres espèces de mouches, la *Sarcophila Wohlfarti*, dans le Mohilew, la *Sarcophaga georgina*, aux Antilles, donnent lieu à des accidents tout aussi sérieux, mais moins fréquents.

Modes d'introduction du parasite. — Ce n'est pas la mouche elle-même qui s'introduit dans les narines, mais les œufs que celle-ci pond à l'entrée des narines et qui, sous l'influence des mouvements inspiratoires, sont entraînés dans les fosses nasales et les sinus frontaux ; là, ils trouvent une chaleur humide propre à leur éclosion et s'y développent. Ce sont surtout les larves de ces insectes qui causent les accidents.

Conditions prédisposantes. — Il est toutefois un certain nombre de circonstances qui favorisent l'éclosion de ces larves ou du moins la ponte des œufs à l'entrée des narines et leur transport par le courant inspiratoire.

La malpropreté, la mauvaise hygiène, le fait de s'endormir en plein air, surtout la nuit, facilitent la ponte de ces insectes; le cheminement des œufs est aidé chez les nègres par la dilatation des narines et l'aplatissement du nez.

Symptômes. — La symptomatologie du développement des larves d'insectes dans les fosses nasales est mal connue et bon nombre d'observations sont même peu dignes de confiance.

Nous prendrons comme type les accidents occasionnés par la *Lucilia hominivorax*; ce sont les plus fréquents.

Au début, les symptômes sont insidieux. Rien ne révèle le parasite; ni gêne respiratoire, ni douleur, ni écoulement; à peine quelques douleurs frontales et un chatouillement désagréable, qui, chez certains sujets excitables, peut déterminer de véritables accidents nerveux. Legrand du Saulle a eu l'occasion d'observer, chez une fille de neuf ans, des attaques d'hystéro-épilepsie parfaitement caractérisées qui ne cessèrent qu'après l'évacuation par le nez de larves vivantes (Duplay).

Période d'état. — Tout d'un coup, en raison du développement rapide des larves, les douleurs frontales s'exagèrent, deviennent sourdes, profondes et gravatives, siégeant de préférence au niveau des sinus; la douleur diffuse bientôt à toute la tête. En même temps surviennent des épistaxis, fréquentes et abondantes, et un suintement nasal d'abord séro-sanguinolent, puis sanieux, fétide. L'obstruction nasale est le plus souvent complète, la voix est nasonnée, la respiration se fait par la bouche. Les paupières s'œdématient, présentent une teinte érysipélateuse, rouge violacé; ce gonflement gagne progressivement le nez, puis toute la face. Les accidents généraux sont encore à peu près nuls; la température est peu élevée, le pouls normal, l'appétit conservé et toutes les grandes fonctions s'exécutent bien.

Marche. — **Durée.** — **Terminaisons.** — Ces accidents se terminent de façons différentes.

Tantôt la *guérison* survient spontanément ou plus souvent hâtée par une thérapeutique énergique, au bout de trois ou quatre jours, après que le malade a expulsé par le nez un nombre plus ou moins considérable de vers. Des lambeaux de muqueuse nasale ou pharyngée sont souvent éliminés dans la suite avec des séquestres, des fragments de cornets ou de cartilages.

Tantôt, au contraire, l'affection suit une *marche progressive* ; les phénomènes généraux augmentent d'intensité et bientôt apparaissent tous les signes d'un érysipèle gangreneux de la face et d'un phlegmon de l'orbite. La mort est le plus souvent la terminaison de ces accidents; elle survient avec tout le cortège symptomatique d'une méningo-encéphalite par propagation.

Traitement. — Un traitement énergique et précoce peut seul arrêter de semblables ravages.

Au début, les *injections intranasales* répétées, soit de solutions antiseptiques: chlorurées, albumineuses, mercurielles (sublimé à 1 ou 2 p. 1000, ou phéniquées (huile phéniquée, Kimball), soit d'infusions de plantes narcotico-âcres : tabac (dans les Indes), les *insufflations* de poudres diverses (*Veratrum sabadilla*, au Pérou) sont surtout préconisées, associées à un traitement tonique. Les inhalations de chloroforme, en immobilisant les parasites, facilitent beaucoup leur expulsion.

Plus tard, si le mal n'est pas enrayé par ces moyens, une *intervention chirurgicale* (trépanation des sinus frontaux ou maxillaires) permettra seule d'atteindre le parasite jusque dans ses derniers retranchements, de prévenir les difformités et les destructions nécrosiques qu'il entraîne et de sauver le malade d'accidents graves imminents.

BIBLIOGRAPHIE. — COQUEREL, Des larves de diptères dével. dans les sinus front. et les fosses nas. de l'homme à Cayenne (*Arch. gén. de méd.*, 1858). — FRANTZIUS, Présence de larves de mouches dans les fosses nasales d'individus affectés d'ozène (*Arch. für path. Anat. und Physiol.*, Bd XLIII, p. 198). — ADRIOZOLA, Gusanera de las varices (*Gaz. med. de Lima*, 1858, p. 50). — BIAZ (J.-J.), Délivrance par le chloroforme des vers introduits dans les fosses nasales (*Revue médico-chir. de Buenos-Ayres*, 1875). — PIERRE, Thèse de Paris, 1888. — RANKIN, Parasites des fosses nasales (*New York med. Rec.*, 1888). — KIMBALL, Larves d'insectes dans les fosses nasales (*New York med. Journ.*, 1893, p. 273). — MONIEZ, Traité de parasitologie animale et végétale, 1896, p. 598.

CHAPITRE X

FRACTURES DU NEZ

I. **FRACTURES DES OS PROPRES DU NEZ (FRACTURES EXTERNES).** — **Étiologie.** — Les os nasaux, quoique très exposés aux traumatismes, sont assez rarement fracturés. La saillie du front et celle de la portion cartilagineuse du nez les protège.

Ces fractures résultent toujours de l'action de causes directes : coups, chutes ; aussi est-il fréquent de les voir s'accompagner de lésions de téguments. On les observe plus souvent chez l'homme que chez la femme.

Anatomie pathologique. — La fracture intéresse presque toujours les deux os propres du nez ; les fractures unilatérales sont très rares.

Le trait de fracture est vertical, transversal et oblique ; il peut être simple ou multiple.

Les fractures à trait simple ne s'accompagnent parfois d'aucun déplacement, les fragments maintenus par les parties molles restent en contact immédiat. Dans le cas de déplacement, la déformation varie suivant la direction du trait de fracture ; s'il est vertical, l'un des fragments glisse sous l'autre qui chevauche et fait une saillie appréciable au doigt ; s'il est transversal, le fragment inférieur s'enfonce sous le supérieur, immobilisé par ses attaches au frontal.

Ces déplacements sont plus fréquents et plus marqués dans les fractures comminutives; la multiplicité des fragments est parfois très grande; la racine du nez est aplatie et, quoique plusieurs fragments puissent faire saillie en avant, l'ensemble se trouve enfoncé.

Les lésions des parties molles sont fréquentes, peau et pituitaire sont déchirées par l'agent vulnérant ou les esquilles osseuses, et la fracture se trouve ainsi transformée en fracture compliquée; le foyer communique avec les plaies tégumentaires. Parfois le traumatisme n'est pas limité aux os propres du nez et la lésion nasale se complique de fractures de la lame criblée de l'ethmoïde, de l'unguis, de la branche montante du maxillaire inférieur.

Symptômes. — 1° FRACTURES SIMPLES. — Dans les fractures simples, sans déplacement, les symptômes sont très réduits. On reconnaît la fracture à la douleur vive, exactement localisée sur ces points de l'arête nasale; douleur accompagnée parfois de crépitation, quand on cherche à mobiliser les fragments transversalement, en prenant le nez entre le pouce et l'index. La peau est ecchymosée. L'épistaxis, si elle existe, sera légère et reconnaîtra pour cause une déchirure superficielle de la pituitaire.

2° FRACTURES COMPLIQUÉES. — C'est la fracture que l'on est appelé le plus souvent à voir. On constate d'abord les plaies superficielles, et une ecchymose plus ou moins étendue. Cette fracture a deux symptômes plus particuliers; elle est accompagnée d'épistaxis et d'emphysème. L'épistaxis est la règle; souvent elle est fort abondante, par sa persistance;

cependant, il est rare de la voir devenir grave. La rupture de la pituitaire permet la production de l'emphysème, au moment où le malade se mouche. Le plus souvent l'emphysème est limité au nez; mais on l'a vu s'étendre aux paupières, produire l'occlusion complète des yeux (Duplay) et plus rarement envahir toute la face.

Le gonflement est parfois assez considérable pour masquer la déformation due au déplacement des fragments.

Dans les fractures verticales, on sent une saillie verticale due à la présence de l'un des fragments soulevé. Dans les fractures transversales, le fragment supérieur forme une arête vive, sous laquelle s'enfonce le fragment inférieur. La déformation est variable d'aspect dans les fractures comminutives, et le plus souvent le nez est écrasé, très déformé.

En palpant le nez pour apprécier la déformation, on détermine une douleur vive et souvent de la crépitation osseuse.

Le gonflement dû à l'épanchement sanguin et à l'emphysème gêne cette exploration. Rappelons que la plus grande prudence est de rigueur dans cet examen, sous peine de voir augmenter la déformation et les difficultés de la réduction.

Pronostic et complications. — Les fractures du nez se consolident en peu de temps; en vingt jours environ; cette consolidation est complète.

Le pronostic serait donc très favorable, s'il ne pouvait survenir des complications imposant une certaine réserve. Les complications sont primitives ou tardives.

Les premières sont peu nombreuses: le traumatisme,

en même temps qu'il casse le nez, peut produire de la commotion cérébrale. La coexistence d'une fracture de la lame criblée de l'ethmoïde assombrit fort le pronostic : on l'observe dans les cas d'enfoncement du nez ; les caractères de l'épistaxis abondante, continue et persistante comme dans les fractures du crâne, doivent faire soupçonner cette complication.

Les complications tardives sont plus nombreuses et plus sérieuses.

La déformation persistante du nez, due à la difficulté de réduire la fracture et de la maintenir réduite, défigure le malade.

Le canal nasal est souvent rétréci, quand l'unguis ou la branche du maxillaire ont été fracturés en même temps que les os du nez ; il en résulte une tumeur lacrymale ou un larmoiement très rebelles.

L'odorat est souvent perdu ou diminué à la suite de fractures : cette anosmie est due soit à un décollement de la muqueuse, soit à une déchirure des fibres olfactives.

L'oblitération des fosses nasales cause parfois un peu de nasonnement de la voix. J'ai observé un cas de vertige nasal consécutif à une fracture.

Comme partout ailleurs, les fractures compliquées de plaies s'accompagnent souvent d'accidents infectieux locaux. Garel a observé la nécrose, avec élimination du cornet inférieur.

II. **FRACTURES DE LA CLOISON (FRACTURES INTERNES)**. — Les trois pièces composant la cloison des fosses nasales, lame perpendiculaire de l'ethmoïde, vomer et cartilage de la cloison, peuvent être fracturées isolément.

1° FRACTURES DE LA LAME PERPENDICULAIRE DE

L'ETHMOÏDE. — On les observe le plus souvent accompagnées de fractures des os propres du nez ; mais elles pourraient aussi, d'après Hamilton (1), exister isolément.

2° FRACTURES DU VOMER. — Elles sont très rares, et comme elle ne s'accompagnent d'aucun déplacement, on les diagnostique difficilement.

3° FRACTURES DU CARTILAGE DE LA CLOISON. — Ces fractures reconnaissent toujours pour cause un traumatisme direct ; elles sont presque aussi fréquentes que celles des os propres. Cette variété de fractures a surtout été étudiée par Jarjavay et par Mollière

La fracture du cartilage de la cloison peut siéger en deux points différents ; tantôt elle siège à l'union du vomer et du cartilage et s'accompagne d'un déplacement par glissement : c'est la fracture simple de Jarjavay ; tantôt elle siège dans le cartilage lui-même et sans qu'il y ait de déplacement : c'est la fracture de la cloison, sans déplacements, de Chevallet ; la fracture compliquée de Jarjavay est appelée ainsi à cause de l'hématome qui accompagne cette lésion.

Dans la fracture simple de Jarjavay, il se fait une disjonction de la symphyse chondro-vomérienne, le cartilage glisse sur une des parois de la cloison osseuse ; aussi Mollière considère-t-il cette fracture comme une luxation du cartilage sur le vomer. Cette luxation de la cloison s'accompagne souvent de la rupture des adhérences qui unissent les cartilages latéraux au bord inférieur des os nasaux ; il en résulte une déviation latérale de la partie inférieure du nez ; suivant la direction du coup, la pointe du nez se

(1) HAMILTON, Traité pratique des fractures et des luxations. Paris, 1884.

trouve rejetée de côté, entraînée un peu en bas et forme un véritable crochet. Il y a donc une double déformation dans cette fracture : aplatissement du dos du nez, au-dessous des os nasaux dont le bord inférieur fait saillie, et déviation latérale de la pointe du nez.

De plus, la pression du doigt sur le dos du nez fera constater le défaut de résistance de la cloison ; on peut mobiliser largement la pointe du nez et provoquer une crépitation spéciale ressemblant à un craquement (Jarjavay).

L'une des fosses nasales est particulièrement obstruée par le glissement du cartilage, l'examen rhinoscopique permettra de constater la saillie anormale, et, du côté opposé, un stylet introduit le long de la cloison rencontrera parfois la saillie formée par le bord antérieur du vomer. Les autres symptômes, tels que l'épistaxis, n'ont rien de spécial.

La seconde variété de fracture du cartilage ; les fractures sans déplacements, fractures compliquées de Jarjavay, sont de simples fissures du cartilage. Elles s'accompagnent d'hématome en bissac, obstruant les deux fosses nasales : il peut arriver que cet hématome suppure.

Il est assez souvent difficile de dire si une déviation de la cloison est traumatique ou seulement évolutive par vice de développement ; on s'appuiera sur la forme moins régulière dans la fracture et sur les commémoratifs.

Traitement. — 1° FRACTURES DES OS PROPRES. — Les fractures simples, sans déplacement, guérissent d'elles-mêmes rapidement.

Les fractures compliquées, avec déformation du

nez, sont, au contraire, difficiles à bien traiter. Il faut tout d'abord désinfecter le foyer de la fracture et les plaies tégumentaires, et attendre la diminution du gonflement pour réduire les fragments. Cette expectation cependant ne doit pas dépasser quatre à cinq jours, car la consolidation est très rapide et un retard trop grand pourrait amener des déformations irréparables.

On réduira donc la fracture sous le chloroforme le plus souvent et on la maintiendra réduite de préférence avec l'appareil de Chandelux, qu'on laissera en place quinze jours chez l'enfant, vingt-cinq jours chez l'adulte. Cet appareil se compose d'une dizaine de doubles de tarlatane ; il est enduit de plâtre et appliqué pendant qu'un aide assure la réduction parfaite de la fracture. La languette supérieure de l'appareil est maintenue par son adhérence aux cheveux, les prolongements frontaux et labiaux sont simplement maintenus par du collodion.

Les compresseurs divers, qu'on introduit dans les narines pour soutenir en arrière les fragments, sont mal supportés ; on leur substitue avec avantage un tamponnement à la gaze iodoformée.

2° FRACTURES DE LA CLOISON. — Un double tamponnement à la gaze iodoformée suffit le plus souvent à arrêter l'épistaxis, et à maintenir les fragments en bonne position, après réduction du déplacement, s'il existait.

BIBLIOGRAPHIE. — CASABIANCA, Thèse de Paris, 1875. — BAASNER, Fracture de l'orbite et des cellules ethm. (*Munch. med. Wochenschr.*, 1887). — MOLLIÈRE, *Lyon méd.*, août 1888. — CHEVALLET, Thèse de Lyon, 1889. — SCHEIER, Plaies par armes à feu du nez et des cavités voisines (*Soc. de laryngol. de Berlin*, janvier 1892).

CHAPITRE XI

TROUBLES DE L'ODORAT

Le sens de l'odorat peut présenter des troubles qui ont bien leur importance, puisque ce sont les malades eux-mêmes qui viennent nous demander de les guérir. Les principaux types de cette altération sont: l'*hyperosmie*, l'*hyposmie* et la *parosmie*.

I. **HYPEROSMIE**. — Elle s'observe assez rarement chez des sujets qui sont affligés d'un odorat trop subtil. Ce sont des nerveux. Ils s'en plaignent beaucoup, mais il est peu fréquent que ce trouble aille jusqu'à produire des lypothymies ou des syncopes. Cette exagération de l'odorat ne doit pas être confondue avec l'hyperesthésie non sensorielle de la muqueuse nasale qui se traduit par des prurits, des éternuements faciles.

Le traitement consiste dans l'emploi local de la cocaïne, en poudre ou en solution.

II. **HYPOSMIE**. — Elle est habituellement complète. Aussi est-elle plus connue sous le nom d'*anosmie*. La disparition de l'odorat peut être unilatérale ou bilatérale; on la recherche au moyen de corps odorants contenus dans de petits flacons et constituant une série telle que le dernier seul peut impressionner une muqueuse presque complètement insensible. On les présente successivement sous les narines du sujet, en lui cachant la désignation du produit et dans l'ordre où je les énumère.

1° Éther sulfurique.

2° Térébenthine.

3° Camphre.

4° Musc.

5° Vanille.

Il est mieux encore d'employer une solution de vanilline (Passy). Quand un sujet ne reconnaît même plus l'odeur de la vanille, on peut considérer son olfaction comme tout à fait éteinte. Il ne faut pas du reste confondre dans cet examen les deux sensibilités commune et sensorielle. C'est ainsi qu'un des derniers malades que j'ai examinés ne sentait pas l'odeur de l'ammoniaque, mais éprouvait des picotements par les émanations du liquide. Cependant, quand l'anosmie est très prononcée, le malade ne sent pas non plus l'exploration tactile faite au stylet coudé.

Pour faire des évaluations plus précises de l'odorat, on a recours à l'olfactomètre de Zwaardemaker. Il se compose de deux cylindres glissant l'un dans l'autre, le premier étant en porcelaine poreuse et trempé dans une solution odorante titrée ou composée d'une matière odorante (caoutchouc, réglisse, etc.). Il est des anosmies passagères résultant de l'épuisement temporaire de la fonction, chez des gens qui ont naturellement peu d'odorat et qui ont respiré longtemps une même odeur. Qu'ils s'éloignent quelque temps de ces émanations et l'odorat reparaîtra. Cet épuisement momentané est désigné sous le nom de *rhinocopose*.

Étiologie. — L'étiologie de l'anosmie constitue la

partie importante de son histoire. Les causes principales sont :

1° La *destruction des narines* par les traumatismes,
le lupus, la syphilis, etc. Le courant d'air n'étant
plus dirigé vers la fente olfactive, la perception des
odeurs ne se produit plus.

2° Tout *obstacle au courant d'air intranasal* : affaissement des ailes du nez, rhinites hypertrophiques, déviations de la cloison, tumeurs diverses, corps étrangers dans les fosses nasales, oblitération des choanes.

3° Les *altérations de la muqueuse* : celles de l'ozène
par exemple, qui atrophie les cellules olfactives de
Schultze ; celles des rhinites chroniques, surtout si
elles sont entretenues par l'habitude de priser du
tabac ; celles qui résultent de l'abus de la cocaïne en
applications locales.

4° Parmi les *altérations du système nerveux*
figurent : la déchirure des rameaux olfactifs dans
les fractures qui atteignent la lame criblée ; les
diverses névrites, comme celles qui sont consécutives
à l'influenza ; les lésions variées des bulbes olfactifs
(paralysie générale, tabès, atrophie sénile, absence
congénitale) ; celles des centres (corne d'Ammon,
hippocampe, insula de Reil). J'ai soigné une malade
qui avait de l'anosmie, ainsi que des bourdonnements
d'oreille, à la suite d'une contusion cérébrale.

Dans ce groupe rentre encore l'*hémianosmie* des
hystériques, l'anosmie consécutive à des inhibitions
ou réflexes (opérations nasales, ablation des ovaires).

On a constaté l'hyposmie chez les albinos dont les
cellules olfactives sont dépourvues de pigment.

Parfois pourtant, malgré un examen minutieux, on
n'arrive pas à déterminer la cause.

Pronostic. — Le pronostic est en rapport avec l'ancienneté de l'affection et le genre de la cause. L'anosmie tire en partie sa gravité de la diminution du goût et de l'anorexie qui en résulte.

Traitement. — Le traitement s'adressera d'abord à la cause. Si elle reste latente, on fera la thérapeutique du symptôme. Chez les névropathes, on emploiera la suggestion. L'électrisation a donné des résultats sous forme galvanique ou faradique. On emploie le courant continu au moyen de deux plaques mises l'une sur le nez et l'autre à la nuque. On ne doit pas dépasser 6 milliampères (Zarniko). Pour le courant faradique, on dispose un des électrodes sur la racine du nez et l'autre sur la muqueuse, dans l'intérieur de la fosse nasale. Laker recommande particulièrement le massage vibratoire pour les anosmies.

Il y a enfin un traitement médicamenteux. A l'intérieur, on prescrit la strychnine, la quinine, l'iodure de potassium. On fera priser au malade la poudre :

Sulfate de strychnine.............. 0^{gr},10
Sous-nitrate de bismuth.......... 10 grammes.

Joal a rapporté l'observation de deux cas guéris par des douches d'acide carbonique.

III. PAROSMIE. — La *parosmie* est l'aberration de l'odorat. Presque toujours elle consiste en *cacosmie*. Les malades se plaignent de sentir constamment de mauvaises odeurs : fumier, matières fécales, corne brûlée. En compulsant les fiches de mes malades, je trouve qu'ils accusaient des odeurs de chlore, de soufre, d'iode, de relent de cuisine, d'oignon. Il arrive même que s'ils respirent une bonne odeur, elle leur paraît désagréable et *vice-versa*. Une de mes

clientes me disait : « Une bonne odeur, comme celle.
des fleurs, me donne l'impression de l'oignon, et
une mauvaise odeur l'impression de vanille. »

Il y a plus : quelques malades accusent une douleur quand on leur fait sentir des odeurs (*odynosmie*).

Diagnostic. — Le diagnostic doit d'abord chercher
si la mauvaise odeur est réelle, objective ou sub-
jective. C'est en questionnant l'entourage qu'on s'en
rend compte. En se plaçant alternativement devant
le nez et la bouche, on se rend compte si la mauvaise
odeur vient des fosses nasales ou de la trachée.

Si l'odeur est objective, on en cherchera la cause
dans de l'ozène, de la syphilis tertiaire, des empyèmes maxillaires ou frontaux, des végétations
adénoïdes.

Si le trouble est subjectif, on s'enquerra de quelque
névrose. C'est ainsi qu'il y a des épilepsies à aura
olfactive.

Traitement. — Le traitement n'est embarrassant
que pour les *cacosmies* subjectives. On donnera les
antinerveux à l'intérieur, tout en prescrivant des
douches intranasales au thymol ou à l'eucalyptol
(1 p. 10 000), à l'eau chloralée (1 p. 100) et des applications de vaseline mentholée sur la muqueuse
nasale.

BIBLIOGRAPHIE. — D'Aguanno, Guérison d'une anosmie
remontant à quarante ans (*Bolletino delle mal. dell' orecchia*,
1er sept. 1890). — Gottschalk, Anosmie après l'ablation des
deux ovaires (*Deutsche med. Woch.*, 1891, n° 16). — Gradenigo, Importance de l'examen du sens olfactif comme moyen
de diagnostic (*Acad. roy. de méd.*, 5 mai 1894). — Joal, Anosmies guéries par des douches d'acide carbonique (*Soc. franç.
de laryng.*, 1895). — Lermoyez, Thérapeutique des maladies
des fosses nasales, t. II, 1896, p. 51. — Bibard, Contribution à
l'étude des troubles de l'odorat (*Thèse de Paris*, 1897).

CHAPITRE XII

NÉVROPATHIES D'ORIGINE NASALE

Voltolini, Fraenkel et Hack ont appelé l'attention sur divers troubles nerveux réflexes dont le point de départ est dans une altération visible ou non des fosses nasales.

Ils sont très variés. On a signalé surtout :

Les éternuements réitérés ;

Le rhume des foins ;

L'hydrorrhée nasale ;

L'épiphora sans lésions des voies lacrymales ;

Divers troubles oculaires (strabisme, asthénopie accommodative), blépharospasme, voire même un cas de glaucome (Lennox Browne) ;

Le tic facial ;

Des névralgies faciales ;

Des céphalalgies ;

Des vertiges ;

Des hoquets ;

La sialorrhée ;

Les spasmes du voile du palais ;

Les quintes de toux, à timbre métallique sans expectoration ;

Le spasme de la glotte ;

L'asthme, qui guérit bien par un traitement local ;

Des accidents épileptiformes et hystériformes, choréiformes, des crises de catalepsie;

Le goitre exophtalmique;

Des neurasthénies;

Enfin des troubles cérébraux, consistant surtout en paresse intellectuelle;

C'est le trijumeau ou l'olfactif qui est en cause.

Ces effets ne se montrent, il va sans dire, que sur les sujets nerveux. Si on vient à examiner leurs fosses nasales, on trouve l'une ou l'autre des lésions étudiées déjà, ou même rien, mais en ce cas le stylet coudé découvre des zones hyperesthésiques dont l'excitation reproduit le réflexe. Hack admet comme premier temps de tous ces réflexes la tuméfaction du cornet inférieur, théorie bien souvent controuvée.

Ces troubles présentent le caractère d'être momentanément suspendus par la cocaïnisation de la muqueuse.

Le traitement consiste dans les moyens généraux antinerveux et dans la remise en état normal des fosses nasales par la destruction des lésions. Si on n'en découvre pas, on fera des galvanocautérisations sur les points hyperesthésiques.

Par malheur, ces cautérisations ont pu quelquefois aggraver le cas.

(1) Voltolini, Amwendung der Galvano-Kaustik, 1871. — Hack, *Berlin. klin. Wochenschr.*, 1882, n° 25. — Jacobi, Chorées réflexes d'origine nasale (*New York Med. Record*, 17 mai 1888). — Hopman, Guérison d'une maladie de Basedow par l'amélioration d'une affection nasale (*Berl. klin. Wochenschr.*, 15 octobre 1888). — François Franck, Étude expérimentale des névroses réflexes d'origine nasale (*Arch. de physiol.*, juillet 1889). — Trifiletti, Névropathies réflexes (*Arch. italiani di laryngologia*, août 1890). — Trasher, Weekly med. Review, 1891, n° 18. — Masucci, Troubles réflexes du nez (*Soc. ital. de rhinol.*, sept. 1895).

CHAPITRE XIII

TUMEURS ADÉNOÏDES DU RHINO-PHARYNX

On désigne sous ce nom l'hypertrophie des glandes lymphoïdes situées dans le rhino-pharynx. Le plus ordinairement l'hypertrophie porte sur la glande de Luschka (troisième amygdale) qui occupe la voûte du cavum et qui s'atrophie à partir de la puberté. Cette amygdale est représentée, à l'état normal, chez un nouveau-né, dans la figure 88; l'hypertrophie peut porter aussi sur l'amas de tissu lymphoïde qui est à l'entrée des trompes (amygdales tubaires). Elle est constituée par des bourrelets grisâtres appendus

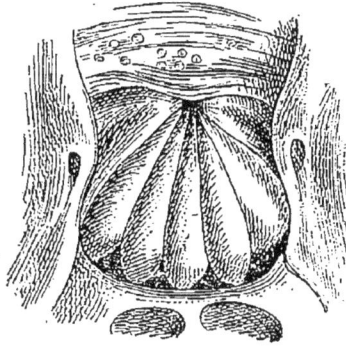

Fig. 88. — Troisième amygdale de Luschka.

à la voûte, obstruant le rhino-pharynx et très sensibles pour l'index qui explore.

Cette affection si particulière a été découverte en 1868, par Wilhelm Meyer (de Copenhague), en examinant les enfants des écoles. C'est à lui que sont dus les premiers travaux sur la question. Les mémoires parus ensuite n'ont pu que peu ajouter à la description magistrale qu'il nous a laissée. Delpeuch vient de faire paraître un très intéressant travail sur « Hippocrate et le faciès adénoïdien ». Divers personnages historiques (François II, Charles-Quint) portaient les signes extérieurs de l'affection.

Variétés. — Ces hypertrophies présentent différentes formes, intéressantes à spécifier, quant à leur aspect, quant à leur siège et quant à leur consistance.

Leur aspect est des plus variables : *a*) la muqueuse tapissant le pharynx est simplement épaissie, d'une façon uniforme, par une infiltration de tissu adénoïde et présente ainsi une grande épaisseur ; *b*) à la voûte du pharynx, est appendue une multitude de saillies plus ou moins arrondies ; *c*) leur nombre est si grand, elles sont si serrées qu'elles comblent entièrement la cavité naso-pharyngienne ; *d*) elles sont mobiles, allongées, présentant un pédicule plus ou moins grêle ; *e*) enfin, parfois, elles sont caractérisées par une tumeur arrondie, unique, lisse, dure, à pédicule large ; *f*) toutes ces variétés d'aspect peuvent se combiner.

Leur siège peut se résumer ainsi : ces tumeurs sont médianes ou latérales, circonscrites ou diffuses.

Leur consistance varie depuis l'extrême mollesse, qui permet leur facile détachement par le doigt, jusqu'à une dureté presque comparable à celle d'un polype fibreux de la même région.

Étiologie. — 1° *Causes générales.* — Les végétations adénoïdes se rencontrent généralement chez les enfants. L'adénoïdien le plus jeune que nous ayons opéré avait six mois, le plus âgé trente-cinq ans. Notre moyenne mettrait le maximum de fréquence à huit ans et demi (Castex et Malherbe). En étudiant de près l'histoire ces enfants, on se rend compte que beaucoup d'entre eux sont venus au monde avec leurs tumeurs et que les parents s'en sont aperçus seulement au cours de la seconde enfance, lorsque les diverses fonctions respiratoires peuvent être mieux examinées. A partir de la puberté, la troisième amygdale, qu'elle soit ou non atrophiée, subit un retrait atrophique.

Le sexe n'a pas d'influence marquée. L'hérédité agit d'une façon certaine. Dans quelques familles cinq, six enfants, et même plus, sont adénoïdiens comme l'ont été leurs parents, ce que révèle leur faciès prognathe. Les adénoïdes s'observent héréditairement dans les races dolichocéphales (Anglo-Saxons et autres).

Les conditions de classe sociale ou de climat n'ont guère d'influence. Si tout d'abord on avait pu croire, s'autorisant des travaux de Meyer, que la maladie sévissait surtout dans les climats froids et sur le bord de la mer, on a vu qu'aucun pays n'en est affranchi. Son histoire est faite des documents apportés par les rhinologistes de tous les pays. Du moins les climats froids et humides ont-ils l'inconvénient de favoriser les poussées inflammatoires dans la troisième amygdale hypertrophiée (*adénoïdite*).

Assez souvent, on relève, dans les antécédents du petit malade, une rougeole, une scarlatine, la coqueluche. Quelques parents diront même s'être aperçus des premiers signes de l'affection dans les semaines qui suivaient la disparition d'une rougeole, mais il

ne faut pas oublier que ces maladies sont relativement des plus fréquentes dans l'enfance. Il n'est pas
établi qu'il y ait rapport de causalité entre une rougeole et des adénoïdes, parce qu'on les verra figurer
dans une même observation. Que de fois ces diverses
maladies ne sont pas suivies de l'apparition d'adénoïdes. Il est plus naturel d'admettre que la détermination nasale d'une rougeole ou autre exanthème venant
accroître l'embarras jusqu'alors latent du rhino-
pharynx, révèle aux parents que leur enfant est porteur de tumeurs adénoïdes.

Les adénoïdiens sont très souvent des scrofuleux
ou tout au moins des lymphatiques. En ces cas
encore, adénoïdes et scrofule apparaissent surtout
comme le résultat commun d'une dystrophie congénitale. On s'explique que Trautmann considère
comme spécialement prédisposés les enfants issus
d'ascendants tuberculeux. Dans une thèse de l'Université de Lyon (1897), Kambouroff a étudié les végétations adénoïdes syphilitiques et tuberculeuses.

2° *Causes locales.* — Les malformations faciales,
des sténoses nasales, ont été incriminées. Meyer, Trélat, Oakley Coles considèrent les divisions palatines
comme favorables à l'hypertrophie de l'amygdale
naso-pharyngienne. Les inflammations récidivantes
de la troisième amygdale (ou amygdale de Luschka)
arrivent à l'hypertrophier et à constituer les végétations ou tumeurs adénoïdes.

Les caractères types de l'anatomie pathologique des
végétations sont représentés sur les figures 89 et 90.

Symptômes. — Les divers symptômes par lesquels se révèlent les végétations adénoïdes sont
assez caractéristiques, mais leur valeur diagnostique

n'est pas équivalente. Envisageons successivement ceux qu'ont pu constater le médecin ou les parents avant tout examen direct (*symptômes rationnels*), puis ceux que les divers procédés d'exploration

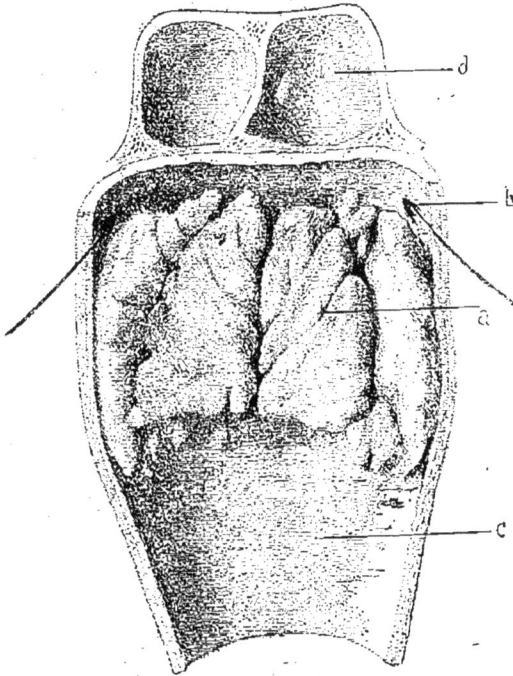

Fig. 89. — Tumeurs adénoïdes : profil (d'après Castex et Lacour). — *a*, tumeurs adénoïdes ; — *b*, sinus sphénoïdal ; — *c*, trompe d'Eustache ; — *d*, langue ; — *e*, voile du palais.

mettent en évidence et qui viennent rendre compte des premiers (*symptômes physiques*).

1° *Symptômes rationnels.* — L'attention des parents se trouve d'abord appelée sur les divers troubles qui se montrent au siège de l'affection ou dans ses environs. Ces enfants, plus ou moins gênés dans leur respiration nasale, ont presque toujours la lèvre

supérieure épaisse, la bouche bée, ce qui ne contribue
pas peu à leur donner cet air niais qui a frappé tous
les observateurs. Leur intelligence est paresseuse :
aprosexie [Guye (d'Amsterdam)]. Ils ont des engorgements ganglionnaires au cou. Ils ronflent la nuit
d'une façon tellement bruyante parfois que leurs

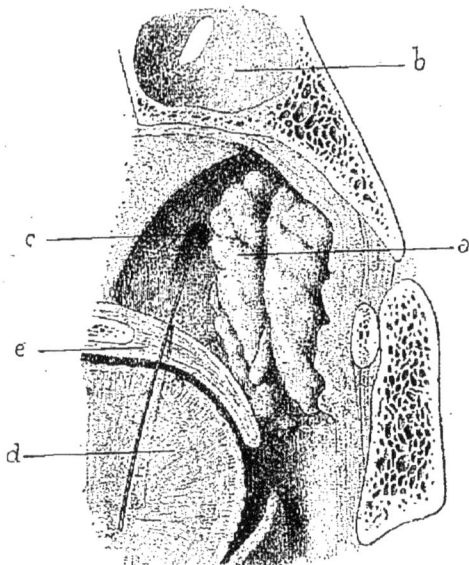

Fig. 90. — Tumeurs adénoïdes : face antérieure (d'après Castex
et Lacour). — a, tumeurs adénoïdes ; — b, trompe d'Eustache ;
— c, pharynx ; — d, sinus sphénoïdal.

frères ou sœurs ne peuvent dormir dans la même
chambre. Ce ronflement s'accuse d'autant plus que
l'enfant est couché sur le dos. Souvent ils ont des
cauchemars et ils s'éveillent tous les matins la bouche sèche.

Pour juger du degré de l'obstruction nasale, nous
avons l'habitude de pincer entre les doigts de chacune
de nos mains les moitiés droite et gauche des lèvres

de l'enfant, tout en lui demandant de respirer vivement par le nez. Quelques-uns ne le peuvent pas, et sont menacés promptement d'asphyxie. D'autres, plus nombreux, le peuvent assez bien, même quand, avec un de nos index appuyé sur l'aile du nez, nous réduisons la prise d'air à une seule narine. Ceux-ci ont les adénoïdes moins volumineuses ou situées plus en arrière, à l'union de la voûte basilaire avec la paroi pharyngienne postérieure. Ces enfants ne se mouchent pas et ils ont un petit tic qui leur fait expirer l'air nasal par petites secousses. On pourrait dire qu'ils *toussent du nez*. Ils sont sujets à des poussées congestives ou inflammatoires (adénoïdites) dans tout leur système amygdalien — ce que les parents indiquent en signalant la fréquence des « maux de gorge ».

Presque tous accusent des céphalalgies avec sensation de lourdeur, qui occupent principalement la partie médiane et inférieure du front.

Il est fréquent de constater chez les adénoïdiens des symptômes auriculaires. Ces symptômes peuvent même être les seuls qui mettent sur la trace de la maladie. Et nous ne parlons pas ici des otites diverses sur lesquelles nous aurons à revenir en traitant du pronostic ; nous faisons seulement allusion à ces bourdonnements d'oreille, à ces otalgies et à ces surdités, tous symptômes qui, d'après nos observations, nous semblent souvent passagers, au début du moins. Un enfant souffrira dans ses oreilles et sera sourd durant huit ou dix jours, après lesquels tout rentrera dans l'ordre.

L'adénoïdien tousse assez facilement, surtout la nuit. Parfois, il a des oppressions nocturnes, et ce symptôme peut aller jusqu'à la laryngite striduleuse, complication sur laquelle Coupard et Ragoneau ont appelé l'attention. Parfois encore, ce sont des convulsions. A signaler aussi la déglutition difficile ou maladroite des petits adénoïdiens. Nous relevons dans nos observations les particularités suivantes à cet égard : un nourrisson ne pouvait pas teter (le cas a été maintes fois signalé déjà). Un petit garçon de cinq ans avait beaucoup de peine à avaler les solides et réclamait de sa mère une alimentation molle ou liquide (œufs, potages, etc.). Une fillette de deux ans nous a été conduite parce que, disaient les parents, elle rejetait ses aliments par les narines, ce qui, leur avait dit un médecin, indiquait une paralysie du voile du palais. Il n'y avait cependant pas paralysie au sens réel du mot, mais une masse volumineuse d'adénoïdes refoulait en avant le voile et le paralysait, en quelque sorte, dans son rôle d'obturateur.

Mais ce par quoi les végétations accusent le plus clairement leur présence dans le naso-pharynx, c'est la physionomie de l'enfant, le *faciès adénoïdien* (fig. 91). On sait en quoi il consiste. Le visage est pâle, la bouche toujours entr'ouverte, la lèvre supérieure épaisse ; quelques veinules engorgées se dessinent à la racine du nez. Le maxillaire supérieur semble atrophié, comme si les antres d'Highmore étaient revenus sur eux-mêmes. On voit bien cet affaissement si on examine le profil de l'enfant. On constate alors que le maxillaire inférieur n'ayant pas subi d'arrêt dans son développement déborde notablement le supérieur, donnant au petit malade un peu de la conformation du *bull-dog*. On explique cette atrophie du maxillaire supérieur par la pression

qu'exercent sur lui les joues, quand la bouche reste
béante, d'autant plus que, d'après Kerner, l'os per-
drait de sa résistance après la chute des dents de lait.
L'enfant a parfois l'air hébété, mais ce n'est qu'une
apparence. Les dents, trop à l'étroit sur cette arcade
dentaire amoindrie pour se placer selon le type nor-

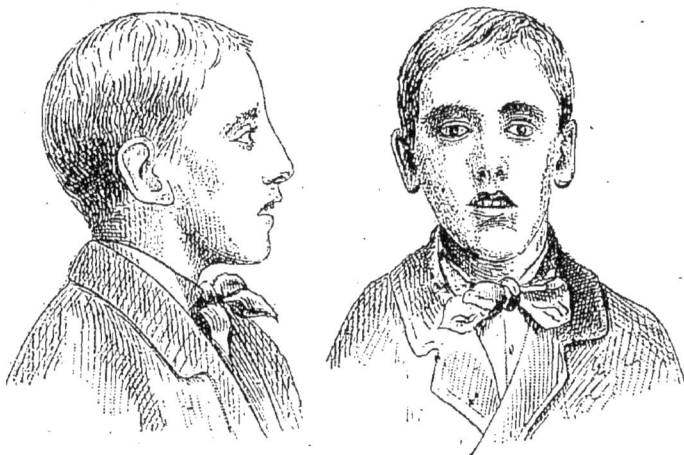

Fig. 91. — Faciès adénoïdien (d'après Chatellier).

mal, se disposent obliquement, et cette rangée irrégulière fait dire que le sujet est affecté d'ataxie dentaire. Ce dernier caractère a été signalé par David (1).
Ces dents sont souvent crénelées. La racine du nez est
épaissie et se sépare parfois des paupières par un
repli cutané courbe qui tourne sa concavité vers le
globe oculaire; à signaler également une sorte d'écoulement muqueux par les narines chez les jeunes
enfants.

Ce serait pourtant une erreur de penser que le

(1) DAVID, *Congrès de Rouen pour l'avancement des sciences*,
1883.

faciès adénoïdien répond exclusivement à la présence de ces végétations. Un diagnostic établi d'après le faciès seul courrait risque d'être erroné, d'abord parce que ce faciès peut exister sans végétations adénoïdes, ensuite parce qu'il peut faire défaut alors qu'il en existe réellement. Nous avons vu souvent des enfants à la bouche entr'ouverte, avec les divers caractères ci-dessus mentionnés, chez lesquels cependant le toucher pharyngien pratiqué avec l'index ne révélait aucune trace de végétations. Nous trouvions alors des déviations de la cloison nasale, des épaississements hypertrophiques des cornets inférieurs, surtout à leur extrémité postérieure (queues de cornets), au niveau des choanes ou orifices postérieurs des fosses nasales. Si bien que nous inclinons à considérer le faciès dit adénoïdien, non pas seulement comme un effet des seules végétations adénoïdes, mais plutôt comme le signe des diverses obstructions nasales, qu'elle qu'en soit la cause.

Nous insistons d'autant plus sur la faillibilité du faciès adénoïdien qu'il nous est arrivé de recevoir des enfants que des médecins, à l'aspect seul de leur figure, nous adressaient pour opérer d'adénoïdes, et nous n'en trouvions pas. Inversement, nous avons vu des sujets chez lesquels rien dans l'aspect de la face n'indiquait des tumeurs adénoïdes, et cependant l'index, en pratiquant le toucher pharyngien, pénétrait dans une masse molle et volumineuse, qui ne laissait aucun doute au diagnostic. C'étaient pour la plupart des adolescents chez lesquels le développement avait amené un agrandissement du naso-pharynx, bien qu'il fût encore encombré d'adénoïdes, devenues moins gênantes toutefois, du fait de cette ampliation.

*On peut donc être adénoïdien sans le paraître, comme
on peut le paraître sans l'être.*

La voix des adénoïdiens est caractéristique. C'est
une voix « qui a perdu son métal », dit Michel (de
Cologne); nous dirions volontiers une voix *détimbrée*
car elle ne se timbre plus dans les cavités nasales et
leurs annexes. Les voyelles nasales AN, EN, IN,
ON, UN, perdent leur N. L'enfant dira *mama* au lieu
de *maman*, *afa* pour *enfant*, etc.

Quelques jeunes filles, portant des adénoïdes peu
développées, atteignent l'âge de dix-sept ou dix-huit
ans, sans en ressentir aucun inconvénient. Si elles
commencent alors l'étude du chant, elles rencontrent
des difficultés inattendues. Leur voix est sourde, ne
peut aisément monter à l'aigu et se fatigue promptement. Les sons se voilent, et l'élève, obligée de forcer, ressent au pharynx cette gêne particulière décrite
sous le nom de « crampe des chanteurs ». Sur une
de nos opérées, n'ayant rien vu au pharynx ni au
larynx qui pût expliquer les troubles vocaux dont
elle se plaignait, nous avons eu l'idée de chercher
dans le naso-pharynx. Une masse d'adénoïdes s'y
cachait. Leur ablation fut, à court délai, suivie du
résultat espéré.

Les adénoïdes gênent l'émission des notes élevées
parce que le voile du palais trouve un obstacle pour
se soulever comme il le faudrait. Meyer (de Copenhague) a observé un cas où, après l'ablation de ces
tumeurs, la voix chantée put monter d'un ton et
demi. Il fit même la contre-épreuve de cette observation. Chez un ténor, il oblitéra artificiellement les
arrière-fosses nasales au moyen d'un tampon de
charpie et il put constater que le chanteur per-

24.

dait quelques-unes de ses notes les plus élevées.

Ajoutons que les enfants porteurs d'adénoïdes ont l'air hébété, mais que leur intelligence n'est souvent qu'engourdie. Après l'opération, elle s'éveille et les parents constatent des progrès sensibles pour le travail intellectuel.

Le nouveau-né porteur d'adénoïdes manque d'étouffer quand il prend le sein; il ronfle bruyamment, et, pour savoir s'il ne s'agirait pas de cornage trachéal, il n'y a qu'à lui pincer le nez; seul alors le ronflement nasal cesse (Empis).

2° *Symptômes physiques.* — Le diagnostic s'affirme encore par l'examen de la bouche et de l'arrière-bouche. Dès qu'on demande à l'enfant d'ouvrir largement la bouche en renversant la tête en arrière, on est frappé de l'ogive surélevée que dessine la voûte palatine; un creux profond se montre derrière les incisives supérieures. Mais ce signe n'annonce pas nécessairement les adénoïdes. Le voile du palais est refoulé en avant, ce qui facilite chez l'adolescent et l'adulte le placement du miroir pour la rhinoscopie postérieure. Les deux amygdales et l'amygdale linguale (quatrième amygdale), qui est située en arrière du V lingual, sont assez généralement hypertrophiées. Détail important, on aperçoit quelquefois sur la face postérieure du pharynx des granulations épaisses, d'un rose grisâtre. Ce sont des agglomérations de tissu adénoïde, isolées de la masse principale qui est au cavum.

Le mode d'investigation le plus sûr consiste dans le toucher pharyngien. Il est pour ainsi dire sans appel. Voici comment il convient de le pratiquer :

On doit prévenir le petit malade, auquel jusqu'alors

on n'a pas eu de mal à faire, que, pour terminer l'examen, il reste une manœuvre un peu désagréable qui consiste à lui mettre un doigt dans la bouche. Il va sans dire que le toucher pharyngien doit être pratiqué en dernier, car après cette manœuvre l'enfant se refuse à toute autre investigation. S'il était trop indocile, on renoncerait d'emblée à tout raisonnement pour lui faire ouvrir la bouche, bon gré, mal gré, avec un abaisse-langue ou en serrant sa trachée entre le pouce et l'index.

Le malade reste debout, s'il est petit ; sinon, il vaut mieux le faire asseoir. Dans les deux cas, un aide, qui peut être le père ou la mère, maintient ses deux mains derrière le dos, car si le sujet gardait ses mains libres, instinctivement il saisirait la main du chirurgien au moment où l'index explorateur franchit l'isthme du gosier, risquant ainsi de lui faire mal, ou de se faire faire mal, tout en rendant nécessaire un nouveau toucher. En raisonnant l'enfant, on obtient encore assez sûrement sa soumission à l'examen, si surtout on lui fait entendre que de sa docilité dépendent la brièveté et la légèreté du toucher. A ce moment, le chirurgien replie son bras gauche autour du cou de l'enfant, pour maintenir fixement la tête contre sa poitrine. Quelques enfants, en effet, pourraient faire manquer le toucher en s'affaissant brusquement pour échapper à l'index explorateur, qui, dans ce cas, même ayant pénétré, ne prend pas de sensations nettes. Il faut donc que la tête reste, pour ainsi dire, suspendue au tronc du chirurgien. Celui-ci demande alors à l'enfant d'ouvrir largement la bouche, et tout aussitôt il refoule avec son index et son médius gauches la joue gauche de l'enfant, en dedans et en

arrière, dans l'écartement des deux arcades dentaires. Ce refoulement a pour effet d'assurer l'ouverture fixe des mâchoires, car d'abord il forme tampon
autour des doigts du chirurgien, puis l'enfant, sentant
bien qu'il mordrait sa propre joue, consent à laisser
entr'ouverte sa bouche. Ce moyen nous semble plus
simple et plus commode que les divers protecteurs en
métal ou en caoutchouc dont le chirurgien peut envelopper son doigt explorateur, non sans gêner l'agilité
et la souplesse nécessaires à son index. Cette prise de
position doit cependant être réalisée sans brutalité,
sinon l'on court le risque de faire sauter, sur la partie
gauche des deux mâchoires, quelques dents de lait
déjà branlantes. L'accident, quoique sans gravité,
laisse, on le comprend, une fâcheuse impression.

La tête de l'enfant étant bien immobilisée et ses
mâchoires écartées, on incline son front en avant
pour que, dans cette attitude penchée, le voile du
palais tombe également en avant, en s'éloignant de la
paroi postérieure du pharynx et que, de la sorte,
l'index explorateur ait plus de place pour entrer dans
le cavum ou naso-pharynx. Parfois le passage est
fermé, le bord postérieur du voile restant appliqué à
la paroi postérieure du pharynx. On est bien obligé
en ce cas de forcer le passage. Pour y parvenir
sans violence, le mieux est d'appliquer la pulpe de
son index contre le pharynx et de remonter ainsi
jusqu'au bord libre du voile, mais en l'abordant par
une des parties latérales, droite ou gauche, en deçà
ou au delà de la luette. Sur ses côtés, en effet, le
bord du voile est plus mince, c'est-à-dire plus mobi-
lisable.

Entré dans le naso-pharynx, l'index doit en recon-

naître vivement l'état, car la position n'est pas longtemps tenable pour le petit patient. Existe-t-il des
adénoïdes? Sont-elles à la voûte ou sur la paroi
postérieure du cavum? Sont-elles molles ou dures?
médianes ou latérales? Et, s'il n'en existe pas, les
cornets inférieurs ne sont-ils pas gros à leur extrémité postérieure (queues de cornets), ce qui, à défaut
d'adénoïdes, expliquerait les troubles fonctionnels?
Quand le cavum est sans adénoïdes, l'index apprécie
très facilement les divers détails de sa cavité.

Ces notions principales obtenues, l'index bat pres-
tement en retraite. Il revient quelquefois chargé d'un
peu de sang; ce n'est pas un signe péremptoire de
l'existence d'adénoïdes. Bien plus rarement il ramène
sous son ongle une masse de la tumeur. Fréquemment,
au contraire, on trouve sous l'ongle une petite quantité
d'une masse glaireuse. C'est du mucus concret qui
se trouvait retenu entre les lobules de la masse adé-
noïdienne.

Pendant que dure le toucher, le chirurgien mettra
ses jambes en garde contre celles de l'enfant qui,
n'ayant que ces deux membres libres pour se défendre,
trépigne et lance des coups de pied. Beaucoup de
petits malades, d'ailleurs, se laissent faire avec
docilité. Nous les prévenons que la manœuvre sera
désagréable, mais non douloureuse. Nous évitons
ainsi toute surprise et les réactions qu'elle provoquerait. Le doigt retiré, il faut avertir les parents que
leur enfant va « peut-être un peu saigner du nez ».

Nous répétons, après avoir exposé ces détails techniques du toucher pharyngien, qu'il est le procédé le
plus certain de diagnostic. Néanmoins la *rhinoscopie
postérieure* peut, dans quelques rares cas, montrer

de visu la masse adénoïde. Chez les tout jeunes enfants
il n'y faut pas songer. Leur docilité est insuffisante et
leur pharynx trop peu développé pour qu'on puisse
placer le miroir rhinoscopique. Après l'âge de douze
ans environ, on peut l'utiliser, si surtout le voile est
refoulé en avant par les tumeurs. On prend alors une
connaissance assez exacte du néoplasme, sans imposer
au malade le désagrément du toucher pharyngien. On
voit les mucosités abondantes qui recouvrent les
adénoïdes ou qui s'étendent sous forme de tractus
d'un point à l'autre du cavum. On voit encore, par la
coloration, s'il y a poussée d'adénoïdite, si les masses
descendent plus ou moins sur le bord postérieur de
la cloison. La portion restée visible indique la saillie
de la tumeur (M. Schmidt). On doit cependant remarquer, avec Zarniko et Lermoyez, que la position forcément oblique du petit miroir nous montre, non
la projection verticale réelle de la tumeur, mais sa
saillie oblique en bas et en avant. Le toucher rectifie
cette donnée. La rhinoscopie postérieure a cet autre
avantage de montrer les queues de cornets dont l'ablation peut être aussi nécessaire que celle des tumeurs
adénoïdes.

Il est plus difficile d'apercevoir les végétations du
fond des fosses nasales par la *rhinoscopie antérieure*,
soit que l'éclairage se fasse mal dans cet arrière-fond,
soit que les végétations se cachent à la voûte du
cavum; on voit parfois des saillies rougeâtres éclai-
rées de points lumineux. La rhinoscopie antérieure
montre souvent une hypertrophie des cornets inférieurs coïncidant avec les adénoïdes.

En tenant compte de ces différents signes, on pourrait diviser, au point de vue clinique, les tumeurs

adénoïdes en deux grandes classes : 1° celles qui évoluent en présentant surtout des troubles mécaniques (respiration, phonation et prononciation); ces tumeurs sont, en général, circonscrites, médianes ; elles présentent aussi des troubles nerveux : laryngite striduleuse, spasmes glottiques, surtout quand elles subissent une poussée d'adénoïdites ; 2° celles qui sont la cause des troubles sensoriels dès le début et qui intéressent au premier chef le sens de l'audition ; ces tumeurs, généralement diffuses, sont autant latérales que médianes et se révèlent de très bonne heure par un écoulement d'oreille ou par des troubles sensoriels du goût et de l'odorat.

Complications. — Parmi les plus fréquentes, nous voyons les *adénoïdites*. L'*otorrhée* s'observe souvent aussi, puisque, sur 175 cas étudiés par Meyer, 137 fois l'oreille était plus ou moins intéressée. Il peut y avoir *arrêt de développement*, le thorax s'aplatissant de droite à gauche : scoliose (Redard). On sait que Ziem a pu, sur des animaux, produire des scolioses expérimentales, en suturant une de leurs narines. Les adénoïdiens sont sujets à l'*incontinence nocturne d'urine* (Major), au *faux croup* (Coupard). Ces enfants déglutissant les mucosités altérées qui descendent de leur rhino-pharynx peuvent avoir de la *dyspepsie*. Lermoyez a signalé la *tuberculisation des adénoïdes*. Enfin Gallois a vu chez ces enfants des *néphrites* et des *endocardites*.

Terminaisons. — Quelquefois les adénoïdes s'atrophient spontanément; plus souvent elles s'indurent par artério-sclérose. Enfin on cite quelques transformations en tumeur maligne. J'en ai vu un cas très net.

Diagnostic. — On le voit, le diagnostic est généralement facile à établir par une exploration métho-. dique. Nous ne relevons, dans nos observations, que de rares hésitations causées quelquefois par des hypertrophies de l'extrémité postérieure des cornets inférieurs (queues de cornets) qui obstruent les fosses nasales et le cavum un peu à la manière des adénoïdes. La rhinoscopie antérieure et surtout le toucher pharyngien suffisent à faire cesser le doute. Dans un cas, un polype fibro-muqueux, analogue à ceux qu'ont signalés Legouest, Trélat et Panas, implanté sur l'extrémité postérieure d'un cornet moyen, pouvait faire croire à une tumeur adénoïde par l'ensemble de ses symptômes, mais le toucher révélait une masse plus sphéroïdale, dure et d'une mobilité plus marquée. La rhinite hypertrophique peut être une cause d'erreur.

Sur un garçon de seize ans, nous avons trouvé une masse d'adénoïdes tellement volumineuse et dure qu'on aurait pu croire, sans l'absence des autres symptômes, à un fibrome naso-pharyngien.

Nous signalerons une cause d'erreur possible pour ceux qui ne sont pas encore très familiarisés avec le toucher pharyngien. L'index, en contournant le bord postérieur du voile, peut refouler la luette devant lui sans en avoir la sensation, et lorsque, arrivé dans le cavum, il en examine les diverses parois, il sent sous sa pulpe une petite masse cylindroïde, qui n'est autre que la luette relevée, mais dont l'interprétation peut faire hésiter un instant. Nous avons été souvent témoin du fait. On évite cet inconvénient en faisant bien pencher en avant la tête du sujet et en pressant vigoureusement sur l'un ou l'autre des côtés du bord libre du voile. On n'a pas toujours une impression juste de la quantité d'adénoïdes qui encombrent un naso-pharynx. On peut en sentir beaucoup là où il n'en existe que peu. Voici comment nous nous l'expliquons : les parois mobiles du cavum, provoquées par l'index explorateur, se contractent sur lui, l'enserrant de leur muqueuse seulement tomenteuse. Le doigt croit à tort s'être enfoncé dans une masse de tumeurs qu'on ne trouve pas à l'opération.

Il faut enfin signaler un point intéressant : c'est le volume variable des adénoïdes. Nous entendons par là que, dans plusieurs examens, il nous est arrivé d'avoir la sensation très nette de tumeurs volumineuses ; on préparait alors l'enfant à l'opération, en lui faisant faire pendant huit jours des douches de Weber ; au bout de ce temps, immédiatement avant d'opérer, on pratiquait de nouveau le toucher pharyngien, et l'on était surpris de constater combien ces tumeurs adénoïdes avaient diminué de volume. Il nous semble que, dans ces cas, on ne peut guère expliquer ces variations notables de volume qu'en admettant, lors du premier examen, l'existence d'une poussée inflammatoire ayant disparu au moment du deuxième examen.

L'index qui explore le cavum doit apprécier aussi le volume de l'extrémité postérieure des cornets inférieurs et celui des pavillons tubaires. Le diagnostic n'est complet que lorsqu'on a cherché dans le nez et l'arrière-nez les lésions qui pourraient laisser persister l'obstruction nasale après l'ablation des adénoïdes. Il y a, en effet, tout un groupe de *faux adénoïdiens* par lesquels il importe de ne pas se laisser induire en erreur.

Pronostic. — Le pronostic des tumeurs adénoïdes

est sérieux, surtout par les complications. Les unes se montrent dans le voisinage, les autres à distance.

Nous avons vu des parents hésitants accepter enfin l'opération parce qu'une otite suppurée était venue s'ajouter aux divers troubles éprouvés par leur enfant. Elle est d'ailleurs d'autant plus indiquée que des dysécées temporaires, des bourdonnements ou des douleurs d'oreilles montrent que l'infection est à l'entrée des trompes d'Eustache. Ces suppurations de la caisse et la perforation du tympan qui en résulte ne sont pas seulement nuisibles au moment de leur apparition, mais encore et peut-être davantage dans la suite. Elles sont l'origine de fausses membranes et d'adhérences qui conduisent plus tard à l'ankylose des osselets et à la surdité. Cette considération doit être exposée aux intéressés. Elle les décide généralement à une intervention chirurgicale, qu'ils ne jugeaient pas d'abord indispensable.

Les déformations du massif facial ont déjà leur gravité, mais elle est moindre à coup sûr que dans les déformations du thorax ou celles de la colonne vertébrale. Cette poitrine en carène, aplatie sur ses côtés, qu'on connaissait déjà dans les hypertrophies amygdaliennes (Lambron, Robert) est un des éléments de ces pseudo-asthmes quelquefois observés chez les adénoïdiens. Le Pr Grancher a signalé la faiblesse du murmure respiratoire. Par contraste, le ventre paraît très gonflé chez ces enfants. Toutes les déviations du type normal se réduisent notablement après l'opération.

Enfin, nous croyons devoir appeler l'attention sur l'état d'amaigrissement auquel sont réduits quelques petits malades, bien que leur alimentation soit suffisante. La tête paraît souvent forte, ce qui tient peut-être à cet état d'amaigrissement. Une de nos malades, médiocrement nerveuse, avait des crises hystériformes qui ont cessé une fois les adénoïdes enlevées.

Il nous paraît, en somme, que les adénoïdes nuisent, non seulement comme obstacle mécanique arrêtant l'entrée de l'air atmosphérique, mais aussi comme une masse dans les lobes de laquelle les mucosités nasales, déjà chargées de microbes, se putréfient pour se déverser ensuite dans le tube digestif. Elles nuisent alors par les infections variées dont elles sont la source, surtout dans les oreilles. L'effet peut survivre à la cause, s'il y a eu notamment tympanite suppurée.

Traitement. — Les moyens de traitement qui s'adressent aux végétations adénoïdes peuvent être distingués en *médicaux* et *chirurgicaux*. Je serai bref sur les premiers, parce qu'ils ne rendent que de très faibles services.

I. Traitement médical. — Localement, il peut agir sur la complication adénoïdite au moyen des irrigations nasales antiseptiques chaudes qui désinfectent et décongestionnent. Ces irrigations, pratiquées habituellement à l'aide du siphon de Weber, ont leurs détracteurs. Bien que les employant moi-même, je dois reconnaître que, dans quelques circonstances rares, je les ai vues provoquer des tympanites aiguës par le refoulement dans les trompes des sécrétions infectieuses du cavum. Ainsi, quand je prévois que du fait de la disposition congénitale des fosses nasales du sujet, l'irrigation aura de la difficulté à passer d'un côté à l'autre sans entrer dans les trompes, j'y renonce et je me contente de simples injections avec une poire, lancées d'avant en arrière et déterminant moins de pression dans l'arrière-cavité des fosses nasales. Quelques spécialistes font la désinfection sèche, en lançant dans le cavum par les narines ou par la bouche des poudres d'aristol ou d'iodol. C'est ainsi qu'agissent les attouchements à la résorcine (résorcine, 10 grammes ; eau distillée, 10 grammes), préconisés par Marage. Sous leur action, les adénoïdites se dissipent, mais je n'ai jamais obtenu par ce moyen la rétrocession complète de la tumeur.

Le traitement médical comprend encore des moyens généraux qui sont surtout utiles pour parfaire le rétablissement complet de l'enfant après qu'il a subi l'ablation chirurgicale de ses végétations. Je mentionnerai surtout l'huile de foie de morue et le sirop d'iodure de fer, puisque les adénoïdiens sont bien souvent des scrofuleux. Les eaux du Mont-Dore, de Cauterets, de Salies-de-Béarn rendent service en l'espèce, moins cependant qu'une saison au bord de la mer (Ladreit de Lacharrière et Castex) (1).

II. TRAITEMENT CHIRURGICAL. — Dans la grande majorité des cas, les adénoïdiens doivent le subir. C'est à l'opération qu'aboutissent presque fatalement les malades pour lesquels on a essayé de la temporisation. Comme il s'agit en définitive d'une intervention simple, fort peu dangereuse et en général très efficace, on est autorisé à la recommander vivement.

1° *Indications.* — Il est quelques cas où l'indication est difficile à préciser et nous comprenons très bien les divergences que l'on voit se produire entre

(1) LADREIT DE LACHARRIÈRE et CASTEX, Traitement marin dans les affections du larynx, du nez et des oreilles (*Congrès de Boulogne-sur-Mer*, 1895).

médecins. Le volume même des adénoïdes peut prêter à discussion; tous les index qui pratiquent le toucher naso-pharyngien d'un adénoïdien n'en rapportent pas une impression identique. Le même chirurgien peut trouver les végétations plus saillantes une fois que l'autre. Mais la saillie de la tumeur n'est pas la considération majeure d'après laquelle on doive se décider.

L'opération peut être *nécessaire* : 1° dans les cas d'otorrhées rebelles qui menacent des plus graves complications; 2° lorsque l'enfant subit un arrêt de développement (déformations du massif facial, de la colonne vertébrale, du thorax); 3° si des réflexes se montrent (céphalalgie, stridulisme laryngien, enurésie nocturne, etc.); 4° quand le travail cérébral est difficile à l'enfant et quand il a de la peine à suivre ses camarades de classe (aprosexie); 5° enfin quand tous les autres moyens, appliqués avec persévérance, n'auront pas assuré de résultat.

L'opération est simplement *utile*, et alors discutable, si : 1° des végétations, même peu développées, entretiennent dans le naso-pharynx une infection menaçant les trompes et les voies digestives; 2° si elles coexistent avec de grosses amygdales qu'il faut enlever; autant vaut alors, si on anesthésie l'enfant, cureter le naso-pharynx; 3° la persistance de tumeurs adénoïdes, volumineuses, passé l'âge de vingt ans, doit faire craindre leur transformation maligne à un âge plus avancé. Corradi a signalé cette complication possible et j'ai vu moi-même mourir d'un épithélioma du naso-pharynx une femme d'une cinquantaine d'années, dont la tumeur avait pris manifestement naissance sur des adénoïdes restées très visibles. Son

observation est rapportée par Monbouyran (1) ;
4° l'ablation de ces tumeurs est utile aussi chez les
chanteurs dont elles gênent notablement le travail
vocal. On peut la leur recommander, tant les risques
à courir sont faibles.

2° *Contre-indications.* — Il en est de définitives et
de provisoires qui commandent seulement de surseoir
à l'opération.

Dans les premières se rangent : 1° l'hémophilie
bien avérée du sujet ; 2° la constatation d'une affection
cardiaque. Encore faut-il qu'elle soit grave. Il m'est
arrivé dernièrement d'opérer, sous le bromure
d'éthyle, un jeune garçon de dix ans, atteint d'insuffisance mitrale très nette ; l'opération a été des plus
simples pendant et après ; 3° les anomalies artérielles
signalées par Moure ne constituent pas une contre-
indication formelle.

Comme contre-indications provisoires, je signalerai : la coexistence d'une épidémie (rougeole,
diphtérie), d'une adénoïdite, d'un catarrhe bronchique. On surseoira à l'opération si la femme était
à la veille ou au moment de ses règles. Sans cette
réserve, on risquerait des hémorragies opératoires.

3° *Traitement préopératoire.* — Il consiste dans les
divers moyens de désinfection que nous avons
signalés déjà, en parlant du traitement médical. Les
uns préfèrent utiliser les attouchements à la vaseline
iodoformée, d'autres les applications de résorcine.
Pour ma part, je fais pratiquer matin et soir,
pendant les huit jours précédents, une irrigation
nasale chaude peu prolongée, soit à l'eau boriquée

(1) MONBOUYRAN, Les tumeurs malignes du naso-pharynx.
Paris, 1895.

(30 p. 1000), soit à l'eau naphtolée (0 ^{gr}, 30 p. 1000).
Je n'ai pas eu jusqu'à présent d'hémorragie post-
opératoire et je crois pouvoir l'attribuer à la décon-
gestion que les irrigations *chaudes* assurent dans la
masse des adénoïdes.

4° *Insensibilisation.* — Il n'est pas impossible
d'opérer sans insensibilisation, surtout si on enlève la
tumeur avec la pince coupante, moins douloureuse
que la curette. La cocaïnisation atténue en partie les
douleurs de l'intervention, mais le moyen de choix
me paraît être, comme à beaucoup de rhinologistes,
l'emploi du bromure d'éthyle, que Schmidt (de
Francfort) a spécialement recommandé pour cette
opération et que Calmettes a beaucoup contribué à
vulgariser dans notre spécialité. En l'espèce, le
chloroforme lui est inférieur, bien qu'immobilisant
mieux le malade, parce que la narcose se produit
plus lentement et de même le réveil, parce que la
journée qui suit est plus pénible pour l'opéré (vomissements, etc.), parce qu'enfin l'adénoïdien doit être
opéré la tête dressée, attitude qui n'est pas sans
danger de syncope avec la chloroformisation. Le
bromure d'éthyle agit moins profondément sur
l'organisme, son effet est plus fugace, il ne menace
pas le cœur comme on le verra d'après les expériences personnelles que je relate plus loin. Tels sont
les motifs de la préférence que la plupart des rhino-
logues lui accordent aujourd'hui.

L'insensibilisation assurée, on peut opérer avec
divers instruments. Les plus connus sont :

1.° La *pince coupante* de Lœwenberg (fig. 92), que
l'on introduit derrière le voile du palais pour prendre
les végétations. Elle a l'inconvénient de mordre

parfois trop profondément, surtout si la voûte du cavum présente une saillie antéro-postérieure, ce qui n'est point rare. L'opération se fait moins radicalement qu'avec la curette, qui peut aller visiter les coins et recoins du cavum, sans entrer dans la muqueuse saine ;

2° Les *ongles métalliques*, dont quelques spécialistes recommandent encore l'emploi. On a été jusqu'à opérer avec l'ongle de l'index laissé d'une certaine longueur ;

3° La *curette électrique*, que Chatellier a proposée en vue de prévenir les hémorragies consécutives. Rousseau et Cheval l'emploient, mais son usage ne s'est guère vulgarisé ;

4ª Chiari et Zaufal, en Allemagne, ont recours à la voie nasale. Chiari opère avec un *serre-nœud* introduit à travers les narines ;

5° Le *couteau annulaire* de Schmidt, qui est le plus généralement adopté.

Nous pratiquons, avant l'opération, une douche nasale prolongée avec l'eau phéniquée à 1 p. 100.

Il est prudent, avant d'opérer, de prévenir l'entourage qu'on ne lui montrera peut-être pas les tumeurs adénoïdes dont on lui a parlé, soit parce que l'enfant les avalera, soit parce qu'elles viendront en raclures menues mélangées au sang. Assez souvent, en effet, elles sont comme broyées. On ne les voit pas, mais le résultat opératoire n'en est pas moins sensible.

Nous employons habituellement le couteau annulaire de Moritz Schmidt (de Francfort) (fig. 93), que nous avons toujours trouvé très approprié pour cureter complètement un naso-pharynx.

Si les végétations sont plus particulièrement

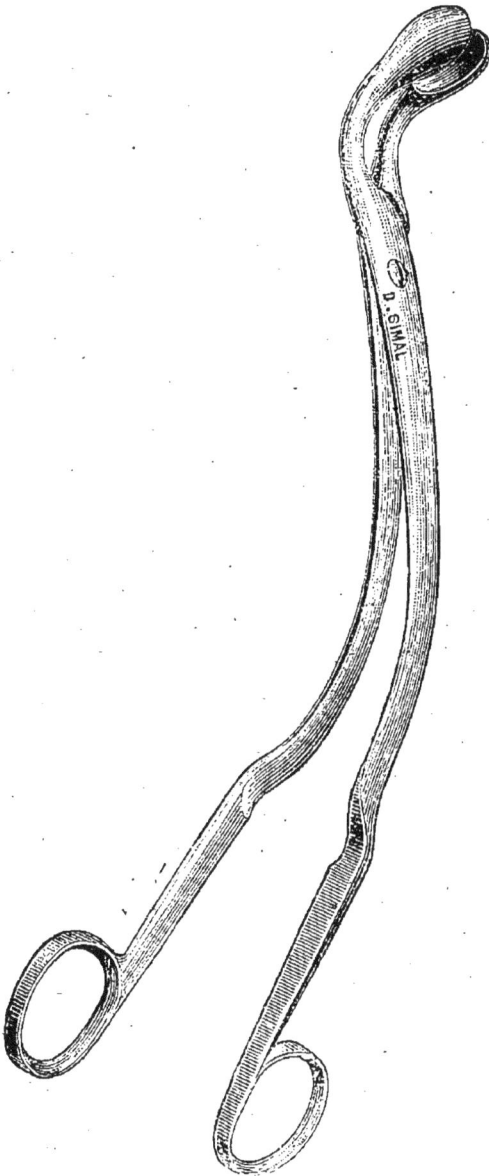

Fig. 92. — Pince de Lœwenberg, pour
végétations adénoïdes.

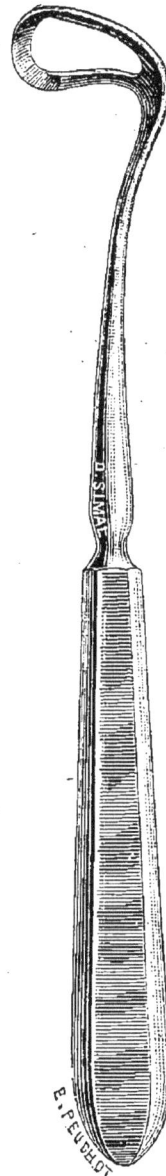

Fig. 93. — Couteau
de Moritz Schmidt.

25.

implantées à la voûte, nous pratiquons un curetage transversal au moyen du couteau de Hartmann (fig. 94), qui tranche de droite à gauche et *vice versa*.

Nous abandonnons le modèle de couteaux de Schmidt, à anneau large, parce qu'il est plus difficile de les manœuvrer dans le naso-pharynx et parce qu'ils suivent moins exactement les diverses courbures de cette cavité.

On doit être bien éclairé quand on fait franchir

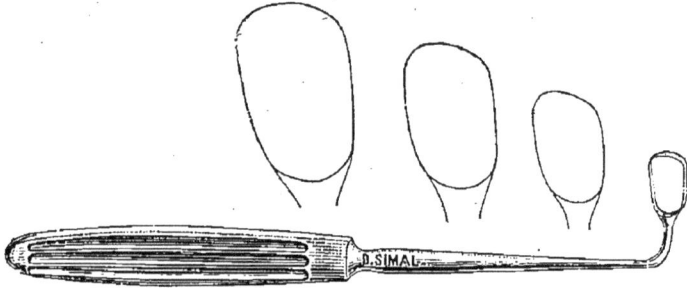

Fig. 94. — Curette de Hartmann.

l'isthme du gosier par l'anneau tranchant, car du premier placement de l'instrument résulte la réussite ou la non-réussite de l'opération. Si donc, pour une circonstance ou une autre, le jour était insuffisant, il faudrait mettre une bonne lumière près du malade et l'opérer réflecteur au front.

On peut placer l'enfant dans deux attitudes, soit debout entre les jambes d'un aide qui croise les pieds devant les jambes du malade, tient ses petites mains réunies dans sa main gauche et dispose son avant-bras droit autour du front de l'enfant, de sorte que celui-ci est bien immobilisé. Malgré l'anesthésie, cette attitude est acceptable parce que le bromure d'éthyle semble sans action marquée sur le cœur ; on le verra sur les graphiques que nous plaçons aux pages 450, 451 et 452.

Cependant il n'est pas toujours commode de placer ainsi le malade entre les jambes d'un assistant, lorsque, par exemple, il s'agit d'un adulte. Aussi, malgré quelques inconvénients d'un autre genre, nous choisissons plus volontiers la position couchée. Il faut alors un plus grand nombre d'aides pour tenir le malade, mais on est du moins mieux prémuni contre un accident possible de l'anesthésie par le bromure d'éthyle, quand on juge cette anesthésie nécessaire.

Le bromure d'éthyle, qui doit être incolore et droit d'odeur, a le grand avantage d'endormir très promptement le malade et de le laisser se réveiller de même. Avec 12 ou 15 grammes environ, on assure l'insensibilisation. Voici comment nous l'administrons.

On a soin d'enduire de vaseline le nez, la bouche, le menton du malade, de façon à le préserver des brûlures possibles qui résulteraient du contact de la compresse, surtout s'il y a agitation.

Sur une compresse, on verse d'emblée une bonne quantité de bromure et on applique cette compresse sur le nez et la bouche du malade, en l'invitant à faire des inspirations profondes.

Cette pratique a l'avantage d'habituer un peu à l'odeur de l'anesthésique et d'empêcher la suffocation ; après huit à dix secondes, on verse largement sur toute la compresse, en passant la main gauche dessous, de 8 à 12 grammes de bromure et l'on applique alors celle-ci en cornet, en mettant la main droite dessus, de façon à empêcher le plus possible l'évaporation. Le petit masque de flanelle est aussi très bon pour administrer le bromure d'éthyle. Au bout de trente secondes en moyenne, et sans qu'il soit nécessaire de recourir à une nouvelle quantité de liquide, on sent avec la main qui maintient la compresse une évaporation froide en même temps qu'on entend le malade ronfler. Si l'on soulève alors un des bras du malade, on voit qu'il retombe inerte, dans la résolution musculaire. On enlève la compresse et on peut opérer.

Quelques malades ne présentent aucune agitation; d'autres, et c'est la majorité, se débattent assez violemment quand on applique la compresse pour la deuxième fois, ce qui rend nécessaire la présence de deux ou trois aides.

La contracture semble débuter par les masséters, et elle est plus ou moins marquée, mais elle ne tarde pas à disparaître dans toute la partie supérieure du corps et persiste, au contraire, plus longtemps dans les membres pelviens.

Dès que l'anesthésie est assurée, l'assistant principal prend entre ses deux mains la tête de l'enfant et la présente à l'opérateur sous le meilleur éclairage possible. Celui-ci, maintenant la bouche ouverte avec l'abaisse-langue de Trousseau qu'il tient de la main gauche, ou avec celui de Fraenkel qui tient moins de place, insinue la curette de Schmidt derrière le voile du palais. Puis il abaisse le plus possible sa main droite, afin d'aller trancher les adénoïdes qui pourraient être placées à la partie la plus antérieure de la voûte pharyngienne, près du bord postérieur du vomer. A quatre ou cinq reprises sa main s'abaisse et se relève pour que le tranchant de l'instrument, se déplaçant chaque fois, suive les diverses parties de la

surface naso-pharyngienne, à droite, à gauche, au
milieu, en haut, en arrière. Le couteau de Schmidt
et ses similaires ne coupent que ce qui dépasse la
surface naturelle du pharynx; nous en avons eu la
preuve sur un de nos opérés qui avait aussi de petites
masses adénoïdes sur la paroi postérieure visible du
pharynx; le couteau les avait tranchées, mais avait
respecté la muqueuse environnante. S'il est utile, le
chirurgien prend, pour terminer l'opération, un couteau d'Hartmann à tranchant transversal, qui lui
permet de cureter exactement toute la voûte du pharynx par des mouvements de droite à gauche. L'effort
déployé par le chirurgien doit être assez grand pour
que l'anneau tranchant atteigne exactement l'implantation des adénoïdes. L'assistant qui tient la tête
sent l'ébranlement spécial qui se transmet, de la
curette à ses mains, à travers les parois craniennes.
A mesure que le chirurgien abrase les végétations,
il voit ces petites masses tomber dans le pharynx.
Quelques-unes entrent dans l'œsophage où elles sont
dégluties, d'autres vont dans les fosses nasales pour
être ensuite expulsées d'arrière en avant, quand l'enfant peut se moucher ou quand on refait l'injection
après l'opération. Quelques-unes cependant sortent
par la bouche, plus ou moins cachées dans le sang
qui s'écoule.

Dès que le curetage commence, il doit être vivement mené et durer une quinzaine de secondes, tout
au plus. Un ruisseau de sang sort des deux narines;
on dirait de l'ouverture de quelque grosse veine,
mais cet écoulement s'arrête aussitôt et, pour notre
part, nous n'avons jamais eu à prendre des mesures
particulières contre une hémorragie. L'accident est

possible cependant si l'enfant est hémophilique, s'il
a été opéré dans une période où ses tumeurs étaient
à l'état d'adénoïdites, si le curetage, mollement fait,
n'a pas été jusqu'à l'implantation des tumeurs et s'il a
seulement tranché les végétations adénoïdiennes dans
la partie moyenne de leur longueur. Une douche nasale
boriquée, très chaude, est indiquée dans cet accident.

On est quelquefois bien gêné lorsque l'enfant se
réveille et referme sa bouche, car l'instrument serré
par les dents ne peut manœuvrer. Quand on le retire,
il faut éviter que la langue ou la luette viennent
s'insinuer dans sa fenêtre tranchante.

L'anesthésie au bromure d'éthyle dure au moins
une ou deux minutes. Il nous est arrivé de revenir
par deux ou trois fois sur un curetage qui nous
semblait insuffisant et le malade ne sentait pas plus
à la troisième fois qu'à la première.

Quand l'opération est terminée, les aides doivent
redoubler d'attention pour maintenir solidement le
petit opéré, car c'est le moment où, moins sidéré par
l'anesthésique, il se débat quelquefois violemment.
On peut dire de cette opération, comme de la trachéotomie, qu'elle est éclaboussante.

Dès que l'opéré revient à lui, ce qui a lieu en quinze
ou vingt secondes, il faut procéder à de nouvelles
injections nasales avec la solution phéniquée à 1 p. 100.
Mais tout d'abord on le fait se moucher fortement
pour désencombrer ses fosses nasales du mélange de
caillots et de fragments adénoïdiens qui s'y sont
arrêtés. L'injection passe alors aisément d'un côté à
l'autre. Puis on couche à nouveau l'opéré, laissant
à sa portée une serviette dans laquelle il puisse cra-
cher ou se moucher.

Il n'a rien senti pendant l'opération, mais si après on le questionne sur ses sensations, il répondra tantôt qu'il n'éprouve rien de particulier, tantôt qu'il ressent une douleur cuisante dans l'arrière-nez, une chaleur dans les oreilles. Puis une envie de dormir l'envahit qu'il faut respecter.

Les complications opératoires que nous avons observées sont les suivantes :

1° Chez une fillette de neuf ans, une excitation cérébrale, qui s'est prolongée pendant une huitaine environ. Elle n'y présentait pas de dispositions. Nous avons cru devoir incriminer le bromure, moins épuré sans doute;

2° M. Guyot, médecin de l'hôpital Beaujon, nous a dit avoir observé au contraire un cas de collapsus général post-opératoire qui s'est également prolongé pendant une huitaine ;

3° Immédiatement après l'opération, nous avons presque toujours noté des sueurs profuses, principalement sur la figure ;

4° Quelques opérés exhalent, dans les quarante-huit heures qui suivent, une haleine écœurante, alliacée, due à l'élimination du bromure d'éthyle ;

5° Si les douches nasales ne sont pas faites scrupuleusement, le thermomètre peut indiquer une augmentation de la température. Nous avons vu une petite fille arriver jusqu'à 39°,2. En ce cas, le chirurgien doit se charger lui-même des injections, malgré les résistances de l'enfant. Il verra de la sorte la température redescendre à la normale, en moins de vingt-quatre heures ;

6° Une fois, la désinfection ayant été insuffisante, j'ai vu débuter un adéno-phlegmon cervical qui s'est terminé sans suppuration ;

7° A. Broca a vu une angine tuberculeuse évoluer après une ablation d'adénoïdes. Lermoyez a observé une méningite tuberculeuse post-opératoire;

8° D'autres accidents plus graves ont été signalés : hémorragies post-opératoires, qui ont pu nécessiter le tamponnement, chute des fragments d'adénoïdes dans le larynx, mastoïdites (Bacon, 1892) ; enfin on relève dans les auteurs huit cas de mort (Collier, Lennox Browne, Sandfort). Les uns ont été mis au compte du bromure d'éthyle, les autres sont explicables par des convulsions. Dans un cas, où la voûte du cavum avait été défoncée, la mort survint par méningite.

Nous n'avons guère à enregistrer de récidives. Nous croyons devoir attribuer cette rareté à l'emploi de la curette tranchante. Un de nos opérés, qui, pendant les six mois précédents, avait été traité chez un de nos confrères par les pinces, à plusieurs reprises, nous disait bien qu'il éprouvait un soulagement momentané, mais qu'il ne s'était trouvé guéri qu'après le curetage.

Nous pensons, en somme, que l'opération agit favorablement, moins encore parce qu'elle enlève des tumeurs encombrantes pour la respiration que parce qu'elle désinfecte le naso-pharynx. En effet, entre ces végétations, même petites, les mucosités nasales s'étaient accumulées et se putréfiaient, l'enfant en déglutissait une partie. L'instrument tranchant a emporté tous les recessus, l'injection lave largement le cavum assaini et nous voyons comme conséquence l'enfant reprendre son mouvement de croissance un instant arrêté. Pour ces considérations, le curetage du naso-pharynx nous semble aussi bien indiqué par des végé-

tations peu développées que par des tumeurs adénoïdiennes volumineuses.

L'injection post-opératoire terminée, nous avons
l'habitude de mettre des petits tampons de ouate dans
les deux oreilles.

On doit pratiquer six injections nasales boriquées
chaque jour pendant la semaine qui suit l'opération,
et trois seulement pendant la deuxième semaine. Après
quoi, tout est terminé.

Le régime à suivre est des plus simples. Séjour à la
chambre pendant cinq à six jours ; éviter les aliments
solides dans les premiers jours.

Le bromure d'éthyle est d'une telle utilité que nous
avons voulu constater par nous-même les principaux
traits de son action physiologique. Les spécialistes ne l'emploient généralement qu'à petites doses
(15 grammes ou 20 grammes environ) et s'empressent
d'opérer dès que le sommeil commence. Mais s'il
devient nécessaire de pousser plus loin la bromura-
tion, ne fait-on pas courir des dangers au malade ?
N'y a-t-il pas au delà du premier sommeil des phases
périlleuses dont il faut ne pas approcher ? Nous nous
sommes d'autant plus posé ces questions que, de loin
en loin, on entend parler de mort dans une opération
d'adénoïdes, sans qu'il soit possible de bien savoir
comment un tel dénouement a pu se produire.

Pour dégager ces inconnues, nous avons soumis
des animaux à l'action prolongée du bromure d'éthyle
et noté les particularités de l'expérience, surtout en
surveillant la circulation et la respiration.

Nous avons pu instituer ces recherches dans le
laboratoire du Pr Ch. Richet, à la Faculté. Quelques-unes ont été conduites par M. Gley.

Nous ne pouvons reproduire ici tous les détails de

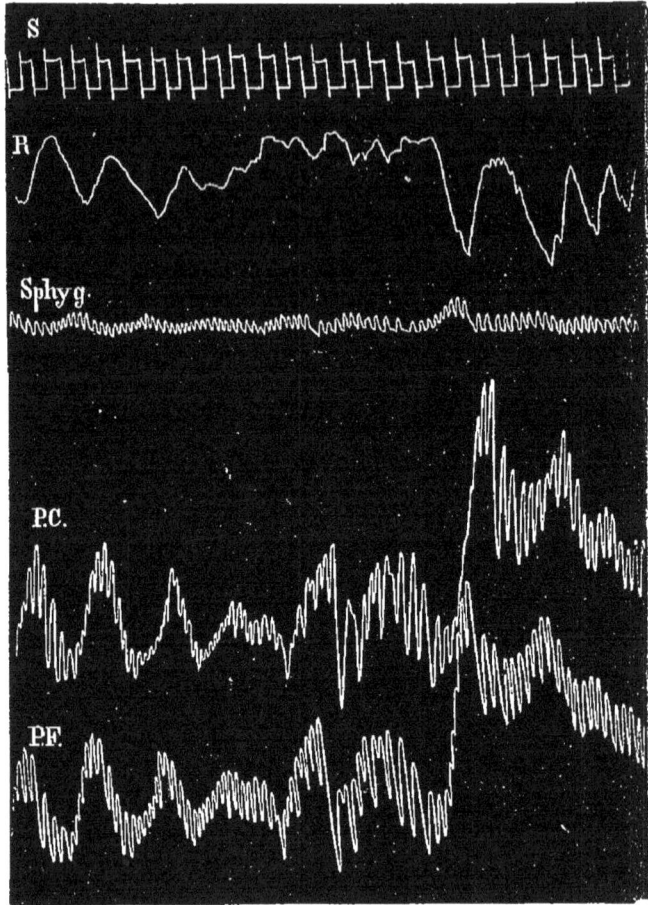

Fig. 95 (1re phase). — S, secondes ; — R, pneumographe de Marey au-dessus du thorax ; — *Sphyg*. Sphygmoscope sur la carotide gauche (branche sur le trajet du manomètre) ; — P. C., hémo-dynamomètre de François Franck dans la carotide gau-che ; — P. F., le même dans la fémorale gauche.

ces expériences (1), nous nous bornons à reproduire

(1) *Bulletin médical*, 4 et 7 mars 1894.

les tracés caractéristiques pris sur les animaux en expérience (fig. 95, 96 et 97).

Ainsi nous voyons que :

1° On peut administrer de fortes proportions de bromure d'éthyle sans déterminer la mort ;

2° La dilatation pupillaire et la contracture des

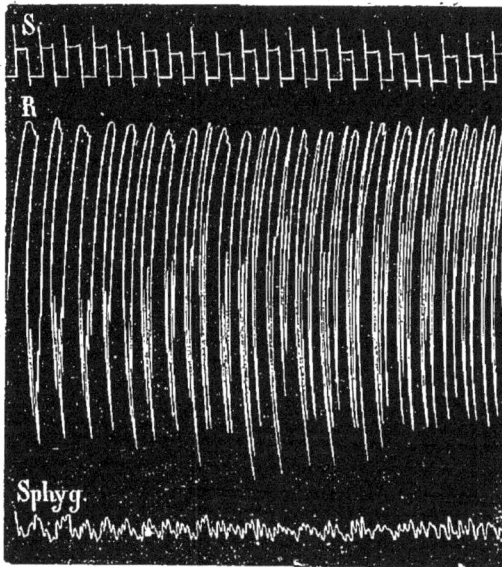

Fig. 96 (2e phase). — S, secondes ; — R, pneumographe de Marey ; *Sphyg.*, sphygmoscope sur la carotide gauche.

muscles masticateurs se montrent hâtivement ;

3° La respiration se ralentit au début, puis s'accélère au milieu et devient enfin irrégulière, si on pousse très loin la dose. On ne constate pas de spasmes glottiques ;

4° Vers la phase moyenne de l'anesthésie, toute contracture musculaire cède, le cœur a quelques irrégularités très légères ;

5° Si on suspend les inhalations, quelques contractures, notamment celles des muscles masséters, disparaissent ;

6° Le bromure d'éthyle exerce après un certain temps une excitation glandulaire très vive. Il y a sudation abondante, ptyalisme et larmoiement. Les expérimentateurs ressentent eux-mêmes cette action sur leurs conjonctives.

Au total, le bromure d'éthyle semble agir comme excitant du système nerveux et porter ses effets

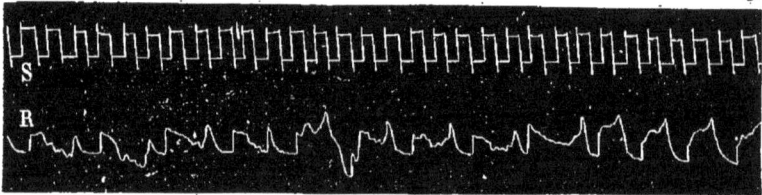

Fig. 97 (3° phase). — S, secondes ; — R, pneumographe de Marey.

principalement sur le bulbe. La respiration est plus menacée que le cœur.

Il ne paraît pas dangereux, mais le chirurgien, après avoir dépassé la période initiale de contracture, doit surveiller particulièrement la respiration.

Les Anglais opèrent les adénoïdiens avec le protoxyde d'azote et les Américains avec l'éther.

5° *Résultats de l'opération.* — Les résultats obtenus par l'intervention chirurgicale sont des plus importants. Déjà les travaux anciens de Lambron, Robert et autres nous avaient montré la fâcheuse influence des grosses amygdales buccales sur le développement des enfants et l'essor de la croissance après l'amygdalotomie. Or, il faut encore renchérir sur les conclusions de ces observateurs quand il s'agit de l'amygdale pharyngienne (de Luschka) hypertrophiée, c'est-à-dire des végétations adénoïdes. Les chiffres que nous produirons un peu plus loin le montreront avec évidence.

Parfois, dès les premiers huit jours qui suivent l'opération, les parents constatent l'atténuation, sinon la cessation des troubles qui les inquiétaient surtout. L'enfant ne ronfle plus la nuit ; on le trouve dormant la bouche fermée, etc. Mais, en général, il faut plusieurs semaines pour que le résultat complet soit acquis. Alors il n'est plus douteux que l'enfant soit notablement amélioré ; avec une respiration nasale plus facile, on constate un mouvement actif de croissance. L'opéré mange mieux, commence à tenir sa bouche fermée, il prend des couleurs. Son intelligence devient plus active et ses maîtres constatent que, plus attentif aux leçons, leur élève apprend et retient mieux. L'ouïe s'améliore, le thorax et le rachis, qui tendaient à se déformer, reviennent vers le type normal. Les résultats que nous venons d'indiquer se trouvent textuellement consignés dans quelques-unes des lettres que nous avons reçues des parents à l'occasion de l'enquête très suivie que nous avons faite. Ils nous ont encore été fournis par nos constatations personnelles ou par des conversations avec le père ou la mère, alors même que, pour nous mettre en garde contre leur optimisme possible, nous avions l'air de révoquer en doute leurs assertions.

A dire vrai, les résultats ne sont pas toujours aussi satisfaisants. Il en est de cette opération comme des autres. Soit que l'intervention ait été mal faite, soit par toute autre cause latente, l'amélioration ne vient pas, les oreilles surtout semblent avoir échappé à l'action médicatrice et l'otorrhée continue. On peut affirmer cependant que ces échecs sont la rare exception. Surtout si, avant d'opérer, on s'assure que les adénoïdes seules sont en cause et qu'il ne s'agit pas de faux adénoïdiens.

Rares aussi sont les récidives. Nous les croyons d'ailleurs bien moins fréquentes après l'opération radicale du curetage qu'après l'usage des pinces coupantes, qui ne suivent pas de si près la surface du cavum.

Dans notre étude sur les tumeurs adénoïdes, nous nous sommes notamment appliqués à la *croissance post-opératoire*. C'est un fait assez généralement accepté qu'après l'opération des adénoïdes, la croissance, un temps arrêtée, repart vivement. Qu'y avait-il d'exactement fondé dans cette idée ? N'était-ce pas une illusion acceptée sans contrôle suffisant ? Nos recherches montrent qu'il est loin d'en être ainsi. Cette croissance, dont nous avons voulu douter, nous l'avons *pesée* et *mesurée* et les chiffres obtenus sont péremptoires.

On sait que la croissance se mesure principalement aux trois quantités suivantes : le poids, la taille ou hauteur, enfin le périmètre thoracique. Avant d'opérer nos malades, nous exigions des parents qu'ils nous remissent les poids, taille et tour de poitrine au niveau des seins, de leur enfant. Quand nous le pouvions, nous prenions nous-même ces chiffres. Trois mois après nous nous procurions les mensurations, ou six mois, ou neuf mois ou douze mois après. Nous avons pu, de la sorte, dresser des tableaux de croissance dont nous donnerons le résumé.

Dans une enquête de cette sorte, il y a forcément beaucoup de déchet. Des opérés sont perdus de vue. D'autres envoient des chiffres incomplets ou vraiment inacceptables en un sens ou dans l'autre, si bien qu'à notre grand regret nous ne pouvons donner une statistique intégrale ; mais comme elle se compose d'un nombre assez important d'unités et que, d'autre part, nous y faisons figurer des cas de résultats divers, nous pensons qu'elle mérite créance et nous ne craignons pas qu'un plus grand nombre de faits vienne infirmer ses conclusions principales.

Pour nous renseigner sur le degré de la croissance post-opératoire, il fallait la comparer à la croissance normale. C'est ce que nous avons fait en nous reportant à la table de Quételet pour les poids et taille, et à celle de Pagliani pour le périmètre thoracique.

En résumé, pour arriver à tirer de tous nos chiffres une moyenne unique suffisamment exacte, voici comment nous avons procédé.

Sur la table de Quételet, nous avons relevé la quantité que garçons et filles gagnent annuellement en taille et poids (1). Elle varie, bien entendu, avec les âges et les sexes, et nous l'avons considérée comme *unité de croissance.* Nous reportant ensuite à nos tableaux, nous avons regardé si nos divers opérés avaient ou non gagné cette unité et, quand ils l'avaient gagnée, si c'était une, deux, trois fois, etc. Nous avons pu, de la sorte, assigner à chacun un *coefficient de croissance* et tous les coefficients, additionnés

(1) Pagliani, *Dict. des sc. anthropol.*, art. Croissance. — La quantité annuelle en périmètre thoracique a été prise sur la table de Pagliani.

entre eux, puis divisés par le nombre de nos observations, nous ont donné le chiffre 2,57. Nous pensons donc pouvoir conclure :

En moyenne, un enfant opéré de tumeurs adénoïdes
présente un mouvement de croissance plus que dou-
blé et presque triplé.

Détail à noter : si, au lieu de faire la moyenne totale,
nous la faisions pour chacun de nos tableaux, nous
constations qu'elle est d'autant plus élevée qu'on la
prend plus près de l'intervention chirurgicale ; ainsi :

3 mois après.................................... 4
6   —   2
9   —   2
12   —   1

D'où il faut conclure que le mouvement de croissance s'accuse surtout dans les semaines qui suivent
l'opération pour se ralentir après, ce qui est bien à
l'éloge de l'opération.

Le traitement sera complété par l'ablation des
queues de cornet s'il en existe, la résection des éperons
de la cloison ou plus simplement par la galvanocautérisation des rhinites hypertrophiques concomitantes.

BIBLIOGRAPHIE. — WILHEM MEYER, *Hospitalstidende*, 4 et
11 nov. 1868 et *Arch. für Ohrenheilk.*, VIII, 1873 et 1874. —
GANGHOFNER, *Prag. med. Wochenschr.*, 1877, nos 14 et 15. —
LOEWENBERG, Tum. adén. du phar. nas., 1879. — CHATEL-
LIER, Tum. adén. du phar. (*Thèse de Paris*, 1886). — CRESWELL
BABER, *Soc. médico chir. de Brighton et Sussex*, 5 mai 1885. —
TRAUTMANN, Anat. Path. und klin. Studien und die Hyp. der
Rachentonsille. Berlin, 1886. — DUBIEF, De l'infl. chr. des fol-
licules clos de l'arrière-cavité des fosses nas. (*Thèse de Paris*,
1889). — LUC, Opér. incompl. de végétations adénoïdes (*Union
méd.*, 25 mai 1889). — SOLIS-COHEN, Hypertrophie de l'amygdale
du pharynx chez les vieillards (*Journ. of Laryng.*, no 1, 1889).

— Luc et Dubief, Les tum. adén. aux divers âges (*Congrès de Berlin*, 1890). — Patrzek, *Deutsche med. Zeitschr.*, 1890, p. 841. — Wagnier (de Lille), Rapp. des adén. avec les otites moy. purul. chr. (*Soc. franç. d'otol.*, mai 1891). — Korner, Incontinence nocturne d'urine dans l'hyperplasie de l'amygdale pharyngée (*Munch. med. Wochenschr.*, 8 juillet 1890, p. 476). — Brebion, Luc, Capart, Schmidt et Chiari, Sur les tumeurs adénoïdes (*Congrès de Berlin*, août 1890). — Redard, Déviations de la colonne vertébrale dans l'obstruction nasale (*Gaz. méd. de Paris*, 4 oct. 1890). — Cartaz, Complications de l'ablation des adénoïdes (*Soc. franç. d'otol.*, 10 mai 1890). — Gouguenheim, Végét. adénoïdes (*Gaz. des hôp.*, 26 janvier 1892). — Pilliet, Cellules géantes dans les végét. adénoïdes du pharynx (*Bull. de la Soc. anat. de Paris*, mars 1892). — Raugé (P.), Les tum. adén. (*Sem. méd.*, 3 juin 1893). — Michel-Dansac, *Ann. des mal. de l'or. et du lar.*, 1893. — Castex et Malherbe, Croissance post-opératoire dans les végét. adén. (*Presse méd.*, 31 mars 1894). — Castex et Malherbe, Contribution à l'étude des végét. adén. (*Bull. méd.*, 4 et 7 mars 1894). — Ménière, Statistique de 1,115 opér. de tum. adén. (*Acad. de méd.*, 1er déc. 1891). — Lavrand, Récidives dans les tum. adén. (*Soc. franç. d'otol.*, 1893). — Lubet-Barbon, Quelques troubles provoqués par les végét. adén. chez les enfants du premier âge (*Revue mens. des mal. de l'enf.*, 1891, p. 499). — Gronbech, Végét. adén. et incontin. noct. d'urine (*Arch. für Laryng.*, Bd II, 1894, p. 214). — Ziem, Opérations de végét. adén. (*Monatsschr. für Ohrenheilk.*, n° 10, nov. 1894, p. 356). — Bryon Delavan, Évolution des tum. adénoïdes non traitées (*Congrès méd. panamér.*, 1893). — Chiari, Des végét. adénoïdes (*XIe Congrès intern.*, Rome, 1894). — Lermoyez, Végét. adén. tuberculeuses (*Ann. des mal. de l'or. et du lar.*, oct. 1894). — Huber, Végét. adén. chez les nourrissons (*Arch. of pædiatr.*, janvier 1894, p. 38). — Lermoyez, Thérap. des mal. des fosses nas., 1896. — Helme, Traité des végét. adénoïdes (*Rapp. à la Soc. franç. de laryng. et otol.*, 1896). — Goure, L'amygdale de Meyer (*Ann. des mal. de l'or. et du lar.*, 1897, p. 437). — Gallois, Néphrites et endocardites dans les végétations adénoïdes (*Bull. méd.*, 26 sept. 1897). — A. Delpeuch, Hippocrate et le faciès adénoïdien (*Presse méd.*, 5 mars 1898). — Brault (d'Alger), Tumeur maligne du naso-pharynx chez une fillette de trois ans et demi (*Ann. des mal. de l'or.*, 1898).

II. — CAVITÉS ANNEXES

Les cavités annexes ou accessoires des fosses nasales se divisent en *sinus* et en *cellules*, celles-ci moins spacieuses. Il existe trois sinus distincts : maxillaire, frontal, sphénoïdal et deux groupes de cellules ethmoïdales, antérieures et postérieures.

CHAPITRE XIV

AFFECTIONS DU SINUS MAXILLAIRE

Considérations anatomiques. — Le sinus maxillaire ou *antre d'Highmore*, du nom de l'anatomiste qui le premier en donna une bonne description, est creusé dans le corps du maxillaire supérieur et compris entre l'orbite et l'arcade alvéolaire supérieure, entre la fosse canine et la fente ptérygo-maxillaire, entre la fosse zygomatique et la paroi externe des fosses nasales (fig. 98).

Il n'est représenté à la naissance que par une logette à direction antéro-postérieure (Moure). Il s'amplifie notablement au moment de la deuxième dentition, puis il s'accroît sans cesse au point qu'on le trouve très vaste chez le vieillard.

Sa forme rappelle le plus ordinairement une pyramide triangulaire à base supérieure (orbitaire), et à
sommet inférieur (alvéolaire), qui correspond aux
dents molaires. Mais que de variétés révèle l'examen
des cadavres ! Souvent il est parcouru par des cloi-

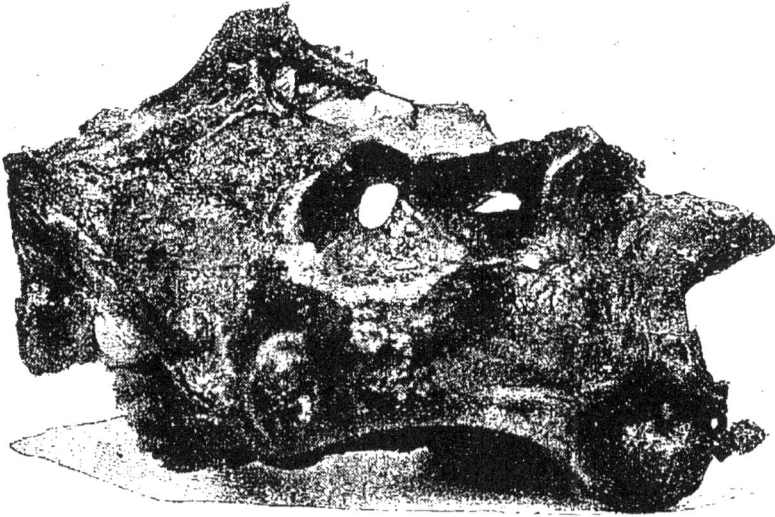

Fig. 98. — Antre d'Higmore à deux orifices. Côté droit de la
face vue par le dehors. Le nez est à droite.

sons osseuses incomplètes qui forment des recoins
difficiles à désinfecter. C'est par exception rare qu'on
l'a trouvé complètement subdivisé par un cloisonne-
ment vertical ou horizontal.

Parfois réduit aux dimensions d'une noisette,
il peut, au contraire, reculer de beaucoup ses
limites.

Zuckerkandl décrit à ce sinus cinq prolongements :

1° Le prolongement *alvéolaire*, dans l'arcade
alvéolaire ;

2° Le prolongement *palatin*, entre les deux lames de l'apophyse palatine du maxillaire supérieur ;

3° Le prolongement *sous-orbitaire*, dans l'apophyse montante ;

4° Le prolongement *zygomatique*, s'avançant dans l'apophyse de ce nom ;

5° Le prolongement *postérieur* ou *orbitaire*, qui peut aller jusque derrière l'orbite.

La paroi antérieure du sinus qui correspond à la fosse canine est mince et offre un accès facile pour pénétrer largement dans le sinus. Le périoste, assez adhérent dans la moitié postérieure, se laisse facilement décoller en avant, au niveau de la fosse canine.

C'est sur la paroi interne ou nasale que se trouvent les orifices qui mettent en communication l'antre d'Highmore avec la fosse nasale. L'orifice principal, qui est constant, s'ouvre à la partie antérieure du méat moyen. Il est de direction descendante, mais se trouve placé dans la partie haute du sinus. Il en est d'accessoires et non constants qui sont situés plus bas et en arrière. Cette paroi, mince au niveau du méat moyen, s'épaissit peu à peu vers l'inférieur.

Les grosses molaires proéminent par leurs racines dans la partie basse du sinus, mais parfois il existe entre le sommet de la racine et la cavité d'Highmore une couche osseuse épaisse que les perforateurs ont de la peine à franchir.

I. — AFFECTIONS TRAUMATIQUES.

Les contusions, plaies et fractures ne sont graves qu'autant qu'elles donnent lieu à des complications.

Les épanchements sanguins sont souvent la suite du tamponnement des fosses nasales lorsque le sang, ne pouvant s'échapper ni par les narines ni par les choanes, franchit l'orifice de l'antre highmorien. On y a signalé des hématomes formés sur place (Boissarie), des tumeurs télangiectasiques (Gérard Marchant).

Les corps étrangers y pénètrent soit par l'extérieur à travers la peau (projectiles de guerre, fragments osseux, débris de vêtements, etc.), soit encore par le rebord orbitaire et par le plancher de l'orbite. Des drains, canules, etc., y pénètrent à la suite des interventions chirurgicales.

Ces divers corps étrangers peuvent y être latents ou déterminer les symptômes d'un empyème, selon qu'il y a ou non complications. C'est de préférence par l'ouverture de la fosse canine que l'on va à leur recherche. Cette voie offre seule la possibilité de bien voir et de bien agir dans le sinus.

II. — SINUSITES.

I. SINUSITE AIGUË. — L'*inflammation aiguë* (*sinusite aiguë*) complique très souvent le coryza et prend fin avec lui. Son existence se révèle surtout par une douleur intensive dans l'épaisseur de la joue.

II. SINUSITES CHRONIQUES. — Les *inflammations chroniques* sont simples ou suppurées.

1° INFLAMMATION CHRONIQUE SIMPLE. — Elle se caractérise par un épanchement séro-muqueux.

Son origine est presque toujours nasale. C'est ainsi qu'on la rencontre dans les divers coryzas chroniques, rhinites hypertrophique et atrophique. Elle est ordinairement bilatérale. Quand, au réveil, le malade redresse sa tête, l'écoulement se fait par les narines ou les choanes, suivant l'attitude. Cet écoulement incolore empèse le mouchoir sans le colorer en jaune verdâtre. L'illumination électrique du sinus ne donne pas de renseignements précis, car on l'a vu transparent quand des injections en chassaient ensuite des mucosités. Cette affection est sans gravité. Il résulte des recherches de Sabrazès et Rivière que le secretum de ces sinusites simples ne renferme guère que des pneumocoques, tandis que le pus des empyèmes, qu'il nous reste à décrire, contient les divers staphylocoques et le streptocoque. Ainsi s'explique leur pronostic plus grave.

On lui applique les procédés thérapeutiques que nous examinerons pour les sinusites suppurées, en choisissant parmi les plus simples.

2° INFLAMMATION CHRONIQUE SUPPURÉE (*empyème*). — Les rhinologistes ont montré qu'il fallait renoncer à l'ancienne description fantaisiste qui la montrait accompagnée de manifestations aiguës. C'est ainsi que la rougeur et la tuméfaction de la joue ne s'observent qu'exceptionnellement. Dans l'immense majorité des cas, l'empyème highmorien est *latent*. Suivant, en effet, que l'orifice naturel de sortie est oblitéré ou non, l'empyème est *fermé* ou *ouvert*. L'empyème fermé seul a une symptomatologie tapageuse.

Étiologie. — L'affection est fréquente, principalement chez l'adulte. On l'observe quelquefois à la suite de traumatismes ou de pénétration des corps étrangers.

Le plus ordinairement, elle est d'origine *nasale* ou *dentaire*. Toutes les variétés de coryzas peuvent la provoquer, surtout ceux qui sont de nature infectieuse. Il en est de même des périostites alvéolo-dentaires ou des caries dentaires qui siègent sur les petites et les grosses molaires. La première grosse molaire se montre le plus souvent en cause dans les observations.

L'affection peut être consécutive à un érysipèle (Luc), à la syphilis nasale (Hermet), à diverses opérations intranasales, comme des ablations de polypes, lorsqu'elles ne sont pas pratiquées avec antisepsie. Bayer, Hartmann ont considéré les fongosités qu'on rencontre souvent autour de l'orifice de communication comme une cause d'empyème par l'obstacle qu'elles apportent à l'issue des mucosités, mais l'examen d'un plus grand nombre de cas donne à penser aujourd'hui que ces fongosités sont au contraire le résultat de la sinusite qu'elles permettent de soupçonner. L'actinomycose figure parmi les causes possibles de ces suppurations ; Kochen signale trois cas.

Symptômes. — 1° *Symptômes fonctionnels.* — Les deux symptômes majeurs sont la douleur et l'écoulement nasal.

La *douleur*, qui n'est pas constante, siège plutôt à la racine du nez que dans la joue même. Elle revêt le plus souvent le caractère névralgique, c'est-à-dire discontinu.

L'*écoulement*, jaunâtre ou verdâtre, assez abondant, grumeleux, laisse sur le mouchoir des taches qui rappellent celles du pus blennorragique.

Le malade éprouve souvent le besoin de se moucher et lorsque, s'éveillant, il penche la tête en avant, il rend d'abondantes mucosités verdâtres, qui viennent d'un côté ou des deux, suivant l'unilatéralité ou la bilatéralité de l'affection, différence que le malade signale lui-même au médecin. L'écoulement présente de la sorte des intermittences. Pendant le sommeil, le pus descend dans l'œsophage ou le larynx, produisant à distance des troubles digestifs ou respiratoires dont l'origine est longtemps méconnue.

La sécrétion est ordinairement d'une odeur fade, repoussante. Le malade peut la percevoir (*cacosmie*), alors même que son entourage ne la constate pas.

Comme symptômes rares, on a signalé : des bourdonnements d'oreille sans lésions auriculaires appréciables (Moure), des vertiges, de la torpeur (Jeanty), de la toux et divers autres troubles généraux.

2° *Symptômes physiques.* — Par la *rhinoscopie antérieure*, on découvre souvent, dans le méat moyen, une certaine quantité de pus, qui s'y trouve versé par l'orifice principal du sinus. Ce pus peut s'étaler sur la face interne du cornet inférieur et même sur le plancher. On le trouve encore sur la partie de la cloison qui est en regard du méat moyen. Il y forme, sous l'action de la pesanteur, un petit amas de figure triangulaire, à sommet inférieur.

Si le pus ne se montre pas, on parvient à le voir quelquefois en suivant la pratique de Bayer, qui, en pareil cas, fait coucher le malade sur le ventre, la tête très penchée en avant, ou en inclinant fortement,

durant quelques minutes, sa tête vers le côté sain.
Un autre procédé consiste à déposer dans le méat
moyen un tampon d'ouate hydrophile imprégné de
solution cocaïnique à 1 p. 10; sous son influence, les
tissus se ratatinent et, l'orifice de l'antre s'élargissant
ainsi, le pus trouve une issue plus facile. Hartmann
(de Berlin) force le pus à se montrer en pratiquant
du côté opposé une insufflation d'air avec la poire de
Politzer.

La rhinoscopie antérieure montre quelquefois un
bourrelet antéro-postérieur, en dedans du cornet
moyen et formé par la tuméfaction de la muqueuse
qui recouvre l'apophyse unciforme (Kaufmann).

Quand ces divers moyens n'ont pas réussi à déceler
la présence du pus, la *rhinoscopie postérieure* le montre
parfois, soit à la partie la plus reculée du méat moyen,
soit sur la face latérale du cavum, au voisinage de la
trompe d'Eustache. Le cas s'observe en particulier
si l'ostium de l'antre s'ouvre plus en arrière, dans le
méat moyen.

La tuméfaction de la muqueuse nasale, la présence
de productions polypiformes appartiennent aussi aux
sinusites frontales ou sphénoïdales ou même aux
ethmoïdites. Elles n'ont donc pas une réelle valeur
diagnostique.

Un bon moyen d'investigation consiste dans l'éclairage électrique par transparence (transillumination)
des deux sinus (Heryng). Le malade est mis dans une
pièce complètement obscure; une petite lampe électrique d'une dizaine de volts est introduite dans sa
cavité buccale. Il referme ses lèvres sur la tige de la
lampe. On fait passer le courant, de temps à autre
seulement, pour ne pas échauffer par trop la lampe.

Si l'un des sinus est rempli de pus, ce côté reste sombre, tandis que l'autre s'éclaire d'un rouge plus ou moins clair. L'illumination s'accuse surtout à la paupière inférieure sous la forme d'un croissant rose qui manque du côté malade.

La transparence peut être constatée par le malade même. Si, au cours de l'examen, il ferme ses paupières sans effort, il a, du côté sain, une perception lumineuse qui fait défaut de l'autre. L'éclairage a impressionné la rétine à travers le plancher de l'orbite (Davidson, Garel).

L'éclairage par transparence ne fournit pas une certitude. L'opacité peut être due, en l'absence du pus, à un épaississement des parois ou de la joue, comme la transparence peut exister avec une sinusite dont le pus vient d'être évacué. Il n'en est pas moins vrai que la constatation de l'opacité est un bon signe, qu'il faut chercher et qui corrobore très utilement l'existence d'autres signes.

Reste la question de décider, en cas d'opacité, si elle est due à du pus ou à des tumeurs (polypes, ostéomes, etc.), mais, avec Lermoyez, on peut admettre, en se basant sur l'anatomie pathologique, que 95 fois sur 100 il s'agit d'empyème.

Dans les cas restés douteux, on est autorisé à pratiquer un cathétérisme explorateur par l'ostium (Hartmann, Jurasz) ou une ponction de même espèce par le méat inférieur (Schmidt), dans sa partie haute.

On peut encore, dans quelques cas rares, recourir au cathétérisme du sinus. Panas indique le procédé suivant (fig. 99) : avec la sonde qui sert pour le sinus frontal, on pénètre dans la fosse nasale en suivant sa limite antérieure et en dirigeant le bec en arrière (premier temps). Quand on est arrêté par la saillie du cornet moyen, on relève horizontalement le manche de l'instrument. Son bec glisse dans l'infundibulum (deuxième temps). Qu'on porte alors fortement le manche de la sonde vers la cloison, et son bec pénétrera dans l'antre d'Highmore (troisième temps).

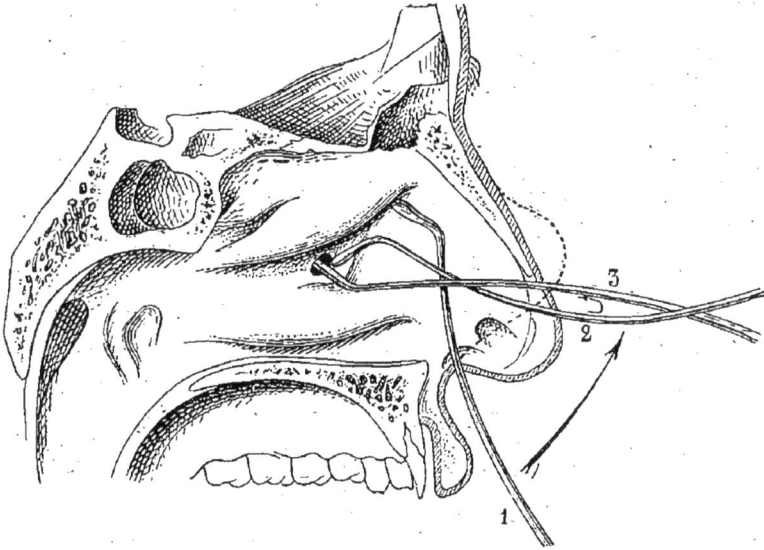

Fig. 99. — Cathétérisme du sinus maxillaire. — 1, 2, 3, temps successifs (d'après Panas).

On trouve dans l'arsenal rhinologique deux canules coudées d'Hartmann (droite et gauche), pour le lavage du sinus par la voie naturelle.

Marche. — Terminaisons. — On remarque dans la marche de l'affection quelques exacerbations explicables par les variations atmosphériques ou les irritations accidentelles qui peuvent agir sur les cavités nasales (fumée de tabac, poussière soulevée par le vent). Le malade s'aperçoit alors que l'écoulement

devient plus abondant. Cette suppuration, plus ou
moins septique, peut se déverser dans l'œsophage et
plus rarement dans le larynx. Certains troubles digestifs ou pulmonaires, de causalité douteuse, n'ont pas
d'autre origine.

Comme terminaisons, il faut mentionner d'abord
la guérison spontanée. Elle est possible dans les
empyèmes d'apparition rapide comme ceux qui compliquent l'influenza, l'érysipèle de la face. On l'a
observée pour les sinusites d'origine dentaire, dans
lesquelles l'avulsion de la dent malade met un terme
à tous les accidents, en facilitant l'évacuation de
l'abcès highmorien.

Complications. — Outre les troubles digestifs et
respiratoires que nous avons signalés déjà comme
effets de la migration du pus, nous devons mentionner
des névralgies du trijumeau fort douloureuses et
résistant au traitement d'usage.

Diagnostic. — Il est difficile, il l'était surtout avant
la découverte des moyens actuels. Combien, dit le
Pr Panas, de soi-disant névralgies, de phlegmons
orbitaires, de névrites optiques même n'étaient que
des sinusites méconnues.

Ce diagnostic repose sur un ensemble de signes
qui n'ont pas tous la même valeur. Ils se répartissent
en signes de *probabilité* et signes de *certitude*.

Indiquent l'empyème comme probable : l'écoulement du pus par les narines ou les choanes, sa plus
grande abondance quand la tête s'incline en avant ou
du côté opposé et même quand le malade se mouche,
les douleurs du trijumeau, la cacosmie, la présence
de pus, de polypes dans le méat moyen, la tuméfaction de la muqueuse avoisinante, enfin le refoulement

de la paroi externe de la fosse nasale vers la cloison.

Comme signes de certitude : la réapparition du pus dans le méat moyen après qu'on en a fait le nettoyage (Fraenkel) et surtout l'opacité à l'éclairage par transparence.

La ponction et le lavage explorateur restent encore une dernière ressource pour les cas embarrassants.

Un examen attentif des signes conduit à penser que l'empyème est bilatéral, cas assez fréquent, sans que l'affection soit nécessairement au même degré des deux côtés.

Le diagnostic différentiel avec les sinusites frontale ou sphénoïdale et avec les ethmoïdites sera étudié à propos de ces diverses affections.

Moure a mis en garde contre une confusion possible avec des kystes suppurés du cornet moyen qui déversent leur contenu dans le méat sous-jacent. On les reconnaît en les comprimant avec le stylet, ce qui fait sourdre le pus sous les yeux. Il arrive qu'une tumeur maligne du sinus revêt, dans les premiers temps, les caractères d'une sinusite ; j'ai observé un cas de ce genre. Reinhard en cite un autre.

Pronostic. — L'affection est sérieuse, surtout eu égard aux accidents septicémiques qui peuvent en résulter.

Traitement. — Il doit avant tout s'adresser à la cause. Les dents molaires supérieures sont-elles défectueuses, il faut les faire soigner, faire arracher les chicots et les racines cariées. Voit-on des polypes ou des fongosités polypiformes autour de l'ostium, on les extirpera à l'anse froide ou par un curetage. Reste ensuite à évacuer le pus par les voies naturelles ou artificielles.

CASTEX. — Mal. du larynx.   27

1° VOIE NATURELLE. — Stœrk fait un lavage du sinus, en introduisant dans l'ostium une simple sonde d'Itard ; Jurasz (d'Heidelberg) procède par la même voie, mais avec une sonde à double courant.

2° VOIES ARTIFICIELLES. — Cette méthode, plus sûre, aborde l'antre par trois côtés différents.

a. *Voie nasale.* — On perfore le méat inférieur dans son tiers antérieur et près de l'insertion du cornet inférieur. En ce point, la paroi sinusienne est assez mince. On se sert d'un trocart courbe, pourvu d'une garde pour limiter la pénétration. Par quelques mouvements de vrille, on entre dans le sinus et laissant en place la canule, on lave l'antre antiseptiquement. Cette ponction du sinus, ordinairement sans danger, a pu déterminer exceptionnellement une hémorragie qui n'a cédé qu'au tamponnement des fosses nasales. L'os ne se laisse pas toujours perforer ; d'autre part, l'orifice ainsi pratiqué n'est pas à la partie la plus déclive de la cavité. C'est pourquoi on recourt plus souvent à la voie alvéolaire.

b. *Voie alvéolaire* (Méthode ancienne d'A. Cooper). — On perfore l'alvéole de la petite ou de la grosse molaire dont l'avulsion aura paru nécessaire et aura été pratiquée immédiatement avant. Si on a le choix, le lieu d'élection est l'alvéole de la première grosse molaire. On peut forer avec un perforateur spécial, avec une fraise mue par le tour des dentistes, ou simplement avec un instrument (fig. 100) imaginé par M. Gouguenheim.

La pénétration est plus ou moins facile suivant l'épaisseur du bord alvéolaire. Il faut agir d'une main assez légère pour ne pas piquer le plancher de l'orbite. Par la voie ainsi ouverte, on injecte diverses solutions antiseptiques qui ressortent par l'ostium et les fosses nasales (eau boriquée à 4 p. 100, eau phéniquée à 1 p. 100).

Une canule coudée en baïonnette facilite ces lavages.

Pour obturer la perforation pendant les repas, on y introduit une sorte de clou en ébonite que le malade retire pour pratiquer son injection.

c. *Voie canine.* — Elle était employée par Desault. On la réserve aux cas rebelles. Incisant dans le sillon labial et décollant la gencive, on pratique à la fosse canine une brèche de 2 centimètres de diamètre environ. On peut ainsi éclairer l'intérieur du sinus avec une lampe électrique et extirper fongosités,

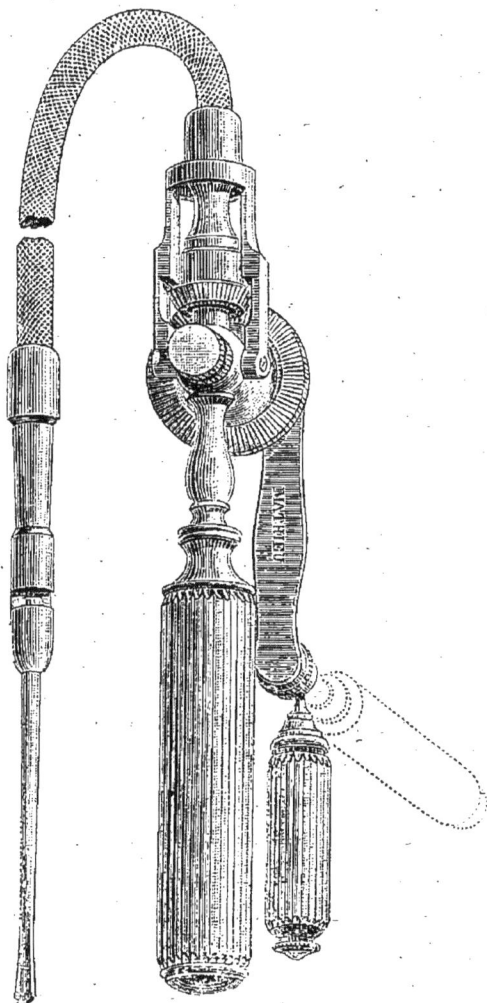

Fig. 100. — Perforateur de Gouguenheim.

polypes, kystes, détruire les cloisonnements, etc., qui auraient entretenu la suppuration. On touche enfin les parois avec le chlorure de zinc à 1 p. 10 ou l'acide lactique à 1 p. 3 et on bourre de gaze iodoformée.

Luc a imaginé une technique particulière qui assure mieux les résultats de cette méthode. Après avoir soigneusement cureté les coins et recoins du sinus, il perfore sa paroi interne pour placer dans cette perforation un *drain à cupule* dont la tête reste dans le sinus, tandis que le corps du drain sort par la narine. Grâce à ce drain, on peut refermer immédiatement l'incision gingivale et pratiquer, s'il est besoin, la désinfection prolongée de l'antre. Quand la suppuration est tarie, on retire facilement ce drain, en l'attirant au dehors, la tête se pliant pour franchir la brèche de la paroi interne.

L'acéto-tartrate d'alumine, préconisé par Schæffer, rend des services. On peut encore injecter dans les cas rebelles une solution de chlorure de zinc à 1 p. 20 et faire suivre d'une injection alcaline (bicarbonate de soude).

Bresgen prône les pansements secs à l'iodoforme, à l'iodol, à l'aristol.

Chiari conseille de panser en bourrant avec des lanières de gaze boriquée, salicylée ou iodoformée.

Et cependant, malgré tous ces moyens, certaines suppurations restent intarissables et le malade ne peut que les atténuer par des lavages réguliers.

III. — FISTULES DU SINUS MAXILLAIRE.

Division. — Les diverses fistules doivent être réparties de deux manières, suivant qu'on utilise pour les classer leur étiologie ou leur siège.

Par leur étiologie, elles sont : 1° *traumatiques*, plaies par armes à feu, corps étrangers, fractures, avulsions dentaires ; 2° *chirurgicales* ; 3° *spontanées* (empyèmes, nécroses des parois).

Par leur siège, elles se distinguent en : 1° *cutanées*, on les rencontre en divers points de la joue et même sur la paupière inférieure ; 2° *gingivales* ; 3° *alvéolaires* ; 4° *palatines*.

Généralement uniques, les fistules peuvent être multiples et s'ouvrir à la fois au dehors, dans le vestibule buccal et sur la voûte palatine, comme dans un cas observé par Maigrot.

Symptômes. — Ces fistules sont caractérisées par la sortie de l'air à travers leur orifice, lorsque le malade se mouche ou fait un effort d'expiration, en bouchant son nez et fermant sa bouche. Inversement, si on pratique une injection par le trajet fistuleux, le liquide sort par les narines et les choanes. Le pus qui sort de ces fistules est généralement fétide et d'abondance variable.

Marche et terminaisons. — Si elles ne sont pas traitées, les fistules persistent indéfiniment. Celles qui s'ouvrent dans un point déclive, évacuant plus aisément le pus qui les traverse, semblent se fermer plus facilement, mais ce n'est qu'en apparence tant que le foyer de suppuration n'est pas éteint et les semblants d'occlusion sont souvent compliqués d'accidents violents de rétention (1).

Les fistules chirurgicales, au contraire, n'étant pas entretenues par un foyer suppurant, n'ont que

_____

(1) A. Després, *Bull. de la Soc. de chir.*, 1888.

trop de tendance à se fermer hâtivement. Elles seront
donc établies aussi largement que possible.

Diagnostic. — Il est facile, lorsque tous les signes
énumérés plus haut sont réunis, mais il n'en va pas
toujours ainsi, lorsque par exemple l'oblitération de
l'orifice nasal du sinus maxillaire (ostium) empêche
l'air de sortir par la fistule ou lorsque celle-ci va
déboucher par un trajet prolongé en un point éloigné
du territoire du sinus. On est alors exposé à la confondre avec une fistule dentaire, avec une tuberculose
du maxillaire supérieur. L'exploration au stylet, l'examen de la denture, le débridement des trajets fistuleux,
la transillumination du sinus permettent d'arriver au
diagnostic véritable.

Traitement. — L'indication principale est d'ouvrir
le sinus, pour supprimer la cause du mal et modifier
l'état de sa cavité.

Des trois voies que l'on peut adopter : alvéolaire,
nasale, canine, celle-ci permet l'accès le plus large
pour un curetage et l'attouchement au chlorure de
zinc à 1 p. 10.

L'ouverture de la fosse canine est préférable aux
procédés de Bertrandi et A. Bérard, qui, introduisant
un trocart courbe dans une fistule cutanée, le faisaient sortir à la voûte palatine pour drainer ensuite
le sinus par cet orifice inférieur. On évitera le plus
possible d'aborder le sinus par la joue en prévision de
cicatrices difformes. Le trajet fistuleux sera cureté,
si besoin est.

Certaines fistules venant à s'épidermiser se constituent définitivement à l'état de difformité, et même
d'infirmité, les aliments pénétrant dans l'antre
d'Highmore. Des opérations autoplastiques sont

alors indiquées. C'est dans deux cas de ce genre que Quénu a pratiqué avec succès l'occlusion au moyen de deux lambeaux, l'un gingivo-palatin, l'autre labial, qu'il a adossés par leur surface cruentée.

IV. — TUMEURS DU SINUS MAXILLAIRE.

Les nombreuses variétés de tumeurs qui peuvent apparaître dans le sinus maxillaire se divisent en tumeurs *bénignes* et *malignes*.

I. **TUMEURS BÉNIGNES.** — Examinons-les par ordre de fréquence.

1° Kystes muqueux. — Il se rencontre parfois dans le sinus des collections liquides rappelant le mucus par leur composition chimique. Les premiers observateurs qui les ont étudiées (Jourdain, Deleschamps) pensèrent qu'il s'agissait d'une *hydropisie du sinus*, occasionnée par l'oblitération de l'orifice normal. Ultérieurement Verneuil vit un cas de ce genre où le sinus était rempli par un liquide épais, visqueux, sans trace de paroi kystique et sans occlusion de l'orifice. Il l'attribua à une hypersécrétion de la muqueuse qu'irritait l'évolution difficile d'une dent de sagesse (1).

Mais depuis les recherches de Giraldès en 1851 et de Marchant, on admet que la généralité des kystes highmoriens sont dus à l'oblitération du conduit excréteur d'une des glandes de la paroi muqueuse suivie de rétro-dilatation. Giraldès a montré en effet, par ses recherches sur le cadavre, que ces glandes étaient souvent le siège de dilatations kystiques. Il distingue deux catégories de ces kystes : petits et

(1) Verneuil, *Bull. de la Soc. de chir.*, 1852.

grands. Les petits (kystes miliaires) sont formés par l'ectasie limitée, latérale, d'une partie de la paroi du canal excréteur. Ils ont le volume d'un grain de mil et sont remplis d'une substance épaisse comparable à celle du cristallin. Ces petits kystes miliaires ne sont que le premier stade des grands. Ceux-ci sont formés aux dépens de toute la cavité glandulaire. Ils sont assez différents les uns des autres, tantôt uniques et volumineux, tantôt au contraire multiples et moins développés. La paroi est mince ou recouverte d'une muqueuse épaissie, fongueuse. Leur contenu est transparent et visqueux, ou plus ou moins coloré par des globules sanguins, des globules de pus, des globules graisseux, des cellules épithéliales. L'analyse chimique y décèle des cristaux de cholestérine en abondance. En se développant, ces kystes finissent par remplir le sinus et le distendre.

2° KYSTES DENTAIRES. — Ils se développent aux dépens du périoste qui se décolle d'une racine dentaire malade. Leur forme au début est allongée suivant l'axe de la dent et le kyste est central ou latéral, selon que le périoste s'est décollé tout autour de la racine ou seulement sur un de ses côtés.

Peu à peu ces kystes arrivent à remplir complètement l'antre et même à le distendre, surtout du côté de la joue.

3° POLYPES MUQUEUX. — Luschka a le premier signalé leur présence dans l'antre d'Highmore. Sur 250 crânes, Heymann a rencontré quatorze fois des myxomes, mais jamais multiples. Ce sont des myxomes analogues à ceux des fosses nasales. Ils peuvent refouler les diverses parois, mais ils font surtout irruption du côté de la fosse nasale, en traversant l'orifice du sinus. Ne pas les confondre avec les fongosités que les sinusites font apparaître dans le méat moyen autour de cet orifice.

4° FIBROMES. — Ils sont rares. D'après O'Shaugnessy il en serait tout autrement aux Indes. Ce sont des tumeurs dures, lisses, quelquefois très riches en vaisseaux. Un fibrome extrait par Demarquay, et examiné par Ranvier, montrait à son centre une véritable calcification. Ces tumeurs arrivent à refouler et même à détruire les parois du sinus.

5° CHONDROMES. — Ils sont rares aussi. Une seule fois on a rencontré le chondrome pur. Dans les autres cas c'étaient des ostéo-chondromes (Dolbeau, Trélat), des fibro-chondromes (Giraldès). Les tumeurs de ce genre se montrent de préférence chez les sujets jeunes, évoluent lentement, mais peuvent atteindre des dimensions considérables. Dans un fait de Gensoul, la tumeur mesurait environ 20 centimètres de diamètre.

6° OSTÉOMES. — Ils sont presque toujours uniques. Leur volume varie des dimensions d'un pois à celles d'un gros œuf. Ils sont souvent enclavés dans l'antre, adhérant parfois par une implantation plus ou moins étendue. Lucke mentionne un cas d'angiome ossifiant.

II. **TUMEURS MALIGNES.** — 1° SARCOMES. — Assez rarement la muqueuse et le périoste qui tapissent l'antre d'Highmore sont le point de départ de sarcomes. On en a pourtant observé des divers types histologiques.

2° ÉPITHÉLIOMES. — Ils prennent ordinairement naissance sur la muqueuse de l'antre, affectent le type papillaire, et font leur apparition le plus sou-

vent au bord alvéolaire après avoir fait tomber les
dents. Les épithéliomes primitifs sont beaucoup
plus rares que les secondaires venus des régions
voisines. Il est très difficile de reconnaître, en clinique,
cette différence d'origine, ainsi que l'a fait ressortir
Albarran (1).

3° Carcinomes. — On signale particulièrement les
types encéphaloïdes et colloïdes. Ils apparaissent
plus ordinairement après la cinquantième année, et
se caractérisent par des douleurs lancinantes, la chute
des dents, l'exophtalmie, l'obstruction nasale, l'ulcération des téguments, l'infection ganglionnaire et
viscérale. Dunn attribue pour leur apparition une
certaine importance aux myxomes souvent méconnus
de cette cavité et qui dégénéreraient.

Symptômes. — Les tumeurs de l'antre traversent
dans leur évolution trois stades assez distincts.

Dans une *première période*, l'affection reste latente.
Tout au plus quelques douleurs vagues ou nettement
névralgiques permettent-elles de la soupçonner.

A la *deuxième période*, la tumeur remplit le sinus,
et, refoulant ses parois, détermine divers troubles de
compression dans le voisinage (proéminence de la
joue, exophtalmie, aplatissement du canal lacrymo-
nasal et épiphora, obstruction nasale, chute des
dents).

A la *troisième période*, le néoplasme a franchi les
limites du sinus et il envahit les cavités adjacentes.
La voûte palatine est débordée, un champignon
saignant l'envahit. Même altération au niveau des
alvéoles dentaires. Un prolongement dans le cavum

---

(1) Albarran, Kystes des mâchoires (*Revue de chir.*, juin-
juillet, 1888).

peut obturer la trompe d'Eustache et compromettre l'audition. Ou bien l'envahissement sera vers la base du crâne, et le malade succombera à une encéphalo-méningite. Un écoulement fétide sort de la narine correspondante ; la joue est d'un rouge luisant, variqueux, insensible à la piqûre, car le plexus nerveux sous-orbitaire est comprimé ou détruit.

Diagnostic. — *a.* La tumeur est-elle bien du sinus? Des néoplasmes des fosses nasales, du pharynx peuvent arriver secondairement dans le sinus, comme des tumeurs de l'antre arrivent ultérieurement dans les régions voisines où on les croirait primitives. Tel ce cas de Warren, où une tumeur de la paupière inférieure n'était que le prolongement d'un fibrome du sinus. C'est par l'histoire circonstanciée de la maladie, par l'examen à la vue et au toucher des cavités voisines (fosses nasales, naso-pharynx, bouche), par la recherche minutieuse du point d'implantation qu'on évitera l'erreur.

b. La tumeur est-elle liquide ou solide? On peut penser à une tumeur liquide quand on trouve de la fluctuation. Il faut la chercher partout où l'on peut aborder la tumeur, joue, gencive, voûte palatine. Ne pas confondre cette franche fluctuation avec la mollesse de quelques encéphaloïdes. A défaut de fluctuation, on a souvent l'écoulement du pus par une fistule ou par les narines et les choanes. La transillumination de la face et surtout une ponction exploratrice lèveront au besoin tous les doutes.

c. La tumeur est-elle bénigne ou maligne? C'est par la considération de la marche, de l'état des ganglions et de l'état général qu'on sortira du doute. L'âge a son importance, puisque les chondromes et ostéomes sont plus particulièrement fréquents chez les sujets jeunes, tandis que les tumeurs carcinomateuses affectent surtout les gens âgés.

Ce diagnostic reste néanmoins difficile, et l'on est autorisé à pratiquer, quand on la juge nécessaire, la biopsie de la tumeur, à l'aide du trocart explorateur de Küss. Une tumeur maligne du sinus peut à ses débuts simuler une sinusite simple. Je l'ai constaté deux fois déjà.

Pronostic. — Il varie avec la nature de la tumeur, mais il reste en tout cas assez grave, à cause de l'importance de l'intervention chirurgicale.

Traitement. — Les tumeurs bénignes qui ne gênent pas le malade peuvent être respectées, tels les ostéomes.

Cependant, si leur extirpation est indiquée pour une raison ou une autre, il faut intervenir sans retard, suivant la règle de conduite tracée par Dolbeau.

Ouvrant le sinus par la fosse canine, on arrache la tumeur en bloc. Il ne faut pas songer à la fragmenter. D'une dureté d'ivoire, elle brise les plus forts daviers, ou le chirurgien fracture les os voisins en prenant un point d'appui sur eux.

Il en est tout autrement pour les tumeurs malignes.

On les attaquera au plus vite, par l'ouverture du sinus (fosse canine), la résection partielle ou totale du maxillaire.

Le chirurgien ne doit s'arrêter que devant la dégénérescence des ganglions du cou, la cachexie cancéreuse et l'impossibilité de dépasser les limites du mal.

BIBLIOGRAPHIE. — Giraldès, Rech. sur les kystes muq. du sinus max. (*Mém. de la Soc. de chir.*, 1853, t. III, et 2e édit., 1861). — Ziem, *Monatschr. für Ohrenh.*, 1886, nos 2 et 3. — Killian, *Ibid.*, 1887, p. 277 et 321. — Fraenkel (B.) *Berlin. klin. Wochenschr.*, 1887, p. 273. — Quénu, *Soc. de chir.*, 1888 p. 166. — Albarran, Kystes des mâchoires (*Revue de chir.*, juin-juillet 1888). — Bayer (de Bruxelles), *Deutsche med. Wochenschr.*, 1889, no 10. — Gérard Marchant, Kyste dentifère du sinus (*Soc. anat.*, 25 janvier 1889). — Moldenhauer, Mal. des fosses nas., 1888, p. 204. — Lucke, Un cas d'angiome ossifiant (*Deutsche Zeitschr. für Chir. et Journ. of Laryng. and Rhin.*, 1890). — Koch, Trois cas d'actinomycose chez l'homme (*Munch. med. Wochenschr.*, nos 12 et 13, 1891). — Moure, *Bull. de la Soc. franç. d'otol.*, 1891. — Gérard Marchant, *Traité de chir.*, t. IV, p. 932. — Lermoyez, *Sem. méd.*, 1893, p. 42. — Panas, Traité des mal. des yeux, 1894, t. II, p. 477. — Dunn, *New York med. Journ.*, 25 sept. 1894. — Reinhard, *Arch. für Laryng. und Rhin.*, 1894. — Raugé (Paul), La chir. des sinus max. et ses progrès depuis dix ans (*Ann. des mal. de l'or. et du lar.*, 1895, p. 133). — Zuckerkandl, Anat. norm. et path. des fosses nas., 1895. — Lermoyez, Thérapeutique des mal. des fosses nas., t. II, 1897, p. 95. — Luc, *Arch. de rhin.*, t. II; *Soc. franç. de rhin.*, 1898.

CHAPITRE XV

AFFECTIONS DES SINUS FRONTAUX

Considérations anatomiques. — Les deux sinus frontaux sont situés au-dessus de la racine du nez, à l'union des portions verticale et horizontale de l'os frontal, entre les deux tables externe et interne de l'os qui s'écartent pour les former. Une cloison verticale et antéro-postérieure les sépare. Cette cloison très résistante (Zuckerkandl) préserve longtemps le deuxième sinus des altérations qui ont envahi le premier. D'après le Pr Tillaux, les sinus frontaux n'existent pas chez l'enfant. Ils se forment vers l'âge de treize ou quatorze ans et sont alors séparés par une épaisse cloison osseuse qui va s'amincissant de plus en plus avec les progrès de l'âge, si bien qu'elle n'existe aucunement chez le vieillard. D'après Poirier, c'est au cours de la deuxième année qu'apparaît le sinus. Ce sont les cellules ethmoïdales antérieures qui le forment en se prolongeant dans la glabelle. Son développement est complet à vingt ans. D'après mes recherches, la cloison serait assez souvent située à côté du plan médian antéro-postérieur du corps. La paroi inférieure ou orbitaire du sinus, habituellement mince, présente parfois des déhiscences où le squelette fait défaut et au niveau desquelles la muqueuse sinusale s'adosse au périoste orbitaire. Facilement alors les collections purulentes qui se sont développées dans le sinus se font un passage au dehors par la partie supéro-interne de l'orbite.

Bouyer (1859) a établi que, chez l'homme adulte, la capacité moyenne des deux sinus réunis est d'environ 4 centimètres cubes, mais cette capacité est assez variable. Bouyer a également signalé ce fait que si le sinus frontal est vaste, le sinus sphénoïdal est peu développé, et *vice versa*, comme s'il existait une compensation entre les deux cavités annexes (1).

Après quarante ans, la capacité du sinus s'accroît beaucoup. Il empiète vers l'apophyse orbitaire externe.

D'autre part, le sinus peut manquer. Sur trente cadavres, Poirier l'a vu deux fois absent.

Le sinus frontal s'ouvre par le canal fronto-nasal dans le méat moyen. Ce canal débouche exactement à l'extrémité antérieure d'une gouttière (infundibulum) dont la berge inférieure saillante (apophyse unciforme) gêne habituellement pour le cathétérisme de ce canal. Le squelette qui avoisine le canal fronto-nasal est d'ailleurs très fragile ; le cathétérisme doit donc y être pratiqué d'une main sûre et légère, sous peine de pratiquer de dangereuses fausses routes.

Le canal fronto-nasal, d'après les mensurations de Poirier, Guillemin, Panas, est en moyenne de 15 millimètres chez l'homme et 11 chez la femme.

---

(1) Bouyer, Thèse de Paris, 1859.

I. — AFFECTIONS TRAUMATIQUES.

I. **PLAIES.** — Elles peuvent être produites par des instruments piquants ou tranchants. Les *piqûres* et *coupures* sont généralement sans gravité. Quelquefois cependant elles se compliquent d'emphysème sous-cutané, quand un effort ou l'action de se moucher chasse l'air hors du sinus.

II. **FRACTURES.** — Elles sont dues à des instruments contondants ou à des chutes. La peau peut être intacte, alors que la paroi antérieure du sinus est fracturée : Dupuytren en cite un cas. Boyer a même vu les téguments ouverts, la paroi antérieure du sinus brisée, mais la muqueuse intacte. Ce sont là des exceptions. Généralement la cavité du sinus communique avec l'extérieur. Si le trajet de communication est oblique, tortueux, empêchant la libre sortie de l'air, l'emphysème envahit la face, le trajet suppure, et l'on a même vu la muqueuse tuméfiée venir faire hernie à l'extérieur.

Diagnostic. — Il n'est pas difficile de diagnostiquer une fracture du sinus frontal. La pneumatocèle avec sa crépitation *sui generis* et son grossissement dans les efforts est pathognomonique.

En cas de fracture ouverte, il faut craindre la présence de corps étrangers et la persistance de fistules.

Traitement. — Le traitement de ces plaies et fractures ne comporte guère d'indications spéciales : nettoyer la plaie, extraire les corps étrangers, faire un pansement compressif pour réduire l'emphysème. Il a fallu quelquefois relever avec une spatule les fragments de la table externe enfoncés dans le sinus.

III. **CORPS ÉTRANGERS.** — Il y a quelques observations de calculs formés sur place, mais la plupart des corps étrangers viennent de l'extérieur. Ce seront des insectes, des vers entrés par les fosses nasales; ce seront surtout les divers projectiles de guerre pénétrant par fracture des parois. Mackenzie a cité le cas d'un général français atteint à Waterloo d'une balle qui pénétra dans le sinus, en traversant l'orbite. Elle y séjourna douze ans sans accident, mais une nuit le blessé eut la sensation d'un corps qui passait de son nez dans son pharynx et il rejeta le projectile par la bouche. Ces corps étrangers sont fixés ou mobiles dans la cavité frontale.

On reconnaît leur présence avec le stylet. On la soupçonne par la persistance d'une fistule.

Leur extraction est facile. Qu'il faille ouvrir complètement le sinus ou élargir une brèche existante, la gouge et le maillet sont les instruments de choix.

Weinlechner a observé, comme antérieurement Billroth, un cas d'ectasie du sinus frontal qui était rempli de masses athéromateuses. Le malade, un adulte, avait eu dans son enfance un traumatisme du front. Cette ectasie produisait des vertiges et des convulsions qui cessèrent par une opération (évacuation du sinus).

II. — SINUSITES.

L'*empyème* ou *sinusite suppurée* est connu depuis longtemps, grâce aux travaux de Runge (1750) et de Dezeimeris (1839). Mais son exacte description ne date que des travaux récents et nombreux dont il a été l'objet et qui nous ont appris l'existence d'un empyème *latent* dépourvu des manifestations habituelles aux suppurations cavitaires.

L'empyème frontal est le plus souvent unilatéral. La grande résistance de la cloison intermédiaire (Zuckerkandl) explique le fait.

Causes. — L'âge et le sexe jouent leur rôle dans l'étiologie de l'empyème, les enfants y étant moins exposés que les adultes, en raison du faible développement de leurs sinus, et les femmes moins que les hommes (Pitiot) pour le même motif. Les neuf cas observés par le Pr Panas appartenaient tous au sexe masculin, dont un d'origine traumatique. On note une prédominance marquée pour le côté gauche. Les causes déterminantes seront des traumatismes, fractures ou corps étrangers, tels qu'un ostéome, l'extirpation de myxomes du nez (Labit), une fièvre éruptive, la rougeole tout spécialement, l'influenza, la tuberculose et la syphilis des parois osseuses. Martin, qui a réuni quarante-deux observations d'empyème, n'a mentionné l'étiologie que pour onze de ses observations ; six fois il s'agissait de traumatisme et cinq fois de syphilis.

Symptômes. — Ce sont d'abord des douleurs gravatives, siégeant au niveau du sinus, ou à la racine du nez, ou dans l'orbite, ou dans toute la moitié correspondante de la face. Elles peuvent présenter des exacerbations et simuler ainsi une névralgie. Elles augmentent si le malade incline la tête en avant ou sur les côtés, s'il se mouche ou éternue, si on pratique une percussion même légère sur la paroi antérieure du sinus (Gradenigo). On les voit se compliquer de bourdonnements d'oreille, de trou-

bles nerveux variés, voire même d'accès de fièvre
avec frissons. Suivant la remarque de Pitiot, ces
crises douloureuses se terminent par un abondant
écoulement nasal muqueux ou muco-purulent. Le
sinus s'est débarrassé du trop-plein de son contenu,
en forçant la lumière du canal fronto-nasal souvent
obstrué de fongosités ou de sécrétions desséchées ; le
malade est pour un temps soulagé. Ces manifestations
douloureuses sont plus ou moins marquées, suivant
les cas. Exceptionnellement elles passent inaperçues.
Divers symptômes oculaires sont signalés, tels que
larmoiement, exophtalmie, diplopie verticale (Panas).

Le malade rend par les narines une quantité variable
de pus qui tache abondamment son mouchoir en
jaune verdâtre, ce qui attire son attention. Dans le
décubitus dorsal, ces sécrétions passent par les
choanes dans l'arrière-bouche et sont dégluties. Cet
écoulement n'est le plus souvent qu'unilatéral, comme
l'empyème. Sabrazès et Rivière, qui ont fait l'examen
bactériologique de ce pus, y ont trouvé des pneumocoques en grand nombre.

Telles sont les manifestations ordinaires de ce qu'on
peut appeler la sinusite *ouverte*, mais quand l'évacuation du pus est impossible, du fait du gonflement
de la muqueuse ou de fongosités dans le canal de
sortie ou par la tuméfaction du cornet moyen, nous
avons le tableau symptomatique de l'empyème *fermé*,
le plus anciennement décrit. Tantôt tuméfaction de
l'angle supéro-interne de l'orbite avec œdème de la
paupière supérieure, chémosis, exophtalmie avec ou
sans diplopie, fixation du globe oculaire, paralysies
des muscles de l'œil. Tantôt, l'extension se faisant
surtout vers la paroi supérieure du sinus, celle-ci est

refoulée ou perforée avec complications encéphalo-
méningitiques (Riberé, Bellingham, Lennox Browne).

Par la *rhinoscopie antérieure*, on constate d'abord
que la pituitaire est rouge, tuméfiée, principalement
sur les cornets moyen et inférieur. Une traînée de
pus se montre souvent entre ces deux cornets et va
se répandre sur la cloison ou le plancher. Si on l'enlève avec un tampon de ouate, elle reparaît presque
aussitôt, mais on ne constate pas dans l'empyème
frontal, comme dans l'empyème maxillaire, que le
pus s'écoule par les narines si le malade vient à
pencher sa tête en avant; on peut constater dans le
méat moyen des fongosités ou même de véritables
myxomes développés dans la région de l'infundibulum.

La *rhinoscopie postérieure* n'a pas ici grande
utilité. Elle montre quelquefois la coexistence d'autres sinusites.

L'éclairage par transparence des sinus frontaux
(transillumination) n'est point à dédaigner. Ce signe
prend une réelle valeur quand l'opacité n'existe que
d'un côté.

La lampe électrique (fig. 101), munie d'un manchon
en caoutchouc, est appliquée exactement sous l'angle
supéro-interne de l'orbite. Le sinus est-il vide, le squelette s'illumine d'un rouge clair qui s'étend sur une
zone de 3 à 4 centimètres. Il reste opaque si un liquide
épais se trouve dans le sinus. Ce caractère vaut surtout par la différence qu'on peut constater entre les
deux côtés.

Dans les cas où l'abcès tend à se faire jour au
dehors, la paroi s'amincit et on peut constater de la
crépitation parcheminée. Mais cette terminaison est

rare. Rare aussi le cas où l'abcès s'ouvre spontanément à l'angle supéro-interne de l'orbite. Il peut même aboutir à l'angle supéro-externe de l'orbite quand le sinus se prolonge à toute l'étendue de l'arcade sourcilière (Panas). Le pus peut aussi se déverser dans le tissu cellulaire de l'orbite ou dans le crâne, à travers la voûte du sinus. Dezeimeris cite quelques faits de cette grave complication.

Marche. — Elle est de forme chronique avec les exacerbations névralgiformes qui correspondent à l'occlusion temporaire de l'orifice de sortie. Au cours d'un empyème frontal, le sinus maxillaire correspondant s'infecte facilement, parce que le secretum descend par la gouttière de l'infundibulum et se présente à l'orifice du sinus maxillaire qui s'y trouve. Aussi n'est-il pas rare de noter la coïncidence de ces deux sinusites. Lorsque les parois cèdent, c'est généralement du côté de l'orbite. Un séquestre peut se produire, précédé d'abcès intra et extrasinusique. Il peut aussi se former dans l'orbite des abcès circonvoisins (Panas), sans lésion de la paroi sinusale. Ziem (de Dantzig) signale des iritis d'origine sinusale. La *durée* de l'affection est illimitée, tant que le traitement local n'a pas été institué.

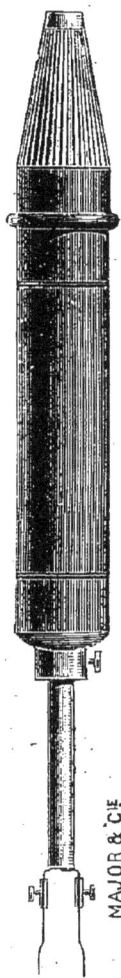

Fig. 101.—Lampe électrique.

Diagnostic. — Il est souvent difficile de l'établir d'une façon ferme. La confusion est surtout possible avec l'empyème du sinus maxillaire ou avec celui des cellules ethmoïdales. Le diagnostic d'empyème frontal une fois admis de par les symptômes énoncés ci-dessus, on cherche les signes des affections similaires. On pratique un lavage explorateur de l'antre par son orifice naturel [Lichtwitz (de Bordeaux)], ou par une ponction dans le méat moyen. Dans ce diagnostic, il faut se rappeler qu'on trouve rarement à la voûte orbitaire syphilis ou tuberculose. Elles siègent plutôt la première en bas et en dedans, la deuxième en bas et en dehors, près de l'os malaire (Panas). On utilise la transillumination. Pour les cellules ethmoïdales, on cherche si une pression exercée par l'index contre l'unguis est douloureuse. D'après Grünwald, la déviation du globe de l'œil en bas et en dehors serait plutôt en rapport avec une affection ethmoïdale; un lavage explorateur peut être indiqué.

Il faut intervenir rapidement quand il existe de violentes douleurs frontales et surtout quand la pression par l'index est très douloureuse sous l'angle supéro-interne de l'orbite. Ces recherches aboutiront assez souvent à montrer l'existence de polysinusites. Zuckerkandl, dans ses autopsies, a toujours trouvé du pus dans le sinus maxillaire, quand il y en avait dans le sinus frontal.

Pronostic. — Il n'est réellement très grave que si, la voûte du sinus venant à céder, le pus arrive dans la cavité cranienne. Cette complication mise à part, l'empyème frontal n'exige pas moins une active intervention thérapeutique en raison des douleurs, de l'inaptitude au travail qu'elles entraînent et de l'infection générale qui se fait par l'incessante déglutition de ce secretum septique. En tout cas, ces suppurations sont longues à guérir parce que les parois ne peuvent pas s'accoler ensemble. Il persiste parfois des fistules intarissables (Guillemin).

Traitement. — On peut évacuer l'empyème frontal par deux voies : 1° par la voie naturelle, en passant par la fosse nasale et le canal fronto-nasal. Ce procédé est surtout applicable aux cas où les diverses parois ont résisté ; 2° par la voie artificielle, en traversant la paroi antérieure sous-cutanée du sinus. On la choisit de préférence si le dépôt purulent fait effort vers l'extérieur.

1° La *voie nasale ou intérieure* a été préconisée par Jurasz, Bresgen, Schech, Moure, Chiari, Hajeck. On essaye d'abord du cathétérisme rétrograde dans le canal fronto-nasal. Diverses sondes ont été proposées dans ce but (sondes de Cozzolino, de Panas; simple sonde d'Itard, qu'on courbe plus ou moins, suivant la conformation particulière au malade).

Chiari pratique le cathétérisme du sinus au moyen d'une sonde métallique flexible, recourbée à grand rayon et portant à sa partie moyenne un point de repère qui, en arrivant à l'entrée de la narine, indique que le bec est dans le sinus. Hajek préfère une sonde recourbée à angle droit, à 7 millimètres de son extrémité.

Le cathétérisme, facile chez les uns, impossible chez d'autres, est en tout cas très facilité par la mise en place préalable dans le méat moyen d'un tampon imprégné de solution cocaïnique (à 1 p. 10) qui fait rétracter les parties molles, et plus encore par la résection de l'extrémité antérieure du cornet moyen qu'on pratique à l'anse galvanique ou à la pince coupante. Un curetage des fongosités qui obstruent souvent la région facilite encore l'introduction des sondes.

La sonde peut se trouver arrêtée surtout au niveau de la cellule ethmoïdale antérieure qui rétrécit le défilé fronto-nasal. Il faut alors tourner le bec en dedans de peur d'effondrer la paroi orbitaire.

On comprend qu'on a pénétré dans le sinus quand on a la sensation que le bec de la sonde est libre dans une cavité et mieux encore quand l'injection par la sonde ramène du pus. Le malade a bien la sensation de liquide pénétrant dans son sinus (Chiari).

Le Pr Panas propose d'exécuter ce cathétérisme au moyen d'une sonde coudée spéciale représentée dans la figure 102. Dans un premier temps, la sonde est conduite jusqu'à la rencontre de l'extrémité antérieure du cornet moyen ; dans un deuxième, elle le contourne par le relèvement de son manche ; dans un troisième, elle entre dans le sinus par l'abaissement du manche qui doit venir au contact du menton.

Schaeffer a proposé, en 1890, de perforer le plancher du sinus, en passant par la fosse nasale. A l'aide d'un stylet résistant, il pénètre le long de la cloison nasale, en se dirigeant vers le sinus. Lichtwitz a essayé ce procédé sur le cadavre et sur le vivant. Sur le cadavre, il n'a pu pénétrer que trois fois, dans douze essais. Dans un cas, son stylet vint perforer la lame criblée de l'ethmoïde. Sur le vivant, il a éprouvé une résistance telle qu'il n'a pas cru devoir pousser plus avant. Zaufal, après avoir réséqué à l'anse rouge l'extrémité antérieure du cornet moyen, introduit une canule de caoutchouc dans le canal fronto-nasal et évacue le sinus au moyen d'insufflations avec la poire à air. Il a pu obtenir ainsi des guérisons.

La résection du cornet moyen et le curetage du méat moyen ont pu suffire pour la guérison, sans

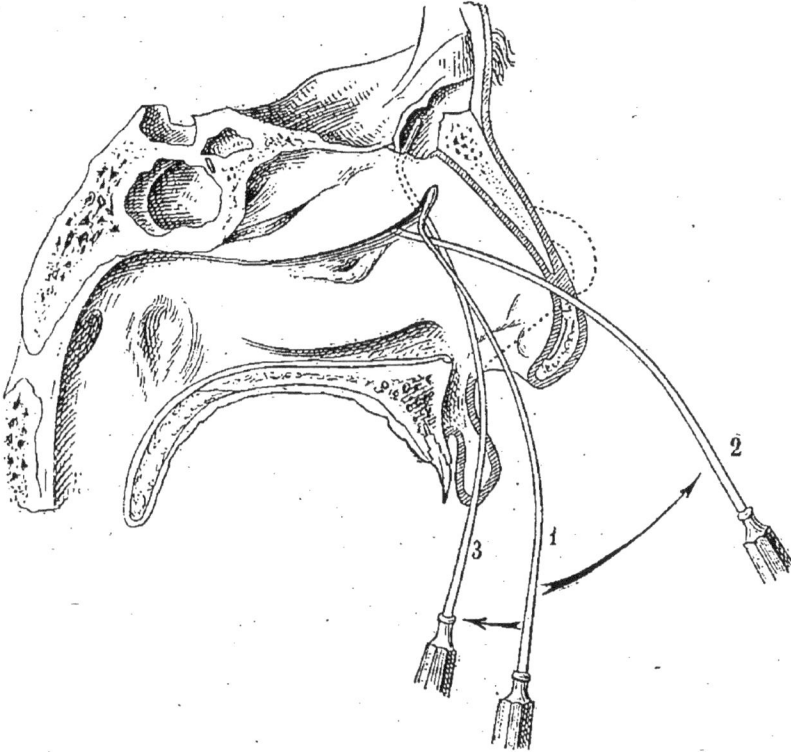

Fig. 102. — Cathétérisme du sinus frontal : 1er, 2e, 3e temps successifs (d'après Panas).

intervention directe sur le sinus, grâce à sa plus facile évacuation.

Mais ce cathétérisme présente parfois de sérieux obstacles : hypertrophie du cornet moyen, saillie exagérée de l'apophyse unciforme ou de la bulle ethmoïdale. Sans doute le bec de la sonde n'a pas

CASTEX. — Mal. du larynx. 28

besoin d'aller jusque dans le sinus du front ; il suffit
qu'il soit présenté à l'extrémité inférieure du canal
fronto-nasal pour qu'une injection entre dans le sinus
et le nettoie; mais cette manœuvre, quoique plus
simple, reste encore très difficultueuse parfois. Pour
pouvoir évoluer plus aisément dans la fosse nasale,
Hansberg et Hajek ont conseillé, comme opération
préliminaire, la résection partielle ou totale du cornet
moyen ; on la réalise avec des pinces coupantes ou
avec l'anse galvanique.

Les fongosités ou les polypes qui peuvent se rencontrer dans le méat moyen sont aussi préalablement
enlevés.

Si, ces précautions prises, le passage reste difficile, certains chirurgiens n'hésitent pas à pousser
quand même la sonde dans la direction du sinus ; mais
agir ainsi, à l'aveugle, expose à nombre de dangers.
On peut pénétrer dans le labyrinthe ethmoïdal ou
même dans le crâne. Les mêmes objections s'appliquent au procédé de Schaeffer (de Brême) qui a proposé le curetage par la voie nasale. Aussi, même
dans le cas de sinusite sans refoulement des parois,
nombre de chirurgiens préfèrent-ils aborder la collection purulente par la voie frontale.

2° *Voie frontale ou extérieure.* — On mène une
incision en angle droit dont la branche horizontale
est tangente au sourcil et la branche verticale descend sur la racine du nez et on rabat avec la rugine
ce lambeau triangulaire en bas et en dehors. On
défonce ensuite à la gouge et au maillet la paroi
sinusale antérieure. Rien de plus facile alors que de
cureter et toucher à la solution de chlorure de zinc
(1 p. 01.) Un drainage doit ensuite être installé, soit

qu'on se contente de deux drains placés côte à côte et plongeant dans la partie la plus déclive du sinus (Valude), soit mieux encore qu'à l'imitation du Pr Panas on introduise dans le canal fronto-nasal un drain dont une extrémité sort par la paroi trépanée du sinus et l'autre par la fosse nasale. Un cathéter particulier sert au placement de ce tube. C'est la trépanation par la voie frontale extérieure qu'a également préconisée Montaz (de Grenoble). Sur 25 cas qu'il a traités par ce moyen, 21 cas ont guéri.

Jansen, ayant remarqué que les suppurations ethmoïdales compliquent souvent celles du sinus frontal, a imaginé en 1893 un procédé pour atteindre à la fois le sinus et les cellules. Il pratique sur le rebord orbitaire une incision qui lui permet d'arriver sur les cellules antérieures de l'ethmoïde et dans le sinus frontal qu'il aborde par sa base.

Dernièrement Luc a utilisé un procédé analogue à celui de Jansen, mais en y ajoutant cette particularité qu'il supprime toute la paroi antérieure du sinus. Il a encore proposé de passer dans le canal fronto-nasal de ces drains à cupule dont nous avons parlé à propos des sinusites maxillaires. Le bout du drain sort par la narine. Ce procédé particulier porte le nom de procédé d'Ogston-Luc. Dans le traitement de ces sinusites, il ne faut pas oublier, pour atténuer les douleurs, l'usage interne de la phénacétine, de l'antipyrine.

III. — FISTULES DU SINUS FRONTAL.

Elles se distinguent en *traumatiques* et *spontanées*.

1° FISTULES TRAUMATIQUES. — Elles sont la conséquence de plaies, de fractures ou de la présence d'un corps étranger dans l'intérieur du sinus.

2° FISTULES SPONTANÉES. — Elles coexistent avec une affection du squelette (tuberculose ou syphilis) ou sont produites par une tumeur qui a forcé les parois du sinus. A titre exceptionnel, on peut citer la fistule par rupture spontanée du sinus. Dans un cas de Jarjavay, elle accompagnait une pneumatocèle du crâne.

Ces diverses fistules s'ouvrent au voisinage de l'angle supéro-interne de l'orbite, tandis que, d'après le Pr Panas, les fistules d'origine orbitaire vont généralement s'ouvrir à l'angle inféro-externe, au voisinage de l'os malaire.

Symptômes et diagnostic. — L'orifice cutané est généralement adhérent et déprimé en entonnoir. Il laisse échapper de l'air, surtout quand le malade fait un effort ou se mouche, ou seulement quelques bulles mélangées à du muco-pus. Ce signe peut faire défaut si la fistule est très étroite ou le canal fronto-nasal oblitéré.

Le diagnostic s'établira par l'exploration au stylet et sera complété par la recherche des causes.

Traitement. — Il doit d'abord agir sur la cause, quand c'est possible. Si l'affection est entretenue par un corps étranger, par un séquestre syphilitique ou tuberculeux, on l'extraira. Si elle est due à une occlusion du canal fronto-nasal, on pratiquera de haut en bas une voie de communication artificielle entre le sinus et les fosses nasales.

Si le traitement étiologique est sans applications, on fermera la fistule, ou par avivement des bords si elle est petite, ou par autoplastie si elle est large.

IV. — TUMEURS DU SINUS FRONTAL.

On peut les classer en tumeurs bénignes et tumeurs malignes.

I. TUMEURS BÉNIGNES. — Elles comprennent d'abord les kystes, qui nous sont surtout connus par les travaux de Garreau et de Bertheux en 1881.

Il y a : 1° Des hydropisies enkystées du sinus par oblitération du canal d'excrétion ;

2° Des kystes glandulaires enfermés dans une glande de la muqueuse, mais qui sont assez rares. Martin n'en mentionne que dix, en 1888. Ces deux variétés peuvent de temps en temps se vider dans les fosses nasales, produisant ainsi une variété de rhinorrhée. Leur contenu est filant ;

3° Des kystes hématiques, suites de traumatismes (Steiner, Larrey) ;

4° Enfin des kystes hydatiques (Langenbeck, Keate). A mesure que ces kystes se développent, ils arrivent à user de préférence la paroi orbitaire.

La tuméfaction débute à la racine du nez ou à la tête du sourcil. Puis la coque osseuse cède et on peut avoir de la crépitation parcheminée. Il y a presque toujours alors de l'exophtalmie ; on a encore noté de l'œdème papillaire et des varicosités des veines rétiniennes (Panas) ;

5° Comme tumeurs bénignes figurent encore les ostéomes, qui rappellent ceux du sinus maxillaire. La différence n'est que dans le siège.

II. TUMEURS MALIGNES. — Ce sont principalement des sarcomes. Il semble qu'il faille considérer comme tels les cas de polypes fibreux consignés dans les auteurs :

28.

Levret (1725) et Caron du Villars (1858) qui observa un polype fibreux sur un nègre de Cuba. Ces tumeurs finissent par dépasser les limites du sinus et envahissent les fosses nasales ou l'orbite ou le crâne.

Diagnostic. — On distingue les tumeurs bénignes des malignes parce que les premières distendent le sinus et offrent quelquefois la crépitation parcheminée ; les secondes, au contraire, englobant les parois, sont dépourvues de ce symptôme. La ponction exploratrice s'emploie pour connaître la nature d'une tumeur liquide.

Le diagnostic doit chercher si la tumeur n'est pas le prolongement d'une tumeur voisine.

Traitement. — C'est l'extirpation de la tumeur par une ouverture large de la paroi antérieure du sinus.

BIBLIOGRAPHIE. — Martin (P.), Tumeurs des sinus front., 1888. — Pitiot, Abcès des sinus frontaux et leur traitement (*Thèse de Lyon*, 1888). — Weinechner, *Soc. des méd. de Vienne*, 8 fév. 1889 (*Joürn. of Laryng.*, n° 6, 1889). — Labit, Ann. de la policlinique de Bordeaux, janvier 1889. — Panas, Abcès des sinus front. (*Soc. opht.*, 8 mai 1890). — Guillemin, Abcès des sin. front. (*Arch. d'ophtalm.*, t. XI, janv. 1891). — Montaz, Sinus frontaux et leur trépanation, 1891. — Poirier, Tr. d'anat. médico-chir., t. I, 1892, p. 25. — Coppez, Maladies du sinus frontal (*Journ. de méd. de Bruxelles*, 20 février 1892). — Valude, *Soc. de laryngo-rhino-otologie de Paris*, 2 déc. 1892. — Moure, Mal. des fosses nas., 1893, p. 538. — Poppert, *Munch. med. Wochenschr.*, n° 3, 1893. — Lichtwitz, *Soc. parisienne de laryngo-rhino-otologie*, 3 février 1893. — Panas, Traité des maladies des yeux, 1894, p. 463. — Luc, Supp. du sinus frontal (*Arch. intern. [de laryngo-rhino-otologie*, 1894, p. 186). — Lermoyez, Thérap. des mal. des fosses nas., t. II, p. 121. — Luc, *Soc. franç. de rhin.*, 1896. — Mayo Collier, Développement et chirurgie des sinus frontaux (*The Lancet*, 12 juin 1897). — Berger, Sarcome du sinus frontal. Rapport sur une observation de Luc (*Acad. de méd.*, 2 mars 1897).

CHAPITRE XVI

AFFECTIONS DU SINUS SPHÉNOÏDAL

Une fois les états morbides des sinus maxillaire et frontal mieux connus, il fallait explorer plus au fond des fosses nasales. C'est à Émile Berger (de Gratz) que revient le mérite d'avoir élucidé cette partie de la pathologie nasale.

Ces affections ne se montrent guère isolées. La sinusite en particulier coïncide souvent avec l'infection des cellules ethmoïdales postérieures ou des autres cavités annexes. C'était une première difficulté pour composer leur description. Une deuxième venait de ce que, par son voisinage, le sinus agit sur l'appareil optique et nombre de malades s'adressaient naturellement aux ophtalmologistes. On n'en est pas moins arrivé à connaître les signes caractéristiques qui mènent au diagnostic.

Considérations anatomiques. — Elles nous rendent compte de la symptomatologie assez particulière des affections du sinus.

Ces sinus apparaissent vers la troisième année, d'après Steiner ; mais seulement à vingt ans, d'après Tillaux. Ils sont souvent asymétriques. Leur capacité varie suivant les sujets. Quand ils sont développés, ils se creusent des diverticules dans les grandes

et petites ailes du sphénoïde, dans les apophyses cli-
noïdes antérieures et postérieures, dans les apophyses
ptérygoïdes et dans le corps de l'occipital. Une communication peut même s'établir avec le sinus maxillaire (Panas). Une cloison antéro-postérieure sépare
les deux sinus.

Leur forme est irrégulièrement cuboïde.

Par leur paroi supérieure, ils répondent à la selle
turcique et par conséquent au chiasma des nerfs
optiques. Le nerf fait saillie dans la cavité du sinus ;
la paroi qui l'en sépare, très mince, peut être incomplète, d'où la propagation facile des sinusites. Leur
paroi inférieure, seule épaisse, forme en partie la
voûte du naso-pharynx. La paroi latérale externe
correspond en haut au sinus caverneux qui contient
les nerfs des troisième, quatrième, cinquième et
sixième paires, en bas au nerf maxillaire inférieur.
Sur cette face, Zuckerkandl a vu des déhiscences qui
mettaient en communication le sinus et la fosse cérébrale moyenne. La carotide peut se créer une
dépression dans le sinus. La paroi postérieure est
formée par le corps de l'occipital. Enfin la paroi
antérieure (osselets de Bertin), mince, présente
l'orifice de communication (ostium) avec les fosses
nasales ; il est semi-lunaire. La situation de cet orifice n'a rien de fixe, bien qu'il soit souvent sur le
prolongement du cornet supérieur ; tantôt haut,
tantôt bas, il se prête en tout cas assez bien à la
pénétration du cathéter spécial, comme nous le verrons. En dehors, les faces antérieures répondent aux
cellules ethmoïdales postérieures, ce qui nous explique
la coexistence fréquente des suppurations dans les
deux annexes. Au reste, d'après Zuckerkandl,

l'ostium peut manquer et le sinus communique alors avec les cellules ethmoïdales postérieures. Des cloisonnements ne sont pas rares dans cette cavité, complets ou incomplets, verticaux ou horizontaux.

Le sinus peut ne s'être pas creusé. Ils manquent dans la cyclopie. Une coupe transversale, pratiquée au niveau de la gouttière optique, montre bien les rapports et les orifices.

Les diverses affections du sinus se répartissent en : traumatiques, vitales, organiques.

I. — LÉSIONS TRAUMATIQUES.

E. Berger signale les conséquences possibles des fractures, qui sont d'ailleurs presque toujours indirectes, quant à leur mécanisme. Les fragments peuvent blesser la carotide interne et le sinus caverneux. Il en résulte cette variété d'anévrysme artério-veineux, si bien décrite par Delens (1870). Une fissure s'étendant au canal du nerf optique comprimera ou déchirera le nerf et l'amaurose en sera la conséquence. Le trijumeau (deuxième et troisième branches) et d'autres nerfs cérébraux peuvent être atteints de même. Une fissure de la paroi supérieure se traduit par un écoulement continu de liquide céphalo-rachidien.

II. — SINUSITES.

Leur évolution les fait diviser en *aiguë* et *chronique* et la nature du liquide sécrété les subdivise en *catarrhale* et *purulente*.

I. **SINUSITE AIGUË.** — Elle est habituellement la complication d'un coryza aigu (Schaeffer).

Le malade accuse des douleurs gravatives propagées au vertex ou à l'occiput avec roideur du cou, une tension pénible dans l'orbite, voire même des troubles oculaires variés, larmoiement, blépharospasme, amblyopie. Le voisinage du ganglion sphénopalatin peut déterminer une névralgie du nerf sousorbitaire qui en impose pour une sinusite maxillaire (Roux). Quelques symptômes généraux se montrent, qui n'existaient pas avec le coryza simple : abattement, vertiges (Schaeffer).

La rhinoscopie antérieure fait voir du gonflement et de la rougeur dans la partie profonde et supérieure des fosses nasales. La fente olfactive est fermée par l'accolement du cornet moyen tuméfié au septum. Entre ces deux parties, un secretum jaunâtre se reproduit après le nettoyage à la ouate. Un bourrelet muqueux, produit par la projection en bas du sinus sphénoïdal, peut se montrer dans la fente olfactive (Schaeffer).

L'exploration au stylet coudé provoque une douleur promptement irradiée au cou, au vertex et aux yeux. La rhinoscopie postérieure montre du pus sur l'extrémité postérieure des cornets ou sur la voûte du naso-pharynx.

La sinusite aiguë se traite par des moyens simples, hormis le cas d'indications particulières qu'il sera plus naturel d'envisager avec les sinusites chroniques.

Des pulvérisations intranasales chaudes et antiseptiques (boriquées, phéniquées, naphtolées, mentholées, etc.) ou des injections des mêmes liquides combinées avec la révulsion aux membres inférieurs (bains de pieds sinapisés) ou la dérivation intestinale, suffiront souvent. Max Schaeffer recommande de pousser à la sécrétion nasale par l'administration des iodures. La douche d'air contribue à évacuer le nez et soulage le malade.

II. **SINUSITE CHRONIQUE.** — On la voit succéder à la forme aiguë ou à l'ozène, compliquer diverses maladies infectieuses (grippe, rougeole, scarlatine, fièvre typhoïde, morve, diphtérie, etc.).

Elle existe parfois derrière les polypes muqueux, que ceux-ci soient cause ou effet de l'infection sinusienne. Elle pourra compliquer l'extirpation septique de ces polypes (Ruault).

Symptômes. — Le malade se plaint d'avoir dans l'arrière-gorge, et quelquefois par les narines, un écoulement de pus qui l'oblige à renifler fortement ou à faire de petites expirations nasales brusques. Bientôt, c'est un tic désagréable. Cet écoulement est surtout abondant le matin, ou quand le malade penche la tête en avant. Il sent une mauvaise odeur de poisson pourri, d'oignons, de corne brûlée. Les douleurs ont la même localisation que dans la forme aiguë, mais elles sont plus sourdes.

Des troubles otiques se montrent souvent, comme dans les autres sinusites, battements, sifflements.

Aux troubles oculaires mentionnés déjà pour la forme aiguë (larmoiement, blépharospasmes) viennent s'ajouter des névrites et périnévrites optiques, des scotomes (Ruault). Une dame que j'ai soignée dernièrement me dit, avant même que je l'eusse questionnée sur ses yeux : « J'ai des élancements douloureux dans les yeux. Je vois des points brillants

si bien qu'au début je secouais une fois ma robe,
croyant y voir des étincelles : tous les objets me
semblent irisés. Par moments je vois double, et un
peu après la moitié des objets seulement. » Ces
troubles visuels disparurent dès que j'eus commencé
la désinfection de ses sinus.

Le malade a des vertiges, surtout quand il se
penche en avant; ses facultés cérébrales sont obtuses.
Il se rencontre des malades qui sont lypémaniaques.

Mettez le *speculum nasi*, et vous verrez autour de
la fente olfactive une muqueuse épaissie, rouge.
Enlevez les croûtes verdâtres, et vous découvrirez
parfois des fongosités saignantes. Il est rare qu'on
puisse voir le pus sortir de l'ostium sphénoïdal. Il
faut que la muqueuse nasale et ses cornets soient
atrophiés. Par la rhinoscopie postérieure, c'est du pus
liquide ou ce sont des croûtes jaunes, noirâtres,
fétides sur le sphénoïde ou l'extrémité postérieure
des cornets supérieur et moyen. Cette coloration
brune des croûtes s'explique par la présence d'un peu
de sang, les parois du sinus étant toujours quelque
peu cariées. Schaeffer signale un élargissement du
nez à sa racine.

Complications. — Assez commune est la névrite
optique canaliculaire avec atrophie consécutive, mais
pourtant susceptible de guérison (Panas); amauroses
uni ou bilatérale, méningites de la base, hémorragies
de la carotide ou du sinus caverneux par nécrose
des parois du sinus. On signale quelques cas de fistules (Quénu). L'affection est bien souvent ancienne
quand le rhinologiste est consulté, et la santé générale a pâti de cette incessante déglutition de pus
fétide.

Diagnostic. — 1° D'abord il faut éviter de méconnaître une sphénoïdite et de conclure à de la *pharyngite sèche* en raison des croûtes que l'on aperçoit. Les sphénoïdites syphilitiques ou tuberculeuses doivent aussi être distinguées de la sinusite. Un traitement spécifique a pu guérir des malades qui avaient en vain subi tout le traitement chirurgical. Au dire de Berger, les douleurs sous-orbitaires ont fait croire à des accès de paludisme.

2° L'*ethmoïdite* se distingue par le siège de la suppuration dans le méat moyen, les douleurs frontales.

3° La *sinusite frontale* a les douleurs *in situ*, l'écoulement dans le méat moyen, l'éclairage par transparence.

D'une manière générale, l'affection sphénoïdale est satno-pharyngienne ; les deux autres sont purement nasales.

En matière de diagnostic, on ne doit pas oublier que, bien souvent, on est en présence de polysinusites et que du moins sphénoïdite et cellulite postérieure coexistent le plus ordinairement (Grünwald).

Traitement. — On peut aborder le sinus par trois voies différentes : nasale, buccale, orbitaire.

I. Voie nasale. — 1° *Cathétérisme.* — Plusieurs sondes sont utilisées ; la simple sonde d'Itard ; la canule de Lichtwilz, très analogue ; la sonde de Panas. Avec celle-ci, de grande courbure, dirigée le bec en bas, on monte à 45° le long de la cloison ; quand le bec a buté dans l'angle dièdre que font la voûte des fosses nasales et la paroi antérieure du sinus, on tourne la concavité légèrement en dehors et l'on a bientôt la sensation de pénétrer dans le sinus. Le bec de la sonde est à ce moment à 10 cen-

timètres en moyenne de l'entrée des narines (fig. 103).
Quand on la retire, le malade mouche un peu de pus
fétide et se sent soulagé.

2° *Ponction du sinus.* — Si l'on ne parvient pas à
trouver l'orifice, on peut, à l'imitation de Zuckerkandl, défoncer avec la sonde la paroi antérieure du
sinus, amincie par l'ostéite ; elle cède facilement et,
après avoir entendu un petit bruit de fracture, on
pénètre dans la cavité. Balland a pratiqué l'ouverture au moyen d'une fraise mise en mouvement par
un moteur électrique. Heryng fait le curetage du
sinus avec une petite curette ouvrant largement la
paroi antérieure.

Grünwald précise le meilleur mode d'effondrement
du sinus. Un des mors de sa pince coupante est introduit dans l'orifice du sinus, l'autre s'appuie sur
sa partie antéro-inférieure. La brèche doit être large
et comprendre même une portion du plancher du
sinus pour que la stagnation du pus soit impossible. Le curetage terminé, on remplit la cavité de
gaze iodoformée.

De quelque manière que l'on ait pénétré, on pratique une injection chaude, antiseptique. Le malade
est très soulagé par l'expulsion de glaires purulentes,
et cette manœuvre peut être répétée plusieurs fois,
suivant l'utilité. Il va sans dire que le cathétérisme
et la ponction ne doivent pas être pratiqués sans un
lavage préalable des fosses nasales et sans la mise
en place, au niveau de la fente olfactive, d'un petit
tampon de ouate imprégnée de solution cocaïnique (1 p. 10) qui y restera cinq minutes.

On peut ensuite pratiquer des cautérisations dans
la cavité du sinus avec des solutions liquides, ou

y insuffler diverses poudres : iodol, iodoforme, aristol, etc.

Pour réaliser plus complètement le nettoyage du cavum, le malade pratiquera lui-même des injections boriquées rétronasales au moyen d'une seringue dont

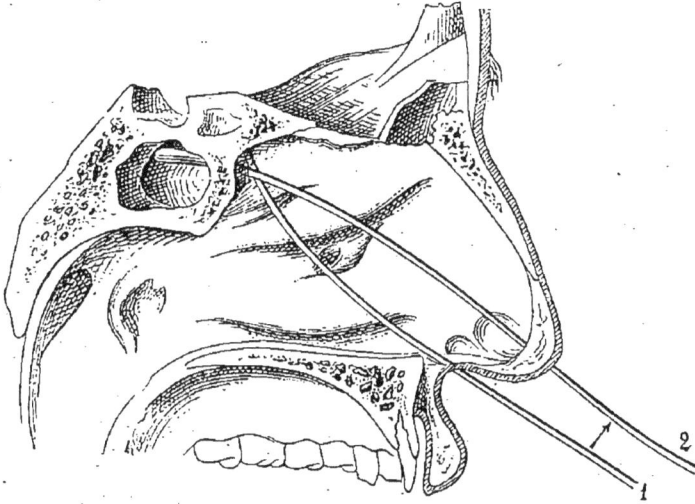

Fig. 103. — Cathétérisme du sinus sphénoïdal, 1er et 2e temps successifs (d'après Panas).

la canule est recourbée suivant la forme des instruments pour le naso-pharynx.

Il arrive qu'une hypertrophie du cornet moyen ou un éperon de la cloison défendent l'accès du sphénoïde. On supprime le premier avec l'anse froide ou l'anse galvanique et on résèque le second avec la pince coupante de Ruault (conchotome), qui peut aussi servir pour le cornet.

Quénu, dans un cas, a utilisé, pour remonter jusqu'au sinus, une fistule qui venait s'ouvrir au milieu du lobule du nez. Il détacha d'abord l'aile du nez et la releva. Se guidant ensuite sur un stylet introduit dans la fistule, il put arriver avec le doigt jusque sur la partie interne du sinus. Il cureta quelques points cariés et mit un drain. Peu à peu la suppuration tarit.

La voie nasale est la plus adoptée. Même en faisant fausse route, on ne risque pas de blesser un organe important.

Si, malgré tous les soins, la suppuration persistait, il faudrait agir sur les cellules ethmoïdales postérieures, dont l'infection coïncide si souvent avec celle des sinus.

II. Voie buccale. — Shech (de Munich) a proposé d'aborder le sinus en passant derrière le voile du palais.

Les instruments recourbés qu'il faut alors employer sont difficiles à manier : on risque d'entrer dans le crâne, et d'ailleurs la paroi inférieure est plus épaisse que l'antérieure. Aussi ce procédé n'a-t-il pas été adopté.

III. Voie orbitaire. — Dans l'orbite, on accède au sinus par deux points :

1º A travers les petites ailes du sphénoïde (cas de Post) ;

2º A travers les cellules ethmoïdales. C'est l'opération pratiquée par John Bergh (de Stockholm). On commence par énucléer le globe oculaire, puis on dénude la partie postérieure de l'os planum; on excise environ 1 centimètre carré de cette lame. Les cellules ethmoïdales postérieures sont ouvertes de la sorte. Dirigeant alors un ciseau étroit en arrière, en dedans et un peu en bas, on ouvre, avec quelques légers coups de maillet, la paroi anté-

rieure du sinus. Cette ressource extrême n'est permise que s'il y a carie de la paroi orbitaire interne
et si l'œil est perdu ou sa conservation périlleuse.

En thèse générale, il faut être réservé vis-à-vis de
ces interventions sanglantes et ne les entreprendre
qu'en désespoir de cause.

IV. Ostéites, caries, nécroses. — Bien souvent,
nous venons de le voir, des altérations osseuses
compliquent l'empyème, mais elles sont aussi primitives, sous la dépendance de la syphilis ordinairement, de la tuberculose et de la fièvre typhoïde
quelquefois.

Berger indique les symptômes suivants de la carie
et de la nécrose du corps du sphénoïde :

1° Phlegmon orbitaire et cécité subite unilatérale,
par périnévrite, au niveau du canal optique. La méningite suit presque inévitablement ;

2° Élimination d'un fragment du sphénoïde (Baratoux, Moure) ;

3° Hémorragie mortelle par ouverture du sinus
caverneux (Scholz) ;

4° Abcès rétropharyngiens ;

5° Thrombose des sinus caverneux et circulaire,
de l'artère ophtalmique (Blachez, Lloyd) ;

6° Perforation de la base du corps du sphénoïde
sans autre symptôme.

III. — TUMEURS.

Ces néoplasmes, encore assez fréquents, sont bien
analysés par Berger (1890).

Quelques-uns sont primitifs : polypes muqueux,
ostéomes, un cas de sarcome (Behring-Wicherkie-
wicz), un carcinome (Albert).

D'autres sont secondaires : myxomes ou fibromes venus du naso-pharynx (Michaux, Simon) ou des cellules ethmoïdales (Chiari).

Lawson a fait connaître un cas de chondrome congénital.

Berger distingue quatre périodes :

1° La tumeur reste incluse : pas de symptômes ;

2° Le sinus est distendu, ses parois s'amincissent et des compressions de voisinage s'établissent. C'est le plus souvent le nerf optique qui est atteint, d'où son atrophie et l'amaurose consécutive.

Berger a relevé vingt-trois cas de cécité par compression des nerfs optiques. Priestley Smith mentionne un cas d'hémianopsie temporale périodique. La compression ne peut guère s'exercer sur le chiasma, puisqu'il est séparé du sphénoïde par le corps pituitaire (Panas). Berger donne le rétrécissement temporal du champ visuel comme caractéristique des tumeurs du sinus. C'est discutable, disent Killian et Ziem. Les fibres de la *macula* ont perdu leurs fonctions ;

3° La tumeur envahit les cavités voisines : cavum, labyrinthe ethmoïdal, fosses nasales, orbite (paralysie des muscles de l'œil), crâne. L'entrée dans le crâne peut être sans symptômes ou des céphalalgies violentes (Lucke), des accès épileptiformes, des vomissements l'indiqueront. La méningite ou des abcès cérébraux se montrent ensuite ;

4° Si la tumeur est maligne, une période de métastases se déclare avant la méningite finale.

Cette division méthodique manque souvent à l'examen du malade.

Suivant le sens de leur extension ou leur point

d'implantation, on attaque les tumeurs par la voie orbitaire ou nasale, ou par la résection du maxillaire supérieur.

BIBLIOGRAPHIE. — Panas, *Soc. de chir.*, 5 nov. 1873. — Braun, *Arch. für klin. Chir.*, 1875, p. 728. — Lawson, *Brit. med. Journ.*, 1883, p. 775. — Baratoux, *Progrès méd.*, 1883, p. 826. — John Bergh, *Centralbl. für Chir.*, 1886, p. 589. — Berger und Tyrman, Die Krankheiten der Keilbeinhole und des Siebbeinlabyrinthes. Wiesbaden, 1886. — Killian, *Monats. für Ohr.*, 1887. — Ziem, *Berlin. klin. Wochenschr.*, 1888, n° 7. — Berger, La chir. du sin. sphén. (*Thèse du doct.*. Paris, 1890). — Ruault, Sur un cas d'empyème du sinus sphén. (*Arch. de rhin.*, juin 1890, p. 137). — Quénu, *Bull. de la Soc. de chir.*, 15 octobre 1890. — Kaplan, Le sinus sphénoïdal comme voie d'infection intracranienne et orbitaire (*Thèse de Paris*, 1891). — Moure, Mal. des fosses nas., 1893, p. 584. — Flatau, *Soc. de lar. de Berlin*, 1er déc. 1890. — Laurent, Exploration du sinus sphénoïdal sans spéculum (*Réunion des oto-laryngologistes belges*, 1894). — Lermoyez, Thérap. des mal. des fosses nas. t. II, 1896, p. 141. — Ranglaret, Anat. et path. des cellules ethmoïdales (*Thèse de Paris*, 1896).

CHAPITRE XVII

AFFECTIONS DES CELLULES ETHMOÏDALES

Si, depuis les travaux de Zuckerkandl (1857), on peut dire que les détails obscurs de ces régions sont à peu près entièrement élucidés, il reste encore au point de vue pathologique bien des problèmes à résoudre. Cependant, les travaux sur le sujet ne manquent pas : depuis que Grünwald (1893) a publié sur les infections ethmoïdales le premier mémoire important, de nombreuses publications ont été faites, en France, en Allemagne et surtout en Amérique.

Chez nous, Panas attire l'attention des oculistes sur l'importance des ethmoïdes dans l'apparition de certaines affections oculaires. Röhmer (de Nancy) consacre à ces complications une importante étude (1).

Ranglaret (1896) fait une étude d'ensemble sur l'anatomie et la pathologie des cellules ethmoïdales (2); citons encore les noms de Huguet, Lubet-Barbon, Martin, Ruault et Luc.

En Allemagne, Flatau, Winckler, Bresgen, Heymann ont publié sur le sujet qui nous occupe d'importantes observations.

(1) Röhmer (de Nancy), *Comptes rendus de la Soc. ophtalm..* 1895.

(2) Ranglaret, Thèse de Paris, 1896.

Dans les *Comptes rendus* des Sociétés américaines, les documents et les observations abondent ; citons seulement les noms de Grevelle, Mac-Donald, Bosworth, Gruening, Bryan.

De l'ensemble de ces travaux se dégage ce premier fait, qu'il existe bien réellement des ethmoïdites aiguës et chroniques, absolument comme il existe des sinusites et des rhinites. Ces ethmoïdites méritent non seulement une description à part, attendu que leur symptomatologie est spéciale, mais encore un traitement particulier et qui différera suivant les cas. Zuckerkandl et Hajek n'ont cependant rencontré qu'assez rarement l'ethmoïdite dans leurs recherches sur le cadavre.

Le second fait qui se dégage de ces mêmes travaux, c'est que, à côté de ce que l'on pourrait appeler les affections inflammatoires des cellules ethmoïdales, on peut observer d'autres affections, telles que kystes, mucocèles, tumeurs bénignes, tumeurs malignes et, enfin, les manifestations de maladies générales comme la syphilis ou la tuberculose.

I. **ETHMOIDITES AIGUES.** — Étiologie. — Les rapports des cellules ethmoïdales avec la grande cavité nasale constituent la principale cause prédisposante des inflammations aiguës du labyrinthe ethmoïdal. Ces inflammations coïncident d'ailleurs presque toujours avec un coryza aigu et doivent par conséquent avoir les mêmes causes efficientes.

Les changements brusques de température, les refroidissements, les inhalations de poussières irritantes de quelque nature qu'elles soient, plus rarement la chaleur excessive, telles sont les principales causes communes à la rhinite aiguë et à l'ethmoï-

29.

dite. Certaines maladies générales, telles que diphtérie, rougeole, scarlatine, variole, influenza, érysipèle, peuvent généralement provoquer l'apparition d'une ethmoïdite aiguë.

Les rhinites médicamenteuses peuvent aussi s'ac compagner d'ethmoïdite de même nature.

Nous en aurons fini avec cette étiologie quand nous aurons ajouté que la scrofule, l'arthritisme jouent encore ici le rôle important de causes prédisposantes.

Anatomie pathologique. — Gonflement de la muqueuse et congestion, tels sont, au début, les désordres anatomiques observés. Ici, pas de tissu érectile comme dans les fosses nasales, c'est ce qui explique peut-être que le gonflement est moindre qu'au niveau des cornets où, dans le cas de rhinite, il atteint des dimensions considérables. Plus tard, il se produit une sécrétion plus ou moins abondante de pus ou de muco-pus : on trouve, dans ces sécrétions, de nombreux microorganismes, des leucocytes et des débris épithéliaux.

Ainsi, toute inflammation aiguë des cellules ethmoïdales est nettement microbienne et sous la dépendance des divers agents de la suppuration.

Symptômes. — C'est, à peu de chose près, le même tableau clinique que pour la rhinite aiguë. Au début, légère hyperthermie, précédée ou non de frissons, courbature générale, état saburral.

Localement, le malade se plaint d'enchifrènement, de céphalalgie : cette céphalalgie, plus marquée que dans le coryza simple, s'accompagne ici d'une sensation de plénitude cérébrale extrêmement pénible. La respiration nasale devient impossible, les éternue-

ments se répètent, l'anosmie est complète. Du côté
des yeux, la pression des globes oculaires est douloureuse, la conjonctive est rouge et congestionnée.
Il se produit parfois des bourdonnements d'oreille,
une surdité légère tenant à l'obstruction des trompes.
Vers le deuxième ou troisième jour, un écoulement
opalin, muco-purulent ou purulent, apparaît ; il irrite
la région vestibulaire des fosses nasales et provoque
sur la lèvre supérieure l'éclosion de vésicules eczé-
mateuses. Cet écoulement, peu abondant dans les
cas de coryza simple, acquiert dans les cas d'ethmoïdite une intensité particulière : c'est, au dire des malades, une « véritable fontaine ». Or l'abondance de
cet écoulement, qui peut à première vue surprendre
si l'on admet que la muqueuse nasale seule est
atteinte, cesse de paraître extraordinaire si l'on suppose que la muqueuse du labyrinthe ethmoïdal très
étendue participe à cette sécrétion. La rhinoscopie ne
montre, en cas d'ethmoïdite aiguë, rien de spécial.
Ce sont les signes de la rhinite aiguë que l'examen
direct des fosses nasales permet de constater tant
en avant qu'en arrière.

En résumé : toutes les fois qu'un malade se plaindra d'un coryza aigu très intense, on sera en droit de
penser à une ethmoïdite si ce malade accuse cette
sensation de plénitude céphalique dont nous avons
parlé, si la pression sur les globes oculaires est douloureuse, si enfin l'écoulement nasal est très abondant.

Diagnostic. — Le *diagnostic* sera parfois impossible, car il est des cas peu nets où, tous ces symptômes étant indécis, il est fort difficile de se prononcer.

La marche, la durée et la terminaison de la maladie

évoluent en général en huit ou dix jours. Peu à peu l'écoulement cesse et les muqueuses nasale et ethmoïdale reprennent leurs fonctions normales. Il semble pourtant qu'une première atteinte prédispose à des récidives.

Peu grave en elle-même, l'ethmoïdite est cependant l'indice d'une infection intense : elle peut amener des complications graves du côté du cerveau (abcès, méningite), du côté de l'œil (phlegmon orbitaire). Toutefois la terminaison la plus à craindre est le passage de la suppuration à l'état chronique et l'apparition d'un empyème ethmoïdal.

Traitement. — Combattre d'abord l'infection générale au moyen de l'antipyrine ou de la quinine, telle est la première indication à remplir en cas d'ethmoïdite aiguë.

Localement, on prescrira soit les injections antiseptiques chaudes, soit des pommades au gaïacol ou au menthol, soit enfin des inhalations nasales ou des pulvérisations au chlorure d'ammonium. Lennox Browne conseille des inhalations au menthol à 20 p. 100 avec l'appareil spécial de Curshmann. Marfan, chez les tout jeunes enfants, recommande d'instiller dans chaque narine avec une petite seringue, la tête étant renversée en arrière, cinq à six gouttes de la solution suivante :

Huile d'amandes douces............ 20 grammes.
Menthol........................ 50 centigr.

On peut remplacer le menthol par le gaïacol, à dose moitié moindre.

II. ETHMOIDITE CHRONIQUE (*empyème ethmoïdal*). — La suppuration chronique des cellules ethmoïdales est totale ou partielle, évidente ou latente.

Étiologie. — Beaucoup plus fréquent qu'on ne le suppose généralement, l'empyème ethmoïdal peut apparaître à tous les âges. Mais c'est surtout chez des adultes qu'ont été observés les cas publiés.

Le plus souvent cette affection succède à une ethmoïdite aiguë très intense ou mal soignée. Dans d'autres cas, elle se développe d'emblée et reconnaît alors les mêmes causes prédisposantes et déterminantes que les sinusites.

Causes locales. — Toutes les infections aiguës du nez, toutes les causes d'irritation de la muqueuse que nous avons signalées à l'étiologie de l'ethmoïdite aiguë se retrouvent ici comme facteurs possibles de l'ethmoïdite chronique.

La rhinite atrophique peut aussi devenir une cause de l'affection (Lubet-Barbon et Martin).

Les corps étrangers du nez, les traumatismes portant sur les fosses nasales ou sur les cellules elles-mêmes peuvent devenir le point de départ des suppurations chroniques de l'ethmoïde.

Causes générales. — Toutes les maladies infectieuses exposent le malade, soit au cours de la convalescence, soit pendant la maladie elle-même, à des complications ethmoïdales.

Anatomie pathologique. — Les documents manquent pour déterminer la nature exacte des diverses lésions qu'entraîne la suppuration chronique de l'ethmoïde. On sait que, dans une première période, la muqueuse seule est atteinte et détruite par la suppuration. Le périoste, qui, au niveau des cellules ethmoïdales, est intimement accolé à la muqueuse, participe toujours à cette inflammation. C'est ainsi que se trouve préparée la seconde période de la maladie, qui est caractérisée par la carie osseuse. Sous l'influence de cette carie, les cloisons intercellulaires sont détruites et le labyrinthe ethmoïdal transformé en une seule cavité plus ou moins considérable, suivant l'étendue des lésions. Cette étendue est d'ailleurs très variable : tantôt une seule cellule est atteinte, tantôt toutes les cellules sont envahies en même temps. Le plus souvent cette suppuration ethmoïdale procède par groupes. On sait qu'il y a deux grands groupes de cellules : l'un antérieur, l'autre postérieur : le premier sous la dépendance du méat moyen, le second sous la dépendance du méat supérieur.

Symptômes. — Nous allons d'abord donner les principaux symptômes communs à la plupart des ethmoïdites. Nous indiquerons ensuite les signes particuliers de chacune des principales formes cliniques par lesquelles se manifeste cette affection.

Le premier de tous les symptômes, celui pour lequel le malade vient consulter, est un écoulement de pus par le nez. Cet écoulement persistant depuis très longtemps est variable dans son intensité : souvent il se produit par poussées aiguës. S'accumulant dans les cavités qui le sécrètent, le pus est ensuite expulsé en masse de ces cavités. C'est principalement le matin que le malade mouche de véritables *paquets purulents*. Ce pus, plus ou moins épais, est toujours mélangé aux mucosités nasales. Il se reconnaît néanmoins assez facilement, car il tache en jaune ou jaune verdâtre le mouchoir du malade. L'écoulement purulent peut être bilatéral, ainsi que le fait remarquer Grünwald, sans que pour cela il y ait empyème double. En effet, lorsque le malade est couché dans le décubitus dorsal, le naso-pharynx peut être envahi par cet écoulement ; il est ensuite rejeté des deux côtés au moment où le malade se mouche ou penche la tête en avant.

La céphalalgie qui accompagne presque toujours l'écoulement est parfois extrêmement violente. Son siège est mal délimité, le malade souffre de toute la tête ; parfois, pourtant, c'est principalement le côté malade qui est particulièrement douloureux. Röhmer (de Nancy) signale l'exaspération de la douleur au niveau de l'angle de l'œil, au moment où le malade se mouche. La douleur est surtout provoquée par l'index explorateur qui, passant entre le globe oculaire et la paroi interne de l'orbite, presse sur l'os unguis. Parfois cette douleur est assez intense la nuit pour empêcher tout sommeil.

Les troubles de l'intelligence, les pertes de mémoire, l'inaptitude au travail (aprosexie), ne sont pas rares lorsque la maladie dure depuis de longs mois ou des années. Ce sont, dans d'autres cas, des phénomènes réflexes d'une grande intensité qu'on observe. Ces phénomènes sont dus le plus souvent à la présence de polypes dans le nez. Chez un malade de notre clinique, nous avons observé des crises d'asthme, des angoisses précordiales, des oppressions considérables : plus tard, ce même sujet s'est trouvé en proie à des idées noires, à des idées de suicide et à des pertes partielles de mémoire.

Les épistaxis sont rares au cours de l'ethmoïdite.

Que devient le sens de l'olfaction au milieu de tout cet ensemble symptomatique ? Il n'est pas toujours aboli. C'est surtout lorsque la suppuration siège en certains points, que nous préciserons tout à l'heure, que cette perte de l'odorat se produit. Dans tous les autres cas, on observe simplement une diminution. Il est utile d'ajouter que cette abolition demeure bien souvent méconnue du malade, car, généralement, la lésion étant unilatérale, le côté sain compense l'anosmie du côté malade.

En résumé : écoulement purulent par le nez, céphalalgie intense unilatérale, épistaxis, perte ou diminution de l'olfaction, troubles divers de l'intelligence, tels sont les principaux signes fonctionnels que l'on peut voir surgir au cours d'un empyème ethmoïdal. — Voyons maintenant ce que donne l'examen direct du malade, les signes physiques de la maladie.

La rhinoscopie antérieure permettra d'explorer plus ou moins bien les fosses nasales, suivant leurs dimensions. Dans tous les cas, il sera prudent de faire un lavage préalable de ces cavités : seulement alors on pourra utilement pratiquer la rhinoscopie antérieure. Celle-ci permet d'explorer, comme on le sait, les méats inférieur et moyen et très rarement le méat supérieur. Lorsque le cornet moyen est très volumineux, il cache entièrement le méat du même nom ; il convient donc, dans ces cas, d'en obtenir la réduction soit par l'application temporaire d'un tampon de cocaïne à 1 p. 10, soit par la galvanocautérisation. Ces divers obstacles à la rhinoscopie étant écartés, on explorera d'abord le méat inférieur pour s'assurer que la suppuration chronique dont se plaint le malade n'a point son origine à ce niveau. Puis, après avoir examiné avec soin les deux faces du cornet inférieur, on arrivera dans le méat : à ce moment, il faudra faire lever la tête au malade. C'est dans ce méat qu'en cas de suppuration ethmoïdale on trouvera les traces de cette suppuration : elles consistent en une sorte de magma purulent insinué dans l'angle du cornet moyen et de la paroi externe du méat. Ce magma est plus ou moins abondant, il se laisse facilement enlever et se reforme presque immédiatement, pour ainsi dire sous l'œil du médecin. Parfois, on rencontre au même niveau de petits bourgeons charnus ou même de petits polypes que le stylet fait facilement saigner. C'est encore là un bon signe de suppuration ethmoïdale. La rhinoscopie antérieure ne permet pas souvent d'explorer le méat supérieur. Une suppuration de ce méat resterait donc invisible si le pus ne venait parfois recouvrir la face interne du cornet moyen d'une couche blanchâtre, sorte de pseudo-membrane purulente qui se détache facilement de la muqueuse qu'elle recouvre. En outre, dans les cas de rhinite atrophique, la cavité nasale étant agrandie et les cornets atrophiés, l'œil peut franchir les limites de la fente olfactive, et, pénétrant jusque dans la partie supérieure des fosses nasales, explorer l'état du méat supérieur. Ici le magma purulent sera plus considérable en cas de suppuration ethmoïdale, car cette partie des fosses nasales se nettoie beaucoup plus difficilement que l'étage inférieur : le courant d'air et le courant d'eau des lavages n'atteignent que très imparfaitement le contenu de ce méat.

La présence de polypes dans le méat supérieur est-elle un signe de suppuration ethmoïdale ? La réponse à cette question a donné lieu à des discussions nombreuses parmi les auteurs. Les uns, avec Casselberry, veulent que tous les polypes du nez soient consécutifs à des ethmoïdites ; les autres, avec Bosworth, prétendent au contraire que les ethmoïdites sont la conséquence des suppurations nasales occasionnées par les polypes. Il nous semble que la vérité est entre ces deux opinions : il existe, le fait n'est pas douteux, des myxomes indépendants de toute suppuration nasale, et, d'autre part, il est certain aussi que la présence d'un écoulement purulent chronique amène souvent des tumeurs également polypeuses. Mais il y a une différence entre ces deux sortes de polypes : les premiers sont plus volumineux, moins nombreux, plus pédiculés, ce sont les *vrais polypes* ; les seconds sont plus petits, plus nombreux, sessiles et semblables à des bourgeons charnus : ils constituent ce qu'on pourrait appeler des *pseudo-polypes*.

La rhinoscopie postérieure appliquée à la recherche des divers symptômes de l'empyème ethmoïdal ne donne pas de résultat bien précis. Elle peut servir tout au plus à compléter un diagnostic douteux, en permettant de connaître l'état du naso-pharynx, lequel, à son tour, permet de préjuger dans une certaine mesure de l'état du sinus sphénoïdal. En effet, la présence de mucosités purulentes dans le naso-pharynx, autour des trompes et principalement sur la paroi postérieure, fera naturellement penser à un empyème sphénoïdal. Si le pus vient des cellules postérieures de l'ethmoïde, c'est surtout autour des choanes qu'il se trouve accumulé.

Ruault, appliquant la méthode de l'éclairage par transparence à l'empyème ethmoïdal, a obtenu une zone opaque sous-orbitaire : mais cette opacité, que nous avons également obtenue, ne peut être recherchée qu'en cas de suppuration des cellules du groupe antérieur. De plus, elle se rencontre également dans les cas de suppuration de l'antre d'Highmore ; elle ne possède par conséquent qu'une valeur symptomatique fort relative.

Formes cliniques de l'empyème ethmoïdal. — L'ensemble symptomatique que nous venons de décrire ne se rapporte pas à tous les cas d'empyème ethmoïdal.

D'abord il est des formes absolument latentes qui persistent pendant des mois, des années même, sans que le malade ou le médecin s'en aperçoive. Ces formes latentes sont susceptibles de donner lieu aux mêmes complications que les autres, et c'est seulement alors qu'elles sont reconnues.

A côté de ces cas absolument méconnus, se placent tout naturellement les formes bénignes, car souvent c'est parce qu'elles sont peu intenses que ces suppurations ethmoïdales passent inaperçues. Dans ces cas, il s'agit habituellement de l'infection d'une seule ou d'un petit nombre de cellules ethmoïdales. La recherche symptomatique de cette limitation est extrêmement difficile, sinon impossible.

Ce que l'on peut, ce que l'on doit même chercher à reconnaître, c'est celui des deux grands groupes de cellules qui est atteint, sans oublier que parfois, ainsi que l'a établi Grünwald, l'infection envahit ensemble les cellules antérieures et postérieures.

Pour les cas de suppuration ethmoïdale antérieure, on trouvera, dans le méat moyen seul, une traînée plus ou moins abondante de pus. Si, au contraire, les cellules ethmoïdales postérieures sont atteintes, c'est sur le cornet moyen et dans le méat supérieur que se

trouvera le pus révélateur. Il en sera de même des
bourgeons charnus et des polypes qui accompagnent
souvent toute suppuration chronique du nez. Ces cas
d'ethmoïdite chronique isolés sont assurément beaucoup plus fréquents qu'on ne pense, mais ce qui est
pour ainsi dire la règle, c'est l'association des suppurations ethmoïdales aux suppurations des sinus
avoisinants. C'est ainsi qu'avec l'empyème des cellules
ethmoïdales antérieures on observera tous les signes
d'une sinusite frontale et qu'avec l'empyème ethmoïdal
postérieur on sera en droit de soupçonner une sinusite
sphénoïdale. L'existence de ces formes associées est
la conséquence des rapports anatomiques de ces deux
groupes de cellules. On sait, en effet, que le groupe
antérieur est échelonné tout autour du canal fronto-
nasal, par conséquent le pus qui s'écoule du sinus
infecté trouve une voie de propagation facile du côté
des cellules antérieures. De même l'ouverture du sinus
sphénoïdal est dans le méat supérieur, tout près des
cellules postérieures, d'où propagation facile de l'inflammation des sinus aux cellules et inversement.

Dans tout ce qui précède, nous avons supposé que
le libre accès du pus dans les fosses nasales était,
quel que fût son siège, assuré par les orifices de
communication qui mettent en rapport les cellules
ethmoïdales avec les méats. Mais il n'en est pas toujours ainsi, et il est assez fréquent de voir l'un de ces
orifices s'oblitérer entièrement. Il y a alors rétention
complète du pus dans la cavité qui le sécrète, et dans
ce cas la maladie revêt un aspect symptomatique un
peu spécial. On se trouve en effet en présence de ce
que Grünwald avait déjà appelé l'*empyème ethmoïdal
fermé*.

Dans ces cas, l'obstacle du côté des fosses nasales étant infranchissable, le pus s'accumule dans la cavité qui le renferme et détruit les parois qui l'entourent. Or, on sait combien est fragile la cloison osseuse qui sépare l'orbite des cellules ethmoïdales ; il est donc naturel que la maladie s'étende de ce côté et arrive à déterminer dans l'orbite la présence d'une tuméfaction plus ou moins volumineuse. Parfois, après avoir détruit la lame papyracée, le pus décolle le périoste de la paroi interne de l'orbite, fuse en avant et vient au niveau de l'angle interne de l'œil se collecter et former un véritable abcès par congestion. Quoi qu'il en soit, et dès que l'empyème ethmoïdal envahit l'orbite, on doit noter des phénomènes particuliers du côté des yeux. Sans parler de la tuméfaction fluctuante non douloureuse qu'on observera parfois au niveau de l'angle interne de l'œil, on reconnaîtra facilement du côté du globe oculaire une déviation en bas et en dehors accompagnée d'une exophtalmie plus ou moins prononcée. La déviation peut être due soit à une parésie musculaire, soit à la présence pure et simple de la tuméfaction intra-orbitaire. La vision reste en général intacte. Il en est de même des voies lacrymales, dont la perméabilité n'est nullement atteinte.

Il nous reste enfin à signaler une forme spéciale d'ethmoïdite suppurée : c'est celle qui consiste dans la présence à la fois d'une tuméfaction au niveau de l'angle interne de l'œil et d'un écoulement nasal intermittent. Nous avons observé un malade dont la tumeur orbitaire se vidait totalement dans le méat moyen sous l'influence d'une légère pression : c'est dire que l'on peut rencontrer des formes mixtes dans lesquelles l'empyème ethmoïdal, après avoir été fermé, se transforme en empyème ouvert.

Complications. — Les complications sont aussi nombreuses que variées, quelques-unes sont mortelles. En effet, Chaters Symonds et Bosworth ont publié des cas où la mort était survenue à la suite d'abcès du cerveau. La méningite, les abcès sousduraux, la phlébite des sinus de la dure-mère, peuvent également éclater et compromettre l'existence du malade. Woakes et Grünwald ont émis cette idée, insuffisamment fondée, que les myxomes du nez seraient presque tous provoqués par une ethmoïdite nécrosante. Du côté des yeux, les complications sont nombreuses. En premier, il convient de citer le phlegmon orbitaire, qui peut à son tour entraîner la fonte purulente de l'œil. Citons encore, avec Berger, Panas et Röhmer, les compressions du nerf optique, les oblitérations des conduits lacrymaux, la photophobie, le blépharospasme, l'asthénopie, etc. La tuméfaction des paupières, à la suite de la périostite de la paroi interne de l'orbite, est quelquefois assez considérable pour diminuer sensiblement les dimensions de la fente palpébrale. Les abcès de la joue, de la cloison, sont des complications plus rares de l'empyème ethmoïdal.

Marche. — **Durée.** — **Terminaisons.** — L'évolution de la maladie qui nous occupe est extrêmement variable avec le siège, l'étendue et la nature de l'affection. Nous avons dit qu'il y avait des formes latentes persistant des mois et des années, sans être reconnues. Nicolaï cite un cas où la maladie aurait ainsi passé inaperçue pendant trente ans. Il y a aussi des formes graves intenses où, l'ethmoïde étant pour ainsi dire transformé en une véritable éponge purulente, la maladie menace la vie de celui qui en est atteint.

La marche de l'affection est lente et chronique. Elle peut guérir seule à la suite d'un traitement approprié. Elle peut aussi persister indéfiniment.

Le *pronostic* de l'ethmoïdite chronique suppurée devra toujours être réservé. Les cas les plus simples ne mettent point le malade à l'abri d'une de ces complications redoutables qui peuvent surgir tant du côté de l'orbite que du côté du cerveau.

Diagnostic.—La présence d'un écoulement purulent unilatéral du nez, la coexistence d'une céphalalgie intense du même côté ; à l'examen, la présence dans les méats moyen ou supérieur de magmas purulents ou de bourgeons polypoïdes plus ou moins abondants, feront penser à un empyème ethmoïdal.

Si l'écoulement semble plus spécialement venir du méat moyen, c'est à l'empyème ethmoïdal antérieur qu'il faudra songer : si, au contraire, c'est dans le méat supérieur qu'on constate la présence du pus, on devra penser à une suppuration des cellules postérieures. L'emploi du stylet est très utile à ce diagnostic. Promené dans le méat moyen, il peut révéler un point nécrosé ou même entrer dans une cellule pleine de pus. Il ne faut pas prendre, suivant la remarque d'Hajek, la brisure des cloisonnements osseux pour une carie. Vers la lame criblée, le stylet doit être manœuvré avec beaucoup de précautions.

Mais ce n'est pas tout ; dans le méat moyen viennent s'ouvrir à la fois les sinus frontaux et maxillaires, dans le méat supérieur le sinus sphénoïdal peut déverser le produit de son contenu. Il faudra donc s'assurer de l'état de ces divers sinus avant d'affirmer l'ethmoïdite. Pour le sinus frontal, on recherchera la douleur au niveau de la racine du nez, la périostite frontale et sus-orbitaire, l'opacité due à la présence du pus dans ce sinus lorsqu'on place la lampe électrique sous le sinus. Pour le sinus maxillaire, l'existence d'une dent cariée, d'un gonflement plus ou moins marqué de la joue, l'éclairage par transparence et au besoin la ponction aideront au diagnostic.

Dans l'ethmoïdite, la douleur siégera surtout au niveau de l'angle interne de l'œil, elle aura son maximum d'intensité sur la face externe de l'unguis, derrière le muscle de Horner. Dans la sinusite frontale, la douleur est surtout sus-orbitaire; dans l'ethmoïdite, elle est surtout oculaire. Malgré tout, il est des cas où le diagnostic sera d'autant plus difficile que les deux affections seront concomitantes.

La sinusite sphénoïdale sera différenciée de l'ethmoïdite postérieure par l'apparition précoce de troubles oculaires, névrites et périnévrites optiques, scotomes, etc. De plus, l'écoulement du pus se fera dans le naso-pharynx, tandis que dans l'ethmoïdite postérieure cet écoulement est antérieur lorsque le malade est debout et tient la tête droite. Mais ici encore, la même coexistence pouvant se rencontrer, le diagnostic est entouré des mêmes difficultés.

Les autres suppurations nasales seront facilement distinguées de celle qui nous occupe.

La rhinorrhée, qui accompagne parfois l'existence ancienne de polypes, disparaît avec l'ablation de ces tumeurs. La syphilis nasale, avec ses caries osseuses, ses pertes de substance énormes, peut donner lieu à des écoulements purulents et fétides : grâce à ses caractères spéciaux, elle sera facilement reconnue.

La tuberculose, encore si peu étudiée en ce qui concerne les fosses nasales, devra également être recherchée et éliminée.

Enfin il sera facile de soupçonner les tumeurs malignes et les corps étrangers, dont la présence dans les fosses nasales peut donner lieu à des phénomènes inflammatoires et à des suppurations abondantes.

En cas d'ethmoïdite avec tuméfaction orbitaire, le diagnostic sera à faire avec les dacryocystites, mais il suffira d'un examen des voies lacrymales pour éliminer cette cause d'erreur. Röhmer signale les exostoses comme susceptibles d'être confondues avec les tuméfactions intra ou extra-orbitaires dues à la carie ethmoïdale ; mais pour les exostoses, l'évolution est moins rapide, et la consistance de la tumeur différente.

Traitement. — En présence d'une suppuration nasale, le premier soin à prendre est de prescrire de grands lavages à l'aide de solutions antiseptiques (acide borique, résorcine, acide phénique).

S'il existe des hypertrophies des cornets ou des polypes, il sera nécessaire de cautériser les premiers, d'enlever les seconds, avant même de porter un diagnostic ferme. Cela fait, si la suppuration persiste et que par ailleurs on ait constaté les signes d'une suppuration ethmoïdale, il convient de la traiter chirurgicalement, comme toute affection chronique d'origine osseuse. Diverses lignes de conduite ont été proposées et, actuellement encore, les auteurs sont partagés sur la valeur de l'intervention qu'il mporte de tenter.

Casselberry (de Chicago), Flatau, Kargenstein préconisent la résection du cornet moyen au galvano-

cautère, qu'ils font suivre d'un tamponnement intranasal à la gaze iodoformée, et plus tard de lavages
antiseptiques. Quelque incomplète qu'elle soit, cette
opération aurait donné, dans certains cas, d'excellents
résultats. Nous la croyons surtout indiquée dans les
cas récents. On y aura également recours dans les
cas où le diagnostic est hésitant et où, tout en cons-
tatant une suppuration chronique du nez, il est difficile d'en reconnaître le point de départ.

Si la résection du cornet moyen reste inefficace,
ou bien si l'exploration des cellules ethmoïdales,
devenue plus facile, permet de reconnaître une
carie labyrinthique, la véritable intervention sera
le curetage. Ce curetage peut être intra ou extranasal.

Grünwald, Baumgarten, Nicolaï sont de chauds
partisans de la méthode intranasale, et pourtant, de
l'aveu même de ceux qui la prônent, cette opération
est entourée de difficultés. Elle exige plusieurs
séances, car l'abondance du sang, le défaut d'éclairage, et aussi l'exiguïté des fosses nasales entravent
la main de l'opérateur. Cependant nous la croyons
utile pour les cas nettement reconnus de suppuration
partielle, tels que, par exemple, un empyème de la
bulle ethmoïdale. Dans ces cas, l'intervention se
borne à l'effondrement de la paroi nasale, de la cavité
qui fait largement saillie dans le méat moyen. Les
cellules ethmoïdales (fig. 104) sont ouvertes en ce cas
avec des pinces coupantes à extrémités mousses qui
assurent un véritable morcellement du labyrinthe
(pinces de Grünwald). On peut aussi recourir au curetage avec les curettes spéciales du même auteur. Ces
opérations sont assez souvent suivies d'hémorragies

qu'on réprime avec des tampons à la cocaïne ou à
l'eau oxygénée.

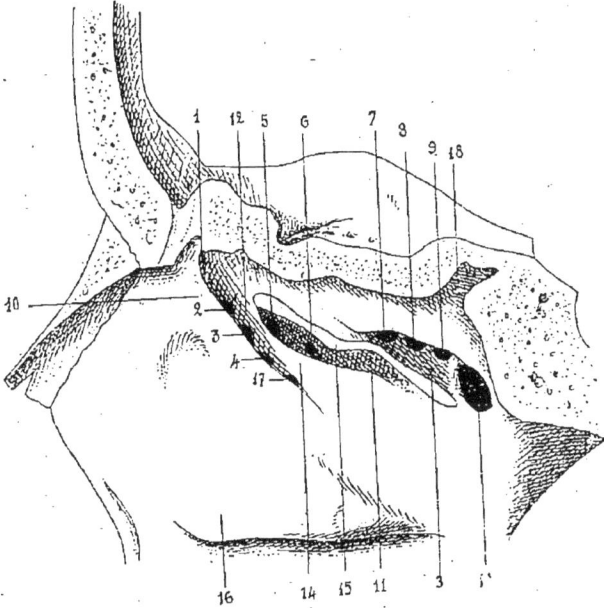

Fig. 104. — Paroi externe de la fosse nasale droite pour montrer
les orifices des trois groupes de cellules ethmoïdales (enfant
de douze ans).

$$D = \frac{1 \cdot 1/2}{1}$$ (Le cornet moyen a été réséqué aussi haut que
possible).

1, Orifice du canal fronto-nasal; — 2, 3, 4, orifices des cellules antérieures formant le groupe A de la figure 105; — 5, 6, orifices des cellules moyennes formant le groupe B; — 7, 8, 9, orifices des cellules postérieures formant le groupe C; — 10, apophyse unciforme; — 11, gouttière de la bulle;
— 12, gouttière de l'infundibulum; — 13, méat supérieur; — 14, bulle
ethmoïdale; — 15, section du cornet moyen; — 16, cornet inférieur; —
17, orifice du sinus maxillaire dans la gouttière de l'infundibulum; —
18, orifice du sinus sphénoïdal; — 19, trou sphéno-palatin (d'après A. Ranglaret).

Le curetage extranasal offre beaucoup plus de
sécurité dans les cas de suppuration ancienne de
l'ethmoïdite. Il consiste à aborder les cellules malades

par la voie orbitaire. Par ce moyen, le chirurgien est à l'abri des échappées dangereuses qui, dans la méthode précédente, peuvent se produire, tant du côté du cerveau que du côté de l'orbite. Ici, en effet, au lieu de diriger sa curette en haut (cerveau) et en dehors (orbite), le chirurgien la dirige en bas et en dedans, où il ne peut rencontrer que les fosses nasales.

Préconisée par Gruening, Goris (de Bruxelles), Stewart, Raoult, Röhmer et Luc, cette méthode a donné d'excellents résultats, et dans des cas même où le curetage intranasal avait complètement échoué.

Voici en quoi consiste cette opération : Incision au niveau de l'angle supéro-interne de l'orbite permettant d'aborder d'une part la paroi interne de l'orbite et d'autre part la paroi antérieure du sinus frontal. Si l'intervention doit porter sur les cellules antérieures, le décollement du périoste s'arrêtera au trou orbitaire antérieur ; si l'on veut atteindre les cellules postérieures, ce décollement devra s'étendre au delà de ce point de repère, aussi profondément que possible. Une fois mise à nu, la lame papyracée sera effondrée par une curette qui se dirigera vers les fosses nasales. Toutes les petites cavités osseuses ethmoïdales seront ainsi détruites, et il en résultera une large voie de communication entre la plaie orbitaire et les fosses nasales. On tamponnera ou on drainera par le nez, suivant les cas, en laissant subsister une légère ouverture au niveau de la plaie orbitaire. Celle-ci se refermera peu à peu. Enfin, au bout de peu de temps, la guérison sera complète, et la cicatrice orbitaire à peine marquée. La figure 105 montre les cellules ethmoïdales que l'on aborde après avoir fait sauter la lame papyracée.

Cette opération possède encore un avantage ; c'est qu'elle permet d'atteindre soit le sinus frontal, soit le sinus sphénoïdal. En effet, l'incision du rebord orbitaire conduit tout droit sur la partie inférieure de la face antérieure du sinus frontal. Or, rien de plus facile que de pratiquer alors l'opération de Luc, qui

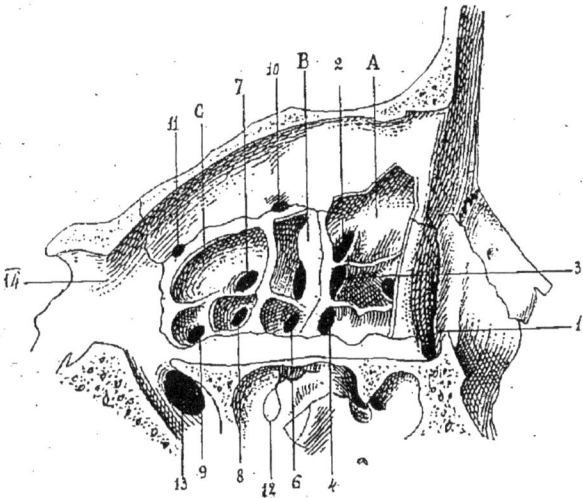

Fig. 105. — Paroi interne de l'orbite droite, montrant les cellules ethmoïdales ouvertes par la résection de l'os plantaire et de l'unguis (enfant de douze ans).

A, groupe antérieur de cellules ; — B, groupe moyen ; — C, groupe postérieur ; — 1, canal nasal ; — 2, 3, 4, orifices des cellules antérieures de l'infundibulum ; — 5, 6, orifices des cellules moyennes s'ouvrant dans la gouttière de la bulle ; — 7, 8, 9, orifices des cellules postérieures s'ouvrant dans le méat supérieur ; — 10, trou orbitaire antérieur ; — 11, trou orbitaire supérieur ; — 12, sinus maxillaire ; — 13, trou sphéno-palatin ; — 14, canal optique (A. Rauglaret).

consiste dans l'ablation totale de cette face antérieure. Si l'on veut aller plus loin, jusque dans le sinus sphénoïdal, il suffit, dès qu'on est dans les cellules postérieures, de pousser directement la curette en bas et en arrière, et la paroi du sinus,

30.

très mince à cet endroit, cède facilement, ouvrant très largement la cavité sphénoïdienne.

III. SYPHILIS ET TUBERCULOSE DES CELLULES ETHMOIDALES. — Elles sont encore peu connues.

IV. TUMEURS MALIGNES. — Elles sont rares, et sont le plus souvent des surprises d'autopsie. Nous en avons observé un cas dans le service du Pr Panas.

V. MUCOCÈLE ET KYSTE OSSEUX. — Ils constituent aussi des raretés pathologiques : ils revêtent d'ailleurs un aspect symptomatique à peu près semblable à celui que nous avons signalé pour les ethmoïdites.

BIBLIOGRAPHIE. — Fournier (Alfred), Des ostéites nasocran. syph. (*Ann. des mal. du lar.*, mars et mai 1881). — Woakes, Ethmoïdite nécrosante (*Brit. med. Journ.*, 4 avril 1885, 12 mars 1892 et 10 juin 1893). — Bosworth, Aff. des cell. ethm. (*Amer. laryng. Association*, 1891). — Zuckerkandl, Anatomie normale et pathologique des fosses nasales. Vienne, 1892, et Paris, 1895. — Bryan, Ethmoïdite suppurée ; Association de laryng. américaine (*Ann. des mal. du lar.*, 1892, p. 858). — Spencer Watson, Nécrose de l'ethmoïde (*Brit. med. Journ.*, 31 décembre 1892). — Grunwald, Suppurations nasales, aff. des sinus ethm. et sphén. Münich, 1893, in-8. — Wyatt Wingrave, Ethmoïdite suppurée avec carie (*Journ. of Lar. and Otol.*, août 1893). — Huguet, Trois cas d'ethmoïdites (*la Polyclinique*, vol. III, n° 2, janv. 1894, p. 25). — Stewart, Supp. des cell. ethm. (*Society of London*, 10 janvier 1894). — Hajek, Aff. de l'ethm. (*Ges. des Aerzte von Wien.*, 4 mai 1892). — Baumgarten, Supp. des cell. ethm. (*Wiener klin. Wochenschr.*, 25 octobre 1894). — Raoult, Empyème des cell. ethm. ant. (*Revue int. de rhin. et d'otol.*, 10 mars 1895). — Laurens, Rel. des mal. du nez et de ses ann. avec les mal. des yeux (*Gaz. des hôp.*, 7 sept. 1895). — Bryson Delavan, Aff. des cell. ethm. (*Brit. Soc. of Laryng. Rhin. and Otol.*, 25-26 juillet 1895). — Nicolaï, Ethmoïdites (*Journ. de l'Institut Nicolaï*, n° 3, 1895). — Ranglaret, Anatomie et pathologie des cellules ethmoïdales (*Thèse de Paris*, 1896). — Mouret (de Montpellier), Anatomie des cellules ethmoïdales (*Soc. fr. de rhin.*, 1898).

QUATRIÈME PARTIE

MALADIES DES OREILLES

Historique. — Fallope, Vésale, Eustachi, Ingrassias avaient approfondi surtout l'anatomie de l'appareil auditif.

En 1683, Duverney réfute l'idée, acceptée jusqu'alors, que le pus de l'otorrhée procède du cerveau. Avec lui, Le Cat et Boerhaave admirent qu'il existe dans le labyrinthe un grand nombre de cordes, dont quelques-unes vibrent à l'unisson avec les divers sons de l'échelle diatonique.

Valsalva (1704), donne entre autres notions utiles, l'idée de pratiquer l'effort, tout en obturant le nez et les lèvres, pour que l'air pénètre dans les trompes (expérience de Valsalva).

Viennent après quelques recherches anatomo-pathologiques dues à Vieussens, Willis, Hoffmann.

En 1727, Guyot imagina d'introduire, par la bouche, un tube coudé dans la trompe d'Eustache pour en chasser « l'excrément de la lymphe, cause de surdité ». La technique du cathétérisme fut perfectionnée par l'Anglais Cleland, par Deleau, Itard et Kramer, qui firent adopter la voie nasale.

Avec J.-L. Petit, en 1724, apparaît la trépanation

mastoïdienne, mais on l'abandonna à la suite de la mort de Berger, médecin de la cour de Danemark, qui succomba par ouverture de la cavité cranienne.

Cheselden eut l'idée de tenter l'ouverture de la membrane tympanique contre la surdité chez un condamné à mort qui eût été gracié comme compensation, mais il dut y renoncer devant la désapprobation générale. Astley Cooper la pratiqua en 1800.

En 1842, Itard, médecin de l'Institution des sourds-muets à Paris, fait paraître son *Traité* classique à dater duquel l'otologie devient rationnelle et se débarrasse des moyens empiriques qui arrêtaient son développement scientifique.

De nos jours, les recherches anatomo-pathologiques et l'observation sévère des symptômes ont fait avancer beaucoup l'otiatrique. L'honneur en revient surtout : en France, à Itard, Deleau, Triquet, Bonnafont, Duplay, Tillaux, Terrier ; à des spécialistes autorisés, Ménière, Ladreit de la Charrière, Gellé et autres ; nous pouvons citer en Allemagne Lincke, Kramer, Schwartze, Politzer, Gruber, Moos, Urbantschitsch ; en Angleterre Wilde, Toynbee.

BIBLIOGRAPHIE. — ITARD, Traité des maladies de l'oreille et de l'audition, 2° éd. Paris, 1842. — DUPLAY, Anatomie, physiologie et pathologie de l'oreille (*Arch. gén. de méd.*, 1863, II, p. 327, 576); Recherches nouvelles en otiatrique (*Arch. gén. de méd.*, 1866, II, p. 337, 723, et 1867, I, p. 460). — ROOSA, Treatise on the Diseases of the Ear. New-York, 1880. — URBANTSCHITSCH, Traité des maladies des oreilles, trad. franç. par CALMETTES. Paris, 1881. — DE ROSSI, Le malattie dell' orrechio. Napoli, 1884. — MIOT et BARATOUX, Traité des maladies des oreilles. Paris, 1884. — POLITZER, Traité des maladies des oreilles, trad. franç. par A. JOLY. Paris, 1884. — GELLÉ, Précis des maladies des oreilles. Paris, 1885. — HARTMANN, Les maladies de l'oreille, trad. franç. par POTIQUET. Paris, 1890. — PRITCHARD (U.), Diseases of the Ear. London, 1896.

CHAPITRE PREMIER

EXAMEN DE L'OREILLE

Pour que l'examen d'une oreille soit complet, il doit successivement porter sur les trois parties principales de l'appareil : *oreille externe, oreille moyenne, oreille interne.* Le mode d'exploration varie pour chacune d'elles.

I. — EXAMEN DE L'OREILLE EXTERNE.

C'est sur le conduit auditif qu'ont été faites les premières investigations. Un examen sommaire est possible, en tirant en haut et en arrière le pavillon de l'oreille pour redresser le conduit et en regardant directement avec la simple lumière du jour. Mais aujourd'hui la plupart des auristes pratiquent l'exploration à l'aide du réflecteur frontal et avec le spéculum de Toynbee plus ou moins modifié (fig. 106). On le fait en caoutchouc durci, mais il faut le préférer en métal pour la plus facile désinfection. Le spéculum en argent a l'avantage d'éclairer plus vivement le fond du conduit quand on y fait pénétrer un faisceau lumineux émanant d'une lampe à gaz ou d'une lampe électrique. On s'éclaire parfaitement avec la lumière solaire lorsqu'elle se présente.

Il est, en ce cas, nécessaire de recourir à un miroir réflecteur plan. Le spéculum cylindro-conique doit réaliser plusieurs conditions pour servir utilement à l'examen ; il doit être long de 4 à 5 centimètres, et présenter une coupe aplatie d'avant en arrière au niveau de son bec. Cette forme se heurte moins aux diverses saillies, en s'enfonçant dans le conduit. Il faut encore, détail important, que la bordure du bec de l'instrument soit légèrement inclinée vers son axe ; à cette condition, le spéculum n'érafle pas la peau du conduit et a plus de chances de glisser entre les couches de cérumen qui se sont déposées sur les parois du conduit et qu'il refoulerait devant lui, faute d'avoir sa petite circonférence renversée en dedans. La forme de l'oreille externe variant beaucoup suivant les personnes, il est utile de posséder divers modèles de spéculums : larges et étroits, ovalaires et cylindriques, courts et longs.

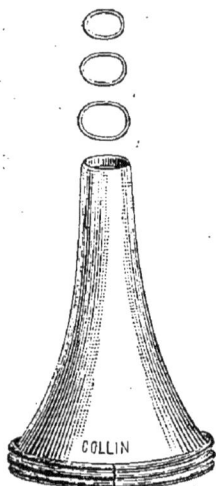

Fig. 106. — Spéculum de Toynbee.

L'instrument doit être maintenu dans le conduit vec le pouce et l'index gauches qui s'appliquent sur sa base évasée. Le médius et l'annulaire de la même main peuvent en même temps saisir le pavillon de l'oreille et le tirer en haut et en arrière, pour redresser le conduit. La main droite embrasse alors légèrement la nuque du malade ou s'appuie sur sa tempe pour donner à la tête cette attitude inclinée en avant et vers le côté opposé qui facilite au regard la vue de la membrane tympanique, ou encore pour lui donner

les diverses inclinaisons requises, afin que les différentes parties de la membrane soient successivement
explorées. Quelques auristes interposent une lentille
biconvexe, tenue de la main droite, entre leur œil et
le spéculum pour agrandir l'image. On construit des
réflecteurs à manche et des réflecteurs à bandeau
(fig. 5, p. 36). Ceux-ci, portés par la tête et laissant
libres les deux mains, sont généralement préférés.
Urbantschitsch a justement fait remarquer que les
hypermétropes ne peuvent voir nettement avec le
réflecteur à distance focale fixe sans y adapter une
lentille biconvexe.

Il existe un modèle de réflecteur frontal supporté
par un arc métallique antéro-postérieur à ressort
(fig. 6, p. 37); sans doute il serre moins la tête que
le ruban horizontalement placé, mais, par contre, il
tient moins bien en place.

L'examen de l'oreille externe peut se faire aussi
avec le spéculum de Brunton (fig. 107). Il est moins
pratique que celui de Toynbee, mais, comme il renferme une lentille grossissante, il amplifie l'image de
la membrane et sert utilement au diagnostic ; il ne
permet pas l'introduction d'instruments (stylets ou
pinces) dans le conduit, pendant que le regard
explore. L'ouverture latérale qu'on y a disposée dans
ce but est le plus souvent insuffisante. Ainsi s'explique la préférence accordée au spéculum de
Toynbee par l'ensemble des auristes. Pour utiliser
le Brunton sans faire mal au malade, il faut d'abord
l'introduire suivant une direction oblique en haut et
en avant, tout en guettant sur le visage du patient
le moindre indice de douleur. Dans un deuxième
temps, on éclaire l'instrument en tournant son

entonnoir vers le foyer lumineux utilisé (lampes
diverses). Dans un troisième et dernier temps, on
applique l'œil sur l'oculaire pour l'examen. Au moyen
d'une vis de rappel, cet oculaire peut avancer ou
reculer pour s'adapter aux différentes visions.

Je ne puis que mentionner les otoscopes moins
usités de Bonnafont, Voltolini, Garrigou-Désarènes.

En introduisant le spéculum, il faut avoir présentes
à l'esprit la profondeur du conduit auditif et ses

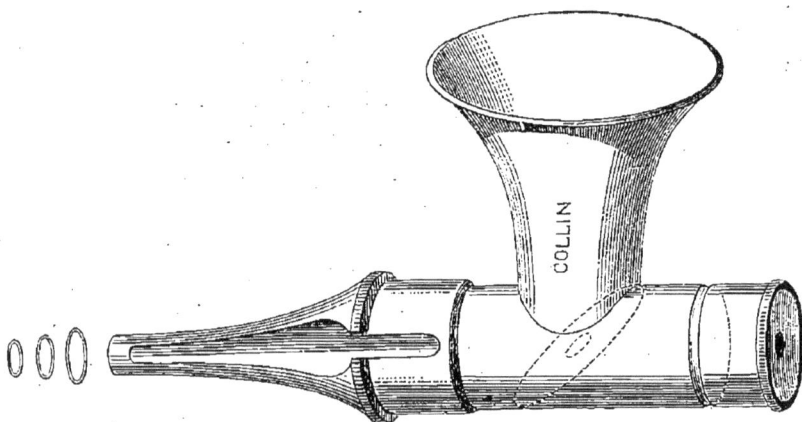

Fig. 107. — Spéculum de Brunton.

diverses inflexions. En moyenne, d'après Tillaux, la
profondeur de l'oreille externe est de 2 centimètres et
demi (25 millimètres). Deux reliefs seulement sont
importants à connaître, afin de les éviter. Le premier,
situé à l'entrée et en arrière, formé par la moitié
postérieure de la conque, peut assez aisément être
refoulé, en appuyant dessus avec le spéculum ; le
deuxième, plus profondément placé et sur la paroi
antérieure du conduit, porte le nom de *bourrelet*.
Tant que le bec du spéculum ne l'a pas contourné,
le regard n'embrasse pas l'ensemble de la membrane

tympanique L'axe horizontal du conduit dessine en somme un Z.

Il est bon de chauffer un peu le spéculum avant de l'introduire. Le contact du métal froid est très désagréable pour quelques malades.

L'introduction du spéculum doit être prudente chez l'enfant, dont le conduit auditif est relativement court (S. Duplay). Ne pas oublier que la membrane est inclinée en bas et en dehors, de manière à faire avec la paroi supérieure du conduit auditif externe un angle d'environ 140°. C'est donc surtout en haut qu'on est exposé à la blesser.

Quand le Toynbee est bien mis en place et le faisceau lumineux envoyé dans son axe, on aperçoit la *membrane du tympan*.

Elle se montre, à l'état normal, nacrée

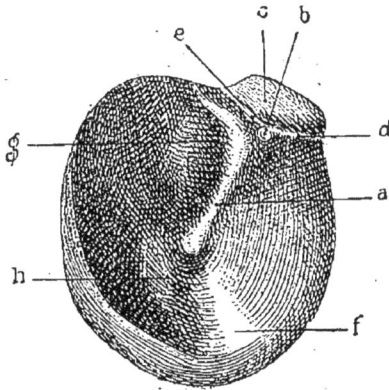

Fig. 108. — Membrane du tympan.

a, Manche du marteau ; — *b*, son apophyse externe ou courte apophyse ; — *c*, membrane de Shrapnell ; — *d*, pli antérieur ; — *e*, pli postérieur ; — *f*, triangle lumineux ; — *g*, enclume ; — *h*, promontoire.

ou gris perle, translucide mais non transparente. Le détail le plus apparent, celui que les débutants doivent chercher à reconnaître dès l'abord, est le relief du *manche du marteau*. Il occupe la moitié supérieure de la membrane, et descend obliquement en arrière et en dedans. Son extrémité supérieure porte une petite saillie blanchâtre, comparable à une petite pustule (*apophyse externe, courte apophyse du marteau*),

tandis que son extrémité inférieure s'élargit et s'aplatit pour lui donner la forme de *spatule*. Le centre de
la membrane porte le nom d'*ombilic* (*umbo*). Le
sommet du triangle lumineux se place au niveau de
l'ombilic, tandis que sa base s'approche plus ou
moins de la périphérie ou *cercle tympanal*. La forme
du triangle lumineux varie considérablement suivant
les sujets, à ce point qu'on n'est pas autorisé à lui
attribuer une signification précise. On peut dire pourtant, en thèse générale, que plus il est étroit et plus
la membrane est déprimée vers la caisse.

De l'apophyse externe ou courte apophyse du
manche partent, en haut de la membrane, deux replis,
l'un *pli antérieur*, l'autre *pli postérieur*, qui circonscrivent avec la circonférence de la membrane un
petit triangle curviligne (*membrane de Shrapnell*,
membrana flaccida). Dans cette partie de la membrane, la couche moyenne conjonctive fait défaut,
d'où sa flaccidité. Tout le reste de la membrane constitue la membrane tendue (*membrana tensa*). C'est au
niveau de la membrane de Shrapnell que se montrent
les perforations dans les suppurations de l'attique (1).
A travers des membranes particulièrement translucides, on peut apercevoir en haut une ligne grisâtre
arciforme, la corde du tympan; en arrière du manche,
la longue branche descendante de l'enclume, parfois
même l'étrier. Pour la facilité des descriptions, on est
convenu de diviser la membrane tympanique en quatre
quarts de cercle séparés par une ligne horizontale et
une ligne verticale : quarts antéro-supérieur, antéro-
inférieur, postéro-supérieur, postéro-inférieur.

(1) Radoult, Des perforations de la membrane de Shrapnell
(*Thèse de Paris*, 1893).

La membrane tympanique offre certaines particularités sémiologiques, qu'il y a lieu de signaler déjà.

1° *Son enfoncement.* — L'enfoncement vers la paroi profonde du tympan est plus ou moins marqué, selon les adhérences ou le degré de rétraction du muscle tenseur de la membrane (1). Cette enfonçure est surtout indiquée par la position qu'a prise le manche du marteau. Plus son extrémité inférieure ou spatule se porte en haut et en arrière, plus la membrane se rapproche de la paroi profonde de la caisse. Dans le degré maximum de cette rétraction, on voit le manche du marteau presque horizontalement placé se présenter en raccourci, tandis que son apophyse externe proémine comme si elle avait traversé la membrane. Il arrive encore que la zone périphérique de la membrane résiste à l'enfonçure ; une brisure circulaire, sur laquelle Politzer a appelé l'attention, se produit en ce cas.

2° *Ses altérations.* — Celle qu'on constate le plus souvent est la transformation scléreuse qui se reconnaît à son opacité et à sa coloration d'un blanc grisâtre. Elle coïncide habituellement avec la rétraction en dedans et en arrière du manche du marteau. Plus rarement s'observent les altérations graisseuse ou calcaire, qui se révèlent par une tache jaune ou blanche en forme de croissant dont la concavité regarde le centre de la membrane ou par un semis rappelant les cultures bactériologiques sur l'agar-agar. Ces diverses transformations n'indiquent pas forcément l'invalidité de l'oreille. Elles peuvent se concilier avec une ouïe relativement bonne, si la

(1) Me conformant au langage usuel en otologie, je désignerai sous le simple nom de *membrane* la membrane du tympan.

caisse et le labyrinthe sont à peu près intacts.

3° *Sa coloration.* — Normalement la membrane est de couleur gris perle, mais elle devient d'un vert bouteille quand un épanchement séreux s'est accumulé au-dessous d'elle, ou d'un jaune pâle, si du pus s'y est produit. Le plus souvent, en ce cas, une voussure se produit dans le quart postéro-supérieur de la membrane parce qu'il est le plus élastique.

4° *Ses perforations.* — On les trouve le plus habituellement sur le quart ou quadrant antéro-inférieur de la membrane tympanique. Leur forme varie (rondes, ovalaires, réniformes, etc.). La perforation est-elle petite, le faisceau lumineux envoyé dans l'oreille par l'observateur ne parvient pas à éclairer la cavité tympanique, et la perte de substance se détache en noir. Si au contraire elle est plus large, la caisse peut être éclairée et montrer sa paroi interne. C'est souvent alors sur le promontoire que tombe le regard. Quand la perforation est récente, elle est dissimulée sous la suppuration de la tympanite qui l'a produite, mais son existence peut être soupçonnée aux secousses isochrones au pouls que subit la surface du liquide purulent. Sur cette surface existe un reflet lumineux, d'où la dénomination de *reflet pulsatile* pour désigner ce phénomène caractéristique. Il est produit par l'ébranlement qui se transmet, à travers la perforation, du pus de l'oreille moyenne à celui de l'oreille externe, quand agit la diastole des artérioles pariétales.

5° *Sa consistance.* — L'examen avec un petit stylet coudé et boutonné la fait connaître. Est-elle très dure? On pensera que la membrane s'est retirée jusqu'au contact du promontoire, ou qu'elle a subi la dégénérescence calcaire. La différenciation est d'ailleurs aisée.

6° *Sa mobilité.* — Le spéculum pneumatique de Siegle (fig. 109) sert à l'apprécier. L'instrument ayant pénétré à frottement dans le conduit auditif, on comprime la boule de caoutchouc. Le regard peut suivre

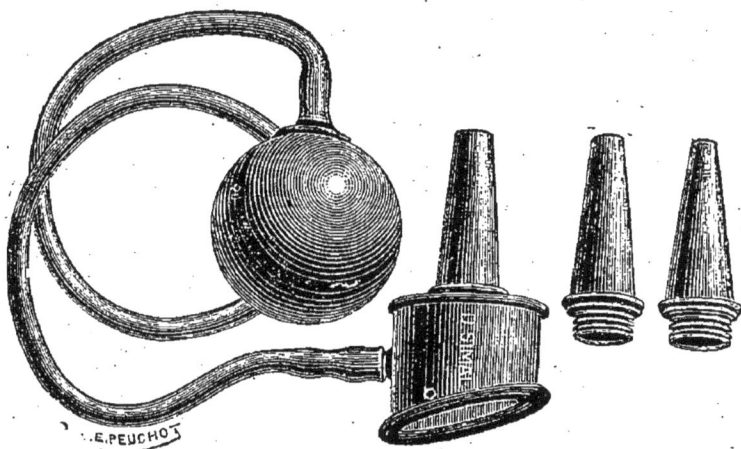

Fig. 109. — Spéculum pneumatique de Siegle.

alors les incursions de la membrane en se fixant de préférence sur le manche du marteau et le triangle lumineux.

L'examen de l'oreille externe doit être complété par l'emploi du stylet coudé, boutonné à son extrémité libre (fig. 66, p. 187). Sous le contrôle de la vue, il apprécie la consistance de la membrane, l'existence des caries, etc.

Nous devons à Gellé un endotoscope pour enregistrer les pulsations de la membrane tympanique.

II. — EXAMEN DE L'OREILLE MOYENNE.

Le moyen le plus généralement adopté pour savoir en quel état se trouve l'oreille moyenne est le *cathétérisme de la trompe d'Eustache*. Il nous aide en effet à savoir, par les insufflations d'air, si la caisse est ou non aérable, si la trompe d'Eustache est ou non perméable, et quel est l'état, sec ou humide, de ses parois.

Il est néanmoins trois procédés plus simples pour aérer la trompe en même temps que la caisse; ce sont les procédés de Valsalva, de Politzer et de Toynbee.

I. *Procédé de Valsalva.* — Les narines et la bouche étant solidement obturées, le sujet fait un violent effort d'expiration : l'air expiré entre alors dans les trompes sous l'effort de la pression qu'il subit. On a très bien ainsi la sensation que les membranes tympaniques sont refoulées en dehors.

II. *Procédé de Politzer.* — Le sujet, après avoir mis dans sa bouche une gorgée de liquide, introduit dans une de ses narines l'embout de la poire à insufflation de Politzer (fig. 110). L'autre narine est bouchée par ses doigts gauches. La main droite tenant horizontalement la poire avec le pouce sur l'orifice, la vide au moment précis où le malade déglutit, lèvres closes, car en même temps les trompes d'Eustache s'entr'ouvrent.

III. *Procédé de Toynbee.* — Il a pour but de faire circuler l'air dans la trompe, de la caisse vers le nasopharynx. Pour l'employer, on ferme les lèvres et les narines, celles-ci entre le pouce et l'index de la main droite, puis on fait un mouvement de déglutition.

A ce moment, l'air se trouvant raréfié dans le naso-pharynx, celui qui est contenu dans la trompe et la caisse est attiré vers le haut pharynx, et circule ainsi de l'oreille vers l'arrière-nez.

IV. *Cathétérisme.* — La voie buccale, qu'avait pro-posée, dès 1724, Guyot, maître de poste à Versailles, n'a pas été consacrée par l'usage.

Itard et Deleau firent

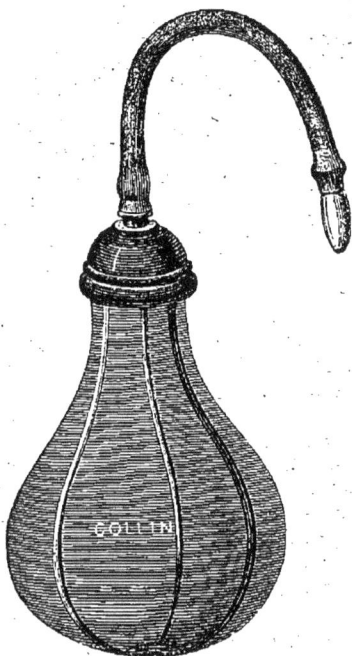

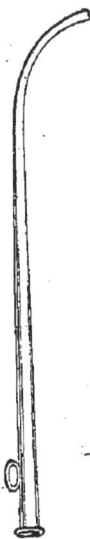

Fig. 110. — Insufflateur de Politzer. Fig. 111. — Sonde d'Itard.

justement adopter la voie nasale. C'est la sonde d'Itard (fig. 111) qui sert à ce cathétérisme.

On fait des sondes en caoutchouc durci (ébonite) ou en métal (maillechort, argent). Nous donnons la préférence aux sondes métalliques, car si les pre-mières sont moins dures pour les muqueuses, elles peuvent par contre se briser plus facilement et sont d'une stérilisation moins commode.

Politzer recommande les sondes d'Itard à extré-mité ovalaire.

Plusieurs procédés peuvent être employés, qu'on désigne souvent par le nom des auristes qui les ont

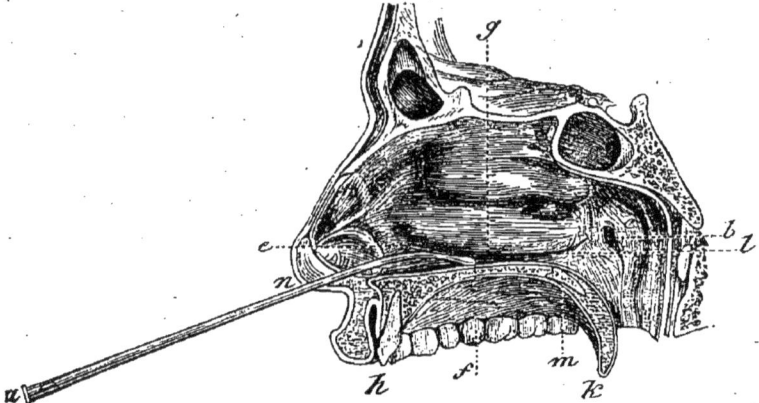

Fig. 112. — Coupe antéro-postérieure médiane des fosses nasales et du pharynx vue de la paroi externe des cavités.

a, sonde ou cathéter montrant le plancher des fosses nasales, et le sillon hori-zontal formé sous le cornet par la rencontre du plancher et de la paroi externe des fosses nasales ; — *b*, orifice de la trompe d'Eustache à lèvre pos-térieure saillante et dure ; — *c*, creux rétrotubaire ou fossette de Rosen-müller, où s'égare facilement la sonde derrière le bourrelet cartilagineux de la trompe ; — *d*, extrémité postérieure du cornet inférieur, en arrière duquel on voit, de *b* à *d*, un méplat répondant à la face interne de l'apophyse pté-rygoïde, que le bec du cathéter doit traverser pour atteindre en *b* l'orifice tubaire ; — *e*, extrémité antérieure du cornet inférieur ; — *f*, coupe de la voûte palatine horizontale ; — *g*, cornet inférieur ; au-dessus de lui un sillon, et le cornet moyen au-dessus ; — *h*, dents ; — *k*, voile du palais, derrière lui le pharynx nasal (régions rétrotubaire et rétrostaphyline).

inventés ou conseillés, mais nous croyons préférable l'emploi de la dénomination *anatomique* d'après les points de repère qui jalonnent leur marche. On pourra mieux, de la sorte, savoir de quel procédé l'on parle.

Quelques notions d'anatomie topographique sont utiles à rappeler : l'orifice pharyngien de la trompe est à 7 centimètres et demi en arrière de la partie

profonde de la narine, à 1 demi-centimètre de
l'extrémité postérieure du cornet inférieur, à 1 centimètre et demi en avant de la paroi postérieure du
pharynx, à 1 centimètre au-dessus du plan du plancher des fosses nasales ; à partir de cet orifice, la
trompe monte à 40° en se dirigeant en arrière (fig. 112).

1° *Procédé du pharynx* (Politzer). — Très employé
par l'École de Vienne, il consiste à enfoncer le cathéter,
bec en bas, en suivant le plancher de la fosse nasale,
jusqu'au contact de la paroi pharyngée postérieure
(*premier temps*). Le contact une fois bien éprouvé,
on fait pivoter un peu en dehors le bec de la sonde
pour qu'il accroche le bourrelet tubaire, tandis qu'on
la retire en avant de 1 centimètre environ (*deuxième
temps*). Ce ressaut bien senti, on relève d'un quart
de cercle le bec de l'instrument pour entrer dans
l'orifice de la trompe (*troisième temps*). On est sûr
d'y avoir pénétré si la sonde résiste aux petites
poussées qu'on cherche à lui imprimer d'avant en
arrière ou d'arrière en avant et surtout si son bec ne
peut être tourné vers le haut du naso-pharynx, retenu
qu'il est dans l'orifice eustachien. Ce procédé est des
plus sûrs, encore qu'entre les mains des débutants
il irrite assez la muqueuse.

2° *Procédé du voile du palais* (Kramer, Krause,
Tillaux). — La sonde est conduite, bec en bas, le
long du plancher nasal jusqu'à ce qu'on la sente
tomber dans le vide ; c'est qu'elle arrive à la portion
inclinée du voile ; qu'on tourne alors en dehors le
bec de la sonde et on entrera dans la trompe. On
peut aussi envoyer l'extrémité de la sonde *dans* le
naso-pharynx, puis reculer pour prendre contact
avec le voile avant de virer en dehors.

31.

3° *Procédé de la cloison* (Frank, Boyer). — Aller
d'abord dans le naso-pharynx, tourner en dedans le
bec de la sonde et reculer pour venir heurter le bord
postérieur, vomérien, de la cloison, faire alors demi-
tour pour envoyer le bec dans la trompe au regard de
laquelle il se trouve.

4° *Procédé du cornet inférieur* (Triquet, Duplay).
— Celui-ci s'impose quand un épéron de la cloison
ne permet pas à la sonde d'Itard de suivre le plancher. En ce cas, aussitôt entré dans la fosse nasale,
le bec est insinué sous le cornet inférieur, puis est
poussé profondément, en glissant sur la ligne d'insertion du cornet. Arrivé devant son extrémité postérieure, il s'arrête un instant; on le pousse, il franchit
le léger obstacle et, à 1 demi-centimètre plus en
arrière, il rencontre l'orifice tubaire où il pénètre
grâce à un petit pivotement du pavillon de la
sonde.

Lœwenberg a décrit un procédé spécial (1) pour
faciliter l'introduction du bec de la sonde dans le
pavillon de la trompe. Il sonde son malade fermant
la bouche et respirant par le nez. Quand le bec du
cathéter a franchi la choane, il fait exécuter par le
sujet un mouvement de déglutition. Ce mouvement
a pour effet de soulever la sonde, tout en la tournant
en dehors et de la présenter au pavillon de la trompe.
Cozzolino (de Naples), dans une lettre ouverte (2), a
réclamé la priorité de cette pratique pour de Rossi,
par lequel il l'a vu employer à Rome dès 1882, sous
le nom de *méthode physiologique*.

(1) LŒWENBERG, *Soc. parisienne de laryngo-rhino-otologie*,
6 mai 1892.

(2) COZZOLINO, *Ann. des mal. de l'or. et du lar.*, 1892, p. 426.

Gellé, pour faciliter l'arrivée exacte au pavillon tubaire, conseille deux points de repère extérieurs. D'abord le tubercule osseux qui termine en dehors, sous la peau, la racine transverse de l'apophyse zygomatique et que l'on trouve devant le condyle du maxillaire inférieur. Il est sur le même plan transversal que le pavillon tubaire. Puis l'épine nasale antéro-inférieure, bien sensible sous la peau. La sonde est d'abord présentée horizontalement à l'extérieur, sur la joue. On y marque, à l'aide d'un curseur, le point qui correspond à l'épine. On introduit alors la sonde, renseigné sur la profondeur où il faut pousser son bec.

Quel que soit le procédé employé, quand il a réussi, on doit marquer sur la sonde le point qui correspond au contact avec l'aile du nez pour éviter les tâtonnements dans les cathétérismes ultérieurs.

Obstacles et accidents du cathétérisme. — Les obstacles peuvent être apportés par une déviation très accentuée de la cloison. C'est surtout alors que convient le procédé dans lequel on fait glisser la sonde vers la paroi externe, sous le cornet inférieur.

Un autre obstacle réside dans l'hypertrophie de l'extrémité postérieure du cornet inférieur (queue de cornet); en ce cas, au contraire, il convient de faire glisser la sonde en dedans, contre le septum nasal. Si le cathétérisme est néanmoins indispensable, on le fera précéder de la mise en état des fosses nasales (résection de l'éperon ou de la queue du cornet). La difficulté vient-elle d'une sensibilité excessive du patient, on cocaïnisera sa muqueuse avant de lui faire subir le contact de la sonde. Si l'une des fosses nasales est décidément impraticable, on peut avoir recours au cathétérisme croisé, au moyen d'une sonde à grande courbure. On pénètre alors dans la trompe, en passant par la fosse nasale du côté opposé. On a rarement besoin de recourir à ce moyen, car avec un examen préalable des fosses nasales et avec une sonde de petit calibre, conduite d'une main légère qui tourne les obstacles, on arrive presque toujours dans le pavillon de la trompe.

Les accidents possibles sont : 1° l'inoculation de la syphilis ou d'une autre maladie contagieuse. Depuis la série de contaminations que produisit, il y a quelque cinquante ans, un auriste, nous procédons avec la plus grande prudence. Le moyen radical de ne pas faire courir ce risque est d'avoir pour chacun de ses malades une sonde différente qu'il porte sur lui ou qu'on dépose dans une boîte à son nom; 2° la rupture de la membrane tympanique, quand la poire à insufflation est trop brusquement maniée. On évitera cette complication en employant une soufflerie à deux boules, comme celle du thermocautère; 3° l'emphysème sous-muqueux, lorsque la sonde déchire la muqueuse. J'ai vu cet accident se produire par l'inexpérience d'élèves débutants. Le dommage n'a jamais été grand : un gonflement rapide de la luette et du voile, un peu d'emphysème sous-cutané au cou, un peu d'oppression, mais rien de plus; encore ces troubles disparaissaient-ils dans les vingt-quatre heures.

La sonde d'Itard une fois en place, on y insuffle de l'air soit avec une soufflerie de thermocautère qu'on y a préalablement adaptée et qui porte sur son trajet une ampoule de verre remplie de ouate stérilisante, soit avec une poire à insufflation. Si la pres-

sion ainsi produite n'est pas suffisante, on a recours
à la pompe à compression.

V. *Introduction de bougies dans les trompes.* — L'insufflation d'air dans les trompes, soit par le procédé
de Valsalva, soit avec la poire de Politzer, ou encore
avec la sonde d'Itard, ne suffisent pas toujours à
désobstruer la trompe. On a recours en ce cas à de
fines bougies qu'on y fait pénétrer. Divers modèles
ont été utilisés, plus ou moins analogues aux bougies urétrales. On en a même fait en celluloïd, qui
n'ont pas la souplesse désirable. On met d'abord en
place la sonde d'Itard, puis on y introduit la bougie
qu'on aura soin d'oindre de vaseline. On y aura
marqué la longueur de la sonde, de sorte qu'on sait
le moment où la bougie commence à pénétrer dans
la trompe. A ce moment, du reste, le patient accuse
une douleur nette entre le pharynx et l'oreille. On
laisse la bougie quelques instants en place dans la
trompe, puis, après l'avoir retirée, on donne la douche
d'air qui, souvent alors, pénètre jusqu'à la caisse.

Tout en introduisant la bougie dilatatrice dans la
trompe, il faut avoir présente à l'esprit sa longueur
moyenne qui est de 36 millimètres (24 millimètres pour
la portion membraneuse interne et 12 millimètres
pour la portion osseuse externe). En employant des
bougies dont la tige est graduée, on saura à quel
moment précis on pénètre dans la portion osseuse de
la trompe ou même dans la cavité tympanique.

VI. *Otoscopie manométrique.* — D'un usage peu fréquent, elle a été imaginée par Politzer. Un manomètre en U est muni d'un flotteur à l'une de ses
branches introduites dans le conduit auditif. Les
variations de niveau dans la branche libre indiquent

les variations de la tension intratympanique. Politzer a aussi utilisé le diapason pour savoir si les trompes sont ou non perméables. Le faisant vibrer sous les narines au moment de la déglutition, il voit s'il est également entendu des deux oreilles en ce moment. L'oreille qui entend moins doit avoir sa trompe obturée.

VII. *Auscultation de l'oreille.* — Tandis que la poire envoie de l'air dans la trompe, un tube de caoutchouc, interposé entre l'oreille du malade et celle du médecin, indique à celui-ci si l'air passe dans la trompe. Le fait lui est révélé par le souffle un peu rude qui lui est transmis. Si la trompe est en état de catarrhe, il perçoit un gargouillement à bulles plus ou moins fines. Deux embouts de verre terminent ce tube otoscope. Politzer en a imaginé un à trois branches, dont deux sont dans les oreilles du malade et la troisième dans celle du médecin; il permet de contrôler l'état des deux oreilles.

III. — EXAMEN DE L'OREILLE INTERNE.

Après s'être renseigné sur l'état des deux premières parties de l'appareil auditif, on doit examiner l'oreille interne, c'est-à-dire pratiquer l'examen de l'ouïe.

1° *Bruits.* — Un premier moyen d'investigation est fourni par la recherche des *bruits*, dont l'organe peut être le siège.

Parmi ces bruits, les uns sont *subjectifs*, perçus uniquement par le malade. Ce seront des bourdonnements variés presque à l'infini suivant les sujets examinés, mais toujours d'une tonalité grave (murmure de la mer, roulements lointains de voiture, ronflement des machines à vapeur, bruit perçu dans les grands coquillages, etc.). Cette variété de bruit coïncide assez souvent avec l'obstruction tubaire.

D'autres malades se plaindront d'un bruit à tonalité élevée, se rapprochant plus ou moins d'un sifflement, on l'imite avec le mot *djii* (jet de vapeur, sifflet des locomotives, grincement de la scie dans une pierre). En ce cas, on constatera souvent l'ankylose des osselets.

Quelques bruits sont musicaux, à ce point qu'on pourrait nommer les notes perçues (son des cloches, abeilles bourdonnantes, etc.). Des malades se sont plaints d'entendre des mélodies. C'était le cas d'une malade observée par Brunner. Parfois elle entendait une mélodie déterminée, une autre fois c'était une mélodie différente. Ces deux thèmes finirent par se superposer, amenant une véritable cacophonie.

J'ai observé dernièrement une malade atteinte de sclérose tympanique et labyrinthique des deux oreilles, qui entendait de l'oreille droite une musique de fête foraine, et de l'oreille gauche les mots : « Oh ! maman ! Oh ! la, la ! » Ces bruits musicaux signifient généralement que le labyrinthe est en cause. Ils peuvent, comme les précédents, être obsédants à ce point qu'on a vu des malades se suicider pour en être affranchis ou aboutir à des psychoses avec délire auditif.

Les bruits *objectifs* diffèrent assez des précédents, notamment en ce qu'ils peuvent quelquefois être perçus par l'auriste. Ils sont *entotiques*, quand ils ont pour siège l'oreille même : tels, les bruits musculaires qui résultent d'une contraction brusque du muscle du marteau ou du muscle de l'étrier ; tels encore les bruits membraneux qui sont dus à un craquement de la membrane tympanique. D'autres sont *exotiques*. Je fais allusion aux bruits de souffle intermittents ou continus, qui se produisent dans la carotide, dans la veine jugulaire ou même dans le sinus latéral. Les bruits carotidiens se reconnaissent à leur cessation, quand on vient à comprimer cette artère au cou. Je fais encore allusion aux bruits que produisent les deux parois tubaires quand elles se disjoignent. Ce bruit est généralement désigné sous le nom de *crépitement tubaire*.

A la suite de ces bruits entotiques ou exotiques, nous devons signaler les anomalies de l'audition : ce sont surtout :

2° *Paracousie*. — Le malade entend un son, mais différent de celui auquel il est soumis. Qu'on fasse vibrer un diapason sur son vertex, il percevra au lieu de *la*³ un *la*⁴ ou un *la*² ou encore une note toute différente.

La *paracousie de Willis* ou *surdité paradoxale*, consiste dans la facilité plus grande qu'ont certains malades à entendre dans le bruit et le mouvement que dans le calme. Willis, le premier, remarqua qu'une femme sourde entendait mieux la conversation pendant un roulement de tambour. Depuis on a vu nombre de sujets suivre plus aisément une conversation en voiture ou en wagon. Politzer admet que l'ébranlement, en secouant les osselets, les met mieux à même de transmettre les vibrations sonores. La constatation de la surdité paradoxale est d'un fâcheux pronostic pour la récupération de l'ouïe.

3° *Diplacousie*. — Il y a *diplacousie* lorsqu'une seule note étant produite, chaque oreille en perçoit une différente, avec écart plus ou moins considérable entre les deux notes.

4° *Autophonie*. — L'*autophonie* ou *tympanophonie* est cette sensation particulière qu'ont certains malades d'une résonance excessive de leur propre voix dans une ou deux oreilles. Ils parlent doucement pour atténuer cette sensation qui augmente avec la prononciation des consonnes nasales. Vient-on à ausculter l'oreille en cause avec le tube otoscope, on constate bien que la voix du malade y résonne avec plus d'intensité. Le phénomène s'explique par une béance anormale de la trompe. Brunner l'a aussi observée au début d'un catarrhe tubo-tympanique, sans doute parce que la tuméfaction transitoire des parois empêchait leur exact accolement. J'ai rencontré dernièrement la tympanophonie chez une femme d'une trentaine d'années. Le trouble était apparu par une journée de grand vent. Non seulement elle se plaignait d'une résonance exagérée de sa voix dans l'oreille droite, mais, au moment des déglutitions, elle sentait un gargouillement dans la trompe correspondante. L'examen rhinoscopique postérieur ne révélait aucune différence dans les pavillons tubaires; cependant l'insufflation d'air avec la poire de Politzer déterminait un choc violent et douloureux dans le côté affecté. La thérapeutique recommandée en pareil cas consiste dans les sondages de la trompe ou les massages directs de son pavillon avec l'index (Zaufal), pour réveiller la contractilité des parois tubaires.

5° *Acoumétrie*. — Un acoumètre de valeur rigoureuse est encore à trouver. Nous disposons, en attendant, de divers moyens qui peuvent nous renseigner d'une manière seulement relative sur le degré de la fonction auditive.

La *montre*, si elle est à la portée de tout examen,

n'est pourtant qu'un moyen médiocre, parce qu'il est d'observation que, chez les gens âgés, elle est, toutes choses égales d'ailleurs, très faiblement entendue. En tout cas, c'est en l'approchant peu à peu du malade que la montre doit être employée.

Le *sifflet de Galton* (fig. 113) permet d'essayer l'ouïe avec des sons de hauteur un peu variable.

Prout et Knapp ont proposé d'indiquer l'acuité auditive par une fraction. Le dénominateur y indique la distance à laquelle la montre est entendue par une oreille normale et le numérateur celle à laquelle entend l'oreille qu'on examine.

Les *diapasons* sont un bien meilleur moyen d'investigation. On utilise d'abord le diapason ordinaire (la^3), puis on peut recourir à des diapasons graves (la^1) ou à des diapasons aigus (la^5) pour savoir si l'oreille examinée n'aurait pas perdu l'audition pour telle ou telle autre partie de l'échelle des sons.

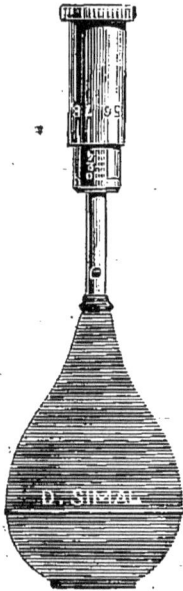

Fig. 113. — Sifflet de Galton.

J'ai vu, à la clinique de Lucæ, à Berlin, un *harmonium* que le maître utilise à ce genre de recherches. Moos a démontré que les sons graves sont moins utiles pour l'audition que les sons aigus.

Pour les examens qui nécessiteraient une exploration plus approfondie, il y a divers acoumètres [de Politzer, de D. Levi, Hartmann, Boudet (de Paris)], les *audiphones*, les *phonographes*, la *réaction aux courants électriques*.

De tous les moyens, le plus approprié, c'est la

parole, puisqu'elle est l'agent usuel du fonctionnement auriculaire. On peut employer d'abord la voix haute en s'approchant du malade jusqu'à ce qu'il perçoive distinctement le mot ou la phrase prononcés. On note alors la distance qui vous sépare du sujet. Puis, approchant de plus en plus, on prend la voix chu-

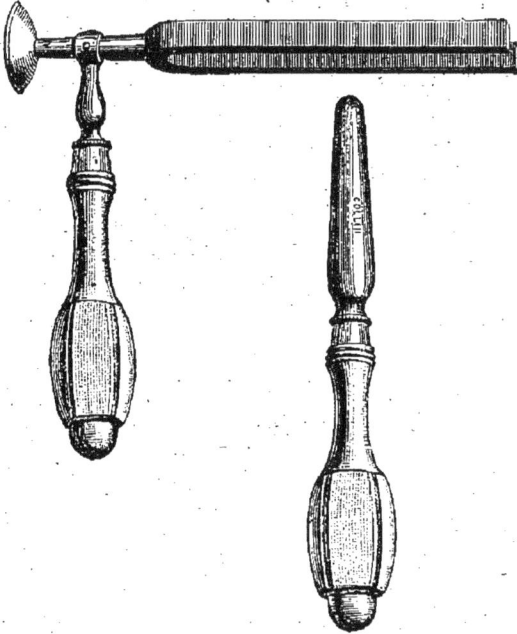

Fig. 114. — Diapason et son archet du Pr Duplay.

chotée et on note à quelle distance l'oreille soumise à l'examen a entendu distinctement. La perception de la voix chuchotée s'affaiblit notablement plus que celle de la voix haute, par exemple dans les cas de sclérose tympanique. En moyenne, une oreille saine doit entendre la voix basse à 20 mètres. Les voyelles et les *r* sont particulièrement mieux entendus.

L'examen par la parole une fois terminé, il faut inscrire les chiffres de la fonction auditive à la date du jour pour les comparer avec ceux qu'on relèvera après un ou deux mois de traitement. Il y a dans cette pratique un élément d'appréciation pour décider ou non l'intervention chirurgicale, après un certain temps de traitement simple.

La fonction auditive doit être examinée par deux voies différentes : voie aérienne et voie osseuse. Le

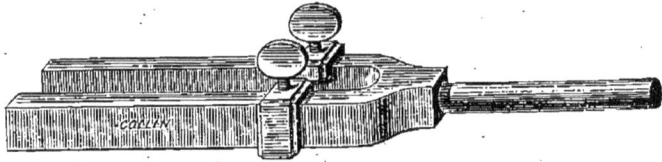

Fig. 115. — Diapason avec curseur.

diapason (fig. 114 et 115) est l'agent le plus commode pour cette double investigation.

Pour l'examen par la voie aérienne, le diapason est présenté à l'entrée du conduit auditif. On voit ainsi quelle est la durée de la perception.

Pour l'examen par la voie osseuse (ou solidienne) on le fait vibrer sur l'apophyse mastoïde, ou sur le vertex ou sur les dents incisives supérieures. Par la comparaison de ces deux perceptions, on obtient divers renseignements que nous allons exposer.

Les diverses manières d'utiliser le diapason constituent autant d'épreuves différentes désignées d'après le nom de leur inventeur. Nous signalons d'abord celles qui ont conquis le plus de crédit auprès des auristes.

1° *Épreuve de Weber*. — Elle est fondée sur ce fait souvent constaté que lorsqu'on fait vibrer un diapason sur le sommet du crâne (*diapason-vertex*), si 'une des oreilles est fermée par l'application de la main sur le pavillon ou par l'introduction d'un tampon de ouate dans le méat auditif, c'est précisément cette oreille qui entendra résonner le son plus fortement. On peut admettre, pour expliquer ce fait, que les vibrations émanant de la source sonore rencontrent un obstacle pour s'écouler au dehors et, retenues dans les cavités otiques, y ébranlent plus fortement l'appareil récepteur des sons. Par suite, l'épreuve de Weber consiste à faire vibrer un diapason sur le vertex, ou sur le front, ou sur les incisives, mais en tout cas sur la ligne médiane. Si le sujet entend mieux le son à droite, on aura lieu de penser que la caisse, se trouvant épaissie par une sclérose tympanique ou toute autre lésion, empêche l'issue des vibrations sonores au dehors. On dit alors que le Weber est *latéralisé* à droite.

Si on place le diapason sur le côté du maxillaire inférieur, c'est l'oreille opposée qui entend le mieux, parce qu'un contact plus intime s'établit entre la base du crâne et le condyle du côté opposé (1).

Corradi (de Vérone) (2) a remarqué que si un diapason vibrant sur l'apophyse mastoïde est enlevé dès que la sensation auditive a cessé, puis remis en place au bout de quelques secondes, l'audition reparaît encore. L'expérience peut être répétée deux ou trois fois (perceptions secondaires). Il semble donc que le nerf auditif ait besoin de repos. Or, d'après Corradi, l'absence des perceptions secondaires cor-

---

(1) COURTOUX (de Nantes), *Ann. des mal. de l'or. et du lar.*, 1891, p. 391.
(2) C. CORRADI, *Arch. für Ohrenheilk.*, Bd XXX, Heft 3.

respondrait à des lésions profondes dans les éléments
nerveux de l'oreille interne.

Gellé propose l'*audiphone* pour apprécier la valeur
de l'oreille interne. Il considère ce moyen comme
très supérieur à l'emploi du diapason-vertex, auquel
il reproche d'être vague. Il a fait construire cet audiphone en celluloïd assez semblable à celui de Delstanche. L'instrument est placé entre les dents du
malade. On cause devant lui et les vibrations sont
transmises à l'oreille par voie osseuse (1).

2° *Épreuve de Rinne.* — Elle est fondée sur cette
deuxième constatation empirique que, à l'état normal,
le diapason présenté près du méat auditif y est plus
longtemps perçu que si on le fait vibrer sur l'apophyse.
Si les conditions de l'expérience ne sont pas telles,
on peut en tirer cette conclusion que l'oreille n'est
pas normale. Exemple : un diapason est approché
du méat auditif, on attend qu'il ne soit plus perçu.
A ce moment précis, on l'applique par son pied sur
l'apophyse mastoïde et le sujet entend encore un
reste de tonalité. Nous pouvons alors conclure que
la caisse (appareil de transmission) est en cause,
puisque le son envoyé directement à l'oreille interne
par la voie osseuse rencontre moins d'obstacle. On
dit que le Rinne est positif dans les conditions
normales de l'expérience et qu'il est négatif si la voie
osseuse s'est montrée la meilleure. Dans la rédaction
des observations, on note : Rinne + ou Rinne —.

3° *Épreuve de Schwabach.* — Elle repose sur la
durée comparative de la perception sonore sous le
diapason-vertex. Est-elle plus longue que sur une

---

(1) Gellé, *Ann. des mal. de l'or. et du lar.*, juillet 1892.

personne normale, on peut conclure à une affection
de l'appareil de transmission (oreille moyenne) ; est-
elle plus courte, l'oreille interne doit être en cause.

4° *Épreuve de Bing.* — Quand le diapason-vertex
a cessé d'être perçu, on obture avec l'index l'oreille à
examiner. Si cette obturation fait entendre un reste
de sonorité (perception tardive de Bing) on conclut
que les oreilles moyenne et externe sont libres, sinon
ce son retardé ne se fût pas produit.

5° *Épreuve de Gellé* (ou des pressions centripètes).
— Ce procédé très ingénieux a pour but de nous
renseigner sur la mobilité de l'étrier dans la fenêtre
ovale et par suite sur les chances de succès d'une
intervention de mobilisation. Si, tandis qu'un diapason vibre sur le vertex d'une façon continue, on
exerce dans l'oreille externe, à l'aide du spéculum de
Siegle par exemple, des pressions successives, la
compression se transmet à la membrane du tympan,
puis aux osselets et finalement à la platine de
l'étrier. Celle-ci s'enfonce à chaque coup dans la
fenêtre ovale et le son se trouve interrompu. Si donc,
pendant que le diapason vibre, une série de pressions sur la membrane laisse le son avec sa continuité, on peut en conclure que la platine ne s'enfonce pas et que l'étrier se trouve ankylosé dans le
pelvis ovalis.

6° *Réactions électriques du nerf auditif.* — Cette
méthode, imaginée par Brenner en 1869, consiste à faire
passer un courant électrique continu à travers l'oreille.
L'anode (pôle positif) est appliquée sur le côté du cou
et la cathode (pôle négatif) sur le tragus. Si le nerf
réagit normalement, il doit percevoir au début une
sensation sonore, puis une élévation du son, enfin

des bourdonnements, mais il faut dire que des douleurs, des convulsions, des vertiges ou des nausées contraignent souvent à renoncer à l'épreuve électrique de Brenner.

7° *Épreuve des deux diapasons, aigu et grave.* — Les recherches d'Hartmann tendent à prouver que si la perception des sons graves est perdue, une sclérose tympanique est probable, et qu'au contraire, si c'est la perception des sons aigus qui est abolie, l'affection est plutôt labyrinthique.

Dans la pratique, l'essai de l'oreille aux deux voix, haute et basse, l'épreuve de Weber, celle des trois diapasons et l'épreuve de Gellé suffisent.

SURDITÉ SIMULÉE. — Les moyens à employer diffèrent, selon que le simulateur se dit sourd d'une seule oreille ou des deux.

S'agit-il d'une seule oreille, on peut recourir au moyen de Moos (d'Heidelberg) : mettre dans l'oreille avouée saine un tampon de ouate et faire vibrer le diapason sur le vertex. Dans ces conditions, le sujet doit entendre, au moins de l'oreille saine. Si, trompé par l'occlusion de sa bonne oreille, il dit n'entendre ni à droite ni à gauche, c'est un simulateur.

Si le sujet en observation se dit sourd des deux oreilles, on cherche à le surprendre, quand il ne s'y attend pas, par exemple au sortir du sommeil chloroformique. L'examen direct de l'oreille apporte des renseignements. D'une manière générale, le vrai sourd fixe attentivement son interlocuteur, cherchant à lire sur ses lèvres : le faux sourd baisse la tête et joue l'inattention. L'attitude seule doit mettre en éveil la méfiance du médecin.

CHAPITRE II

MALFORMATIONS DE L'OREILLE

Les malformations de l'appareil sont assez fréquentes et diverses. On doit les répartir en *congénitales* et *acquises*. Les principales, examinées de l'extérieur vers la profondeur, sont :

I. **MALFORMATIONS DU PAVILLON**. — Le pavillon peut affecter des proportions exagérées, le plus souvent d'origine congénitale. Ce sera, par exemple, l'hypertrophie du lobule qui arrive à pendre jusque sur la joue, comme dans un cas observé par Boyer ; l'excision est alors facile. Ou bien ce sera la partie haute du pavillon qui présentera des proportions exagérées. On a, dans ces cas, réséqué un segment triangulaire à sommet antérieur et rapproché les deux portions conservées de l'hélix (Martino, cité par Triquet).

Les cas de pavillons surnuméraires (*polyotie*) sont rares et discutables, car il s'agit ordinairement de masses chondrales atypiques, révélant un trouble de développement.

Plus fréquente est la difformité par amoindrissement des dimensions. Des enfants sont venus au monde sans trace de pavillon (fig. 116 et 117), d'autres ne présentent qu'un rudiment d'hélix, sous forme

d'un bourrelet qui descend obliquement en avant
sur la région auriculaire (Birkett, Néláton, Toynbee).
Chez des sourds-muets, Gellé a vu le pavillon réduit à
un simple appendice plus ou moins régulier. Hart-

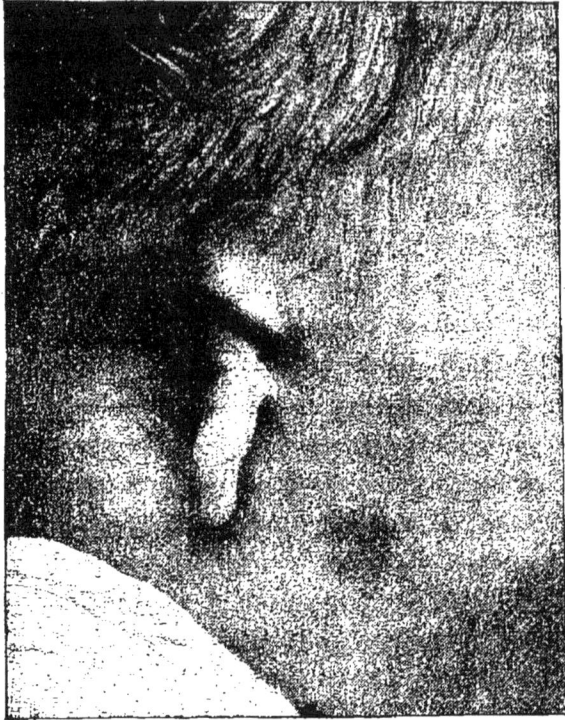

Fig. 116. — Malformation de l'oreille. Enfant (fille) de trois ans
opérée en 1897 : pas de conduit auditif.

mann a vu, à la place du pavillon, un simple lambeau
de peau sortant d'un conduit auditif normalement
développé.

Bien souvent, avec les malformations du pavillon,
coexistent diverses anomalies indiquant le trouble
profond qu'a subi la première branchie (asymétrie de

la face, déjettement du maxillaire inférieur, kystes dermoïdes de voisinage). Une autre anomalie des pavillons consiste dans leur insertion à des niveaux différents. Gradenigo a noté cette particularité chez

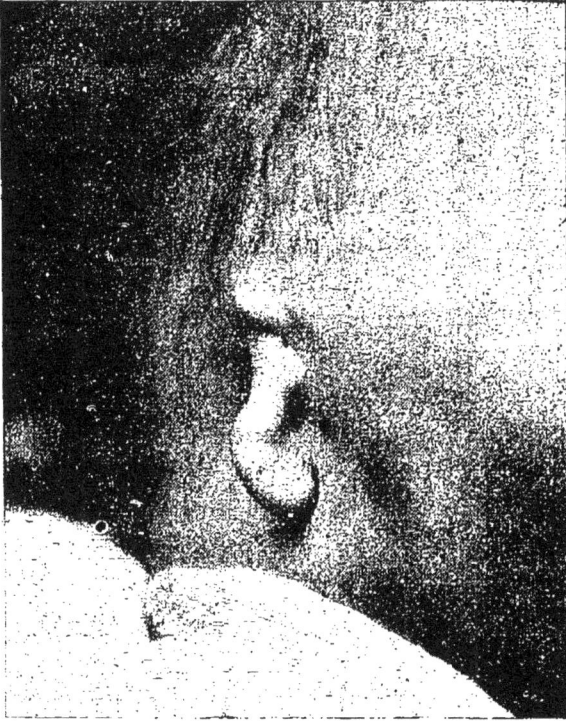

Fig. 117. — Malformation de l'oreille. Enfant (fille) de trois ans, opérée en 1897 : pas de conduit auditif.

des aliénés. L'hétérotopie peut être plus accentuée puisqu'on a trouvé le pavillon attaché sur la joue.

D. Mollière eut à relever le haut du pavillon qui retombait comme dans les oreilles de porc. Il parvint en le fixant à la tempe par deux points de suture. Cette malformation externe peut coïncider

avec un état normal des parties profondes et l'ouïe
n'être que fort peu compromise. Nous savons en
effet, d'après les travaux de Hyrtl, que le développement des oreilles moyenne et interne est distinct de
celui de l'oreille externe.

Les plaies, brûlures et autres accidents peuvent
réaliser encore cette absence de pavillon. Si la perte
de substance n'est que partielle, Dieffenbach a
conseillé la réfection par autoplastie (méthode italienne), en empruntant le lambeau dans le voisinage
de l'oreille (région temporale ou mastoïdienne).

Les adhérences du pavillon aux téguments sous-
jacents s'observent à la suite de brûlures ou de traumatismes graves. La séparation peut être pratiquée
avec ou sans autoplastie, suivant l'indication particulière aux divers cas.

On signale des malformations de la conque du
pavillon, qui gênent l'entrée des ondes sonores; telle
l'adhérence du tragus avec l'antitragus. Le mieux,
en pareil cas, sera d'exciser largement ces deux
éminences.

Nous devons à Vali (de Budapest) d'intéressantes
constatations sur les altérations morphologiques du
pavillon, à l'état normal, chez les aliénés et chez les
idiots. Ses recherches ont porté sur 1 000 individus
sains, sur 397 aliénés et sur 90 idiots. Il en conclut
que 20 p. 100 des individus sains n'ont pas le pavillon
normal. Chez les aliénés et les idiots, l'anomalie
existe dans la moitié des cas. Ce seront des pavillons
très grands ou écartés de la tempe, un élargissement
de la fossette scaphoïde, l'absence de l'hélix, etc. Ces
anomalies sont le plus souvent uniques, unilatérales
et sur le pavillon gauche. Gradenigo, sur 2500 exa-

mens, a trouvé le maximum à droite. Elles pourraient être utilisées en anthropométrie pour l'identité des criminels (Bertillon, Beulland).

Des fistules congénitales se rencontrent sur le pavillon. Betz (de Heilbronn) a rapporté l'observation d'une fillette de dix ans qui présentait un orifice fistuleux sur le lobule gauche. Un fin stylet introduit dans le trajet s'enfonçait à 2 millimètres sous le cartilage de la conque. Ces anomalies s'expliquent par un défaut de coalescence entre les arcs branchiaux. Ici c'est la première fente branchiale qui persiste en partie. Heusinger, Albrecht ont vu surtout des fistules situées au-dessus du tragus. Il existait en ce point un petit cul-de-sac d'où s'écoulait un liquide visqueux. Urbantschitsch, Hartmann ont remarqué le caractère héréditaire de la fistule otique. Ce dernier auteur l'a trouvée sur onze membres d'une même famille. Sir James Paget a communiqué, en 1878, à la Société royale de Londres, l'observation d'une famille dans laquelle le père, sa sœur et ses cinq enfants présentaient des fistules de l'hélix.

II. **MALFORMATIONS DU CONDUIT AUDITIF EXTERNE.** — Le conduit auditif varie notablement chez les divers individus, d'où les difficultés de l'examen.

1° DILATATION DU CONDUIT. — Soit de naissance, soit parce qu'une tumeur extirpée l'aura dilaté, le conduit externe peut présenter des dimensions à ce point agrandies que, dans un cas observé par Itard, le doigt auriculaire parvenait à toucher la membrane. L'emploi habituel d'un tampon de ouate est indiqué chez ces individus. Politzer a communiqué un cas où la fosse jugulaire était très dilatée, avec large déhiscence entre la paroi postérieure et le canal de Fallope. Le nerf facial était libre sur toute la longueur de la déhiscence, seulement recouvert par la paroi veineuse du bulbe.

2° RÉTRÉCISSEMENTS. — Tröltsch et Triquet ont vu des sténoses congénitales presque complètes, gênant notablement la perception des sons par la voie aérienne; mais ordinairement le rétrécissement est d'origine pathologique (eczémas chroniques, ecchondroses, exostoses). Les parois venant l'une vers l'autre, le conduit affecte la forme d'un canal prismatique et triangulaire.

On en pratique la dilatation avec des tiges métalliques ou laminaires, mais, pour les cas extrêmes, l'usage de la gouge et du maillet s'impose.

Une autre catégorie de rétrécissement affecte la forme d'une fente verticale. Elle peut être innée, mais le plus souvent elle est le résultat de la vieillesse. Tröltsch l'attribue à un relâchement des tissus fibreux qui retiennent la partie postéro-supérieure du conduit membraneux. Cette modification favorise la formation de bouchons cérumineux; aussi conseille-t-on en pareil cas de porter un petit tube métallique qui tient écartées les parois du conduit. La paroi antérieure, refoulée par le condyle du maxillaire inférieur, vient parfois faire une voussure qui rend impossible l'inspection de la moitié antérieure de la membrane.

3° OBLITÉRATIONS. — L'imperforation du conduit auditif est *congénitale* ou *acquise* pathologiquement.

L'oblitération congénitale peut être constituée par un simple diaphragme tégumentaire qui remplit le méat auditif ou siège plus profondément dans le conduit. Si, malgré cette difformité, le pavillon a son développement normal, on est autorisé à penser que cet obstacle membraneux constitue toute la malformation. Moos a observé un sujet qui avait une oblitération osseuse des deux conduits et entendait cependant la parole à une distance de plusieurs mètres. Lorsqu'au contraire le pavillon est atypique, les probabilités sont en faveur d'un vice de développement qui atteint les oreilles moyenne et interne. Hartmann cite un cas où, après avoir décollé un pavillon rabougri, il trouva, à la place du conduit, l'articulation temporo-maxillaire.

L'examen de l'audition renseigne sur l'espèce des cas. L'ouïe est-elle bonne, quoique imparfaite, on admettra que le trouble évolutif a respecté les parties profondes de l'appareil. Un malade d'Allen Thomson, qui présentait une membrane oblitérante, semblait surtout entendre par le haut de la tête. Il la baissait devant son interlocuteur. Bonnafont a proposé, pour établir le diagnostic, d'enfoncer une fine aiguille à travers la membrane oblitérante; si, quand elle a pénétré dans la profondeur, le sujet accuse une vive douleur, on en peut conclure que la membrane tympanique existe, cette sensation indiquant qu'elle a été piquée. Une opération n'est proposable que dans cette dernière hypothèse; encore Duplay conseille-t-il d'attendre que l'enfant ait l'âge de raison pour que le diagnostic puisse être mieux établi. Contre ces membranes oblitérantes, on a employé les caustiques (Boyer, Itard), notamment les caustiques chimiques (nitrate d'argent fondu sur un stylet, potasse), mais ils exposent à la récidive par cicatrisation vicieuse. Il est plus simple de recourir à l'incision cruciale, suivie de l'excision des quatre lambeaux. Au-dessous de l'opercule membraneux, on a trouvé un amas gélatineux qu'il importe d'extraire (Rau).

L'oblitération acquise succède à des brûlures, à l'introduction de corps étrangers. Le procédé chirurgical à lui opposer est le même que pour l'oblitération congénitale.

Dans l'un et l'autre cas (congénital ou acquis), l'examen avec le diapason doit établir l'état des oreilles moyenne et interne.

III. MALFORMATIONS DE LA CAVITÉ TYMPANIQUE ET DE L'OREILLE INTERNE.

— La membrane tympanique est sujette à quelques anomalies, par exemple dans son inclinaison. On peut la voir presque horizontalement placée, surtout chez les crétins, parce que la base du crâne ne subit pas son développement normal. Chez un sourd-muet dégénéré, Tröltsch a pu mesurer l'angle de la membrane avec la paroi supérieure du conduit : il était de 167 degrés.

En d'autres circonstances, la membrane présentera une division verticale, sorte de coloboma (Tröltsch) ou des perforations congénitales au niveau de la membrane flaccide de Shrapnell, sans apparence d'altérations morbides (Bochdalek). Gruber, Wreden ont signalé l'absence de la trompe d'Eustache. Elle peut être oblitérée à l'un ou l'autre de ses deux orifices. Son coude, au niveau de l'artère carotide, à été trouvé très accentué.

Plus on avance vers les parties profondes de l'appareil auditif, et plus sont rares les difformités. La caisse peut manquer et être remplacée par un massif osseux, ou bien ce seront les osselets qui feront défaut, qui présenteront un type irrégulier.

Le labyrinthe aussi peut manquer, quelquefois en

partie seulement (absence des canaux demi-circulaires, du limaçon, limaçon n'ayant qu'un tour de spire). Encore est-il souvent difficile de se prononcer sur l'origine évolutive ou pathologique de ces altérations.

Des déhiscences existent assez souvent, remplaçant par une paroi membraneuse les couches osseuses. Ainsi s'explique l'irruption du pus en des points qui semblaient préservés. On les rencontre sur le canal de Fallope, le *tegmen tympani*.

BIBLIOGRAPHIE. — Triquet, Maladies de l'oreille. — Tröltsch, Anatomie de l'oreille. — Paget (J.), *Soc. roy. de méd. et de chir. de Londres*, 1878. — Gellé, Précis des maladies de l'oreille, 1885. — Urbantschitsch, *Monatsschr. für Ohrenheilk.*, 1887. — Mollière, *Lyon méd.*, mars 1888. — Gradenigo, *Acad. roy. de méd. de Turin*, 6 juin 1890. — Beulland, *Gaz. méd. de Paris*, 13 septembre 1890. — Hartmann, Maladies de l'oreille, 1890, p. 267. — Vali (de Budapest), *Orvosi Hetilap.*, n° 7, 1891. — Politzer, *Soc. autrichienne d'otol.*, 26 janvier 1897.

CHAPITRE III

MALADIES DU PAVILLON

I. LÉSIONS TRAUMATIQUES. — 1° Contusions. — Qu'il y ait chute ou heurt violent sur la tête, le pavillon est appliqué fortement contre la région temporale très résistante, d'où lésions d'importance variable : ecchymoses, bosses sanguines, fracture des cartilages. Celle-ci s'observe principalement chez les vieillards, dont l'âge ou l'arthritisme ont rendu cassantes les pièces cartilagineuses.

Certaines professions (lutteurs) entraînent des contusions chroniques par la répétition des violences endurées. Le pavillon prend alors le caractère éléphantiasique avec rougeur des téguments. Cette altération n'est point rare chez les fous, qui ont la manie de tirailler constamment leurs pavillons.

Le traitement ne comporte pas d'indications particulières à la région. S'il y a fracture des cartilages, on immobilise entre des plaques de ouate et une bande mouillée de tarlatane qui enserre la tête. Jarjavay a mentionné le cas d'un blessé chez lequel la consolidation n'avait pas eu lieu et dont les deux parties pouvaient se superposer comme les deux parties d'un livre.

2° Plaies. — Les piqûres sont sans gravité.

Parmi elles, cependant, le *percement du lobe* peut être l'origine de quelques accidents. Ce sont les bijoutiers qui pratiquent généralement cette petite opération. Si leurs poinçons ne sont pas propres ou si la plaie n'est pas surveillée, quelques accidents peuvent se montrer (érythème, érysipèle, impétigo). Chez les femmes lymphatiques, le crochet de la boucle d'oreille élargit parfois la perforation et arrive même à sectionner le lobule en deux languettes. Ces personnes sont astreintes à de grands soins de propreté. Les unes, en déposant leurs pendants quelques jours, arrivent à les supporter. D'autres sont obligées de renoncer à les mettre.

Les *coupures* peuvent détacher une portion du pavillon. On doit, en ce cas, procéder à la suture, puisque Bérenger-Féraud a mentionné sept cas de réunion parfaite. Dans quatre cas même, il a vu la réunion se faire, bien que l'appendice eût été complètement détaché. Beck cite un cas de ce genre.

Si le pavillon est totalement coupé ou arraché de la tête, le méat auditif se resserre sous forme d'un petit pertuis. C'est ce que je viens d'observer chez un homme dont l'ouïe n'était pourtant pas mauvaise. Une opération peut être alors de mise pour refaire un méat de largeur suffisante.

Le pavillon est facilement le siège de gelures qui le laissent rouge et difforme. Urbantschitsch conseille comme préventif l'enduit d'une solution de gutta-percha dans le chloroforme.

II. **AFFECTIONS CUTANÉES.**—Il y a lieu de signaler ici :

1° Les *érythèmes*, fréquents l'hiver chez les sujets scrofuleux. Gellé les signale chez les enfants qui font leurs premières dents.

2° Les *engelures* se développent dans les mêmes circonstances. Elles peuvent prendre le caractère phagédénique (Triquet, Larrey).

3° L'*érysipèle* y complique les lésions qui suivent. La tuméfaction envahit surtout la face profonde, qui est d'un tissu moins serré.

4° Les *ulcérations* d'origines diverses : quelques-unes succèdent à des phlyctènes et entament jusqu'au cartilage qui est ou n'est pas sphacélé. Elles peuvent durer toute l'enfance. On les a également observées chez des vieillards. On a considéré la fente du lobule par les boucles d'oreille comme un stigmate de scrofulose.

5° La *gangrène* s'observe chez les alcooliques, diabétiques, aliénés, dans le choléra. Si elle se limite, par exemple à la suite d'une congélation, on peut, à la chute de l'escarre, réunir les parties restantes. Nélaton pratiqua, dans un de ces cas, une opération qui dissimulait à merveille la perte de substance. Blaise et Sarda ont vu un cas de grangrène palustre atteignant les pavillons et le bout du nez (1).

6° Les *phlegmons* et les *abcès* siègent ordinairement sur le lobule, provoqués par les boucles d'oreille.

7° La *syphilis* s'y rencontre sous ses divers types : chancres simulant des épithéliomes, gommes, etc. Jullien a décrit un syphilome lympho-chondrique du pavillon, venu trois mois après le chancre et envahissant lymphatiques et cartilages.

8° L'*eczéma* y est aigu ou chronique. Isolé quelquefois, mais le plus souvent associé à l'eczéma du conduit auditif, du cuir chevelu, etc., sec ou humide,

(1) Blaise et Sarda, *Montpellier méd.*, 1er septembre 1888.

il est des plus tenaces. Le pavillon, couvert de ger-
çures ou rhagades, rend le décubitus douloureux et
détermine ainsi l'insomnie. Cet eczéma s'observe surtout chez les femmes à l'époque de la puberté ou de
la ménopause. Il peut laisser des œdèmes tenaces et
des hypertrophies éléphantiasiques qui portent surtout sur le lobule, au point de grandir vingt fois les
dimensions normales (Gellé). Le pavillon semble,
dans certains cas, soulevé et détaché de la tête.

Les lotions à l'eau bouillie chaude, l'application
d'une lame de caoutchouc sont, avec le traitement
général arsénical, les moyens les plus recommandables. Comme topiques, on utilise au début l'huile
d'olive stérilisée et salicylée (à 1 p. 100), plus tard le
glycérolé d'amidon à l'oxyde de zinc à 1 p. 30.

On signale quelques cas de zona sur le pavillon en
même temps que sur la membrane tympanique. Ils
accompagnent des névrites du trijumeau ou du
facial.

9° L'*impétigo*, sec ou humide, peut creuser le pli
auriculo-temporal qui suppure et sent mauvais, le
pavillon se détache presque.

Le traitement général de la scrofule et des soins
de propreté antiseptiques suffiront en général.

10° Je mentionnerai le *lupus*, la *tuberculose* et la
lèpre du pavillon. Gellé y a vu des ulcérations couvertes de diphtérie.

11° Les auteurs allemands, Hartmann par exemple,
mentionnent le *phlegmon du pavillon*, qui est le plus
souvent une périchondrite. Le pus s'accumule sous
le périchondre et le pavillon se déforme à la suite.
Hartmann dit avoir vu ces périchondrites s'étendre
à tout le pavillon. On incise la collection purulente

et on curette au besoin. Hessler a même dû réséquer
une portion du cartilage nécrosé.

.. III.**TUMEURS DU PAVILLON**. — 1° Hématome du
pavillon. — Cet hématome consiste en un épanchement de sang entre les cartilages et leur périchondre.
Son étude n'a été faite que récemment. On la doit
surtout à A. Foville, Kuhn, Claverie, Gudden et
Wilde.

Étiologie. — On l'observe comme conséquence de
traumatismes répétées (lutteurs, boxeurs). Son apparition est préparée chez eux par l'état congestif de la
tête qu'amènent les efforts de la profession. Gudden
a fait cette remarque que, sur les statues antiques
d'Hercule, de Castor et Pollux, d'Hermès, etc., le pavillon est déformé, recroquevillé comme chez nos lutteurs. Virchow a constaté, sur un lutteur japonais de
trente-quatre ans, que les oreilles étaient épaissies par
places, amincies en d'autres ; le lutteur japonais
heurte son adversaire avec la face latérale de sa tête.
On le rencontre aussi chez les aliénés, principalement
chez les déments paralytiques. Chez eux, Gudden
l'attribua aux poings rudes des infirmiers. Mais Jarjavay, Schwartze et Wendt l'ont observé chez des
individus sans aucune tare cérébrale.

2° Hématocèle du pavillon. — Il est surtout fréquent
chez les hommes (52 hommes, 10 femmes) (Kühn). Il
siège à la face externe du pavillon, de préférence
vers le haut, au niveau de la fosse naviculaire et à
gauche. Il s'en rencontre de bilatéraux.

Pathogénie. — Il n'est pas aisé de s'expliquer l'apparition souvent spontanée de ces extravasats sanguins.

A leur niveau même, diverses altérations ont pu

être constatées. A. Foville a publié, en 1877, l'examen histologique de l'hématome d'un aliéné. Il y avait constaté le ramollissement très accentué du cartilage, la dégénérescence embryonnaire des capillaires et vaisseaux sanguins, avec leur rupture au niveau de l'épanchement. Hartmann y a vu des cavités kystiques résultant du ramollissement du cartilage et prêtes à recevoir le sang pour former l'hématome. Se fondant sur ces lésions locales trophiques, divers physiologistes en ont cherché l'explication dans des altérations centrales du système nerveux; on ne pouvait pas oublier la célèbre expérience de Claude Bernard qui, sectionnant sur un lapin les filets cervicaux du grand sympathique, a vu toute la moitié de la tête et surtout l'oreille se congestionner et s'échauffer. Schiff (1855) n'avait-il pas aussi amené les congestions du pavillon en pratiquant sur des animaux l'hémisection du bulbe? Brown-Séquard (1879), de son côté, a déterminé des hémorragies sous la peau du pavillon, en lésant les corps restiformes ou la moelle cervico-dorsale.

Mathias Duval, Laborde, Gellé ont publié les derniers documents relatifs à cette question. Sectionnant, sur un chien, la partie la plus inférieure du plancher du quatrième ventricule, ils constatent tous les troubles circulatoires et thermiques que Claude Bernard avait signalés dans la section du grand sympathique au cou. Gellé a étudié ce qui se passe plus particulièrement dans les cavités otiques de ces animaux: muqueuse tympanique écarlate, ecchymotique, caillots encombrant les rampes du limaçon. Ainsi les hémorragies se produisent dans les profondeurs de l'oreille, tout comme dans le pavillon.

Par ces considérations, l'othématome résulterait

de lésions nerveuses centrales (bulbe, grand sympathique, trijumeau). Ainsi s'explique son apparition spontanée, de préférence chez les aliénés et déments.

En somme, il est des othématomes traumatiques (lutteurs), des othématomes spontanés (aliénés) et des othématomes mixtes où traumatismes et prédispositions combinent leur influence.

Symptômes. — Au début, c'est un gonflement de tout le pavillon, qui est rouge, luisant, douloureux, comme s'il allait être le siège d'un érysipèle. Puis une tuméfaction se montre, occupant ou débordant la fossette scaphoïde. Fluctuante au centre, elle donne à sa périphérie la sensation de caillots écrasés. Les parois sont formées en dehors par le périchondre et la peau, en dedans par le cartilage plus ou moins altéré, ramolli, présentant de petits séquestres chondraux. L'épanchement siège parfois dans l'épaisseur du cartilage (Gellé). La cavité contient un mélange de sérosité sanguinolente et de caillots noirâtres.

Après quelque temps, ce contenu se résorbe, la cavité disparaît, mais le pavillon est déformé par ce mouvement de résorption. Il se ratatine dans sa longueur et dans sa largeur. Si l'hémorragie s'est produite, comme il arrive, sur les deux faces du pavillon, la résorption consécutive le déforme totalement. L'othématome peut s'ouvrir spontanément sans autres suites. Rarement il suppure.

Diagnostic. — Le diagnostic de l'affection doit être établi avec celui de quelques kystes. Ceux-ci ont un développement graduel, tandis que le premier évolue rapidement.

Traitement. — La compression ouatée suffit, si la tumeur est peu volumineuse. Dans le cas contraire, on y pratique des ponctions évacuatrices. On est rarement obligé d'inciser et de cureter.

3° TUMEURS ÉRECTILES. — On les rencontre rarement. Elles sont artérielles ou veineuses.

Artérielles, elles se compliquent souvent d'ectasies
artérielles dans le cuir chevelu. Il faut en ce cas recourir, suivant l'étendue de l'affection, à la ligature
de telle ou telle artère. Colles a lié avec succès
l'artère auriculaire postérieure. D'autres chirurgiens
ont lié la carotide primitive. Dans un cas où cette
dernière opération n'avait pas suffi, Mussey lia,
quelques semaines après, la carotide du côté opposé
et obtint la guérison complète. En cas d'angiome
limité à une partie du pavillon, l'ablation est indiquée.

Veineuses, elles sont peu saillantes et le meilleur
traitement consiste dans la galvanopuncture.

4° FIBROMES. — Les exemples en sont rares. Triquet
en mentionne un cas, qui, occupant la face postérieure de l'oreille, la refoulait en avant (1).

Une variété de ces tumeurs est connue sous la désignation de *fibromes du lobule*. Ce sont de petites
tumeurs, dures et arrondies, qui siègent sur le trajet des boucles d'oreilles. Les unes sont de vrais
fibromes, les autres des tumeurs chéloïdes (Dolbeau).
Elles sont fréquentes chez les négresses des tropiques
qui portent de lourds pendants d'oreilles et sont plus
exposées aux chéloïdes. Elles sont symétriques, de
chaque côté (Saint-Vel), implantées de préférence sur
la face postérieure du lobule (Knapp). Leur ablation
doit être pratiquée très largement pour éviter les récidives très fréquentes.

(1) TRIQUET, Traité des maladies de l'oreille.

A l'occasion d'un Mémoire du Dr Audain (de Haïti), la Société de chirurgie a fait une étude sur cette question des fibromes du lobule (3 juin et 10 juin 1896). Il en résulte qu'il y a lieu de séparer la chéloïde du fibrome, si fréquent dans la race noire (Kirmisson). L'ablation des chéloïdes est souvent suivie de récidive. Richet a vu récidiver la tumeur après cinq ablations. Aussi il ne conseillait plus que la compression. L'électrolyse a bien réussi entre les mains de Quénu pour les chéloïdes qui sont le plus souvent d'ordre trophique.

5° TOPHUS (TUMEURS CRÉTACÉES). — Ils se montrent, chez les goutteux, sur le bord supérieur de l'hélix et dans la fosse naviculaire (Garrod, Charcot). Gros comme un pois, en moyenne, entourés de petits vaisseaux, ils ne sont douloureux que durant la crise de goutte. Ils sont constitués par un dépôt d'urate de chaux et représentent un des signes caractéristiques de cette dyscrasie. Ils coïncident généralement avec les dépôts calcaires sur la membrane tympanique. On ne les confondra pas avec les kystes sébacés signalés par Moos, Toynbee. On les excise quand ils deviennent gênants. On trouve mentionnées des observations de pavillons ossifiés chez les arthritiques ou à la suite de périchondrites (Bochdalek, Gudden).

6° TUMEURS MALIGNES. — Les observations n'en sont pas nombreuses. Treillet en a réuni onze cas (1).

Habituellement il s'agit d'épithéliome. Sur 5 000 malades d'otiatrie, Ferreri n'a compté que 8 cas. Il y est primitif ou secondaire, émanant des téguments environnants. Quand il est primitif, il débute par une sorte de verrue, que le malade écorche, et

(1) TREILLET, Du cancer du pavillon de l'oreille (*Thèse de Paris*, 1882).

qui se transforme en ulcère envahissant. Bouisson a montré que l'eczéma du pavillon peut dégénérer en cancroïde, de même que l'impétigo et les psoriasis (Orne, Green). La marche peut être rapidement envahissante. Duplay a vu un malade chez lequel un cancroïde débutant par le lobule avait en quelques mois détruit tout le pavillon, mis à nu le crâne et ouvert l'articulation de la mâchoire. Velpeau a signalé un cancer encéphaloïde. Campbell a observé une variété de tumeur qui se rencontre chez les habitants de la vallée du Népal et qui, siégeant sur le haut du pavillon, le réclinait et obstruait la conque ; il a opéré deux de ces tumeurs, qui lui ont paru être des sarcomes.

Témoin a publié l'observation d'un lymphadénome (1) dont l'examen histologique fut fait par Malassez. Gros comme un œuf de pigeon, il siégeait au-dessus du lobule. La tumeur était demi-molle et d'un rouge violacé.

Quel que soit le genre de ces tumeurs malignes, il faut leur opposer l'excision du pavillon, partielle en V, ou totale, suivant le cas.

BIBLIOGRAPHIE. — Foville (A.), Rech. sur les tumeurs sanguines du pavillon de l'or. chez les aliénés (*Gaz. hebdom.*, 1859). — Kühn, Hématocèle du pavillon de l'or.(*Thèse de Strasbourg*, 1864). — Dolbeau, *Soc. de chir.*, 6 janvier et 24 février 1869. — Claverie, De l'hématome du pavillon de l'or. (*Thèse de Paris*, 1870). — Foville, *Union méd. de la Seine-Inf.*, 1877. — Gellé, Précis des mal. de l'oreille, 1885, p. 11 et suiv. — Jullien (L.), *Lyon méd.*, 26 mai 1889. — Hamon du Fougeray, *Ann. des mal. du lar. et de l'or.*, 1890, p. 236. — Audain (de Haïti), *Bull. de la Soc. de chir.*, 3 juin 1896.

(1) Témoin, in *Dict. des sc. méd.*, Paris, 1882, 2ᵉ série, t. XVII, p. 172, art. Oreilles par Ladreit de Lacharrière.

CHAPITRE IV

MALADIES DE L'OREILLE EXTERNE

I. BOUCHONS DE CÉRUMEN. — Les parois du conduit auditif sont recouvertes à l'état normal d'une mince couche de cérumen : des soins de propreté suffisent à l'en débarrasser. Mais lorsque ces soins ne sont pas pris et qu'il y a hypersécrétion sous des influences diverses, le cérumen s'accumule progressivement et finit par former avec les débris épidermiques du conduit un véritable corps étranger qui l'obstrue.

Étiologie. — Le bouchon de cérumen se rencontre le plus souvent chez les adultes ; il complique parfois d'autres affections de l'oreille, et survient particulièrement à la suite d'inflammations diverses. On l'observe aussi bien chez les gens attentifs aux soins de propreté que chez les pauvres qui vivent dans la poussière et la saleté.

L'accumulation du cérumen est due soit à une augmentation de la sécrétion, soit à une disposition du conduit empêchant son élimination.

Certains sujets eczémateux, herpétiques, ayant des sécrétions exagérées, ont également une hypersécrétion de cérumen. Dans certains cas, la cause d'hypersécrétion est locale, le conduit auditif est hypérémié, eczémateux, et cette lésion produit l'accumulation. On a remarqué également que les diverses altérations chroniques de l'oreille étaient souvent accompagnées de ces dépôts, sans doute parce que les malades, sachant leur oreille perdue, ne s'inquiètent plus de son hygiène.

Le cérumen, substance onctueuse, grasse, peut se dessécher, devenir dur et adhérer aux parois du conduit auditif; il s'accumule ainsi peu à peu. On ignore quelle influence modifie ainsi la nature de la sécrétion cérumineuse. Une disposition spéciale du conduit peut mettre obstacle à l'évacuation du cérumen, et il n'est pas rare que cette cause vienne s'ajouter à l'augmentation ou à l'altération de la sécrétion. Certains conduits très étroits ou d'une courbure trop prononcée, ou encore rétrécis à la suite d'altérations pathologiques, empêchent l'issue du cérumen, en même temps qu'ils sont difficiles à nettoyer.

Anatomie pathologique. — Les bouchons de cérumen peuvent contenir, en proportions variées, les divers éléments qui entrent dans leur composition. Ils sont formés du produit de glandes cérumineuses uni au liquide fourni par les glandes sébacées, à des débris épidermiques, à des poils. Suivant la prédominance de tel ou tel de ces éléments, le bouchon est très mou, si ce sont les substances grasses qui dominent; si ce sont les parties solides, il offre une très grande dureté. Dans le premier cas, sa surface apparaît terne, jaunâtre, inégale; elle est au contraire brillante, lisse, de couleur noirâtre, lorsque le bouchon est d'une consistance dure. On trouve souvent, mélangés à la masse, de petits corps étrangers venus de l'extérieur.

33.

Les bouchons de cérumen ne séjournent pas dans le conduit sans y produire des lésions anatomiques pouvant même se propager au tympan et à la caisse. Après leur ablation, on voit souvent le conduit auditif rouge, parfois excorié ; le tympan est vasculaire, épaissi. Il peut y avoir perforation du tympan et infection de la caisse. Dans d'autres cas, le bouchon est cause d'un processus atrophique ; le conduit auditif se dilate, Toynbee a rapporté des cas de dilatation considérable du conduit par résorption de ses parois ; sur une de ses pièces, une masse de cérumen était couchée au milieu des cellules mastoïdiennes, après avoir passé à travers une perforation de la paroi postérieure du conduit.

Symptômes. — La surdité est le symptôme principal pour lequel les malades viennent demander avis. Cette surdité a des caractères souvent très spéciaux, qui peuvent mettre d'emblée sur la voie du diagnostic. Le début est brusque et subit ; le malade, devenu sourd tout d'un coup, croit avoir une lésion grave de l'oreille. Cette marche rapide, presque instantanée, doit au contraire rassurer. La surdité est survenue dans des circonstances variables, tantôt à la suite d'un nettoyage de l'oreille ou après un bain, tantôt c'est au cours d'un mouvement, d'un saut par exemple. Ce brusque début, étrange en apparence, puisque le bouchon se forme peu à peu, s'explique aisément. L'ouïe a persisté tant que l'obstruction du conduit n'est pas complète et il suffit d'un très petit pertuis pour le passage des ondes sonores. Mais, à un moment donné, sous l'influence du gonflement du cérumen par l'eau ou de son déplacement pendant une secousse, l'obstruction du conduit s'est achevée, et par suite a disparu la lumière qui permettait encore la transmission aérienne des sons. A l'aide du diapason, on pourra s'assurer de l'intégrité de la perception osseuse et de l'oreille interne. Mais il n'en est pas toujours ainsi ; l'ouïe peut s'affaiblir progressivement, sa diminution indiquant les progrès lents de l'accumulation cérumineuse.

La surdité est constante ; le malade peut encore se plaindre de bourdonnements qui ont un timbre grave, et ressemblent au bruit des coquillages. Quelquefois il éprouve du vertige ; c'est que le cérumen a été refoulé contre le tympan ; rarement il ressent une douleur véritable. Des vomissements, des lypothymies peuvent survenir, donner le change et faire croire à une affection cérébrale.

Diagnostic. — Il est facile, en général, par l'examen de l'oreille à l'aide du spéculum qui montre une masse noirâtre ou jaunâtre; un stylet mousse renseignera sur la consistance, l'adhérence du bouchon

Quelquefois le conduit est fermé par une lamelle épidermique grisâtre ; le stylet la déplace facilement et montre que le conduit est libre derrière elle.

On ne devra pas oublier que les bouchons volumineux et durs peuvent comprimer le tympan et provoquer un ensemble symptomatique pouvant faire croire à une affection cérébrale : il suffit d'examiner l'oreille pour éviter semblable erreur.

Pronostic. — La guérison est la règle, cependant il ne faut pas se hâter de porter un pronostic favorable et promettre au malade la guérison complète. Avant de s'engager, il faudra s'assurer s'il n'existe aucune maladie soit antérieure, soit concomitante, ainsi qu'il arrive dans presque le tiers des cas (von

Tröltsch)..De plus le bouchon, par sa présence prolongée, a pu déterminer des lésions plus ou moins
graves du conduit auditif osseux, du tympan, et
même de la caisse.

En général, pour éviter des déconvenues, on se
montrera réservé dans le pronostic, réserve motivée
par l'examen des statistiques : Toynbee, sur 165 cas,
n'a obtenu la guérison radicale que soixante fois.

Traitement. — Pour enlever les bouchons de cérumen, l'injection d'eau bouillie chaude est la vraie
méthode : on doit proscrire l'usage des instruments.
Quelques seringues auront raison d'un bouchon mou
et peu adhérent. Il faut employer une canule à bout
olivaire et diriger le jet de liquide entre la paroi du
conduit et le bouchon pour que ce dernier, pris *à tergo*,
soit expulsé au dehors.

S'il résiste, il ne faut pas seringuer plus fort ; on
s'exposerait à blesser le conduit, à refouler le bouchon
contre le tympan et à déterminer ainsi des symptômes
pénibles. Il faut le ramollir. On prescrit la solution
suivante :

Carbonate de soude............	1 gramme.
Glycérine....................	20 grammes.
Eau.........................	20 —

Le malade fera mettre, trois fois par jour, quelques
gouttes de ce mélange dans son oreille, et au bout
de quarante-huit heures le bouchon sera assez
ramolli pour céder facilement aux injections. On les
ramollit aussi très bien en mettant pendant deux ou
trois soirs de suite quelques gouttes de glycérine
neutre dans le conduit auditif.

Après s'être assuré par l'examen au spéculum de

l'issue de toute la masse et de l'état du tympan, on mettra dans l'oreille un petit tampon de ouate hydrophile pour garantir l'oreille contre l'action du froid et contre l'impression des bruits extérieurs, qui est parfois des plus pénibles. Cette hyperesthésie auditive dure rarement plus de vingt-quatre heures.

Il sera encore recommandé aux malades de faire usage d'injections chaudes de temps à autre, pour prévenir la reproduction du bouchon.

II. CORPS ÉTRANGERS DU CONDUIT AUDITIF EXTERNE. — Étiologie. — On trouve les objets les plus divers dans le conduit auditif.

On peut les diviser en deux grandes classes, selon qu'il s'agit de *corps vivants* ou *inanimés*.

Quelquefois des insectes, tels que perce-oreilles, puces, punaises, mouches, s'introduisent dans l'oreille pendant le sommeil et y restent englués par le cérumen. Chez les malades atteints de suppuration chronique de l'oreille et peu soigneux, des larves de mouche se développent parfois, après avoir été déposées à l'état d'œufs, à l'entrée du conduit.

Les corps étrangers inanimés doivent être divisés en plusieurs classes, car de leurs caractères dépendent souvent les accidents qu'ils produisent, et les moyens d'extraction qu'ils réclament. Les uns sont des corps durs : petits cailloux, noyaux de cerise, perles de verre; les autres des corps mous : tampons de ouate, graines. Certains d'entre eux, les graines notamment, peuvent se gonfler et augmenter de volume par imbibition. La surface de ces corps étrangers est tantôt lisse, tantôt irrégulière, hérissée même de pointes, d'aspérités, capables de s'implanter dans les parois du conduit, de déchirer le tympan.

On les trouve le plus souvent chez les enfants, qui, en jouant, s'introduisent dans le conduit auditif les divers objets qu'ils ont sous la main.

Le corps étranger pénètre plus ou moins profondément. Tantôt il reste à l'entrée ; tantôt, surtout s'il est petit, il va jusqu'au tympan et se place dans le sinus que forme la paroi inférieure du conduit, en avant du tympan (sinus hypo-tympanique), de sorte qu'il est difficile à voir lors de l'examen au spéculum. Le tympan lui-même peut être perforé, et le corps étranger, à travers la déchirure ou l'ulcération de la membrane, passe du conduit dans la caisse.

Symptômes. — Le conduit auditif est parfois singulièrement tolérant pour les corps étrangers : tel malade perd lui-même le souvenir de l'introduction, et, s'il devient sourd, croit avoir une affection spontanée de l'oreille. Les cas de corps étrangers latents sans réaction inflammatoire, sans troubles auditifs, sont assez fréquents : Politzer retira d'un conduit auditif un bout de crayon d'ardoise, qui gisait là depuis vingt-deux ans, sans avoir causé le moindre malaise ; Rein, une molaire cariée habitant le conduit depuis quarante ans.

1° ACCIDENTS PRIMITIFS. — Les malades éprouvent d'habitude une sensation de gêne ; l'oreille semble bouchée. La surdité, les bourdonnements, les bruits dont ils se plaignent ont une intensité variable, qui augmente avec le volume du corps étranger et sa situation profonde. Lorsque le tympan est comprimé, des sensations plus ou moins pénibles, des douleurs même peuvent exister soit dans le conduit, soit au fond de l'oreille.

Les symptômes les plus pénibles sont produits par

les corps étrangers vivants ; par leurs mouvements ils font vibrer le tympan et déterminent ainsi des sensations auditives violentes.

2° PHÉNOMÈNES RÉFLEXES. — Les corps étrangers s'accompagnent parfois de troubles nerveux d'origine réflexe, bien faits pour causer des erreurs de diagnostic.

On a considéré comme atteints d'une affection cérébrale et traités comme tels des malades qui, ignorant la présence d'un corps étranger, se plaignaient de surdité avec bourdonnements, vertiges, céphalalgie. D'autres étaient tourmentés d'une toux violente, rebelle à tous les traitements et qui cessa par l'extraction d'un corps étranger de l'oreille.

Itard rapporte l'observation d'un malade atteint d'une salivation abondante s'élevant à deux pintes et demie en vingt-quatre heures et qui disparut après l'extraction d'un fragment de laine.

Citons encore les vomissements incoercibles, des convulsions, des paralysies même étendues, suivies parfois d'atrophie musculaire, de l'épilepsie.

Ces phénomènes nerveux réflexes sont dus à l'irritation des nerfs du conduit auditif et de la caisse : pneumogastrique, rameau de Jacobson, grand sympathique et facial.

3° ACCIDENTS CONSÉCUTIFS. COMPLICATIONS INFLAMMATOIRES. — Les accidents inflammatoires peuvent être causés par les corps étrangers eux-mêmes, ou par l'emploi intempestif des instruments.

L'otite aiguë, qui en est la conséquence, se caractérise par les douleurs vives, le gonflement et la rougeur du conduit, un écoulement purulent et sanguinolent. Cette otite traumatique est plus ou moins

intense, elle peut se propager au tympan et à la
caisse. Le tympan finit par s'enflammer, s'ulcérer et
se perforer; la caisse suppure à son tour, et parfois
surviennent des complications cérébrales (méningite,
abcès) qui emportent le malade.

Diagnostic. — La présence d'un corps étranger ne
peut être reconnue que par l'examen de l'oreille.
Malgré les commémoratifs les plus exacts, les symptômes les plus concluants, on ne doit jamais négliger
l'examen de l'oreille au spéculum. On évitera ainsi
les grossières erreurs relatées dans les classiques.
Souvent, en effet, le médecin, confiant dans le dire du
malade, s'efforce d'extraire un corps étranger imaginaire ou sorti depuis longtemps. D'autre part, cet
examen a plus d'une fois montré la véritable cause de
troubles nerveux, difficiles à expliquer, alors qu'aucun
commémoratif ne permettait de soupçonner un corps
étranger. Les renseignements fournis par la vue seront
contrôlés par une exploration extrêmement prudente
avec un stylet introduit doucement dans le spéculum et dont l'œil suivra chacun des mouvements.

Le diagnostic devient difficile quand le corps
étranger est entouré de masses cérumineuses, de
bourgeons charnus qui le cachent, ou quand il a pénétré dans la caisse. Le stylet prudemment manœuvré
donne alors les plus utiles renseignements.

Traitement. — Le plus grand danger des corps
étrangers réside dans les tentatives d'extraction faites
avec des instruments par une main non exercée, surtout si celle-ci manœuvre sans s'éclairer et tente
d'enlever le corps étranger avec des pinces introduites
à l'aventure. En procédant ainsi, on blesse le conduit,
le corps étranger est repoussé vers la profondeur,

crève la membrane et tombe dans la caisse. La blessure des organes de voisinage, l'infection qui s'y joint,
peuvent amener la mort (Hartmann).

On ne peut donc apporter trop de prudence dans
les tentatives d'extraction des corps étrangers. On
devra s'assurer, par un examen au spéculum, de la
présence, du siège exact du corps étranger, et ne

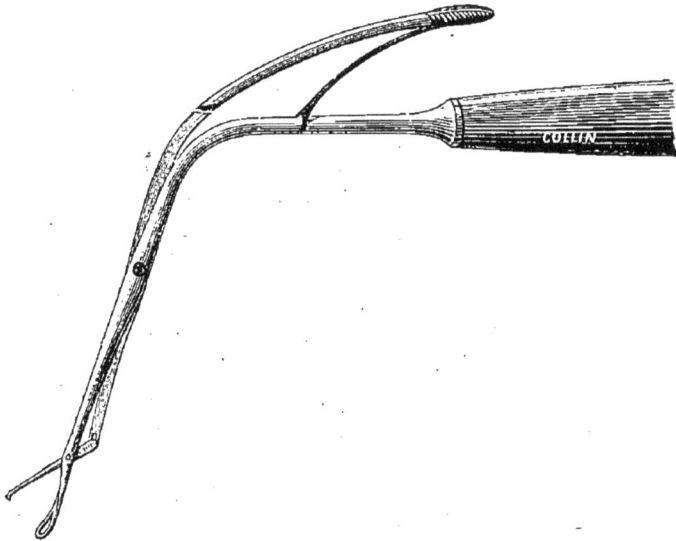

Fig. 118. — Pince de Duplay pour extraction des corps
étrangers.

tenter aucune manœuvre avec un instrument, avant
d'avoir recouru au moyen qui réussit dans l'immense
majorité des cas et qui a l'avantage d'être inoffensif
s'il reste impuissant. Ce moyen consiste en injections
d'eau stérilisée chaude pressée avec force à l'aide
d'une grosse seringue. La seringue à hydrocèle est
excellente pour faire ces injections, pourvu qu'elle
soit munie d'une canule olivaire.

L'injection sera faite sans le spéculum. L'index gauche, mis en travers près du bec de la canule, fait garde et l'empêche de pénétrer trop profondément. L'eau, lancée le long de l'une des parois du conduit

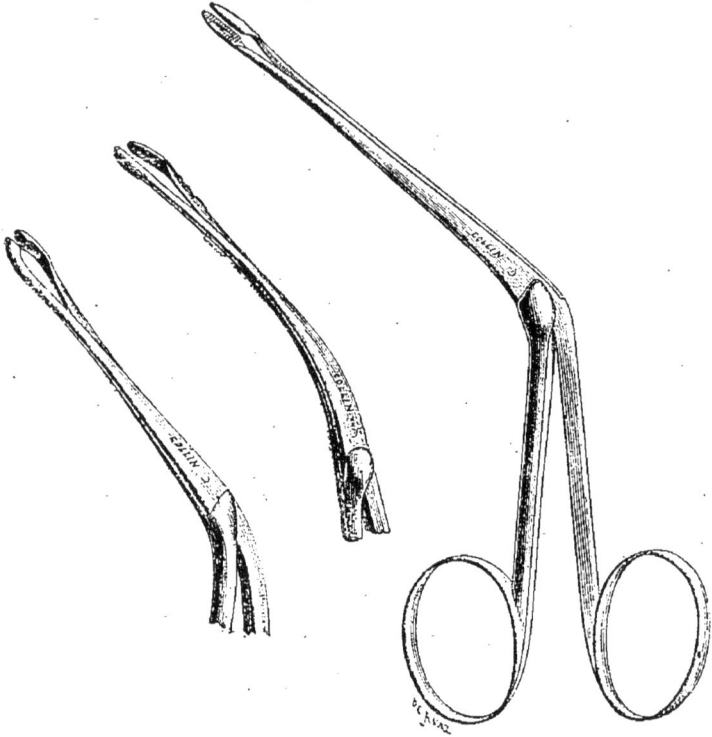

Fig. 119. — Pince coudée avec articulation de Collin.

auditif, pénètre derrière le corps étranger, et, s'accumulant dans le fond du conduit, l'en chasse.

Il est rare que le résultat désiré ne soit pas obtenu par une série d'injections faites avec soin et persistance. Si, malgré tout, le corps étranger n'est pas délogé, la conduite du chirurgien devra varier selon les circonstances.

Si le corps étranger, par son siège peu profond, par sa forme, sa consistance, se prête à une extraction facile, on pourra le saisir avec un instrument approprié. Parfois un crochet, une simple épingle dont la pointe est recourbée, permet de harponner un corps mou et de l'extraire facilement, mais toujours sous le contrôle de la vue.

L'intervention s'impose quand les accidents d'otite ou les phénomènes nerveux compliquent la présence du corps étranger. Dans ces cas, la chloroformisation facilite beaucoup les manœuvres, surtout s'il s'agit d'un enfant.

Pour ces cas spéciaux, on peut avoir recours à une opération jadis conseillée par Paul d'Égine, et qui consiste à pratiquer une incision semi-circulaire derrière le pavillon de l'oreille, pour pénétrer dans le conduit auditif derrière le corps étranger. Tröltsch incise non en arrière, mais en haut; en ce point, il est très facile de détacher le conduit auditif de la portion écailleuse du temporal.

Si le corps étranger est dans la caisse, on peut être obligé de pratiquer l'opération de Stacke pour l'extraire et faire cesser les symptômes qu'il provoque.

III. **OTITES EXTERNES.** — L'otite externe est l'inflammation du revêtement cutané qui tapisse le conduit auditif externe. La peau de ce conduit est riche en glandes sudoripares et en glandes sébacées. Chacun de ces éléments peut donner naissance à un petit abcès, à un furoncle, inflammation isolée du reste, qui restera localisée à l'appareil sudoripare ou sébacé dans lequel elle est développée. C'est l'otite externe circonscrite, l'abcès folliculaire du conduit.

Sous certaines influences, que nous passerons en

revue, la peau elle-même et ses deux couches constituantes, épiderme et derme, s'enflamment. Les germes
d'infection pénètrent les couches profondes de la
peau et arrivent au périoste.

Toute la paroi est prise sur la longueur du canal
auditif. L'otite externe est diffuse.

Otite externe, localisée, otite diffuse, tels sont les
deux chapitres dans lesquels rentreront tous les processus inflammatoires dont le conduit auditif peut
être le siège.

1° OTITE EXTERNE CIRCONSCRITE (*furoncles*). —
Wilde est le premier qui ait signalé cette affection
sous le nom d'*abcès du conduit auditif*. La description
a été reprise par Tröltsch et par Hagen.

Étiologie. — L'agent le plus fréquent des suppurations folliculaires du conduit est le staphylocoque
sous ses trois variétés, *citreus, aureus, albus*; beaucoup plus rarement c'est le streptocoque. C'est donc
de la staphylococcie du conduit auditif. Ces éléments
microbiens pénètrent dans les follicules de la peau
et, sous une influence souvent mal déterminée, deviennent virulents. Quelquefois c'est le traumatisme,
l'introduction d'un corps étranger soit involontairement, soit volontairement, pour satisfaire une démangeaison, qui vient excorier, déchirer la peau et
fournir une porte d'entrée à l'infection.

La prédisposition aux abcès folliculaires peut être
créée par un état général diathésique : diabète, albuminurie, état de cachexie créé par une pyrexie quelconque. Chez les gens atteints d'eczéma du conduit auditif,
la peau présente une minceur extrême, ses éléments
desquament sans cesse : c'est une nouvelle cause
d'infection pour les éléments glandulaires.

Jusqu'ici c'est à une affection ascendante, marchant de dehors en dedans, que nous avons affaire. Le furoncle du conduit auditif externe peut succéder à une infection descendante partant de la caisse dont les parois sécrètent du pus.

Symptômes. — Les symptômes subjectifs sont variables suivant l'étendue et le siège du furoncle. Ils peuvent être une sensation de prurit, puis de chaleur, de tension, une sensibilité douloureuse au contact qui incommodent le patient pendant deux ou trois jours.

Ou bien la douleur est plus vive, plus aiguë ; il y a des élancements qui s'irradient le long de la mâchoire. Les mouvements de mastication, de déglutition, de la parole provoquent des exacerbations de la douleur parfois si intenses que le malade refuse toute nourriture solide.

Cette réaction douloureuse atteint son maximum lorsque le furoncle siège dans la moitié interne du conduit : il y a là adhérence solide entre le périoste et le fibro-cartilage qui double le derme. La congestion, l'œdème périfolliculaire étranglent les éléments nerveux si nombreux en cette région. Il peut y avoir de l'insomnie, de l'agitation. Chez certains sujets, le furoncle du conduit auditif peut s'accompagner le soir d'une réaction fébrile qui en impose pour une inflammation de la caisse ; enfin, sous l'influence de la tuméfaction de la peau, le conduit auditif se rétrécit plus ou moins et la fonction auditive tend à disparaître si la lumière est obstruée totalement.

En même temps tout choc, tout heurt portant sur le pavillon provoquent un retentissement douloureux dans le conduit : le malade protège de la main son pavillon et se couche sur le côté sain.

- Il y a tuméfaction des parois du conduit auditif, d'autant plus grande que l'abcès est plus proche de l'orifice externe ; le gonflement, l'œdème peuvent aller jusqu'à l'oblitération complète. L'introduction du spéculum est très douloureuse ; si on peut apercevoir le furoncle, on distingue une petite saillie à son sommet.

Marche. — Terminaison. — Le furoncle peut se terminer par résolution : au bout de deux ou trois jours, les signes s'amendent et tout rentre en ordre. Le plus souvent, après une période aiguë qui dure trois ou quatre jours, les symptômes douloureux s'apaisent ; en même temps on voit un point jaunâtre apparaître sur la saillie furonculaire, la peau s'amincit et l'ouverture se fait spontanément. Une petite quantité de pus s'écoule, mais le plus souvent ce n'est que sous l'influence de lavages répétés ou d'une pression que le bourbillon s'échappe. Souvent les phénomènes de tension, de prurit douloureux persistent. C'est qu'un appareil glandulaire voisin s'est infecté. Il y a un nouveau furoncle. Des infections de voisinage peuvent se produire (érysipèles, adénites, parotidites).

Diagnostic. — Il ne présente pas de difficultés : les symptômes subjectifs attirent assez nettement l'attention du côté de l'oreille pour que l'on examine le conduit auditif. Avec ou sans spéculum, on constate en un point une tuméfaction couronnée elle-même par une petite saillie acuminée, qui est le furoncle.

D'après Duplay, on pourrait arriver à faire le diagnostic différentiel entre le furoncle et l'hydrosadénite, du moins à la période de suppuration : le furoncle provoque une réaction inflammatoire plus vive, la marche est plus rapide. L'abcès sudoripare présente des limites précises, une saillie arrondie, non acuminée, la pression avec le stylet est peu douloureuse.

L'abcès furonculeux pourrait être confondu avec une variété d'abcès du conduit auditif, dont le siège est à la partie supérieure du conduit près du tympan ; la caisse envoie au-dessus de cette membrane, en plein massif osseux, un diverticule, qui surplombe le conduit. Une collection occupant ce diverticule peut carier la mince lame osseuse qui le sépare de la peau et venir former un abcès, que l'on prendra pour une otite externe primitive, si on méconnaît l'otite moyenne préexistante. C'est, en somme, un abcès par congestion.

Pronostic. — L'affection est douloureuse, mais guérit toujours. Les récidives sont à craindre, — et il faut en prévenir le malade ; — elles sont expliquées par la nature infectieuse du mal. Il est difficile souvent d'arriver à désinfecter complètement le conduit.

Traitement. — Wilde et Tröltsch conseillent, au début, d'essayer la thérapeutique abortive, à l'aide de cautérisations énergiques, soit avec le nitrate d'argent, soit avec une solution forte de sulfate de zinc (2 à 3 p. 100).

Il est préférable, à cette période, de s'adresser aux antiseptiques, aux instillations d'eau stérilisée chaude ou de liquides émollients et narcotiques, à des applications de compresses chaudes, renouvelées sans cesse.

En cas de réaction intense, recourir à l'application de sangsues, en avant du tragus.

Mais, règle générale, inciser le furoncle, dès qu'on

le pourra : si le pus n'est pas formé, l'incision préviendra la tension douloureuse des tissus; si le pus est collecté, la sortie du bourbillon sera facilitée. La peau du segment cartilagineux est dure, épaisse, le siège de l'abcès est profond ; l'incision, faite avec un bistouri droit et pointu, doit, elle aussi, être profonde.

Il faut faire suivre cette incision de fréquents lavages à l'eau phéniquée faible. Il sera bon de conseiller au malade de faire examiner de temps en temps son oreille, afin de prévenir la formation de bouchons de cérumen, causes d'obstruction du conduit, et par suite de nouveaux furoncles.

2° OTITE EXTERNE DIFFUSE. — Trop nombreuses sont les divisions admises par les auteurs dans la description de cette otite externe : les termes ont été multipliés sans raison et la question n'a fait qu'y perdre en clarté. Certains ont décrit des otites traumatiques, rhumatismales, dartreuses, exanthématiques, blennorragiques, parasitaires, variétés basées sur l'étiologie ; — catarrhales, purulentes, suivant la nature de l'écoulement ; — cutanées, périostiques, d'après le point de départ de la lésion. Cette dernière classification, d'ailleurs, repose sur une erreur. Il est bien établi aujourd'hui que le processus débute toujours par la couche cutanée pour envahir secondairement le périoste. Peau et périoste forment, dans la moitié interne du conduit, une seule et même membrane, et le périoste se détache plutôt de l'os sous-jacent que de la peau quand on veut disséquer celle-ci. Toute inflammation portant sur la couche cutanée retentira bien vite sur le périoste, et l'otite sera cutanéo-périostique. Quant aux dénominations d'otites catarrhale, purulente, elles ne visent que les degrés de l'affection.

Étiologie. — C'est une affection de tous les âges, fréquente chez l'enfant, même chez le nouveau-né. Chez l'enfant, nous trouvons l'influence prédisposante de la dentition; parfois chaque éruption de dent provoque une poussée d'otite externe.

Nous retrouvons l'influence des traumatismes : introduction de corps étrangers, tentatives maladroites et brutales pour les extraire, instillation de liquides irritants soit par leur température, soit par leur causticité ; les concrétions cérumineuses, laissées à demeure, peuvent enflammer les parois du conduit.

Toute fièvre éruptive peut envahir le conduit : variole, scarlatine, rougeole, érysipèle; l'épiderme desquame : plus de barrière défensive vis-à-vis des éléments microbiens qui vivent à la surface de la peau.

Même rôle prédisposant joué par l'eczéma du conduit auditif : les fièvres graves comptent l'otite externe parmi leurs complications. Bordier en a signalé un cas dans le cours du choléra.

On a même décrit une otite externe blennorragique, développée à la suite du transport du pus sur la peau du conduit. Des exemples en ont été rapportés par Hunter et Vigouroux, puis par Itard et Triquet, mais ces observations prêtent à discussion et, pour Duplay, l'otite blennorragique est loin d'être démontrée.

Une dernière variété étiologique intéressante, c'est l'otite parasitaire (la mycomyringite, le myringomycosis), décrite par Mayer, Pachini, Schwartze, Weber. L'élément parasitaire appartient au genre *Aspergillus*, dont les différentes variétés auraient été rencontrées (*penicillatus, glaucus, flavescens*). Tröltsch insiste sur cette variété d'otite (1), et en relate un cas personnel. On discute pour savoir quel est l'élément primordial en jeu ; est-ce le parasite qui, installé le premier, provoque toute la série des lésions de l'otite diffuse ? ou bien préexiste-t-il des troubles de nutrition de la peau, desquamation intense, troubles de sécrétion, obstruction du conduit, qui serviraient de point d'appel au parasite ? Siebenmann déclare que l'*Aspergillus* ne devient pathogène que sur une peau déjà malade, altérée dans sa nutrition, à surface ulcérée, et le meilleur terrain de culture serait le sérum.

Le parasite repose sur la couche de Malpighi, où il forme des taches noirâtres, plus ou moins étendues, comparées comme aspect à du papier de journal mouillé : le tympan est souvent envahi.

Symptômes. — Les symptômes du début sont constitués par une sensation de démangeaison dans l'oreille, de sécheresse, de chaleur ; le malade souffre d'une envie impérieuse de se gratter, et, bien souvent, la satisfaction de ce besoin est douloureuse.

Cette sensation augmente d'intensité ; elle devient douleur véritable, analogue à une brûlure, qui se manifeste sous forme d'élancements, gagne en profondeur, devient pongitive, térébrante et s'irradie dans la moitié correspondante de la tête, le long de la mâchoire ; il y a des bourdonnements d'oreille ; le patient perd le sommeil, il a de l'agitation, de la fièvre.

Ces symptômes douloureux augmentent d'acuité

---

(1) Tröltsch, Traité des maladies de l'oreille.

au moindre choc subi par le pavillon. Tout mouvement du maxillaire inférieur, la déglutition, le bâillement, la toux, l'éternuement provoquent une exacerbation et ces phénomènes douloureux seront d'autant plus vifs que l'inflammation aura envahi le cartilage du conduit.

Le pavillon de l'oreille et les lèvres du méat peuvent conserver leur aspect normal, mais le plus souvent il y a tuméfaction.

La sensibilité est très vive à tout contact: aussi l'examen de l'oreille, la traction du pavillon arrachent des cris au malade. Le tympan participe souvent à l'inflammation, et cet envahissement se traduit par une abolition plus ou moins complète de l'ouïe.

Si l'on parvient à examiner le fond de l'oreille, on constate une forte injection, une hypérémie manifeste du tympan et du revêtement cutané de la portion profonde du conduit; la minceur de l'épiderme permet à ce niveau de constater la vascularisation du derme; dans les autres segments du conduit, il y a tuméfaction, infiltration de la peau.

Telle est la période de réaction inflammatoire, qui dure deux à trois jours et à laquelle succède la période d'écoulement; en même temps qu'une détente dans les symptômes douloureux, un écoulement se produit, d'abord séreux, puis muqueux, quelquefois purulent.

Le tympan, les parties profondes du revêtement cutané sont le siège d'une desquamation abondante. Le conduit auditif se remplit de lamelles blanchâtres, humides, et Tröltsch raconte que, parfois, il lui est arrivé de retirer du conduit des lames blanchâtres, humides, de la forme et de la grandeur de la membrane du tympan, pourvues d'un prolongement tubuliforme, détaché du fond du conduit. En général, plus la réaction douloureuse a été vive, plus les lames de desquamation sont épaisses.

L'écoulement établi persiste un certain temps, pour disparaître parfois complètement ; plus souvent, il tend à la chronicité, surtout si on néglige de le traiter ; il peut durer même toute la vie avec des alternatives d'aggravation et de rémission.

Complications. — L'otite externe n'avait envahi, jusqu'alors, que la couche cutanée, mais l'inflammation peut gagner en profondeur. Le périoste, les couches superficielles de l'os sont attaqués. L'otite est cutanéo-périostique, alors la réaction douloureuse présente une acuité particulière.

Toutefois, d'après Duplay, l'otite externe périostique est rare, au moins comme affection isolée. Presque toujours il y a catarrhe purulent de la caisse, perforation ou destruction de la membrane tympanique.

Le tympan, au cours de violentes inflammations de l'oreille externe, peut se perforer : il y a myringite, et myringite destructive. Ou bien le tympan se sclérose en partie, il s'épaissit ; un certain degré de surdité en est la conséquence.

Pronostic. — L'otite externe aiguë, dans sa forme légère, comporte un pronostic bénin. Mais dès qu'elle se montre violente, il faut toujours penser aux complications du côté du tympan ou de l'oreille moyenne, à la perte plus ou moins totale de la fonction auditive. Enfin il ne faudra pas oublier qu'elle passe souvent à l'état d'otite chronique.

Diagnostic. — En présence des phénomènes douloureux dont le conduit auditif est le siège, il est souvent difficile de se prononcer entre : furoncle simple et otite externe diffuse. Le rétrécissement du conduit, la sensibilité douloureuse rendent l'examen presque impossible.

Cependant, dans un cas, la localisation de la tuméfaction et de la douleur, la possibilité d'apercevoir la saillie furonculeuse, de la toucher avec le stylet, sont autant d'éléments qui imposeront le diagnostic : abcès folliculaire du conduit.

Dans l'autre, la tuméfaction généralisée, la participation de tout le conduit, de la membrane tympanique même plaident pour l'otite diffuse. Avec celle-ci, la suppuration est plus rapide, la lésion superficielle. Le furoncle est profond, en plein derme, et le pus apparaît plus tard.

Il serait avantageux de pouvoir diagnostiquer les complications qui peuvent apparaître, en pleine période aiguë, du côté du tympan. On pourrait, en connaissance de cause, réserver son pronostic, mais il est impossible de voir l'état du tympan, et ce n'est qu'en tenant compte de l'intensité des phénomènes locaux et généraux que l'on peut présumer des désordres graves survenus dans le fond du conduit.

Traitement. — L'application de quelques sangsues au-devant du tragus exerce une influence sédative sur la douleur.

Beaucoup d'auteurs préconisent l'instillation de quelques gouttes d'huile additionnée d'un antiseptique. Il est préférable de recourir aux bains d'oreille : on fait incliner la tête du malade du côté sain et on lui verse dans l'oreille malade de l'eau boriquée chaude ou de la liqueur de Van Swieten coupée d'eau

34.

bouillie par moitié. On laisse en contact pendant une dizaine de minutes.

On renouvelle les bains d'oreille toutes les heures. Dans l'intervalle, on appliquera les compresses d'eau bouillie chaude, maintenues toujours humides.

Duplay préconise, dans les formes très douloureuses, l'instillation de quelques gouttes d'une solution de cocaïne à 1 p. 25.

La période aiguë terminée, l'écoulement se produit. Il faut assurer l'antisepsie relative du conduit par des injections. Il faut agir avec douceur et bien recommander de redresser la courbure du conduit, en portant le pavillon en haut et en arrière.

Si le conduit reste encombré de lames de desquamation, on fera bien de les enlever avec des pinces.

Enfin, si le microscope révèle l'existence de parasites de mucédinées, on doit recourir aux instillations d'alcool pur ou additionné de 2 à 4 p. 100 d'acide salicylique.

3º OTITE EXTERNE CHRONIQUE. — **Étiologie.** — Elle peut être le résultat d'une otite externe aiguë, mal soignée, ou peut évoluer comme telle d'emblée, chez les sujets entachés d'une diathèse, chez les scrofuleux, les arthritiques, les eczémateux.

On a décrit une otite externe chronique consécutive au développement de plaques muqueuses à l'entrée du conduit.

Symptômes. — Quand l'otite externe chronique s'installe, précédée d'une phase aiguë, on assiste à la disparition de tous les signes de réaction inflammatoire. Il ne persiste qu'un état légèrement douloureux du conduit, avec un écoulement plus ou moins abondant.

Dans la forme chronique d'emblée, le début est insidieux. L'affection se crée lentement, sans tapage, sans que le malade puisse préciser à quel moment l'oreille a été prise.

Cette forme, selon Tröltsch, s'observe le plus souvent chez les enfants, et quand on la constate chez les adultes, bien souvent il s'agit du réveil d'une otite datant des premières années de l'existence. Bref, le seul symptôme traduisant ce trouble morbide, c'est une sensation de démangeaison, d'agacement, de tension dans l'oreille avec surdité plus ou moins accentuée.

Quelquefois même il n'existe aucun phénomène subjectif ; le seul signe de l'otite chronique, c'est l'écoulement. Cette otorrhée est très variable quant à sa nature et à son abondance.

Elle peut ne se manifester que par quelques gouttes de sérosité claire ou muco-purulente qui humectent le méat. C'est plutôt alors à une forme douloureuse que l'on a affaire. Les malades se plaignent de bourdonnements, de cuisson, de tension pénible. A l'examen au spéculum, gêné souvent par un rétrécissement du conduit, on aperçoit une surface cutanée, recouverte de lames épidermiques blanchâtres, humides, imbibées de sécrétions purulentes ; ces lames de desquamation, parfois peu adhérentes, se détachent, encombrent la lumière du conduit et forment corps étranger, ou bien elles adhèrent solidement à la paroi : leur extraction est douloureuse, le derme est ulcéré et saigne.

Le tympan est caché par les mêmes lamelles, nombreuses, épaisses. Si on parvient à les détacher, on voit une membrane rouge injectée, épaissie, laissant à peine voir le manche du marteau.

Dans une seconde forme (forme humide), l'otorrhée est presque continuelle, variable aussi dans ses caractères ; ou bien c'est un pus épais, bien lié, ou bien un liquide séreux, clair. — Quelquefois il exhale une odeur repoussante.

· L'examen montre la surface interne du conduit, cachée par un enduit purulent ; par places, on aperçoit des croûtes brunâtres, qui, après leur chute, laissent voir un derme ulcéré, fongueux. Le tympan est injecté, épaissi. Le conduit est parfois uniformément rouge et ressemble à la muqueuse conjonctivale atteinte de granulations.

Marche. — Durée. — L'otite externe chronique est désespérante par sa ténacité ; le malade passe par des alternatives d'aggravation et de rémission ; le froid, l'humidité provoquent une accentuation des symptômes.

Les malades négligent souvent les soins nécessaires à la guérison, conseillés même par quelques médecins qui partagent ce préjugé que la suppression d'un écoulement peut être nuisible pour la santé, ou que, s'il s'agit d'un enfant, la guérison se fera d'elle-même, par les progrès de l'âge.

L'affection devient alors presque incurable, et suit le malade jusqu'à la mort ; bien heureux s'il ne survient pas quelques complications pouvant mettre sa vie en danger.

Complications. — Au cours d'une poussée aiguë, le tympan peut s'ulcérer, se perforer même, l'infection gagne la caisse et l'otite moyenne est constituée avec toutes ses conséquences. La perforation du tympan peut se faire peu à peu ; le pus, séjournant dans le

fond du conduit, macère la membrane et détermine
sa fonte purulente. Sur les parois enflammées du
conduit, des bourgeons charnus se développent; ils
partent quelquefois de la surface cutanée du tympan.
Ces masses polypeuses augmentent de volume,
ferment le conduit et déterminent de la surdité, en
même temps qu'elles provoquent des hémorragies et
un écoulement plus abondant.

Nous savons que le périoste et la couche cutanée
sont intimement unis à la partie profonde du conduit;
aussi la participation du périoste et de l'os au processus inflammatoire n'a rien qui doive surprendre.
Cette ostéopériostite complique très souvent le
catarrhe purulent de la caisse; toutefois elle existe
parfois seule, et s'ajoute à l'otite externe. Dès que
le périoste est envahi, le symptôme douleur s'accuse
avec des caractères particuliers; d'abord sourdes au
début, profondes, les douleurs deviennent vives et
térébrantes, avec exacerbations nocturnes. Le conduit se tuméfie davantage, son calibre se rétrécit, la
paroi supéro-postérieure paraît s'abaisser. Cette
tuméfaction du conduit est œdémateuse; la peau est
rosée plutôt que rouge; le contact du stylet ne
réveille de douleurs que si l'on appuie fortement.

Ainsi installée, cette ostéopériostite peut s'arrêter
et guérir sans suppuration, ne laissant comme trace
qu'un épaississement de la paroi supérieure du
conduit, ou bien il se fait des poussées aiguës avec
formation de pus, la peau s'ulcère, des parcelles d'os
se nécrosent, des séquestres tendent à s'éliminer, et
le spéculum montre le conduit rempli de fongosités
baignant dans le pus. L'ostéopériostite peut ne
pas pousser aussi loin ses lésions destructives,

mais s'étaler, gagner en superficie. Le périoste de la mastoïde se prend, la région devient douloureuse, tuméfiée et rouge. Plus rarement, l'écaille du temporal se laisse envahir. Tous les degrés peuvent s'observer dans l'intensité de l'inflammation, depuis la tuméfaction douloureuse guérissant vite jusqu'à la formation d'abcès périostiques.

Si la périostite descend, elle envahit l'articulation temporo-maxillaire, qui devient le siège d'une arthrite purulente.

Enfin il est une complication, redoutable au premier chef et qui assombrit le pronostic de l'ostéopériostite du conduit : c'est la propagation possible aux méninges et au cerveau. La paroi supérieure du conduit auditif osseux répond à la fosse cérébrale moyenne. Chez l'enfant, cette lame est très mince et, de plus, creusée, comme chez l'adulte, de canaux qui permettent aux vaisseaux veineux et lymphatiques de transporter dans le crâne les germes infectieux venus du conduit.

Sans lésion aucune du tympan et de la caisse, il peut donc se développer une complication encéphalique ou méningée, à la suite d'une simple otite externe chronique. Tröltsch dit même que cette complication est plus fréquente qu'on ne le pense. A l'autopsie, on trouve les lésions habituelles : abcès du cerveau, méningite purulente, thrombose du sinus latéral, du sinus transversal.

Pronostic. — On peut dire qu'une affection qui comporte de tels dénouements est d'un pronostic sombre. Cependant un traitement bien dirigé et persévérant peut prévenir ces accidents.

De plus, à côté de complications graves, mortelles, l'otite externe peut amener des rétrécissements du conduit, des lésions de l'oreille moyenne qui provoquent la surdité.

Diagnostic. — Le tableau clinique est assez net pour permettre un diagnostic facile : otorrhée plus ou moins abondante, symptômes douloureux vagues, augmentant de temps en temps, longue durée de l'affection, constatation des lésions au spéculum.

L'ostéopériostite, point de départ des complications graves, a des caractères propres qui permettent de la reconnaître.

Traitement. — Le traitement général est des plus importants, car l'otite est souvent sous l'influence d'une diathèse. L'huile de foie de morue, les préparations iodées seront prescrites aux lymphatiques, aux enfants surtout. Les eczémateux se trouveront bien de l'usage des préparations arsenicales. Un traitement spécifique sera donné aux syphilitiques.

Le traitement local peut se résumer en un mot : antisepsie persévérante du conduit sous forme de lavages, d'instillations.

En première ligne, on devra recourir aux grands lavages de l'oreille, faits plusieurs fois par jour, avec une solution chaude antiseptique. Ces lavages de l'oreille seront faits sans violence, de crainte de blesser le tympan souvent ramolli, et de propager ainsi l'infection à la caisse.

Après avoir ainsi nettoyé le conduit au moyen de quatre ou cinq lavages par jour, on cherchera à modifier l'état des parois par des instillations de liquides légèrement caustiques.

Les insufflations de poudres sont un moyen peu recommandable; elles forment, avec le pus qui séjourne dans le conduit, des magmas plus ou moins denses, difficiles à enlever, et vont à l'encontre du but que l'on se propose.

Si, malgré ce traitement rationnel, des complications périostiques ou osseuses surviennent, il ne faudra pas trop s'attarder aux moyens révulsifs, souvent recommandés, mais plutôt chercher, par une intervention chirurgicale, à limiter le processus, à donner au pus une issue à l'extérieur après avoir nettoyé et cureté le foyer osseux.

IV. EXOSTOSES DU CONDUIT AUDITIF. — Ces tumeurs osseuses du conduit auditif ont été étudiées d'abord par Toynbee, ensuite par Triquet, Welcker, Bonnafont.

Étiologie. — L'étiologie est pleine d'obscurités. Toynbee rattache ces exostoses à la diathèse goutteuse, Triquet à la syphilis. Duplay et Urbantschitsch rejettent cette origine et les attribuent à un vice de développement ; ce dernier auteur appuie son opinion sur la constatation suivante : sur la paroi supérieure du conduit, immédiatement en avant du tympan, on trouve, chez quelques sujets, deux renflements osseux, situés l'un en haut et en avant, l'autre en haut et en arrière, et cela des deux côtés, symétriquement ; ces deux saillies répondent aux points de soudure primitifs de l'anneau tympanique avec le temporal et se développeraient sous l'influence d'une irritation quelconque, pendant l'enfance, peut-être la sécrétion purulente de l'oreille moyenne.

Seeliegmann aurait observé que ces tumeurs se rencontrent fréquemment chez certains crânes américains dolichocéphales.

Anatomie pathologique. — C'est à la partie profonde du conduit qu'elles se développent, et à la paroi postéro-supérieure surtout.

On en trouve parfois une seule assez volumineuse pour obstruer tout ou partie de la lumière, ou bien le conduit est hérissé en divers points d'exostoses de grosseur variable.

Wilde et Bonnafont les décrivent unilatérales, Tröltsch bilatérales. Elles sont sphériques, sessiles ou pédiculées; elles peuvent encore se développer sous la forme plan-convexe, pouvant atteindre une grande surface.

Quant à la structure histologique, il s'agit de tissu compact et rarement de tissu aréolaire.

Symptômes. — La symptomatologie fonctionnelle, la seule qui attire l'attention du malade, est tardive. C'est la diminution de l'acuité auditive, quelquefois la douleur du fond de l'oreille, qui engage le malade à consulter.

L'exostose seule ou l'exostose doublée d'une couché de cérumen et de squames épidermiques obstrue le conduit.

Duplay raconte l'observation d'un jeune homme, porteur d'une exostose oblitérant complètement le conduit auditif, et dont les premiers symptômes avaient été de vives douleurs, irradiant à tout le côté de la tête, et revêtant l'aspect d'accès névralgiques.

Le siège de l'exostose paraîtrait jouer un rôle dans a réaction douloureuse : plus elle est profonde, plus la douleur serait vive.

A l'examen de l'oreille, on voit l'une des parois du conduit auditif, en général la postéro-supérieure, hérissée d'une, de plusieurs saillies mamelonnées,

CASTEX. — Mal. du larynx.   35

recouverte d'une peau saine, sans injection, quelquefois un peu rouge.

Le stylet renseigne sur la consistance de cette tumeur qui est dure, d'une dureté ligneuse, peu sensible ; il peut y avoir en même temps otite externe concomitante par rétention du cérumen, et infection par saprophytes venus du dehors, trouvant dans cette rétention cérumineuse un milieu de culture.

Marche. — L'exostose peut s'arrêter dans son développement. Mais jamais elle ne rétrocède ; elle se caractérise par sa tendance à envahir toute la lumière du conduit.

Diagnostic. — Il est facile, en général. Le malade se plaint de surdité, de bourdonnements. On constate aisément, dans le fond du conduit, la petite tumeur mamelonnée.

S'il y a accumulation de cérumen, si l'exostose est recouverte de débris épidermiques, on peut hésiter. A ce simple examen, on croit à un furoncle, à une hydrosadénite. Mais le stylet renseigne sur la consistance, sur l'état de sensibilité. Le lavage de l'oreille permet de constater l'absence de zone d'injection : on se trouve bien en présence d'une tumeur ligneuse, indolore et recouverte de peau saine.

Traitement. — Tant que l'exostose, par ses petites dimensions, ne gêne pas la fonction auditive, s'abstenir de tout traitement : il faudra simplement assurer la propreté du conduit par les lavages quotidiens qui préviendront l'accumulation de cérumen.

Mais dès que la lumière est oblitérée de telle façon que la fonction est compromise, dès que l'exostose s'accompagne d'irradiations douloureuses, dès que l'on redoute l'inflammation de l'oreille moyenne, il faut intervenir chirurgicalement, enlever ou diminuer la tumeur.

Si l'on remarque que la peau doublant l'exostose est très épaisse, l'ablation de plusieurs couches épidermiques pourra soulager le malade : le traitement se bornera là.

Toynbee avait recours au traitement iodé : teinture d'iode ou glycérine iodée, en badigeonnages. Quelques résultats heureux, obtenus par Wreden, plaident en faveur de l'efficacité de ce moyen.

On a préconisé l'emploi de tiges de *laminaria*, de bâtonnets d'ivoire, qui dilatent le conduit en exerçant une compression assez forte sur l'exostose pour causer la nécrose et l'élimination des parties superficielles de l'os.

Ces procédés sont douloureux et ouvrent la porte à l'infection.

Le procédé le plus sûr, le plus rapide, c'est l'ablation avec la gouge fine et le maillet.

Les exostoses limitées se détachent facilement avec quelques coups de marteau.

Pour celles à large base, à l'entrée du méat, il est bon de détacher d'abord la peau et le périoste : dans le cas d'exostose plus profonde, on décolle le pavillon.

L'ébranlement du labyrinthe par les coups de marteau peut déterminer le développement d'une surdité nerveuse qui disparaît d'ordinaire complètement par l'application de révulsifs sur la mastoïde.

Si le conduit est totalement oblitéré, il est préférable de creuser un véritable tunnel dans le massif osseux, et de rétablir un nouveau conduit. On s'est servi, dans ce but, du perforateur des dentistes américains. Deux opérations, pratiquées par les

Dᵣˢ Mallhewson et Field, ont donné de bons résultats.

D'autres opérateurs se sont adressés à l'électrolyse, au galvanocautère. L'opération terminée, tamponner le méat avec de la gaze et appliquer un pansement occlusif, qui sera laissé en place quatre à cinq jours, s'il n'y a pas d'otorrhée. S'il y a otite moyenne avec sécrétion, retirer le pansement chaque jour. S'il y a infection des cellules de la mastoïde, recourir au traitement spécial de cette complication.

BIBLIOGRAPHIE. — Bonnafont, Extraction des corps étrangers de l'oreille (*Ann. des mal. de l'or. et du lar.*, 1875, p. 250). — Mascarel (J.), Vers vivants dans le cond. aud. ext. (*Ann. des mal. de l'or. et du lar.*, 1875, t. I, p. 311). — Wreden, Affect. parasitaires de l'or. (*Ann. des mal. de l'or. et du lar.*, 1876, p. 116). — Delle, Deux curieux cérumens (*Soc. d'otol. belge*, mai 1861). — Rohrer, Les bactéries du cérumen (*Arch. für Ohr.*, Bd XXIX, 1ʳᵉ et 2ᵉ livr.). — Hertz, Ascaride lombricoïde dans l'oreille (*Soc. de méd. de Vienne*, in *Sem. méd.*, 1885, p. 384). — Berger, Rech. et extract. de balles de revolver dans les cavités de l'or. (*Soc. de chir.*, 18 oct. 1888). — Siebenmann, Nouvelle contribution botanique et clinique de l'otomycose (*Arch. of Otology*, nº 34, 1889). — Herzog, Réflexes produits par l'accumulation du cérumen (*Monats. für Ohrenh.*, mai 1889). — Cozzolino, Nouvelle méth. pour l'extraction des corps étr. (*Ann. des mal. de l'or. et du lar.*, 1889, p. 165). — Rougier, Trois cas d'extraction de corps étrangers de l'or. (*Bull. du disp. de Lyon*, févr. 1890). — Luc, Dangers des manœuvres d'extract. (*Rev. de clin. et de thér.*, 16 mars 1892). — Bonnier, Corps étr. du cond. Réflexes (*Soc. d'otol. de Paris*, févr. 1893). — Kirchner, Pityriasis versicolore du cond. aud. (*Monatschr. für Ohrenh.*, nº 3, 1885). — Loewenberg, Études thérap. et bactériol. sur le furoncle de l'oreille (*Union méd.*, août 1888). — Sexton, Mal. du cond. aud. ext. (*Med. Record*, 13 oct. 1888). — Grosch, Sur le traitement de la furonculose de l'oreille (*Berlin. klin. Wochenschr.*, nº 18, 1888). — Gorham Baun, Otite ext. hémorragique (*Arch. of Otol.*, nº 1, 1890). — Maggiora et Gradenigo, Observat. bactériol. sur les furoncles du cond. aud. ext. (*Giorn. della Accad. di med. di Torino*, juillet-août 1891, nºˢ 7 et 8, p. 713). — Luc, Hémorragies névropathiques de l'oreille (*Arch. int. de laryng.*, févr. 1891, p. 14). — Bar (de Nice), Étude générale et essai expérimental sur l'otomycose (*Congrès de Moscou*, 1897).

CHAPITRE V

MALADIES DE LA MEMBRANE DU TYMPAN

I. **TRAUMATISMES**. — Ils consistent presque exclusivement en piqûres et en ruptures.

Les *piqûres* résultent de l'introduction de cure-oreilles ou d'épingles dans le conduit, pour son nettoyage.

Les *ruptures* sont plus fréquemment observées. On les rencontre après les tentatives maladroites pour extraire un corps étranger, si on l'a refoulé vers la profondeur, jusque dans la caisse, comme il arrive parfois.

La rupture peut être la conséquence d'un soufflet appliqué violemment sur le pavillon et refoulant brusquement l'air dans le conduit. Ce genre de déchirure se rencontre surtout dans l'oreille gauche, puisque c'est habituellement la main droite qui envoie le soufflet.

Les détonations d'artillerie, l'explosion de la foudre (Clarck) agissent de même, comme les quintes de coqueluche qui refoulent brusquement l'air du naso-pharynx dans la caisse.

Les contusions violentes du crâne, qu'elles soient ou non compliquées de fractures, déterminent souvent la rupture de la membrane.

Symptômes. — Le malade ressent une vive douleur dans l'oreille. Il a bien l'impression d'une sorte d'éclatement, et, pour peu qu'il soit de tempérament nerveux, il tombe en syncope.

Peu après se montre un écoulement de sang (*otorragie*). Il est de faible importance, à moins que l'artère de la membrane et ses deux veines satellites qui descendent derrière le manche du marteau ne soient ouvertes. Le sujet n'entend plus, mais cette surdité n'est que temporaire.

Si l'on examine alors avec un spéculum de Toynbee, on trouvera des déchirures de siège et de forme variés. On cherchera surtout dans le quadrant postéro-supérieur où elles sont plus habituelles, parce que la membrane y est moins résistante. On les trouvera linéaires, étoilées, triangulaires. La membrane se composant dans sa couche moyenne de fibres conjonctives circulaires et radiées, on s'explique que les déchirures soient souvent une combinaison de lignes circulaires ou radiées. C'est la forme que j'ai constatée sur les oreilles des victimes qu'ont faites à Paris les attentats par la dynamite (1). Les lèvres de la plaie sont infiltrées de sang et cette infiltration peut se propager à toute la membrane qui apparaît noirâtre. Urbantschitsch a vu que les ébranlements de l'oreille peuvent déterminer de simples bulles sanguines entre les couches de la membrane, sans rupture du revêtement épidermique externe.

Diagnostic. — Il est à établir entre une simple rupture de la membrane, la fracture du rocher, et l'enfoncement de la paroi antérieure du conduit externe.

(1) Castex, La médecine légale dans les affections de l'oreille, du nez, du larynx (*Ann. d'hyg.*, 1897, t. XXXVIII, p. 28).

Si, en cas d'otorragie prolongée, les signes caractéristiques de la fracture du rocher (écoulement de
liquide céphalo-rachidien, paralysie du facial) font
défaut, si d'ailleurs on voit sur la membrane les déchirures que je viens de décrire, on peut s'arrêter au
diagnostic de rupture simple.

La fracture du conduit auditif, produite par le
heurt du condyle maxillaire, se reconnaît à l'absence
d'ecchymoses sur la membrane et à la coïncidence
d'une petite plaie ou contusion sur les téguments du
menton qui ont touché le sol dans l'accident (Mor-
van, Voltolini).

Pronostic. — Il doit être réservé, en raison des troubles profonds qui peuvent coexister (dislocation de la
chaîne des osselets, commotion labyrinthique, etc.).

Les ruptures ont, en médecine légale, une importance sur laquelle nous ne pouvons insister ici.

Traitement. — On commence par quelques injections phéniquées à 1 p. 100, pour prévenir la suppuration, puis on remplit le conduit auditif de gaze
iodoformée. On recommande en outre au malade de
ne pas chanter et de se moucher doucement. Grâce à
ces précautions, la rupture se cicatrice sans complications.

II. MYRINGITES. — La myringite se montre bien
rarement à l'état d'isolement. Elle coïncide le plus
souvent avec les états inflammatoires de la cavité
tympanique ou du conduit auditif externe. Si nous
l'isolons dans cette description, c'est pour mieux
mettre en relief ses caractères propres.

Il y a deux formes de la myringite : la forme aiguë
et la forme chronique.

1° MYRINGITE AIGUË. — Elle se rencontre surtout après

les changements brusques de température extérieure, à la suite d'un bain de mer par exemple. Le malade ressent des douleurs vives dans l'oreille. Il s'y joint ordinairement des pulsations, des bourdonnements, parfois même de la fièvre. Le spéculum mis en place montre une membrane hypérémiée par places, ou opaque en d'autres. Le relief du manche du marteau est effacé. La suppuration se fait parfois entre les diverses couches de la membrane (abcès interlamellaires) et s'évacue par de petites perforations qui n'intéressent pas toute l'épaisseur, mais qui laissent après elles de petites taches blanchâtres, taies comparables à celles de la cornée. Quelques veinules de la couche muqueuse vont se perdre dans les sinus de la dure-mère (Poirier), d'où quelque danger d'infection veineuse ayant la membrane pour point de départ.

On a signalé quelques cas de zonas tympaniques. Bonnier en a vu un coïncider avec un zona ophtalmique.

Traitement. — Contre l'inflammation aiguë de la membrane tympanique, il faut agir par des injections antiseptiques et chaudes. L'application d'une ou deux sangsues devant le tragus reste un bon moyen de calmer les douleurs. Si l'infiltration purulente s'est produite, la paracentèse est indiquée. De toute manière, les recommandations faites pour les ruptures (ne pas crier, ne pas se moucher fort) sont encore applicables.

2° MYRINGITE CHRONIQUE. — Les formes chroniques sont représentées par divers états diathésiques (scrofulose, syphilis, herpétisme). La membrane est alors rouge et grise par places ; elle a dans son ensemble l'aspect sale. Elle peut être exulcérée, ou villeuse, ou même tomenteuse. Ses parois sécrètent une humeur d'odeur fétide. En cas de syphilis héréditaire, Pomeroy (de New-York) a vu des éruptions papulo-tuberculeuses sur la membrane, et Baratoux y a observé des petites gommes opalescentes qui disparaissent sans laisser de perforation.

Traitement. — Il faut instituer un traitement général qui vise la cause diathésique. Il agit très efficacement. On sera surpris de voir s'éclaircir en quelques jours l'ouïe d'un enfant strumeux, porteur de myringite, après un court traitement spécial. Les lavages seront faits à l'eau bouillie chaude ou à l'eau naphtolée (0^{gr},30 p. 1000). Quelques attouchements sont un adjuvant très utile. On peut les pratiquer à la teinture d'iode, mais la solution de chlorure de zinc à 1 p. 40 nous paraît préférable, car elle est moins douloureuse et ne tache pas le linge.

III. **DÉGÉNÉRESCENCES.** — Désignons sous ce nom les altérations variées du tissu de la membrane. La plus fréquemment observée est la dégénérescence fibreuse. Au fond du conduit se montre une sorte d'écran grisâtre, opaque. S'est-il fait entre les divers plans une infiltration adipeuse, l'aspect est plutôt jaunâtre. Chez les arthritiques, des plaques calcaires se forment qui affectent le plus souvent la figure de croissants dont la concavité est tournée vers la spatule du marteau. On a trouvé dans ces dépôts calcaires quelques commencements d'organisation osseuse. Les ostéoplastes y étaient, mais non les canaux de Havers (J. Habermann) (fig. 120).

Ces altérations ne compromettent pas, autant qu'on l'avait cru d'abord, la fonction auditive. Une membrane peut être scléreuse, calcaire par places même ;

si la chaîne des osselets et les cavités labyrinthiques sont relativement indemnes, l'ouïe sera satisfaisante.

IV. **ANOMALIES DE TENSION**. — Certaines membranes sont insuffisamment tendues et c'est le plus souvent au niveau de leur quart postéro-supérieur (fig. 121). J'ai vu un malade atteint de cette anomalie, chez lequel l'audition était suspendue quand un effort le plus simple, le fait de chanter par exemple, bombait en dehors sa membrane. Pour retrouver

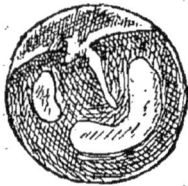

Fig. 120. — Dégénérescences calcaires de la membrane tympanique.

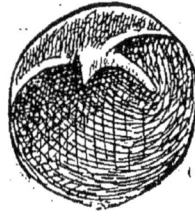

Fig. 121. — Rétraction de la membrane tympanique avec transport du manche du marteau en dedans.

l'audition, il déglutissait, narines et bouche closes. Par la raréfaction d'air produite ainsi dans les trompes, la membrane se détendait et l'ouïe reparaissait.

On conseille, en pareil cas, de toucher avec une fine pointe de galvanocautère le centre du relâchement. La cicatrisation aurait chance de retendre. Ce moyen ne m'a pas réussi.

On a encore conseillé d'appliquer sur cette espèce de prolapsus la convexité d'une anse de caoutchouc. J. Blake a utilisé ce moyen, non sans succès, chez des musiciens qui présentaient un relâchement de l'articulation du marteau et de l'enclume.

Lannois (de Lyon) recommande pour ces cas l'emploi du collodion. Une simple boule de ouate a pu quelquefois suffire.

Nous sommes mieux à même d'agir sur les hypertensions. Une section sur les plis antérieur et postérieur (*plicotomies antérieure ou postérieure*) rend à la membrane le degré de laxité voulue.

Si les plicotomies n'ont pas suffi, on a recours à la ténotomie du muscle du marteau ou tenseur de la membrane.

Les plicotomies sont faciles avec le myringotome ordinaire.

La ténotomie du muscle se pratique au moyen d'un petit bistouri courbé sur le plat qu'on introduit par une incision menée devant le manche du marteau. On sait que la section est faite lorsqu'on a eu la sensation d'une petite résistance vaincue.

V. **ADHÉRENCES OU SYNÉCHIES**. — Elles se font entre la face profonde de la membrane et un point quelconque de la cavité tympanique (osselets, promontoire, etc.). On les voit bien après la douche d'air *per tubam*, parce qu'elles fixent par autant de petits cordages la membrane gonflée vers le dehors, en d'autres points. On les détache alors avec le petit bistouri courbé qui pivote de bas en haut, comme pour sectionner le tendon du muscle du marteau. Si l'adhérence avec la paroi profonde de la caisse est trop étendue pour qu'une synéchotomie simple réussisse, on trace autour d'elle une incision circulaire qui permet à la membrane de revenir en dehors, en laissant attachée profondément l'adhérence incisée circulairement. J. Blake (de Boston) a vu une de ces adhérences, comblant une ancienne perforation, qui oscillait suivant la pression intratympanique dans la respiration et la phonation, produisant alors des sensations pénibles (cicatrice manométrique). Je viens d'observer un cas analogue.

VI. **DIFFORMITÉS.** — Quelques-unes sont à signaler : par exemple, le coloboma (fente verticale) que von Tröltsch a rencontré, ou le non-redressement de la membrane qui s'observe chez les dégénérés (idiots ou autres). Bonnafont, Schwartze, Tillaux ont remarqué que la membrane est presque verticale chez les musiciens. Cette disposition en effet est plus favorable à la transmission qu'à la réflexion des sons au dehors.

VII. **TUMEURS.** — Quelques cas rares sont mentionnés dans les auteurs. Tel ce cholestéatome trouvé par Wendt (de Leipzig) dans le quart antéro-postérieur de la membrane.

BIBLIOGRAPHIE. — BLAKE (J.), *Transactions of the American Otological Society*, 1875. — WENDT (H). (de Leipzig), *Arch. für Heilkunde von Wagner*, Bd XV. — CLARK (S.) (de San Francisco), *Arch. of Otol.*, vol. XXI, n° 1. — BLAKE (J.), *Arch. of Otol.*, vol. XXI, n° 2. — BARATOUX, Les gommes du tympan (*Soc. franç. d'otol. et laryng.*, avril 1885). — POMEROY, *New York med. Journal*, avril 1885. — LANNOIS (de Lyon), *Ann. des mal. de l'or. et du lar.*, janvier 1890. — TREITEL (de Breslau), Les ruptures du tympan ; leur importance médico-légale (*Arch. für Ohrenh.*, 1890, n°s 2-3). — HABERMANN, *Prager med. Wochenschr.*, n° 39, 24 septembre 1890. — BONNIER, *Bull. de la Soc. d'otol. de Paris*, 6 janvier 1893.

CHAPITRE VI

MALADIES DE L'OREILLE MOYENNE

I. — OTITES MOYENNES AIGUES.

On peut étudier sous ce titre général diverses modalités de la tympanite à marche aiguë. Ce sont :

1º Le *catarrhe*, caractérisé par une simple hypersécrétion, sans symptômes généraux ;

2º L'*otite moyenne aiguë simple*, sans suppuration, mais avec retentissement sur l'état général ;

3º L'*otite moyenne aiguë suppurée*, s'accusant aussi par des troubles généraux.

J'aurai soin, au cours de ma description, de mettre en relief ce qui appartient à chacun de ces types.

Étiologie. — Le catarrhe simple se rencontre principalement chez les enfants, notamment chez les nouveau-nés qui, n'expectorant pas, ont leurs trompes plus menacées par les infections. Le décubitus dorsal, où on les tient habituellement, laisse en contact avec les pavillons tubaires les mucosités contaminantes du rhino-pharynx. Le bouchon gélatineux, qui remplit la caisse chez le fœtus et persiste en partie chez le nouveau-né, peut être considéré comme un milieu favorable à la pullulation microbienne (Netter).

L'hérédité peut accuser son influence, puisque

Hubert Valleroux (1) et Tröltsch ont vu, dans certaines familles, les divers enfants atteints de catarrhes tympaniques identiques. Les sujets scrofuleux y sont spécialement exposés.

Après ces conditions prédisposantes viennent les influences occasionnelles, comme les refroidissements portant sur l'oreille ou sur le corps entier. Aussi les catarrhes de l'oreille moyenne sont-ils particulièrement observés dans les saisons du printemps et de l'automne (*otite rhumatismale*). L'influenza agit très activement ici, de même que la rougeole et les autres fièvres éruptives, la diathèse rhumatismale. Le plus habituellement un catarrhe naso-pharyngien a précédé. Il résulte des travaux de Wreden, Baréty et Renaut, que très souvent l'otite des nouveau-nés s'accompagne d'affections pulmonaires graves. Wreden a vu que sur cinquante-deux nouveau-nés morts d'infections thoraciques, tous avaient en même temps de l'otite moyenne.

Les causes de ces otites aiguës simples ou suppurées sont un peu différentes.

Même pendant la vie intra-utérine, l'oreille moyenne peut s'infecter, si le liquide amniotique ou le contenu de l'estomac refluant pénètrent dans la trompe d'Eustache (Wendt). L'emploi des douches nasales, au moyen du siphon de Weber, est parfois la cause de suppurations tympaniques, si l'on n'a pas la précaution de lancer l'injection dans la moins perméable des deux fosses nasales, ou si le liquide n'est pas stérilisé; si, en un mot, la douche est donnée dans des conditions défectueuses. La trompe se laisse surtout

(1) Hubert VALLEROUX, Mémoire sur le catarrhe de l'oreille moyenne et sur la surdité qui en est la suite. Paris, 1845.

forcer par les liquides quand on les renifle. Le tamponnement des fosses nasales constitue, par son tampon postérieur, une menace d'otite suppurée (Hartmann, Gellé).

Les ruptures de la membrane tympanique, qu'elles se produisent de dedans en dehors (insufflations d'air avec la poire de Politzer, effort brusque en se mouchant ou en toussant), ou de dehors en dedans (explosions d'armes à feu, de dynamite, violent soufflet reçu sur l'oreille, aspirations ou refoulements trop brusques avec le masseur du tympan), exposent la caisse à l'infection venue du dehors.

La tympanite aiguë s'observe encore dans les tentatives maladroites pour l'extraction de corps étrangers, si surtout ces manœuvres sont employées sans précautions antiseptiques. Les brûlures profondes agissent de même. Dans les méningites, l'infection peut se propager à travers la suture pétro-écailleuse (Klebs, Moos).

Divers états généraux graves figurent dans cette étiologie : rougeole, scarlatine, variole, fièvre typhoïde, syphilis, diphtérie, influenza, coqueluche, tuberculose. C'est notamment la scarlatine qui rend fréquentes et graves les tympanites. Burckhardt-Mérian mentionne que, dans une épidémie, la proportion des otites moyennes fut d'une sur trois cas.

Signalons enfin le rôle de quelques états pathologiques des centres nerveux ou des nerfs trijumeau, glosso-pharyngien, qui amènent des troubles trophiques souvent compliqués d'inflammations aiguës.

Anatomie pathologique. — C'est ici qu'il convient de rappeler cette juste remarque de Toynbee, que *la muqueuse de la caisse réagit plutôt comme une mem-*

brane séreuse, dont elle se rapproche du reste par ses caractères histologiques.

Dans le catarrhe, il existe une quantité variable d'un liquide séro-muqueux floconneux, parfois teinté de sang, qui peut être suffisamment abondant pour emplir la caisse et la trompe d'Eustache. La muqueuse est congestionnée, tuméfiée. Cette congestion peut être assez intense pour que la muqueuse semble recouverte d'une couche de sang de teinte sombre (Toynbee). L'épithélium, desquamé par places, s'est mélangé au secretum tubo-tympanique. Dans le chorion muqueux, vaisseaux sanguins et lymphatiques sont dilatés ; ceux-ci présentent même des cavités kystiques, que Politzer considère comme étant de nouvelle formation. La membrane du tympan n'est que fort peu modifiée, parce que les altérations ne portent que sur sa couche interne muqueuse ; aussi le manche du marteau, le triangle lumineux ont-ils leur aspect habituel et la translucidité de la membrane persiste-t-elle.

Les recherches bactériologiques de Zaufal, von Besser, Netter, Moos, Kantack, Martha, ont révélé dans les produits sécrétés des microbes variés, pathogènes ou non. Les principaux sont : le staphylocoque pyogène doré, le streptocoque, le bacille de la pneumonie de Friedlaender. Kantack y signale les *Staphylococcus pyogenes albus*, *cereus albus*, les bacilles saprogènes de Rosenbach. Les plus virulents d'entre ces microbes ne le sont que peu en somme. Quelques-uns se trouvent, même à l'état normal, dans les cavités buccale, nasale et pharyngée, sans y être pathogènes ; mais qu'une circonstance adjuvante intervienne (coup de froid, rougeole, scarlatine) et des accidents graves se déclareront.

Dans l'otite, les lésions sont bien plus accentuées. La muqueuse n'est plus seulement atteinte dans ses couches superficielles, mais bien dans toute son épaisseur où l'on peut trouver de l'infiltration purulente et quelques ecchymoses. L'épithélium est tuméfié et détaché par places. Le chorion muqueux est épaissi et ramolli. L'ensemble de la muqueuse se détache assez facilement de l'os sous-jacent qui peut participer plus ou moins au processus inflammatoire (*otite périostique*). Wreden l'a trouvée transformée en putrilage gangreneux (*tympanite gangreneuse*). Cette complication se rencontre surtout chez les enfants qui ont succombé à la variole ou à la rougeole. Gradenigo estime qu'il ne s'agit là que d'une modification *post-mortem.* L'inflammation a des sièges de prédilection ; c'est surtout à la voûte (*tegmen tympani*), à la paroi interne, près des fenêtres. Les cellules mastoïdiennes voisines et la paroi supéro-postérieure du conduit auditif sont toujours atteintes quelque peu.

Chez le nouveau-né, la masse embryonnaire qui emplit normalement la caisse se trouve mélangée de muco-pus sanguinolent. L'ensemble adhère si fortement à la muqueuse qu'il est impossible de l'enlever sans entraîner celle-ci par arrachement (Parrot, Baréty et Renaut).

La membrane du tympan, épaissie et rouge, perd sa transparence. Les osselets peuvent être luxés et éliminés avec la suppuration. Si l'étrier n'occupe plus la fenêtre ovale (*pelvis ovalis*), l'infection envahit le labyrinthe. Même résultat si la membrane de la fenêtre ronde est ulcérée. Triquet a vu cette complication dans un cas de fièvre typhoïde. Les muscles du marteau et de l'étrier sont atteints de myosite d'abord et plus tard de dégénérescence fibreuse. Celui de l'étrier est moins atteint, protégé qu'il est par sa gaine osseuse.

Quelques organes ou cavités voisines peuvent être, surtout chez les enfants, envahis par la suppuration (méninges et cerveau, canal de Fallope, golfe de la veine jugulaire, apophyse mastoïde, sinus latéral).

Chez les enfants morts de diphtérie, Moos a trouvé tantôt une tympanite simple, tantôt des labyrinthites avec lésions graves des nerfs auditifs, des vaisseaux sanguins, des espaces lymphatiques, du périoste et de l'os. Dans tous les cas, il y avait des streptocoques.

Le pus de la tympanite aiguë a des caractères divers. Il peut emplir complètement la caisse et la trompe. C'est du pus franc ou du muco-pus, du séro-pus, suivant les circonstances. Dans l'otite des tuberculeux, il est crémeux et renferme des bacilles de Koch. Chez les malades atteints d'influenza, le contenu de la caisse peut être sanguin (Delstanche, Reynier, Roosa, Matheson).

Les bactéries trouvées dans ce pus ne diffèrent pas sensiblement de celles que nous avons signalées dans les catarrhes.

Röhrer, ayant examiné le pus de 100 malades atteints de tympanites, a remarqué que dans le pus fétide il y a des bacilles, tandis qu'il n'en a pas trouvé dans le pus non fétide. Voici le résultat de ses examens :

Pus fétide.		*Pus non fétide.*		
De bacilles........	28 p. 100.	De staphylocoques.	50 p 100.	
De cocci divers.....	72 —	De diplocoques....	26 —	
		De monocoques ...	19 —	
		De streptocoques..	5 —	

Symptômes. — Le malade éprouve dans l'oreille et dans la moitié correspondante de la tête une sensation de plénitude avec quelques accès de douleurs lancinantes. Ces douleurs augmentent quand le malade fait un effort, se mouche ou exécute simplement un mouvement de déglutition.

Des bruits variés se produisent, quelquefois isochrones aux battements du pouls et cessant par la compression de la carotide, parfois au contraire rappelant le mot *djii* et pouvant apparaître ou disparaître tour à tour. Le malade entend sa propre voix comme assourdie, mais elle résonne davantage dans l'oreille atteinte. Il se plaint que la marche retentit douloureusement dans son oreille. Parfois même il n'a plus la sensation de la résistance du sol. Tout travail intellectuel devient pénible, et si l'oblitération tubaire s'est produite brusquement, des vertiges peuvent intervenir. Enfin on peut constater des névralgies du trijumeau affectant surtout la première branche, des troubles de la fonction gustative limités à la moitié correspondante de la langue. Ces troubles s'expliquent bien par les connexions nerveuses de la caisse, notamment avec la corde du tympan. Très rarement on voit le facial paralysé durant quelques jours.

La membrane tympanique est plus ou moins enfoncée vers la paroi labyrinthique, suivant le degré d'obstruction de la trompe. Elle est congestionnée, surtout au niveau du manche du marteau où les vaisseaux sont normalement plus abondants. Le promontoire s'accuse par un reflet clair et au-dessous une tache sombre indique la fenêtre ronde. Si la congestion de la membrane est très accentuée, le manche du marteau est dissimulé. Le triangle lumineux perd son éclat ou disparaît tout à fait. Quand les produits sécrétés sont en assez grande quantité, la membrane est rejetée en dehors et l'on peut voir une ligne de niveau dessinant une courbe à concavité supérieure. Si la cavité tympanique est remplie, la ligne de niveau disparaît et l'ensemble de la membrane prend une coloration d'un vert sale ou grisâtre.

Le liquide se déplace en avant ou en arrière, selon l'attitude que prend la tête du sujet. Après l'insufflation d'air par la trompe, on peut voir des bulles se dessiner dans l'épaisseur de la couche liquide. Le naso-pharynx est également atteint de catarrhe et on voit, par la rhinoscopie postérieure, des mucosités obstruer le pavillon tubaire.

Vient-on à interroger l'oreille avec le diapason-vertex, on remarque qu'il est mieux perçu de l'oreille la plus sourde ou de la seule sourde, à moins qu'il n'existe préalablement une affection labyrinthique du même côté qui annule l'oreille interne. On peut encore, avec le diapason, constater l'obstruction tubaire. On le fait vibrer sous les deux narines du sujet, en lui recommandant d'exécuter des mouvements de déglutition. A ce moment le son est renforcé seulement dans la trompe libre ou dans la moins obstruée (Politzer). L'expérience de Rinne, qui consiste à mettre successivement le diapason devant le conduit auditif et sur l'apophyse mastoïde, est négative, c'est-à-dire contraire aux conditions normales dans lesquelles le diapason est mieux entendu au méat auditif que par la mastoïde. Le degré de surdité est très variable ; en général l'ouïe n'est atteinte qu'en partie.

C'est alors qu'il faut faire des insufflations d'air dans les trompes pour apprécier leur état. Tout d'abord, malgré les insufflations, le médecin ne perçoit aucun bruit, puis brusquement un craquement se produit non sans quelque douleur ; c'est la membrane tympanique qui est projetée en dehors, tandis que l'air passant à travers la trompe fait entendre des râles muqueux. Si les produits sécrétés sont très abondants dans la trompe, on perçoit du gargouillement. La tonalité du son perçu donne quelque indication sur la consistance du liquide. Est-il aigu ? on peut penser que les sécrétions sont très séreuses ; est-il grave, au contraire ? les sécrétions doivent être plus épaisses.

Après la douche d'air, la plupart des symptômes s'amendent, l'ouïe redevient bonne pour un temps plus ou moins long.

Le catarrhe tubo-tympanique présente une durée variable selon les cas. Il disparaît après quelques jours, s'il s'agit d'une forme aiguë, et s'installe au contraire pour longtemps lorsqu'il coïncide avec un catarrhe chronique naso-pharyngien. Les variations saisonnières influent sur sa marche. C'est ainsi que les poussées sont plus marquées au printemps ou à l'automne.

L'*otite moyenne* aiguë s'accuse par un ensemble de symptômes plus marqués. Ce sont d'abord des douleurs lancinantes, comparées à des coups de marteau qui cessent et reparaissent. Elles sont plus fortes le soir et la nuit, empêchant le malade de dormir. Elles se propagent à toute la moitié correspondante de la tête et peuvent même s'étendre à l'épaule et au côté correspondant du thorax (Valleroux). Moos a signalé des névralgies dentaires annonçant une tympanite.

Le malade a la sensation d'oreille pleine. La voix résonne exagérément dans sa tête. On exaspère la douleur quand on tire sur le pavillon de l'oreille, ou si l'on presse transversalement sur le tragus. Des ganglions péri-auriculaires peuvent se tuméfier, surtout au sommet de l'apophyse mastoïde ou devant le méat auditif. Ici, encore, comme dans le catarrhe simple, peuvent apparaître des troubles circonvoisins de pathogénie nerveuse : conjonctivites, photophobie (Wilde, Rau), nausées et vomissements, altération de la sensibilité gustative dans une moitié de la langue par irritation de la corde du tympan (Urbantschitsch), paralysie faciale (Toynbee, Triquet). Duplay fait justement remarquer que nombre de paralysies faciales, dites rhumatismales, sont sous la dépendance d'une otite moyenne.

Les malades ont quelquefois des vertiges, qui sont attribuables soit à l'obstruction tubaire, soit à une hypérémie concomitante du labyrinthe.

Une fièvre plus ou moins intense accompagne l'inflammation tympanique. Elle s'accroît au moment de la formation du pus et peut aller jusqu'à provoquer des frissons, du délire et des convulsions.

La surdité augmente à mesuré que la caisse s'enflamme et s'emplit de pus. Le diapason est surtout perçu par l'oreille malade, le *Rinne* est négatif.

Si on pratique l'examen objectif de l'oreille atteinte, on constate des signes assez caractéristiques. Tout d'abord une rougeur limitée se montre dans le fond des parois supérieure et postérieure du conduit auditif. La membrane du tympan offre les caractères que nous avons déjà signalés en étudiant les myringites. Quelques vaisseaux se montrent congestionnés autour du manche du marteau ou à la périphérie de la membrane. Bientôt toute celle-ci devient d'un rouge luisant ; sa couche épidermique se craquelle et ces débris épidermiques se détachent par places. Le manche du marteau et le triangle lumineux finissent par disparaître et la tuméfaction rouge de la membrane se continue avec celle qui occupe la paroi postéro-supérieure du conduit. Quelques ecchymoses peuvent se montrer, soit autour du manche du marteau où passent les vaisseaux les plus importants de la membrane, soit sur la paroi du conduit auditif (Politzer). A signaler encore de petites phlyctènes qui peuvent apparaître sur la membrane, très comparables à celles de la kératite phlycténulaire. Une tuméfaction manifeste finit par se montrer sur la membrane du tympan. Elle est rouge, très convexe, étendue plus ou moins, et siégeant le plus ordinairement en arrière du manche du marteau. Avant que la perforation se produise, le pus peut s'écouler par la trompe d'Eustache, surtout chez les enfants.

Si la perforation vient à se produire, les douleurs cessent avec les phénomènes généraux et on trouve le conduit rempli d'un pus visqueux mélangé de débris épidermiques et de quelques bulles d'air. Si l'on pratique une injection, on trouvera tout le fond du conduit rouge. Tant que la suppuration est abondante, il est difficile de voir la perforation, parce qu'elle est baignée dans le pus, ou parce que le gonflement des parties la dissimule ; c'est ce qui arrive notamment si la paroi supéro-postérieure vient

s'accoler à la paroi antéro-inférieure. La surface du
pus peut présenter un reflet brillant, qui est animé
d'une petite secousse isochrone au battement des
artères, toutes les fois qu'un peu de liquide est chassé
de la caisse dans le conduit. Ce *reflet pulsatile* révèle
l'existence de la perforation, si celle-ci n'est pas visible
directement. Quand la suppuration est presque tarie,
on peut apercevoir la perte de substance, sombre si elle
est de petites dimensions, rougeâtre quand elle est
large, parce que seulement alors la lumière peut la
traverser pour aller éclairer l'intérieur de la caisse.
Le siège de la perforation est ordinairement dans la
moitié inférieure de la membrane. Dans quelques circonstances, chez les enfants notamment, on la trouve
à la partie supérieure, au-dessus de l'apophyse
externe du marteau (*perforation de la membrane de
Shrapnell*). Il peut arriver que la membrane tympanique résiste et que le pus s'insinue sous les liga-
ments du conduit auditif, pour se faire jour près
du méat. C'est une sorte d'abcès par congestion,
qui peut former une fistule persistante. Les ganglions
préauriculaires et carotidiens supérieurs sont souvent
tuméfiés et douloureux.

Le Pr Duplay décrit, sous le nom d'*otite périostique*, une forme particulière d'otite moyenne aiguë,
peu signalée et pourtant assez fréquente. On l'observe surtout à la suite des otorrhées anciennes.
L'écoulement s'arrête tandis que le malade est pris
de douleurs atroces, avec vertiges, délire, fièvre
intense. Un gonflement œdémateux se montre dans
le conduit, puis dans les régions mastoïdienne et
temporale, où la peau est rouge, tendue. De la fluctuation apparaît et, si l'on incise, le stylet tombe sur

l'os dénudé. L'injection poussée dans le conduit ressort par cette incision. Dans cette forme, la suppuration de la caisse s'est propagée *sous* le périoste du conduit auditif, qui se continue avec celui de l'apophyse mastoïde et de l'écaille du temporal.

La marche de l'otite aiguë varie selon qu'elle a suppuré ou non. Dans ce dernier cas, les divers troubles rentrent peu à peu dans l'ordre et il ne persiste qu'un peu de dureté de l'ouïe ou quelques bruits anormaux (sifflements, bruit de pluie, etc.) qui cessent assez promptement. En cas de suppuration, la terminaison est moins prompte. Quand elle est terminée, la perforation peut se fermer et on trouvera plus tard une partie déprimée, de couleur plus foncée, adhérente ou non à la paroi profonde de la caisse (*synéchie*). Plus souvent, la membrane garde sa perforation, dont les bords se cicatrisent sans se rejoindre.

Chez les enfants, la membrane est épaisse, la trompe d'Eustache rectiligne, la suture pétro-écailleuse non ossifiée. Ainsi s'explique que, chez eux, le pus s'écoule plus aisément par la trompe ou pénètre dans la cavité cranienne (Toynbee). Burckhardt-Mérian a vu que, dans la scarlatine, la membrane se perfore vite et largement.

La marche dépend du terrain sur lequel évolue l'otite. Chez les tuberculeux et les affaiblis, elle se prolonge beaucoup. L'antisepsie du conduit, pratiquée même avant la perforation, abrège beaucoup la durée, en prévenant les infections secondaires.

Diagnostic. — L'otite moyenne aiguë peut être confondue avec une *myringite* de même marche. Cependant, dans l'otite, la suppuration est bien plus abondante et la membrane est voussurée en dehors, ce qui n'existe pas dans la myringite. Dans celle-ci, l'ouïe est moins affaiblie et, si l'on vient à donner la douche d'air par la trompe, on n'entend pas des râles humides comme dans l'otite.

Les petits *abcès développés dans l'épaisseur de la membrane tympanique*, et bien décrits par Bœck, se distinguent de la tympanite par les mêmes caractères que la myringite. Leur évacuation ne donne issue qu'à quelques gouttes de pus crémeux bien différent du pus abondant qui coule en cas d'otite moyenne.

On a pu croire à une otite, alors que le conduit auditif était rempli par un *polype* de coloration rouge; mais l'absence de douleurs, la possibilité de contourner avec un stylet coudé la surface du polype, rendent cette erreur difficile.

L'*otalgie* a quelques caractères de la tympanite aiguë, mais il suffit d'examiner la membrane au spéculum, pour constater qu'elle reste de couleur naturelle.

Enfin, c'est surtout avec la *méningite* qu'il importe d'établir le diagnostic chez l'enfant. L'examen direct de l'oreille suffit. On doit poser en règle que tout enfant qui présente de la fièvre avec agitation cérébrale doit être examiné à l'otoscope. Le diagnostic de la méningite, sans cette condition, manquerait de certitude.

Une variété spéciale, l'*otite goutteuse*, se reconnaît à certains caractères particuliers. La douleur, très aiguë, survient la nuit et offre des rémissions peu communes dans les autres variétés. Le matin, une sueur profuse couvre le pavillon. Cette otite apparaît presque toujours pendant un accès de goutte et la constatation de tophus dans le pavillon vient encore affirmer sa nature arthritique.

Les deux variétés, catarrhe simple et otite, se distinguent par l'importance des symptômes, des douleurs notamment.

Pronostic. — Le catarrhe tubo-tympanique est habituellement sans gravité et guérit assez facilement.

Il est quelques facteurs de gravité qu'il convient pourtant de signaler : la coïncidence d'un catarrhe naso-pharyngien qui expose aux récidives, la scrofulose qui entraîne facilement la persistance de l'affection et son passage à l'état chronique, l'arthritisme qui peut le faire dégénérer en sclérose tympanique. La nature séreuse de l'épanchement comporte un pronostic moins fâcheux que la nature muqueuse.

L'otite est plus grave chez les enfants que chez les adultes, parce que la non-soudure de la suture pétro-squameuse expose aux complications cérébrales.

Celles qui compliquent les fièvres éruptives (rougeole, variole, scarlatine) sont particulièrement graves.

Chez les tuberculeux, l'otite s'éternise, détermine caries et nécroses et contribue pour sa part à l'épuisement de l'organisme.

L'examen bactériologique est utile encore pour le pronostic. Il est prouvé en effet que le streptocoque fait des otites plus graves que le pneumocoque.

On ne peut porter un pronostic sur la fonction auditive que lorsque l'affection est terminée. L'examen avec le diapason-vertex, les épreuves de Rinne et autres montrent alors si, oui ou non, l'oreille interne est intéressée, auquel cas le pronostic est beaucoup plus sombre. En tout cas, il convient d'être réservé sur le sort de la fonction auditive au début d'une tympanite.

Traitement. — Le malade atteint de catarrhe tympanique aigu doit garder la chambre et couvrir ses oreilles de ouate. En même temps, il faut traiter le catarrhe naso-pharyngien par les moyens appropriés.

Pour atténuer les douleurs, il convient de recourir aux instillations *chaudes* faites dans le conduit auditif, sous forme de bains locaux, que le malade laisse en place pendant cinq ou six minutes, en inclinant sa tête vers le côté sain. Les instillations peuvent être faites avec la solution :

> Chlorhydrate de cocaïne........ 1 gramme.
> Extrait d'opium................ 10 centigr.
> Eau distillée.................. 10 grammes.

Entre temps, les oreilles seront couvertes d'une couche de ouate.

Quand les phénomènes aigus ont cédé, on peut commencer les insufflations d'air par la trompe, au moyen de la sonde d'Itard, pratiquées tous les jours au minimum. Si la trompe ne se laisse pas traverser par l'air insufflé, il suffit d'y envoyer par la sonde d'Itard quelques gouttes d'une solution de cocaïne (à 1 p. 10) qui rendent immédiatement plus perméable le conduit tubaire.

Les sangsues restent un bon moyen pour apaiser les douleurs. On en met trois ou quatre devant le tragus et en arrière du pavillon.

Dès que les symptômes indiquent que l'otite a rempli la caisse de pus, il faut pratiquer la myringotomie ou paracentèse. Le conduit étant préalablement nettoyé et stérilisé par des bains au sublimé

(1 p. 1000), on y instille 8 ou 10 gouttes d'une solution à 1 p. 10 de chlorhydrate de cocaïne. On les laisse en place durant dix minutes environ, puis, avec le petit bistouri tympanique coudé, on pratique une incision courbe à concavité supérieure dans la moitié inférieure de la membrane. Si la tuméfaction se montre surtout à la partie postéro-supérieure de la membrane, c'est là qu'il convient d'inciser. Des injections antiseptiques à l'acide phénique ou au sublimé complètent ce traitement, le plus efficace contre les douleurs et les diverses conséquences de l'otite aiguë. Pour tarir ensuite la suppuration, il n'est pas de meilleur moyen que l'instillation, matin et soir, de 8 ou 10 gouttes de glycérine phéniquée à 1 p. 10. La nécrose des osselets exige quelquefois leur extraction consécutive.

Contre l'otite goutteuse, l'application de sangsues et l'enveloppement des oreilles dans de la ouate sont les moyens les plus recommandables.

BIBLIOGRAPHIE. — Cordier (S.), Étude sur le catarrhe de l'or. moy. dans la rougeole, *Thèse*, 1875, et *Ann. des mal. de l'or. et du lar.*, 1875, p. 868). — Burckhardt-Mérian, *Volkmann's Samml. klin. Vorträge*, 1880, n° 182. — Netter, Recherches bactériologiques sur les otites moyennes aiguës (*Ann. des mal. de l'or. et du lar.*, 1888). — Zaufal, *Prager medicinische Wochenschr.*, 1888, n°s 8, 20, 21. — Bezold, *Arch. für Ohrenh.*, Bd. XXI, p. 8. — Knapp, *Zeitschr. für Ohrenheilk.*, Bd. VIII, p. 36. — Katz, Des otites dues à l'influenza (*Therap. Monatschr.*, n° 21850). — Zaufal, Du bacille de Friedlaender comme agent pathogène de l'otite moyenne aiguë (*Réunion des méd. allem.*, Prague, 1888). — Wagnier (de Lille), Otite moy. aiguë obs. chez un lépreux (*Ann. de dermat. et syph.*, 1888, p. 715. — Ludwig Jankan, De l'otite moyenne aiguë consécutive à l'influenza (*Deutsche med. Wochenschr.*, n° 12, 1890). — Kantack, Bactériologie de l'inflammation de l'oreille moyenne et de l'apophyse mastoïde (*Arch. of Otol.*, 1890, n° 1). — Gellé, L'oreille et l'épidémie de grippe actuelle (*Méd. mod.*, 16 janvier 1890). —

HERMET, Les otites de la grippe (*Gaz. hebd.*, 8 mars 1890). — DUPLAY, Otite ostéopériostique (*Bull. méd.*, 28 août 1890). — LŒWENBERG, L'otite grippale observée à Paris en 1891 (*Ann. des mal. de l'or. et du lar.*, nov. 1891). — MOUNIER, De l'incision précoce du tympan dans l'otite moyenne aiguë simple (*Ann. des mal. de l'or. et du lar.*, octobre 1892). — BOLT, Trois cas d'otite moyenne avec carie mastoïdienne après la variole (*Arch. für Ohrenh.*, 1893). — DENCK (de New-York), Traitement opératoire des otites moyennes suppurées et non suppurées (*Soc. améric. d'otologie*, 3 mars 1897). — KREPASKA, Diphtérie primitive de la caisse (*Soc. hongroise d'otologie*, 27 janv. 1897).

II. — OTITE MOYENNE CHRONIQUE SIMPLE.

Je réunis ici les divers états pathologiques de la caisse de type inflammatoire et de marche chronique qui évoluent *sans suppurer*.

Anatomie pathologique. — On peut, avec le Pr Duplay, distinguer deux variétés de l'otite moyenne chronique simple : forme *catarrhale* et forme *plastique*.

1º FORME CATARRHALE. — On y retrouve les lésions signalées dans l'otite aiguë simple, mais moins accentuées. La muqueuse congestionnée et épaissie se montre d'un rouge pâle jaunâtre. La membrane tympanique participe plus ou moins aux altérations, épaississement, etc., d'où variétés d'aspects assez sensibles. C'est principalement sa couche interne muqueuse qui est prise. Dans la caisse, la chaîne des osselets et ses muscles (muscles du marteau et de l'étrier) sont enraidis, leur corps musculaire a subi la transformation graisseuse. Le ligament suspenseur du marteau est rétracté. Toynbee a même trouvé la disjonction de l'enclume avec l'étrier. Les altérations s'accusent notamment à la paroi profonde, où les fenêtres ronde et ovale sont obstruées et l'étrier enfoui sous les divers produits inflammatoires.

La caisse contient un liquide séreux, muqueux ou muco-purulent dans quelques cas. Schwartze a noté la qualité du liquide dans 97 cas et a trouvé qu'il était 8 fois séreux, 14 fois séro-muqueux, 67 fois muqueux, 8 fois enfin muco-purulent. Ce mucus est incolore, visqueux, s'étirant en filaments. L'épanchement est muco-purulent dans les états infectieux (fièvre typhoïde, etc.).

Il est possible parfois de voir le liquide à travers la membrane où il forme une *ligne de niveau*. Th. Barr a vu des hémorragies graves chez un enfant de neuf mois, au cours d'un catarrhe chronique. La trompe d'Eustache a ses parois épaissies, d'où rétrécissement de son calibre. Des bouchons muqueux se forment à son orifice pharyngien ou en divers points de sa longueur.

2° FORME PLASTIQUE. — La sécrétion manque presque toujours et la lésion caractéristique consiste dans des fausses membranes qui rattachent la membrane tympanique à la paroi profonde de la caisse, entraînant en dedans et en haut le manche du marteau, ou qui enveloppent la chaîne des osselets, en l'immobilisant, ou qui couvrent les fenêtres (ovale et ronde). Entre ces fausses membranes, on peut rencontrer un peu de liquide louche.

Étiologie. — On y retrouve les causes qui déterminent le catarrhe aigu. L'âge et le sexe sont sans influence très marquée. La jeunesse y est un peu plus sujette. Parmi les causes générales, on relève : l'influence héréditaire, la scrofule, la syphilis, l'arthritisme. Parmi les causes locales figurent le froid humide, les catarrhes naso-pharyngiens.

Le catarrhe chronique peut succéder à la forme aiguë, mais il apparaît d'emblée le plus ordinairement. Les deux oreilles sont prises habituellement ensemble, moins l'une que l'autre.

Symptômes. — 1° SYMPTÔMES SUBJECTIFS. — L'affection est indolore la plupart du temps. Ce n'est qu'au moment des fluxions transitoires que le malade accuse une sensation de corps étranger, de plénitude qui peut aller jusqu'à la douleur. La surdité est peu marquée d'habitude. Elle augmente si les trompes viennent à s'obstruer. Le malade peut alors ne pas entendre la voix haute, même à proximité de son oreille. Cette surdité augmente par les temps humides et dans les diverses circonstances qui congestionnent l'extrémité céphalique (fatigues, travail cérébral, sommeil). Le sujet se plaint notamment d'une surdité plus marquée du côté sur lequel il a dormi. Que le malade désobstrue ses trompes en bâillant, en se mouchant ou en toussant, l'ouïe redevient bonne. Il indique lui-même qu'il a senti un craquement ou un déplacement après lequel l'ouïe s'est éclaircie. Il éprouve assez souvent une autophonie gênante. Toute secousse du corps, un faux pas par exemple, retentit douloureusement dans son oreille.

Les bruits otiques consistent surtout dans un bruissement. Ils augmentent par les jours humides et dans l'obstruction de la trompe. Des névralgies faciales ou autres, des vertiges se produisent chez un certain nombre de malades.

2° SYMPTÔMES OBJECTIFS. — La membrane se montre un peu congestionnée en haut et le long du manche du marteau. Dans son ensemble, elle est terne et verdâtre, sans triangle lumineux. Si la trompe s'est obstruée, la membrane est attirée vers la paroi profonde de la caisse ; alors le manche du marteau prend une direction oblique en dedans et en arrière ; il se détache en saillie, de même que son apophyse externe qui semble avoir traversé la membrane ; les plis antérieur et postérieur s'accusent davantage.

La moitié postérieure du tympan seule est parfois distendue de liquide ; en ce cas, elle fait une saillie jaunâtre, tandis que sa moitié antérieure reste d'un gris foncé. C'est surtout le quart postéro-supérieur de la membrane, moins résistant, qui arrive à former une ampoule saillante.

La caisse est-elle partiellement remplie de liquide, on peut voir dans quelques rares occasions la *ligne de niveau*, claire, à concavité supérieure (fig. 122). Cette ligne

Fig. 122. — Épanchement dans la caisse du tympan avec ligne de niveau.

peut se déplacer si l'épanchement est fluide. Qu'on incline en avant ou en arrière la tête du malade, on sera témoin du fait. Tel malade entendra couché, qui redeviendra sourd dans l'attitude verticale. La partie de membrane qui correspond au liquide est verdâtre ou grisâtre, selon qu'elle recouvre un épanchement séreux ou muqueux. Politzer a signalé la coloration vert-bouteille. Au-dessus, elle est d'un gris plus clair. Les bulles d'air, plus ou moins grosses, se voient dans l'épanchement ; une secousse peut les faire monter et éclater à la surface. La ligne de niveau et les bulles d'air peuvent ne se révéler qu'après une douche d'air par la trompe. Hagen a donné comme signe d'épanchement séreux dans l'oreille moyenne

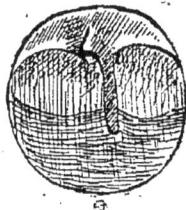

un bruit métallique perçu par le malade quand on percute sa tête.

Le diapason-vertex est mieux entendu de l'oreille la plus malade. L'épreuve de Rinne donne un résultat négatif ; la contre-audition se produit assez habituellement ; l'auscultation par le tube otoscope, tandis que la sonde envoie de l'air dans la trompe, fait entendre un bruit plus sourd et moins prolongé que dans une oreille normale.

Marche et terminaison. — La marche de l'affection tient surtout à la cause qui l'a déterminée. Quand elle dépend d'un catarrhe naso-pharyngien simple, elle augmente ou diminue avec lui. Elle présente des aggravations ou des améliorations successives, principalement quand elle relève de l'arthritisme. Au contraire, dans l'ozène, elle est tenace à l'égal de l'affection.

La marche n'est pas la même aux divers âges. Elle évolue plus vite vers la guérison chez l'enfant que chez l'adulte.

La durée est encore en rapport avec la nature de l'exsudat. Est-il séreux ? la résorption sera plus facile. Est-il muqueux ? la disparition, plus lente, ne se fera guère sans qu'il persiste quelques fausses membranes. S'il s'installe définitivement, l'audition restera diminuée, mais dans une proportion bien moindre que s'il s'agissait d'une sclérose tympanique.

Diagnostic. — Il s'établit assez aisément par l'examen de la membrane et de la trompe. L'amélioration de l'ouïe après la douche d'air est un bon signe diagnostique. La connaissance des causes aide encore à reconnaître l'affection.

Il importe de ne pas confondre le catarrhe chronique avec les obstructions de la trompe. Celles-ci peuvent tenir à un épaississement des parois ou à la présence de mucosités dans sa cavité. On conclura à l'épaississement des parois lorsque, après avoir cocaïnisé la trompe et introduit une bougie, on ne fait passer qu'une « veine gazeuse » étroite, sans production de crépitations. On pensera au contraire qu'il s'agit de mucosités si, après le sondage, l'air passe largement en produisant du gargouillement. La rhinoscopie postérieure permet quelquefois de voir un bouchon muqueux dans le pavillon de la trompe.

Il arrive que la trompe et la caisse sont remplies à ce point que la douche d'air ne peut y prendre la place de l'exsudat. Pour ces cas, Miot et Baratoux conseillent la *myringotomie inférieure* qui donne issue aux mucosités, tout en établissant le diagnostic. On ne confondra pas la coloration jaunâtre d'un épanchement muco-purulent avec l'accolement de la membrane au promontoire, car le stylet montre en ce dernier cas une résistance osseuse.

Pronostic. — Il est indiqué par l'effet de la douche d'air, car c'est uniquement si elle dégage l'audition que l'on peut espérer une heureuse terminaison. Les rechutes sont très à craindre. La cause intervient encore pour le jugement du pronostic. Quand le catarrhe est entretenu par des tumeurs adénoïdes, il suffit de les enlever pour guérir en même temps l'oreille moyenne. Celui qui complique les rhinoses hypertrophiques est plus tenace. Le pronostic s'améliore notablement si le malade peut habiter un climat sec et d'altitude élevée.

Traitement. — Il comprend des moyens généraux et locaux.

1° TRAITEMENT GÉNÉRAL. — Il s'adresse au tempérament du sujet ou à ses diverses propathies. Scrofule,
syphilis, arthritisme seront combattus par les ressources habituelles, et non sans confiance, car ils
peuvent beaucoup en l'espèce. J'ai vu des malades
guérir par l'administration presque exclusive du
traitement antiscrofuleux.

2° TRAITEMENT LOCAL. — Une des premières indications est de rendre la trompe perméable, car habituellement on est en face d'un état complexe
(*catarrhe tubo-tympanique*). Le moyen le plus commode à employer tout d'abord est la douche d'air
avec la poire de Politzer. Le malade l'utilisera matin
et soir, tout en avalant des gorgées d'eau, trois fois
environ pour chaque côté du nez. Elles décongest-
tionnent la muqueuse et favorisent la résorption des
mucosités, en les déplaçant. Les instillations d'eau
alcaline dans les trompes aident à la désagrégation
de ces bouchons muqueux. La douche d'air ne doit
être employée que si toute phase aiguë a cessé;
autrement elle serait douloureuse et pourrait accroître
le mal. Les bains d'air comprimé sont employés pour
remplir la même indication.

Quand les parois tubaires sont très tuméfiées, la
veine gazeuse n'arrive pas à pénétrer dans la caisse.
On peut alors élargir momentanément la trompe, en
y instillant cinq gouttes environ de la solution de
cocaïne au dixième. On met en place la sonde d'Itard
et, faisant incliner la tête du côté malade, on verse
les gouttes dans le pavillon de la sonde. La douche
d'air les projette ensuite dans la trompe. Ficano
a vu que les instillations peuvent déterminer des
accidents graves (vertiges et divers troubles du mal

de mer). Suarez de Mendoza les a constatés de son côté.

Si le passage ne se fait pas avec les moyens précédents, on en arrive à l'introduction des bougies. Après avoir placé dans le pavillon tubaire le bec de la sonde, on fait pénétrer la bougie en gomme, plus souple que celles qui sont en celluloïd, sans oublier qu'elle ne doit pas pénétrer au delà de 4 centimètres, longueur maxima de la trompe. Le malade a du reste bien la sensation que la bougie pénètre dans son oreille moyenne. Ces sondages peuvent être répétés tous les deux jours environ et la sonde peut être laissée en place de quelques minutes à une heure. L'action des bougies est aidée par quelques instillations tubaires soit à la solution de nitrate d'argent (1 p. 20), soit à celle de sulfate de zinc (1 p. 40).

Les douches d'air arrivent assez souvent à vider la trompe et la caisse pleines de liquide, surtout si on emploie concurremment les douches médicamenteuses et si on fait pencher en avant la tête du sujet. Elles réussissent mieux chez l'enfant, dont la trompe est large et les mucosités peu adhérentes.

Pour évacuer la trompe et la caisse du tympan, on peut recourir à l'aspiration pratiquée pour la première fois par Bonnafont avec une sonde introduite dans la trompe et une poire en caoutchouc préalablement comprimée. Ce procédé ne vide que la trompe. Son effet est rendu plus efficace si on incline la tête du côté sain.

Ménière père et Weber-Liel ont transporté l'aspiration jusque dans la caisse, au moyen de sondes et de bougies creuses (cathéter-tympanique de Weber-Liel). Ce procédé difficile et douloureux est moins adopté.

CASTEX. — Mal. du larynx.　　　　37

Enfin, si le cas l'indique, si en particulier la cavité tympanique est remplie de liquide au tiers environ, on pratique la paracentèse de la membrane. La myringotomie sera faite en bas, suivant une ligne courbe à concavité supérieure, pour que, le lambeau supérieur se rétractant, l'ouverture ait chance de persister plus longtemps. L'épreuve de Valsalva ou la douche d'air assurent l'évacuation du tympan. Hinton et Schalle ont pratiqué l'aspiration du liquide par le conduit auditif.

Des lavages *per tubam* ou par l'extérieur, au moyen de la canule coudée d'Hartmann, complètent l'évacuation quand il est nécessaire.

Itard recommandait la solution suivante, pour dissoudre le secretum tympanique :

> Sulfate de soude.............. 2 grammes.
> Eau bouillie................. 100   —

L'incision peut à la rigueur n'être qu'exploratrice.

Il va sans dire que la thérapeutique doit s'appliquer particulièrement à l'état du cavum et du pharynx (naso-pharyngites, adénoïdes, grosses amygdales), points de départ fréquents du catarrhe tubotympanique.

C'est principalement contre cette affection de l'oreille qu'une saison hydrominérale sulfureuse peut être prescrite.

A. Bronner préconise le procédé connu du *massage du tympan* et des osselets avec des appareils aspirateurs. Sur un ensemble de 64 cas, il n'a eu que 20 améliorations certaines. Cinq fois la guérison fut définitive, sept fois elle persista une ou deux semaines ; huit fois elle fut plus courte encore.

BIBLIOGRAPHIE. — Schwartze, *Arch. für Ohrenh.*, Bd VI, p. 182. — Barnett, Rapports de l'otite moyenne catarrhale chronique avec le catarrhe chronique du nez (*Americ. otol. Soc.*, juillet 1885). — Thomas Barr, *Brit. med. Journ.*, avril 1888. — Suarez de Mendoza, Accidents cocaïniques par instillation dans la caisse (*Soc. fr. d'otol.*, 1889, p. 397). — Ficano, Accidents graves par l'instillation de cocaïne dans la caisse du tympan (*Gaz. degli Ospitali*, 26 octobre 1890). — Bronnier (A.), Le massage dans l'otite moyenne chronique (*Brit. med. Journ.*, 24 mai 1890). — Hartmann, Maladies de l'oreille, 1890. — Miot et Baratoux, Maladies de l'oreille et du nez, 1894. — Garnault, Précis des maladies de l'oreille, 1895.

III. — OTITE MOYENNE CHRONIQUE SÈCHE
(*Sclérose tympanique*).

Cette variété de processus chronique représente un des cas les plus habituels de la pratique otologique, comme l'un des plus rebelles. Elle est désignée par des noms différents, mais qui tous marquent sa nature scléreuse : *sclérose de la caisse, catarrhe sec de l'oreille moyenne* (Tröltsch), *otite interstitielle* ou *sclérémateuse* (Duplay), *processus adhésif de l'oreille moyenne* (Politzer).

Le propre de la sclérose tympanique est de débuter d'emblée et de marcher presque fatalement à la rigidité de la muqueuse et à l'immobilisation de la chaîne des osselets par le développement d'adhérences membraneuses. Elle succède cependant quelquefois aux diverses tympanites déjà étudiées.

Causes. — On peut distinguer celles qui agissent par modification de l'organisme dans son ensemble (*causes générales*) et celles qui ont une action directe sur l'organe de l'ouïe (*causes locales*).

Au nombre des premières, il faut mentionner l'hé-

rédité. Une fois sur quatre, d'après les relevés de
Triquet, c'est là qu'il faut rechercher la raison des
tympano-scléroses. L'arthritisme, sous ses diverses
formes, se trouve chez presque tous les scléreux, et
si l'on se rappelle la très exacte remarque de Toynbee,
que la caisse se comporte en pathologie comme une
cavité séreuse, on ne sera pas surpris de la trouver
très souvent atteinte au cours de cette dyscrasie.
C'est surtout chez l'adulte qu'elle se révèle, bien
qu'à certains indices il soit facile de comprendre
qu'elle existait déjà depuis longtemps à l'état latent.
Une grossesse peut la faire apparaître. En tout cas,
le mal s'aggrave à toutes les grossesses successives.

Comme influence locale directe, on note l'existence
antérieure d'otites catarrhales simples ou les divers
états inflammatoires du nez et du rhino-pharynx
(rhinites atrophiques, syphilis, mal de Bright).

L'influence de l'humidité est des plus manifestes
(habitation des vallées, du bord de la mer). Il en est
de même des variations brusques de température. Il
est d'expérience que les scléreux reviennent chaque
fois plus sourds d'un séjour à la mer.

Les maladies des dents, de l'estomac, de l'utérus,
le froid aux pieds habituel, déterminent dans l'extrémité céphalique des congestions d'ordre réflexe qui
aident au développement de la sclérose tympanique.

Le tabac et surtout l'alcool entretiennent dans
l'arrière-bouche un état inflammatoire qui, se propa-
geant aux trompes, active le processus scléreux de
la caisse.

Tillaux indique, comme cause prédisposante, la
rectitude et l'élargissement du conduit auditif,

parce que la caisse serait en ce cas plus exposée aux transitions brusques de température.

Anatomie pathologique. — Les lésions sont un peu différentes, suivant que la sclérose est consécutive à une otite ou qu'elle s'est installée d'emblée.

Dans le premier cas, on trouve surtout des fausses membranes. Sur un total de 1 189 autopsies, Toynbee a constaté 271 fois leur présence. Ces pseudo-membranes vont d'une paroi à l'autre de la caisse, où elles relient à la paroi l'osselet qui en est le plus proche. Elles sont rares ou multipliées au point d'envelopper toute la chaîne des osselets qui se trouve enfouie dans leur épaisseur. Exceptionnellement on trouve, baignant ces néomembranes, une petite quantité de liquide. Quand elles ont subi l'infiltration calcaire, la chaîne est immobilisée.

On discute encore sur l'origine de ces dépôts membraneux. Hinton et Politzer y voient un vestige du tissu gélatiniforme qui remplit la caisse chez l'embryon. Avec Gradenigo, Miot et Baratoux admettent cette interprétation pour les adhérences qui laissent libre la membrane du tympan et qui ont pu subir ultérieurement le processus scléreux, mais on ne peut refuser une origine simplement inflammatoire à celles qui attachent la face profonde de la membrane tympanique à divers points des parois de la caisse. Elles succèdent à des tympanites aiguës ou chroniques.

Dans le deuxième ordre de faits où la sclérose s'est installée primitivement, d'emblée, les altérations sont plus caractéristiques. La muqueuse s'épaissit un peu et devient rigide, envahie par le processus fibreux. Son irrigation sanguine est amoindrie, parce que la lumière des vaisseaux se rétrécit, la tunique externe étant envahie de fibres conjonctives. Les couches profondes de la muqueuse subissent la transformation calcaire; des hyperostoses se développent même sur les parois osseuses à son contact.

Lorsqu'on veut constater ces altérations dans les autopsies, il faut les chercher principalement sur la paroi profonde de la caisse, au voisinage des deux fenêtres (ovale et ronde).

La chaîne des osselets subit l'ankylose fibreuse ou osseuse, suivant le degré ou l'ancienneté de l'affection. Ces soudures se font principalement à l'articulation de l'étrier avec la fenêtre ovale (stapédo-vestibulaire). Plus rarement, elles existent à l'articulation de l'enclume avec l'étrier (incudo-stapédale). Toynbee ne l'a constaté que deux fois sur l'ensemble de 1149 autopsies. Lorsqu'il y a simplement ankylose fibreuse de l'étrier, la sclérose a envahi le ligament annulaire, ou même, d'après Politzer, il s'est fait, autour de l'articulation, un entassement des fausses membranes (ankylose périphérique); il persiste encore un peu de mobilité. Les osselets sont parfois accolés aux parois tympaniques et enserrés dans leur manchon de muqueuse sclérosée; on a noté leur subluxation (Théobald). Si l'ankylose est osseuse, on constate l'hyperostose de la platine de l'étrier et du pourtour de la fenêtre ovale (*pelvis ovalis*). Des stalactites osseuses fixent l'étrier autour de cette fenêtre. Aucune mobilité ne persiste, il y a synostose complète. Ici, comme dans les grandes articulations, nous trouvons les deux types d'ankylose (centrale et périphérique).

La membrane du tympan, selon les cas, se montre

indemne avec sa translucidité normale ou opaque à cause de la transformation scléreuse qu'elle a subie. L'opacification marche de la périphérie au centre, si bien qu'il n'est pas rare de voir une membrane grisâtre au pourtour et translucide au centre. A la longue, peuvent se former des infiltrations graisseuse, calcaire ou ostéoïde, qui affectent le plus souvent la figure d'un croissant dont la concavité regarde le centre de la membrane. Le manche du marteau, plus ou moins porté en arrière et en dedans, se montre en raccourci, tandis que son apophyse externe proémine sous forme d'une petite saillie blanchâtre. L'aspect de la membrane ne renseigne pas exactement sur l'état de la caisse. Celle-ci peut être relativement indemne avec une membrane très altérée et *vice versa*.

Dans le fond de la caisse, la membrane de la fenêtre ronde subit à peu près les mêmes modifications, épaississement fibreux, etc. Le cadre osseux de sa niche peut être hyperostosé, au point que la fenêtre est rétrécie ou même obstruée complètement.

Les muscles de la chaîne (muscles du marteau et de l'étrier) subissent quelquefois la transformation fibro-graisseuse et même calcaire (Wreden, Weber-Liel). Leurs tendons sont rétractés et c'est une des causes qui attirent en haut et en arrière le manche du marteau.

La trompe d'Eustache est le plus ordinairement élargie. C'est seulement dans les cas où l'affection succède à des tubo-tympanites catarrhales que des épaississements pouvant rétrécir les trompes se sont formés.

La mastoïde subit en même temps un processus de condensation osseuse qui diminue la capacité de ses cellules ou la transforme même en une masse compacte, éburnée (Duplay).

La sclérose s'étend souvent à l'oreille interne, où elle atrophie la membrane basilaire, les vaisseaux artériels et le vaisseau spiral.

Cette forme d'otite envahit habituellement les deux oreilles à des degrés égaux ou non.

Symptômes. — 1° SYMPTÔMES SUBJECTIFS. — Les deux symptômes majeurs, ceux pour lesquels viennent consulter les malades, sont la *surdité* et les *bruits anormaux*. Le vertige s'observe moins habituellement.

La *surdité* tient surtout à la rigidité de la chaîne des osselets. Elle se présente avec des modalités différentes. Tel malade entendra bien sa montre et mal la parole ; tel autre, qui ne pourra pas suivre une conversation, percevra un bruit éloigné, ou un bruit faible comme la chute d'une épingle. D'une manière générale, la surdité est plus prononcée pour les sons graves : ainsi s'explique que les scléreux entendent mieux les voix de femmes et d'enfants, qui sont plus élevées. Toutes les conditions qui déterminent des poussées congestives ou inflammatoires locales aggravent momentanément cette surdité. Les plus connues sont les catarrhes naso-pharyngiens contractés dans les pays humides, ou au bord de la mer, les chaleurs excessives, l'abus du travail cérébral, le froid aux extrémités inférieures. A signaler encore les congestions céphaliques que déterminent la venue des règles, le travail de la digestion, la constipation, l'administration du sulfate de quinine ou du salicylate de soude.

L'accommodation est plus ou moins troublée. Les sujets entendent bien qu'on parle autour d'eux, mais ils ne parviennent plus à distinguer les syllabes. Leur gêne est grande, surtout s'ils se trouvent mêlés à une conversation générale; dans un dîner par exemple, ils n'entendent plus qu'un murmure confus. Leur oreille se fatigue vite, la surdité allant croissant, mais s'ils s'éloignent quelques minutes du bruit ambiant, ils peuvent mieux entendre à nouveau. Il semble que l'oreille amoindrie ait perdu l'endurance. Cette fatigue de l'accommodation, qu'on trouve aussi dans le globe oculaire et dans le fonctionnement du nez et du larynx, pourrait prendre le nom d'*otocopose* (de ὄυσ, ὠτὸς, oreille, et κοπωσις, fatigue).

Quelques sujets ont perdu la faculté de distinguer de quelle direction leur parvient le bruit (*paracousie de lieu*). Un de mes clients, grand chasseur, se plaignait de ne plus percevoir si la chasse était à droite ou à gauche.

D'autres ont la *paracousie de Willis* ou *surdité paradoxale*. Ils entendront mieux au milieu du bruit, dans un train en marche ou dans une voiture, sans doute parce que les trépidations mobilisent leurs osselets.

Les *bruits otiques* anormaux, souvent désignés sous le nom de *bourdonnements*, constituent un symptôme des plus importants pour le diagnostic, en même temps que des plus graves pour le pronostic, car bien des malades accepteraient encore d'être sourds, qui ne peuvent supporter les bruits obsédants qu'ils ont dans les oreilles. Ils s'expliquent, soit par la pression qu'exerce sur la fenêtre ovale l'étrier refoulé en dedans, soit par l'extension au labyrinthe du processus scléreux.

37.

Leur caractère varie presque à l'infini. Souvent il
s'approche plus ou moins de la syllabe *djii* qui semble
plus particulièrement être entendue quand il y a
ankylose des osselets.

Mais, autour de ce type commun, que de variétés
individuelles. Chaque malade indique une comparaison différente (jet de vapeur, fuite d'un bec de gaz,
bourdonnements de frelons, eau en ébullition, etc.).
Le malade ne les entend pas seulement dans ses
oreilles, mais encore dans la moitié correspondante
de la tête ou dans toute la tête. A ces bruits d'origine
tympanique peuvent s'en ajouter d'autres, qui appartiennent plutôt à l'obstruction tubaire (murmure de
la mer, bruit des grands coquillages). Ce seront
encore des bruits synchrones à la diastole artérielle,
intermittents, attribuables au passage difficile du
sang dans les vaisseaux otiques rétrécis par péri-
artérite. Si le labyrinthe est aussi scléreux, des bruits
musicaux se font entendre (sons de cloches, etc.).
Quelques sujets entendront même des voix. C'était
le cas d'une malade que j'ai examinée dernièrement;
son oreille droite entendait un bruit de fête foraine
et la gauche percevait la plainte : « Oh! la! la! » ou
« Oh! maman! ». De là à l'hallucination, la distance
est faible, et les nerveux la franchissent souvent. Ces
divers bruits peuvent coexister et être plus tenaces
les uns que les autres, si bien qu'on guérit les uns,
sans pouvoir atténuer les autres.

. Comme autres symptômes subjectifs, il reste à
mentionner la sensation de resserrement ou de plénitude, que les malades éprouvent dans l'oreille ou
dans la tête, les vertiges, les névralgies faciales,
l'inaptitude au travail, la diminution de la mémoire,

et, comme aboutissant, la lypémanie qui leur conseille parfois le suicide.

Politzer a remarqué que les manifestations symptomatiques (surdité, tintouins, etc.), ne sont pas en proportion exacte avec le degré des altérations anatomo-pathologiques.

2° SYMPTÔMES OBJECTIFS. — Le conduit auditif externe est, chez ces malades, souvent élargi, à peau sèche ou pityriasique.

La membrane tympanique sera normale, plus ou moins scléreuse. Alors, elle se montre grisâtre et opaque, en totalité, ou seulement par places, et c'est principalement la périphérie qui est blanchâtre. Parfois, on y trouve des dépôts calcaires ou adipeux, affectant la forme d'un croissant dont la concavité regarde le centre de la membrane.

Le stylet coudé qui explore cette membrane la trouve tendue, et quelquefois anesthésiée.

Des synéchies se sont quelquefois produites entre la face profonde de la membrane et les parois de la caisse. Elles se traduisent par des opacités en forme d'étoiles sur la membrane. A signaler aussi les plaques atrophiques, constituées par un amincissement pathologique et circonscrit de la membrane qui proémine en dehors, ou rentre vers la caisse, sous l'action du spéculum pneumatique de Siegle.

Le manche du marteau est relevé en dedans et en arrière. Son apophyse externe, proéminente en dehors, frappe le regard, dès qu'on examine. De cette apophyse externe se détachent, en avant et en arrière, deux plicatures arciformes (*plis antérieur et postérieur*). Ils résultent de l'enfonçure des parties centrales de la membrane. Avec le cadre tympanique, ils circonscrivent la membrane flaccide de Shrapnell.

Pratique-t-on la douche d'air avec la sonde d'Itard, les sensations perçues varient. Tantôt le médecin entendra des râles muqueux par le tube otoscope qui relie son oreille à celle du sujet malade. Ils indiquent que des mucosités encombrent la trompe. Tantôt, si ce canal de communication est élargi et sec, comme il arrive d'habitude, ce seront des souffles tubaire ou amphorique.

Le diapason mis sur le vertex montre que le diapason est mieux entendu de l'oreille la plus scléreuse (épreuve de Weber).

Marche. — Terminaisons. — La marche, insidieuse au début, est fatalement progressive. Quand le malade reconnaît qu'il commence à perdre l'ouïe — ce que son entourage a remarqué avant lui — l'affection est déjà solidement installée. Favorisés sont ceux que préviennent du danger les bourdonnements ou autres bruits entotiques, car, suivant les cas, ce sont les bruits ou la dysécée qui se montrent d'abord. Les deux oreilles sont prises le plus souvent à des degrés différents.

Toute inflammation intercurrente du rhino-pharynx ou de la trompe aggrave l'affection.

Elle met plus ou moins de temps à évoluer, de un à vingt et trente ans. Elle aboutit, à la longue, à la sclérose labyrinthique. La panotite est alors constituée et la surdité est complète.

Diagnostic. — Quand on soupçonne la sclérose tympanique, d'après le récit du malade parlant de sa surdité et de ses bruits d'oreille, il faut d'abord s'assurer qu'on n'a pas affaire à une affection similaire comme :

1° Une *otite moyenne catarrhale*. En ce cas, la membrane est plus terne, des bulles d'air se montrent sous elle après l'insufflation par la trompe ; celle-ci révèle l'existence de mucosités intratubaires. Enfin, surtout, l'affection est moins ancienne et de marche plus rapide. Dans la sclérose, la membrane de Shrapnell reste mobile sous le Siegle, tandis qu'elle est soudée au col du marteau dans le catarrhe hypertrophique.

2° Une *otite interne labyrinthique*. Celle-ci se caractérise par les vertiges. Le diapason-vertex est mieux perçu par la bonne oreille. L'épreuve de Rinne est positive. Les antécédents (syphilis, tabès) éclairent aussi le diagnostic. La disparition de l'audition des sons graves est un signe de sclérose labyrinthique.

3° La *surdité nerveuse* se reconnaît à l'absence des lésions constatables, au manque de bourdonnements, à l'apparition ou à la cessation brusques de la surdité.

Le diagnostic positif étant établi, il reste à se prononcer sur l'état des diverses parties.

Y a-t-il ankylose des osselets ? On le saura par l'emploi du spéculum pneumatique ou par l'épreuve des pressions centripètes de Gellé. Pour apprécier le degré de mobilité de l'étrier, Schwartze incise la membrane et va toucher directement l'osselet.

Le labyrinthe est-il intéressé ? C'est par la constatation de bruits musicaux (cloches, chants d'oiseaux), et par l'enquête aux diapasons qu'on sera fixé.

Pronostic. — Il est toujours grave, mais avec des degrés. Le traitement peut certainement arrêter le processus ou même le faire rétrocéder, mais, comme il est impossible de se prononcer dès le premier examen, il est prudent de remettre son jugement à quelques semaines, lorsqu'on aura pu apprécier le résultat de l'intervention thérapeutique.

De prime abord, on peut considérer comme d'un pronostic fâcheux la tympano-sclérose des héréditaires ou des vieillards, celle des arthritiques, celle où la perception osseuse est mauvaise et les bruits intenses, continus. Au contraire, l'espoir est permis si le labyrinthe est indemne, si les premiers efforts du traitement donnent un résultat. La forme qui succède aux tympanites suppurées comporte un moins fâcheux pronostic. Il en est de même si on découvre une affection naso-pharyngienne causale sur laquelle on puisse agir. Gellé a montré que l'audition peut être conservée malgré l'ankylose de l'étrier.

Traitement. — Les moyens à utiliser contre la sclérose tympanique se divisent en traitement général et en traitement local.

I. Traitement général. — Il faut d'abord placer le malade dans les meilleures conditions hygiéniques possibles. La suppression des excès cérébraux ou autres s'impose. On cherche si le malade n'est pas syphilitique ou arthritique, pour agir sur son état diathésique.

Deux médicaments ont une certaine action sur la sclérose tympanique, ce sont l'iode et le mercure.

Le premier s'administre sous la forme d'iodure de sodium, moins fatigant pour le malade que l'iodure de potassium. Il est mieux de l'administrer à dose faible, mais continue. Le malade prendra, tous les jours, pendant plusieurs périodes de quinze jours, une cuillerée à café de la solution :

Iodure de sodium...............	10 grammes.
Eau distillée...................	200 —

Toynbee a montré les bons effets du calomel et du sublimé. Il faisait prendre, chaque jour, pendant plusieurs mois, 3 centigrammes de calomel, ou 4 milligrammes de sublimé. Baratoux administre le sublimé par voie hypodermique. Il recommande la formule :

Bichlorure de mercure........	50 centigr.
Chlorure de sodium...........	10 —
Chlorhydrate de cocaïne.......	10 —
Eau distillée................	50 grammes.

Dix gouttes en injection sous-cutanée.

II. Traitement local. — Le moyen le plus fréquemment employé consiste dans les insufflations d'air par la trompe d'Eustache, au moyen de la sonde d'Itard, pour désobstruer le canal, s'il y a lieu, mais surtout pour remettre dans la cavité tympanique la quantité d'air nécessaire qui y fait défaut partiellement et mobiliser la chaîne des osselets par l'irruption brusque de l'air qui refoule en même temps, en dehors, la membrane tympanique rétractée en dedans. Le moyen est un peu fatigant pour le malade, mais il est très utile au début du traitement. La difficulté est que l'intervention du médecin est indispensable chaque fois, car bien peu de malades arrivent à se passer la sonde d'Itard eux-mêmes.

C'est alors qu'on peut leur prescrire une poire de Politzer (avec orifice sur le côté de la poire et embout recouvert de caoutchouc). Avec cet appareil, ils maintiennent plus aisément et augmentent même les résultats acquis par la sonde, en pratiquant trois insufflations en moyenne, matin et soir, dans chaque côté du nez. On suspendra les insufflations au bout de vingt-cinq jours environ, pour ne pas fatiguer

l'oreille, puis on y reviendra : si dès les premières
séances le mal s'aggravait, il faut y renoncer immédiatement.

Les insufflations médicamenteuses ont pour but

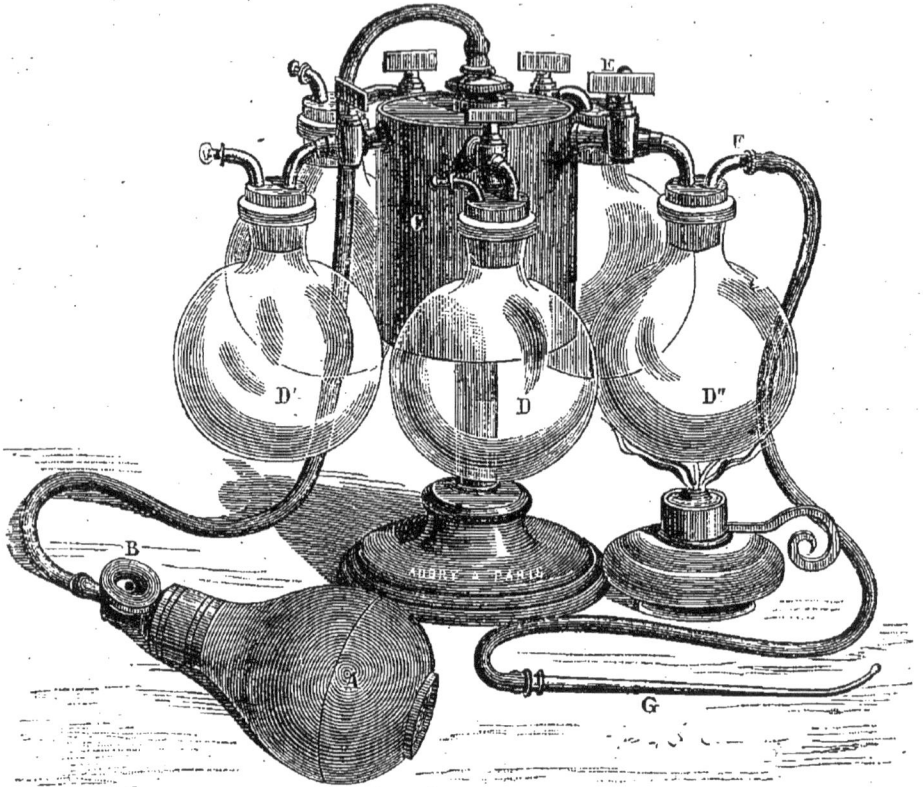

Fig. 123. — Appareil de Miot, pour insufflations.

A, poire en caoutchouc; B, soupape; C, caisse à air avec soupape; D, D', D'',
ballons; E, robinet; F, tube en caoutchouc avec embout; G, sonde.

d'adjoindre à l'action mécanique du moyen précédent
un effet thérapeutique direct sur les muqueuses. Les
vapeurs les plus usitées sont celles de vapeur d'eau
et de chlorhydrate d'ammoniaque (Triquet), d'iode,

d'éther sulfurique (Itard), d'éther iodoformé, de chlorhydrate d'ammoniaque à l'état naissant (Politzer), de menthol, d'iodure d'éthyle (Burckhardt-Mérian), d'hydrogène (Lœwenberg).

Divers appareils sont utilisés pour les injections médicamenteuses. Je citerai la poire à chlorhydrate d'ammoniaque de Politzer; de l'eau, quelques gouttes d'acide chlorhydrique, un peu d'ammoniaque y sont disposés séparément pour réaliser l'état naissant au moment de l'insufflation.

A citer également les capsules à insufflation en verre et remplies de ouate sur laquelle on dépose le liquide.

Nous avons aussi les petits pulvérisateurs simples, agencés d'après le système de Richardson, le grand, appareil de Bonnafont et celui de Miot à réservoir central et ballons multiples (fig. 123), enfin le petit ballon à chlorhydrate d'ammoniaque de Baratoux.

Les insufflations médicamenteuses doivent être pratiquées trois fois par semaine en moyenne, selon la tolérance du malade. A chaque séance, on fera cinq à six insufflations; le traitement sera poursuivi pendant un ou deux mois environ.

Les injections ont été pratiquées depuis que Guyot eut l'idée d'injecter de l'eau tiède dans les trompes d'Eustache. On les pratique avec divers liquides dont voici les formules :

> Chlorhydrate d'ammoniaque.... 1 gramme.
> Eau distillée .... 30 grammes.

ou

> Iodure de potassium .... 1 gramme.
> Eau distillée.................. 30 grammes.

ou

    Potasse caustique............. 0^{gr},05
    Eau bouillie................. 20 grammes.
                   (SCHWARTZE.)

ou

    Bicarbonate de soude... ...... 1 gramme.
    Glycérine................. 2 grammes.
    Eau bouillie............. 20   —
                 (POLITZER.)

Ces diverses injections sont assez douloureuses et
ont quelquefois déterminé des poussées aiguës. Ne
les employer qu'avec réserve.

Les injections de cocaïne ne sont pas sans danger.
Dans un cas où il avait injecté cinq gouttes d'une
solution à 5 p. 100, Schwalbach (de Berlin) a constaté
des vertiges qui revinrent trois jours durant. Suarez
de Mendoza a fait la même observation.

Delstanche a beaucoup prôné les injections mas-
sives de vaseline liquide; elles sont efficaces. On en
introduit quelques gouttes dans la sonde d'Itard et on
insuffle avec la poire au moment où le malade déglutit. Le liquide est de la sorte projeté en pulvérisation sur les parois de la caisse. En même temps, le
tube otoscope est mis entre l'oreille du malade et celle
du médecin pour apprécier ce qui se passe dans la
caisse. Hinton pense que l'amélioration obtenue
tient surtout à la dissolution des mucosités qui encombrent la trompe, car les lésions de la caisse sont
difficilement modifiables. Les inconvénients de ces
injections sont une sensation de plénitude dans
l'oreille, quelques douleurs ou même l'augmentation
temporaire de la surdité et des tintouins. Dans des
cas particulièrement malheureux, on a vu des mastoïdites ou des phlébites du sinus.

Ces diverses interventions *per tubam* peuvent être empêchées par un rétrécissement de la trompe ou son engouement par des mucosités. On doit alors introduire des bougies dans la trompe. Mettant en place la sonde d'Itard, on y fait pénétrer une bougie fine, qui entre dans la trompe et détermine une douleur nette quand elle est parvenue dans la caisse. L'insufflation ou l'injection pratiquée après cette désobstruction par la sonde réussit bien mieux. E. Ménière recommande les bougies, non seulement pour explorer et dilater la trompe, mais aussi pour y porter des substances médicamenteuses. Il recommande particulièrement la solution iodo-iodurée.

Cohen-Kysper (1) vient d'essayer sans grand succès l'introduction dans la caisse de ferments digestifs susceptibles de dissoudre l'albumine (papayotine, pepsine). Bruhl a recommandé le traitement thyroïdien.

Un autre moyen d'agir sur la caisse et sur la membrane tympanique en particulier est de recourir au masseur du tympan (fig. 124). Ce petit appareil est une simple pompe aspirante et foulante adaptée à un tube muni lui-même d'un embout qu'on place dans le conduit auditif. Par ce moyen, le malade, raréfiant et condensant tour à tour l'air dans son conduit auditif externe, attire en dehors ou refoule en dedans la membrane. Les osselets peuvent être mobilisés ainsi. Il faut que l'embout auriculaire soit ovalaire et recouvert de caoutchouc, afin d'entrer à frottement dans le conduit. Faire mettre au malade, deux fois par semaine environ, dans son oreille, cinq ou six gouttes de glycérine neutre le soir, pour que sa mem-

(1) COHEN-KYSPER, *Arch. of Otol.* t. XXVI, n° 2, 1897.

brane tympanique s'assouplisse un peu. Certains malades se trouvent mieux de ces massages spéciaux que des insufflations d'air par la trompe.

Le Pr Politzer, au Congrès de Moscou de 1897, attirait encore l'attention sur l'effet bienfaisant des raréfactions de l'air dans le conduit auditif externe.

Lucæ agit sur la chaîne des osselets en pressant directement sur le marteau au moyen d'un appareil qui consiste en une tige terminée par une petite pelote et mue par un ressort à boudin. On fera agir la pelote sur l'apophyse externe.

Ces actions directes sur la caisse ont pu aggraver l'état des malades; le cas est rare.

Nous avons une statistique de Bronner qui est instructive à cet égard. Sur 64 cas de massage du tympan, il a obtenu 20 améliorations, 43 résultats négatifs, 1 aggravation.

La médication indirecte sur l'apophyse mastoïde (pommade excitante à la vératrine, teinture d'iode, pointes de feu) n'a pas d'action bien efficace, du moins dans la sclérose tympanique.

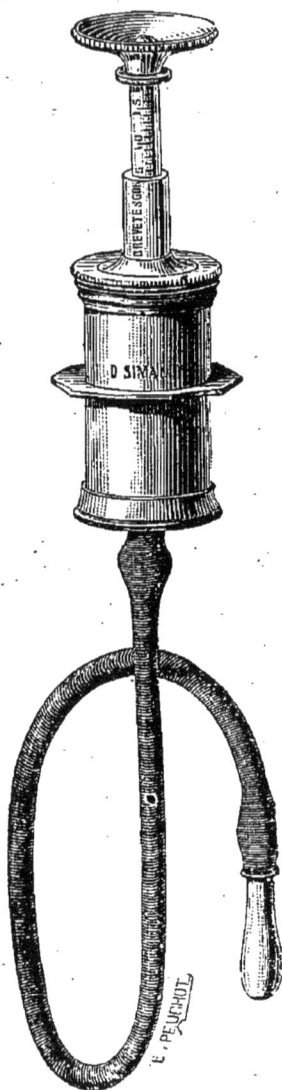

Fig. 124. — Masseur du tympan.

Le traitement particulier des bruits subjectifs ne doit pas être négligé. Il est représenté par les courants galvaniques et surtout l'électricité statique (E. Ménière), l'administration du sulfate de quinine, des bromures, les injections sous-cutanées de pilocarpine (Politzer). Elles agissent en provoquant dans la caisse

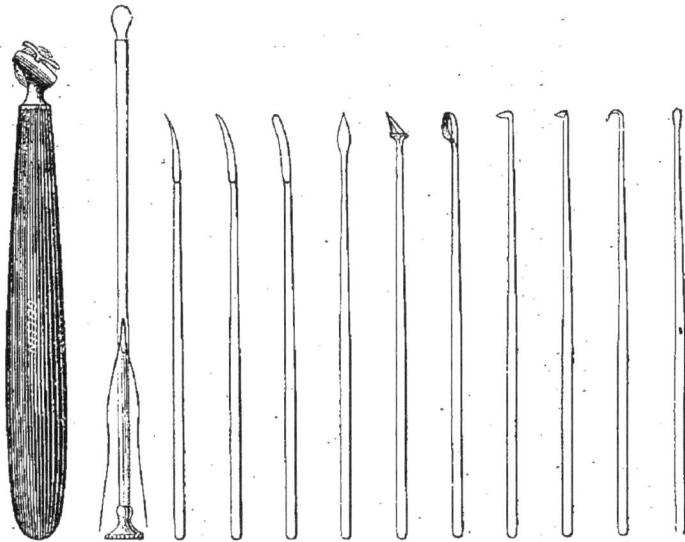

Fig. 125.— Série d'instruments pour la chirurgie tympanique se montant sur le même manche.

une hypérémie, puis une exsudation qui relâche les tissus sclérosés et les adhérences. Le séjour dans les hautes altitudes réussit parfois.

Si ces divers moyens n'ont procuré aucune amélioration, on envisage la question du traitement chirurgical.

III. TRAITEMENT CHIRURGICAL. — 1° Les *plicotomies* antérieure ou postérieure portant sur les plis antérieur ou postérieur qui, de l'apophyse externe du marteau, vont au cadre tympanique, rendent de la souplesse à la membrane.

2° La *myringotomie* donne quelques résultats. Voici ceux qu'indique E. Ménière : sur un ensemble de 151 interventions, amélioration durable, 9 ; amélioration passagère, 55 ; pas d'amélioration, 75 ; aggravation, 12.

3° La *ténotomie du muscle du marteau*. On peut, suivant le procédé de Miot, pratiquer une incision devant le manche du marteau, puis inciser le tendon du muscle avec un ténotome courbe. Cette petite opération peut donner assez de sang à cause de l'artériole du tendon. Les opérés crachent même quelquefois du sang. Weber-Liel l'a pratiquée 225 fois et a constaté qu'elle agit favorablement surtout contre les bourdonnements et les vertiges. Suivant le conseil de Cholewa (de Berlin), opérer l'oreille la plus malade, à moins que l'ouïe n'y soit tout à fait perdue.

4° L'*ablation du marteau* nous a donné des résultats, surtout contre les bourdonnements. Miot signale des succès analogues.

5° La *ténotomie du muscle de l'étrier* pratiquée à l'aide d'une incision dans le quadrant postéro-supérieur (Kessel, Urbantschitsch).

6° La *mobilisation de l'étrier*. Cette opération est acceptable, pourvu que le malade entende encore la voix haute à 1 mètre et la voix basse à 50 centimètres. Elle est contre-indiquée s'il y a surdité au diapason-vertex, si le malade n'entend plus de bourdonnements et si l'épreuve de Gellé (des pressions centripètes) montre que l'étrier est soudé dans la fenêtre ovale (*pelvis ovalis*).

Supposons-la indiquée : une incision est conduite, périphérique, dans le quart postéro-supérieur. On peut après débrider la lèvre supérieure par une petite incision perpendiculaire à la première, si l'étrier se cache sous le cadre tympanique. C'est l'incision recommandée par Miot. Politzer taille, dans la même partie de la membrane, un lambeau triangulaire à sommet supérieur qui se rabat autour de sa base, mettant à découvert l'étrier. Avec un stylet à palette, on cherche alors à le mobiliser en tous sens, en agissant au-dessous de l'articulation incudo-stapédale. S'il est nécessaire, on sectionne la branche descendante de l'enclume.

Les accidents à craindre sont la lésion de la corde du tympan, la dislocation incudo-stapédale, la fracture des branches de l'étrier.

Les résultats de cette opération, appliquée à la tympano-sclérose, sont encore discutables. Si certains cas ont été améliorés, d'autres sont aggravés. Le bénéfice est plus certain contre les bourdonnements que contre la surdité.

Nous en dirons autant de l'extraction des osselets.

En somme : administration des iodures, cathétérismes, massage du tympan et, au besoin, intervention chirurgicale, telles sont nos usuelles ressources contre cette affection très rebelle à la thérapeutique.

BIBLIOGRAPHIE. — LADREIT DE LACHARRIÈRE, De l'emploi des préparations iodées dans les affections de l'oreille (*Ann. des mal. de l'or. et du lar.*, 1876, p. 178). — WEBER-LIEL, *Virchow's Arch.*, LXII. — KOSEGARTEN, *Arch. of Otol.*, nᵒˢ 2, 28. — SCHWALBACH, *Therap. Monats.*, mars 1890. — BRONNER (A.), *Brit. med. Journ.*, 24 mai 1890. — CHOBWER, *Arch. of Otol.*, nᵒ 23, 1890. — KATZ, *Deutsche med. Wochenschr.*, nᵒ 40, 1890. — SAMUEL SEXTON, *Brit. med. Journ.*, 11 janv. 1890. — SUAREZ

DE MENDOZA, *Soc. fr. d'otol.*, septembre 1890. — DELSTANCHE, *Soc. belge d'otol. et lar.*,17 mai 1891. — THEOBALD, *Americ. Ass. Otol.*, septembre 1891. — MIOT, *Soc. fr. d'otol.*, mai 1891. — LADREIT DE LACHARRIÈRE et CASTEX, Le traitement marin dans les maladies du larynx, du nez et des oreilles (*Presse méd.*, 1894). — MÉNIÈRE (E.), Manuel d'otologie clinique, 1895. — GELLÉ, Conservation de l'audition malgré l'ankylose de l'étrier (*Arch. intern. d'otologie*, janvier-février 1897). — MIOT, Résultats de la perforation du tympan (*Soc. fr. d'otologie*,1897). — DE ROSSI, Quelques stapédectomies à l'Université de Rome (*Arch. ital. di otol.*, février 1897). — GELLÉ (Georges), Des affections auriculaires dans la goutte (*Soc. fr. d'otologie*, 1897). — GRADENIGO, Fréquence des affections de l'oreille chez les mécaniciens et les chauffeurs de chemin de fer (*Gaz. degli ospedali*, 10 oct. 1897).

IV. — OTITE MOYENNE CHRONIQUE SUPPURÉE
(*Otorrhée*).

Cette variété d'otite, désignée par Itard sous le nom d'*otorrhée*, est très exactement dénommée par Urbantschitsch *tympanite suppurée chronique*. Elle consiste en une suppuration chronique de la cavité tympanique et se présente souvent aux soins du médecin auriste.

Étiologie. — Elle peut succéder à une otite moyenne aiguë, mais, le plus généralement, elle s'installe d'emblée.

Ses causes *générales* sont surtout la scrofulose et la tuberculose. La rougeole, la scarlatine, la fièvre typhoïde sont assez souvent l'origine d'otorrhées rebelles. C'est ainsi qu'on l'observe principalement chez l'enfant ou l'adulte.

Les causes *locales* sont variées. On la voit succéder à l'otite externe ou à la rupture traumatique de la membrane. Il n'est plus possible d'admettre l'*otorrhée cérébrale*, à laquelle croyait Itard. D'après cet auteur, elle consistait en des abcès cérébraux qui venaient se faire jour à travers les cavités de l'oreille. Son interprétation était erronée, car, dans les faits invoqués pour établir cette variété (observations de Lallemand, Malherbe, Bertin), on a trouvé des otopathies primitives, telles que fractures du rocher, précédant l'abcès cérébral.

Anatomie pathologique. — La muqueuse de la caisse est épaissie et granuleuse, rappelant l'aspect de certaines conjonctivites granuleuses. Ce sont ces granulations qui, augmentant de volume, arrivent à constituer les polypes qu'on voit apparaître au méat auditif. L'épithélium, qui manque par places, prolifère exagérément en d'autres, au point d'emplir presque complètement la cavité du tympan (*tympanite desquamative*). Sur la muqueuse existent des ulcérations qui conduisent sur les parois osseuses, plus ou moins altérées selon les cas (otites simples ou hyperostoses, caries, nécroses). La muqueuse tympanique peut aussi se montrer pâle et atrophiée sur le vivant. Ces divers états sont reconnus au moyen du stylet.

Les osselets peuvent être indemnes, mais ordinairement ils sont cariés et disloqués. C'est l'enclume qui semble le plus souvent cariée (Ludewig).

La fenêtre ovale est ouverte quand la platine de l'étrier a été entraînée par la suppuration et l'oreille interne s'infecte à son tour. La fenêtre ronde est ouverte aussi, mais la membrane y est remplacée par des granulations fongueuses. Les muscles de l'étrier et du marteau ont disparu ou ont subi la transformation granulo-graisseuse.

La perforation de la membrane tympanique n'existe pas forcément, mais quand on la constate elle occupe

CASTEX. — Mal. du larynx. 33

généralement la presque totalité de cette membrane. Ce qui en reste, au voisinage de l'os tympanal, est épaissi et grisâtre.

L'infection suppurative ne se limite guère à cette partie de la caisse (*atrium*) que ferme la membrane. Elle gagne sa partie haute (*attique*) et ces suppurations de l'attique constituent une variété si importante de l'otorrhée que nous aurons à les étudier à part. Elle s'étend aussi à l'antre et aux autres cellules mastoïdiennes. On peut dire que dans l'otorrhée la mastoïde est presque invariablement atteinte ; plus ou moins, les diverses cavités sont remplies de pus, de fongosités, et des deux ensemble. De même la trompe participe, dans une certaine mesure, aux altérations pathologiques de la caisse. Ses parois sont épaissies et son revêtement épithélial prolifère.

Le pus est liquide ou épaissi au point de devenir caséeux.

Les examens bactériologiques y ont révélé les staphylocoques blanc et doré, le streptocoque, le pneumocoque, des saprogènes divers (Kantack). Martha, sur cinquante-trois cas d'otorrhée, a trouvé deux fois le bacille pyocyanique à l'état de pureté, mais il a essayé en vain de reproduire l'otite moyenne pyocyanique.

Ce pus est fétide lorsqu'il existe quelque carie des osselets ou des parois.

Symptômes. — 1° *Symptômes fonctionnels.* — La surdité est très variable, car elle dépend de la vacuité ou de la plénitude des cavités otiques, ainsi que de l'état de l'oreille interne. D'une manière générale, elle est relativement peu compromise, si surtout les lésions siègent dans l'attique. Contrairement aux assertions de Bonnafont, il a été démontré par Wolff, Miot, Polo, que le siège de la perforation était sans influence sur la perception plus facile des sons graves ou aigus. Le diapason-vertex est mieux entendu de l'oreille malade, à moins que le labyrinthe ne soit pris aussi.

Les douleurs se montrent quand il y a rétention de la sécrétion, ou, d'après Hartmann, quand le squelette se sclérose, la mastoïde comprise. Moos a signalé des névralgies trifaciales de la première branche, des accès d'éternuement qu'augmentaient les pressions sur l'oreille externe.

2° *Symptômes physiques.* — L'écoulement est variable comme quantité. Ordinairement il ne fait pas issue au dehors entre les diverses injections, se bornant à tacher le petit tampon mis dans l'oreille externe et à recouvrir les parois du conduit d'une couche caséeuse. Chez quelques malades, il est d'une abondance telle que le petit tampon, mis en place, est imprégné en quelques instants. Il montre, à l'otoscope, des points brillants qui peuvent être animés de battements isochrones au pouls (*reflet pulsatile*).

Le pus de l'otorrhée peut être de diverses couleurs : ordinairement blanc jaunâtre, il peut devenir noirâtre par la présence de l'*Aspergillus nigricans*, ou bleuâtre, par celle de divers vibrions (Gruber, Zaufal). Cet écoulement est franchement purulent ou séro-purulent, muco-purulent : on a signalé des otorrhées bilieuses.

Il est inodore ou fétide, et rappelle alors l'odeur d'œufs pourris, de pièces anatomiques, de fromage putréfié. Il ne faut pas confondre cette odeur avec celle qui révèle la carie. Il y a souvent, dans ce liquide, une proportion d'hydrogène sulfuré. Aussi, quand on y plonge un instrument d'argent, il est couvert d'une tache noirâtre (sulfure d'argent) (Bonnafont). Ces liquides peuvent tomber dans le pharynx, par la trompe d'Eustache, et provoquer des troubles digestifs.

Si on examine au spéculum, après avoir fait plusieurs irrigations et avoir absorbé ce qui reste de liquide avec de la ouate hydrophile, on constate que le conduit auditif est rouge vers sa paroi supérieure et que les parois de la caisse sont rouges, couvertes de granulations ou de fongosités polypiformes.

Ce qui reste de la membrane tympanique est blanchâtre, épaissi. Elle peut être infiltrée de dépôts calcaires ou graisseux. Les bords, libres ordinairement, peuvent s'être soudés à la paroi profonde de la caisse. L'apophyse externe et le manche du marteau se voient à peine.

La perforation est généralement unique. Tröltsch et Wreden ont cité des cas exceptionnels de trois ou quatre perforations. Elles siègent dans la moitié inférieure de la membrane, le plus souvent. Elles sont arrondies ou ovalaires ou en forme de rein dont le hile regarde le centre. Leurs dimensions sont aussi très variables : presque punctiformes quelquefois, elles arrivent ailleurs à envahir toute l'étendue de la membrane, dont il ne persiste que la portion la plus périphérique. Leur coloration dépend assez de leurs dimensions. Petites, elles se montrent noirâtres, parce que l'éclairage n'entre qu'à peine dans la caisse ; plus grandes, elles sont rouges, parce que la paroi profonde de la caisse est bien éclairée au delà de la perte de substance.

La chaîne des osselets peut être intacte, mais habituellement le marteau et l'enclume sont cariés.

Selon les dimensions et le siège de la perforation, on aperçoit telle ou telle autre partie de la paroi profonde plus ou moins altérée. Si elle se trouve à la membrane de Shrapnell, on peut apercevoir le col du marteau (fig. 126 et 127).

Quand le malade fait l'expérience de Valsava, ou quand on donne la douche d'air par la trompe, un

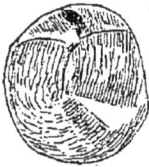

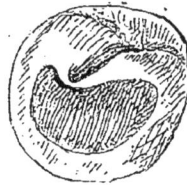

Fig. 126. — Perforation étroite sur la membrane de Shrapnell.

Fig. 127. — Large perforation sur la membrane tympanique.

sifflement se fait entendre, ou bien un gargouillement, si du liquide remplit la caisse. La sortie de l'air peut être empêchée cependant par l'oblitération de la trompe ou par l'adhérence de tout le pourtour de la membrane aux parois tympaniques.

Marche, durée, terminaisons. — La *marche* de la maladie dépend beaucoup du terrain sur lequel elle évolue. Un état général scrofuleux ou tuberculeux, la convalescence de maladies infectieuses (rougeole, scarlatine, surtout) sont ici des facteurs de gravité.

L'écoulement persiste, s'il n'est pas bien traité. Les granulations et polypes qui se forment alors dans la caisse le font persister, de même que les amas d'épithéliums déchus et les altérations osseuses des parois. Il peut cesser spontanément ou sous l'in-

fluence d'un traitement local simple, mais on doit se
méfier des apparences de complet tarissement. Un coup
de froid, un excès quelconque peuvent faire réap-
paraître de l'écoulement ; même chez les malades qui
en sont débarrassés, il peut suffire de laisser à demeure, pendant une nuit, un peu de ouate, pour la
trouver tachée d'une teinte verdâtre le lendemain
matin. Des poussées aiguës se montrent assez souvent
dans le cours de l'otorrhée. Elles s'accusent par des
douleurs violentes, des bruits plus intenses et un
accroissement de surdité.

Parfois l'écoulement prend fin quand une partie
nécrosée a été éliminée. Ce peut être les osselets, une
portion des parois tympaniques ou des cellules mastoïdiennes, le limaçon (Wilde, Toynbee, Baratoux).
L'écoulement peut cesser brusquement, à la suite
d'un coup de froid, d'un bain de mer, par exemple.
Des accidents cérébraux éclatent alors, suivis de suppurations intracraniennes ou disparaissant par le
retour de l'écoulement. L'influence des appareils
sexuels se fait sentir sur la marche des otorrhées.
Saissy a rapporté l'histoire d'une femme dont l'écoulement persista pendant six mois, aussi longtemps
que ses règles restèrent supprimées. Des enfants sont
débarrassés de leur otorrhée dès que la puberté s'est
accomplie. Miot et Baratoux appellent l'attention sur
la difficulté de tarir l'écoulement des oreilles chez
les femmes arrivées à la ménopause.

La membrane peut se cicatriser complètement, et
la cicatrice adhérer plus ou moins aux parois tympaniques. Ordinairement, la perforation est définitive, ses bords se fixant ou non à la paroi profonde
de la caisse.

La cavité tympanique reste avec une muqueuse fongueuse et parfois avec de petits séquestres qui feront suppurer tant qu'ils n'auront pas été éliminés. A la longue, la muqueuse reprend son apparence normale, mais, dans la majorité des cas, elle subit l'infiltration calcaire ou adipeuse. La chaîne des osselets perd sa mobilité par formation d'adhérences ou par épaississement de la muqueuse qui l'enveloppe.

L'ouïe n'est pas mauvaise dans les premiers temps. Le diapason-vertex produit le maximum de sonorité dans l'oreille du côté malade. Peu à peu, cependant, on la voit baisser, surtout si l'ankylose des osselets s'est produite, ou si le processus inflammatoire s'étend insidieusement au labyrinthe. Le degré de surdité est en rapport avec les altérations qui atteignent le pouvoir vibrant des fenêtres ovale et ronde. Politzer a fait remarquer que le champ auditif de l'oreille saine peut être diminué, par sympathie, alors même que l'oreille malade est tarie. Urbantschitsch signale la fréquence des anomalies du goût dans l'otorrhée. Il l'a rencontrée quarante-six fois sur cinquante cas. Ce peut être la disparition du goût dans toute une moitié de la langue ou l'hypersécrétion salivaire. Ces troubles sont explicables par des névrites de la corde du tympan.

Diagnostic. — L'écoulement du pus, datant de quelques mois ou de quelques années, la présence de bulles d'air dans ce liquide et le sifflement sortant de l'oreille quand le malade se mouche ou fait effort en fermant la bouche et les narines, sont caractéristiques de l'otorrhée tympanique. Ce dernier signe peut faire défaut pourtant, même si on donne une vigoureuse douche d'air à travers la trompe. Il manquera, par exemple, si le pus, très épaissi, n'est pas déplacé par le courant d'air, si des fausses membranes ou des granulations arrêtent l'air qui sort de la trompe, si les bords de la perforation ont pris adhérence avec les parois tympaniques, et surtout si la trompe d'Eustache est oblitérée.

Pour s'assurer de la perforation, il peut être nécessaire de mettre dans le fond du conduit quelques gouttes d'eau stérilisée, à travers laquelle on constatera l'explosion de petites bulles s'accompagnant d'une petite crépitation.

1° L'otorrhée moyenne peut être confondue avec l'otorrhée externe. La distinction est pourtant assez aisée, car, dans l'otite externe, les parois du conduit sont particulièrement modifiées et la membrane ne montre pas de perforation.

2° Le difficile est de différencier une membrane tympanique rouge et épaissie avec une paroi profonde de la caisse, dans les mêmes conditions. On est alors embarrassé pour décider si la membrane existe encore ou non.

Les moyens de diagnostic sont les suivants : en regardant à la périphérie, près des parois du conduit auditif externe, en voit, si elle existe encore, la membrane se continuer avec les parois du conduit. L'insufflation par la trompe arrive toujours à soulever ne fût-ce qu'une partie de la membrane existante. Au contraire, si elle a été détruite, on voit, en quelques points de sa périphérie, une portion plus ou moins large de la membrane tympanique qui a persisté. La présence des osselets n'est pas une preuve certaine de l'existence de la membrane, car ils ont pu rester intacts dans le haut de la caisse.

3° Un polype pourrait être pris pour un tympan congestionné, quand il remplit complètement la lumière du conduit ; mais, avec le stylet coudé, on verra qu'il s'agit bien d'un polype, car on peut l'insinuer tout autour de lui.

4° Les épithéliomas de la caisse s'accusent par un bourgeonnement actif, accompagné de douleurs et de paralysie faciale. Le microscope décide du diagnostic.

Le stylet est encore utile pour juger de l'état des osselets, de l'absence ou de la présence de l'étrier, sous les granulations qui sont au fond de la caisse.

Pronostic. — On doit l'envisager au double point de vue de la santé générale et de la fonction auditive.

1° Les dangers que court le malade sont en proportion avec l'ancienneté de l'affection et le siège de la suppuration. C'est ainsi que les suppurations de l'attique sont un danger particulier. L'otorrhée à streptocoques paraît la plus grave, comme l'otorrhée à pneumocoques est la moins redoutable. Noquet appelle l'attention sur la gravité particulière de l'otorrhée chez les alcooliques ; son évolution est plus rapide, l'envahissement des centres nerveux plus fréquent et les désordres plus étendus. Les Compagnies d'assurances refusent généralement de passer une police avec les otorrhéiques. Les conseils de revision devraient prononcer l'ajournement, sinon la réforme, pour les hommes dont l'otorrhée n'est pas en bonne voie de guérison. Les morts subites peuvent emporter les malades. En tout cas, il n'est plus permis d'envisager l'otorrhée comme une affection qu'il est mauvais de guérir, avec cette crainte que le mal se porte sur un autre point du corps.

2° L'audition n'est relativement pas trop amoindrie,

mais le danger vient surtout d'une possibilité de sclérose tympanique ou labyrinthique venant à la suite. Cette complication est particulièrement à craindre pour les arthritiques, qui feront bien d'aller ensuite habiter les pays secs et de température peu variable. Des cas se rencontrent où l'ouïe diminue quand la perforation se cicatrise, sans doute parce que la platine de l'étrier ne reçoit plus les vibrations.

Le *pronostic* est particulièrement grave chez l'enfant, qui pourra rester sourd-muet.

Traitement. — L'otorrhéique doit habituellement protéger son oreille moyenne avec un petit tampon de ouate aseptique. La thérapeutique varie avec les cas ; elle est efficace surtout par les moyens locaux.

Il convient d'abord de distinguer deux cas différents.

1° *La perforation est vaste :* elle permet aux divers topiques d'atteindre la cavité tympanique. Cinq ou six fois par jour, le malade pratiquera des injections chaudes avec de l'eau stérilisée seulement, ou boriquée, naphtolée, résorcinée, oxygénée (Miot). Si le choc de l'injection est douloureux, pousse aux vertiges, on fait pencher l'oreille du côté sain pour que le jet arrive amorti par une certaine quantité de liquide, ou même on remplace l'injection par un bain d'oreille avec la même solution : le Pr Guyon a signalé l'heureuse influence d'un drain en caoutchouc fiché dans le conduit pour faciliter le tarissement et diminuer les douleurs. La cavité étant bien nettoyée, débarrassée des grumeaux purulents qui l'encombraient et séchée à la ouate aseptique, on instille dans le conduit quelques gouttes de diverses solutions dont voici les plus recommandables :

1° Acide phénique................ 1 gramme.
  Glycérine neutre.............. 10 grammes.

2° Sublimé......... .... 1 centigr.
  Eau distillée .... 10 grammes.

3° Ichtyol .... 1 gramme.
  Eau distillée.................. 10 grammes.

4° Acide borique .... 1 gramme.
  Alcool........................ 1 —
  Glycérine.................... 10 grammes.

5° Naphtol....................... 5 grammes.
  Camphre...................: 10 —

6° Alcool absolu. (Politzer.)

Barclay (de New-York) préconise la solution aqueuse de pyoctanine à 1 p. 1000. Si ces moyens ne suffisent pas, on recourt à l'application des caustiques, après lavage et cocaïnisation préalables ; on mettra dans l'oreille 5 ou 6 gouttes d'une solution de chlorure de zinc à 1 p. 40 ou de nitrate d'argent à 1 p. 20, pour ne l'y laisser que quelques minutes.

2° *La perforation est étroite*: on fait d'abord les lavages dans la caisse, à travers la perforation, au moyen de la canule de Hartmann. La meilleure solution est le sublimé à 1 p. 2000, ou la solution phéniquée à 1 p. 100. Mais l'évacuation de la caisse n'est pas toujours assurée ; il faut alors agrandir l'ouverture avec le galvanocautère qui, mieux que le bistouri, assure le maintien de la solution de continuité. Quelques auteurs préfèrent une contre-ouverture dans le bas de la membrane.

A la fin, on peut recourir à l'introduction de poudres : iodoforme, acide borique (Bezold), aristol, iodol, calomel (Gottstein). Ce serait un tort de les employer plus tôt; elles gêneraient la sortie du pus (Wilhem Meyer). On a fait des trochisques médicamenteux en forme de globules ; ils sont peu usités.

Contre les cas rebelles, il faut recourir à l'opération de Kessel, qui enlève la membrane du tympan et tous les osselets, ou au curetage de la caisse, en y joignant l'évidement pétro-mastoïdien. Grunert (de Halle) a obtenu par ces moyens la guérison ou la cessation de l'otorrhée dans 74 p. 100 des cas.

Le traitement général qui vise l'état constitutionnel du sujet ne doit en aucun cas être négligé.

L'otorrhée une fois tarie, on peut recourir aux divers tympans artificiels (boulette de ouate de Yearsley ou petit tympan en caoutchouc de Toynbee). Duplay explique les bons effets obtenus par la contiguïté que le tympan artificiel rétablit entre les divers osselets. C'est par cette pression sur les osselets qu'on peut expliquer le fait cité par Ménière : un président de tribunal, devenu sourd, parvenait à améliorer temporairement son ouïe en exerçant une pression sur le tympan avec la tête d'une épingle en or. Actuellement, on traite les perforations persistantes par des cautérisations à l'acide trichloracétique (Okuneff).

BIBLIOGRAPHIE. — Gruber, Monats. für Ohrenh., 1873, p. 10. — Guyon, Ann. des mal. de l'or. et du lar., 1876, p. 362. — Mosler, Virchow's Archiv, Bd XIV, p. 557. — Bezold, Arch. für Ohrenh., Bd XV, p. 1. — Urbantschitsch, Wiener med. Presse, n° 23, 1876. — Fanton, Affect. de l'oreille moyenne consécutives aux fièvres exanthématiques (Thèse de Montpellier, 1878). — Ménière (E.), Traitement de l'otorrhée purulente (Congrès intern. d'otol., 1880). — Ludewig, Carie et extraction de l'enclume (Arch. für Ohrenh., Bd XXIX, 4e livr.). — Noquet, Otite purul. chronique chez les alcooliques (Rev. de laryngol., 1882). — Luc, Deux cas de guérison de suppuration chronique de la caisse par excision du marteau (Soc. de laryngo-otol. de Paris, 1891). — Sexton et Bryant, Med. Record, avril 1891. — Martha, Arch. de méd. expérim., janvier 1892. — Bonnier, Otorrhée bilieuse au cours d'un ictère grave (Soc. de laryngol. de Paris, 1893).

CHAPITRE VII

COMPLICATIONS DES SUPPURATIONS DE L'OREILLE MOYENNE

Ces complications sont le grand danger des diverses tympanites suppurées.

On peut les classer, d'après la considération de leur siège, en :

1° *Complications dans la cavité tympanique* (cavitaires, intérieures); 2° *Complications dans les parois osseuses* (pariétales); 3° *Complications à distance*.

I. COMPLICATIONS DANS LA CAVITÉ TYMPANIQUE.
— Envisageons ici les polypes et le cholestéatome.

1° POLYPES. — On les rencontre principalement dans les otorrhées anciennes. Dans les trois quarts des cas, ils s'implantent sur la paroi profonde de la caisse (Moos et Steinbrügge). Le pédicule est généralement à leur partie postéro-supérieure (Tröltsch), mais cette implantation n'a pas besoin d'être diagnostiquée d'avance, le même mode d'exérèse s'appliquant aux diverses implantations profondes. Les polypes n'étant que des fongosités devenues grandes indiquent souvent la présence d'un séquestre. Leur pédicule est mince ou gros. Il peut être étranglé dans une perforation de la membrane tympanique. Son ablation laisse alors subsister dans la caisse toute sa partie profonde. La partie la plus externe, exposée au contact de l'air extérieur, s'indure, devient blanchâtre et se couvre de couches épidermiques superposées, mais la partie profonde reste plus rouge et plus souple. Histologiquement, les polypes sont divers : granulomes, fibromes, myxomes. Les granulomes sont les plus fréquents.

Ces productions étant généralement très vasculaires, saignent facilement. Aussi l'*otorrhée sanguinolente* a-t-elle un caractère de présomption qui permet de soupçonner l'existence d'un polype.

Le diagnostic en est facile, même s'il ne fait pas saillie à l'extérieur; il se montre dès qu'on regarde dans le speculum auris. Encore faut-il ne pas le confondre avec de petites fongosités de la caisse ou avec un corps étranger. On y parvient à l'aide du stylet qui explore la surface et le pédicule du polype.

Divers instruments existent, parmi lesquels on peut choisir pour l'extraction d'un polype. Le petit polypotome de Blake est, en l'espèce, très recommandable. Des irrigations antiseptiques ont préalablement nettoyé le conduit auditif. On y instille 10 gouttes environ d'une solution forte de cocaïne (4 p. 20) et cinq minutes après on peut introduire la petite anse froide. On la pousse, tout en la fermant peu à peu, aussi profondément qu'il est possible, et on serre brusquement, entraînant ainsi un polype plus ou moins volumineux. L'excroissance, bien que tranchée, peut rester au fond du conduit, mais une injection l'entraîne immédiatement et la fait tomber dans le bassin présenté sous le pavillon. L'écoulement de sang est modéré. Quand il s'est arrêté, on peut toucher le point d'implantation avec la pointe du galvanocautère ou une solution concentrée de chlorure de zinc. On termine cette petite opération en mettant dans le conduit une mèche de gaze iodoformée qu'on recouvre d'un tampon de ouate.

2° CHOLESTÉATOME. — Cette complication est signalée par J. Cruveilhier (1) sous le nom de « tumeurs perlées ». Elle est constituée par un amas grisâtre, de consistance butyreuse, où se trouvent des stratifications concentriques de cellules épithéliales entre lesquelles sont déposés des cristaux de cholestérine. On discute encore sur la cause du cholestéatome, mais nombre d'auteurs s'accordent à le considérer comme une hypergenèse des épithéliums, lorsque l'irritation locale est entretenue par la difficulté de l'écoulement du pus, que cette difficulté soi due à une perforation trop étroite ou située trop haut, ou qu'elle soit due à l'adhérence de ses bords avec la paroi profonde de la caisse, ou encore à la présence de polypes.

Cliniquement : le cholestéatome se traduit par des lourdeurs de tête, des vertiges. Parfois il se fait par le méat auditif, ou par une fistule mastoïdienne, issue d'une certaine quantité de cette matière grasse et blanchâtre, car le cholestéatome siège plus volontiers encore dans l'antre mastoïdien que dans la caisse. C'est une complication qu'il faut chercher de propos délibéré dans les vieilles otorrhées, car la méconnaître serait laisser l'écoulement de pus s'éterniser. On en débarrasse les cavités otiques par le curetage après avoir ouvert la mastoïde, si besoin est. On touche les cavités avec la solution de chlorure de zinc au dixième et l'on s'abstient de refermer

(1) CRUVEILHIER, *Anatomie pathologique du corps humain.*

immédiatement la brèche pour surveiller et réprimer les récidives assez fréquentes.

II. **COMPLICATIONS DANS LES PAROIS OSSEUSES.** — 1° Atrophie osseuse. — On l'observe surtout dans les cas de cholestéatome. Caisse, antre, cellules mastoïdiennes sont dilatés et leurs parois sont très amincies.

2° Hypertrophie osseuse. — La prolongation des otorrhées peut entraîner une condensation osseuse de l'apophyse mastoïde. Cette hyperplasie est douloureuse, parce qu'elle enserre les ramuscules nerveux ; des névralgies faciales peuvent en être la conséquence. Il faut bien savoir que, dans ces cas, le volume de la mastoïde n'est pas augmenté ; l'altération n'existe que dans l'épaisseur.

La trépanation mastoïdienne est alors indiquée. Elle agit, sans doute, en levant l'étranglement de petites branches nerveuses. On s'abstient de mettre un drain qui a été souvent mal supporté. Il peut être utile de refaire plusieurs fois cette ouverture de l'apophyse.

3° Carie du rocher. — Elle expose le malade à de grands dangers, soit du côté de la voûte de la caisse (*tegmen tympani*), mince cloison qui la sépare de la cavité cérébrale, soit du côté de la veine jugulaire (thromboses, hémorragies foudroyantes), soit aussi du côté des diverses artères dont l'ulcération peut être suivie d'hémorragie mortelle (artère carotide, méningée moyenne, stylo-mastoïdienne). Quant au labyrinthe, il résiste assez bien à l'envahissement. La suppuration se fait jour, le plus souvent, à la surface de l'apophyse mastoïde, mais on doit aussi surveiller l'extrémité supérieure du muscle sterno-cléido-mastoïdien ; le pus s'y présente, et si une incision ne vient le détourner au dehors, il fuse tout le long du cou jusque dans le médiastin.

Le pus peut fuser au loin, sans même que la membrane du tympan soit perforée. Emilio de Rossi cite un cas où le pus, après avoir forcé la paroi osseuse du sinus latéral et formé un foyer sous-dural, sortait ensuite par le trou déchiré postérieur, pour fuser le long du paquet vasculo-nerveux du cou.

La carie du rocher se traduit symptomatiquement par les séquestres que le stylet reconnaît, par la fétidité du pus et par l'élimination de petites esquilles. On peut même trouver dans ces rejets une portion du labyrinthe, le limaçon par exemple. La paralysie faciale est presque de règle. Un torticolis se déclare, quelquefois, au cours d'une suppuration de l'oreille. D'après Radsach, il indiquerait la participation de l'apophyse mastoïde à la suppuration.

L'ouverture de l'apophyse et l'évidement pétromastoïdien s'imposent en pareille circonstance. Chaput a réséqué les deux tiers externes du rocher, respectant la carotide, mais intéressant forcément le facial.

III. **COMPLICATIONS A DISTANCE.** — Nous signalons les principales.

1º ENCÉPHALO-MÉNINGITES. — Au cours d'une suppuration de l'oreille, la fièvre se déclare, monte à 40° et plus, céphalalgie intense, vomissements, phénomènes d'excitation ou de coma. La mort peut survenir en quelques jours. On ne confondra pas cette complication redoutable avec le simple *méningisme*, excitation cérébrale sans fièvre et qui guérit aisément.

L'intervention chirurgicale est justifiée dans les

méningites, car elle n'aggrave pas la forme diffuse et d'autre part elle peut guérir les formes subaiguës.

2° ABCÈS DU CERVEAU OU DU CERVELET. — Ils sont voisins ou éloignés de la lésion pétreuse.

D'après un relevé d'Otto Körner, sur 151 cas de complications intracraniennes, 90 siégeaient à droite, 57 à gauche, 4 des deux côtés. Il faut remarquer que le sinus latéral s'avance plus dans le rocher à droite qu'à gauche; il est encore plus rapproché des cavités tympaniques chez les brachycéphales que chez les dolichocéphales.

L'abcès cérébral peut entraîner de l'aphasie. Dans un de ces cas, Sanger trépana au-dessus du pavillon sur la première circonvolution temporale, et guérit son malade.

C'est parfois après avoir pratiqué l'évidement mastoïdien qu'on est obligé d'ouvrir au même niveau la boîte cranienne. On peut trouver de la pachyméningite et au delà un abcès dans la pulpe cérébrale (Egon).

Picqué et Février ont particulièrement étudié ces abcès intracraniens d'origine otique (1). Sur la question de fréquence, ces auteurs concluent, avec Barker et Barr, que plus de la moitié des abcès intracraniens relèvent d'une origine otique. Leur statistique personnelle leur a montré que les abcès cérébraux sont plus fréquents chez l'adulte que chez l'enfant, beaucoup plus fréquents aussi chez l'homme que chez la femme (:: 21 : 1).

On doit les diviser en : 1° abcès extra-dure-mériens; 2° abcès encéphaliques.

(1) PICQUÉ et FÉVRIER, *Ann. des mal. de l'or. et du lar.*, décembre 1892.

Les premiers sont toujours en communication directe avec une suppuration de la caisse. Le pus peut s'y accumuler en quantité considérable, et la terminaison fatale (par méningite) se produire alors que le malade semblait bien guéri (Hecke [de Breslau]).

Les seconds sont temporaux (dans le lobe temporal) ou cérébelleux. A titre exceptionnel, on les a rencontrés dans le lobe temporo-sphénoïdal, le centre ovale, le pont de Varole, les pédoncules cérébelleux. Leur cavité va s'agrandissant et ils peuvent s'ouvrir dans la cavité de l'arachnoïde ou dans les ventricules latéraux.

Le plus souvent, les abcès du cerveau compliquent les suppurations anciennes de la caisse : la suppuration datait de vingt ans au moins dans un cas d'A. Robin, et d'une trentaine d'années dans celui de Jansen. D'après Schubert, l'otite moyenne aiguë se complique bien moins souvent d'abcès cérébral que l'otite chronique, dans la proportion de 1 à 6. Elles surviennent, en général, quand le drainage est insuffisant dans le conduit auditif. Un autre mode pathogénique est le transport par voie veineuse ou lymphatique des microbes de la suppuration loin du foyer où ils ont paru d'abord. Ainsi peuvent s'expliquer les abcès à distance.

Les abcès cérébelleux otitiques, bien étudiés par Jourdanet (1), seraient en moyenne de trois sur un ensemble de dix cas d'abcès encéphaliques, d'origine auriculaire. Ils sont uniques, en contact ou non avec le foyer osseux. Leur diagnostic est difficile, et, dans beaucoup de cas, on est amené à trépaner au

(1) L.-G. JOURDANET, Thèse de Lyon, juillet 1891.

niveau du cervelet, après avoir, comme Mac Ewen, trépané inutilement au niveau du lobe temporal.

D'après Albert Robin, la marche de ces abcès cérébraux évolue de trois manières différentes :

1° Forme latente, lente, survenant après la carie du rocher;

- 2° Forme rapide, aggravation progressive, et durée de deux ou trois semaines ;

3° Forme foudroyante, infectieuse, tuant en quelques heures.

Le danger de ces abcès est qu'ils sont parfois multiples. L'évacuation de l'un d'eux laisse le malade en proie aux dangers des autres, ainsi qu'il résulte d'une observation de Picqué.

Brieger a insisté sur l'importance de l'examen ophtalmoscopique et sur la recherche de la peptone dans l'urine pour le diagnostic de ces abcès cérébraux. Il a rapporté l'observation d'un abcès cérébral, guéri après évacuation spontanée à travers une fistule du conduit auditif externe.

Pour ouvrir les abcès consécutifs aux suppurations de l'oreille moyenne, qui, sept fois sur dix, siègent dans le lobe temporal, Bergmann indique de trépaner en avant et un peu au-dessus de l'angle postéro-inférieur du pariétal. Il trace une ligne allant du méat auditif à la protubérance occipitale externe; puis, à 4 centimètres en arrière du méat, il élève sur cette première ligne une perpendiculaire de 4 à 5 centimètres. Mais on tombe ainsi à la jonction des lobes temporal et occipital, c'est-à-dire assez loin de l'abcès qui siège habituellement dans la profondeur du lobe temporal, immédiatement au-dessus du rocher.

Mac Ewen pratique une ouverture à 6 centimètres au-dessus du conduit auditif externe ; mais avec cette indication on découvre la scissure de Sylvius. On est donc trop haut. Poirier conseille de trépaner *sur la verticale passant par le méat auditif, à 3 centimètres au-dessus de ce méat.* On tombe ainsi sur la deuxième circonvolution temporale et sur le sillon qui la sépare de la première. La couronne aura 3 centimètres de diamètre environ. On pourra de la sorte explorer non seulement le lobe temporal, mais encore la face supérieure du rocher où le pus s'accumule. Ce procédé exige qu'on décolle l'attache du pavillon au-dessus du méat, ce qui est sans inconvénient.

Pour ouvrir un abcès du cervelet, consécutif ordinairement aux suppurations mastoïdiennes, Poirier conseille de tracer *une ligne réunissant le sommet* de l'apophyse mastoïde à la protubérance occipitale externe, et de trépaner sur cette ligne, à égale distance *de ses deux extrémités.*

La surface cérébrale ou cérébelleuse mise à découvert, on va à la recherche de l'abcès, soit avec un petit trocart explorateur, sous le vide, soit avec la petite lame mince d'un couteau de de Graefe.

Kretschmann propose d'ouvrir au niveau de la base de l'apophyse mastoïde après évidement de celle-ci.

3° PHLÉBITES DES SINUS CRANIENS. — Elles résultent des ostéites qui accompagnent l'otite moyenne et sont presque toujours accompagnées d'un abcès extradural. La thrombose du sinus pétreux supérieur serait la plus fréquente (Allport), mais, dans la pratique, on n'intervient guère que contre celles du sinus latéral et de la jugulaire.

Symptomatiquement, elles se manifestent par des écarts brusques de température et des frissons, par une gêne des mouvements du cou, une roideur de la nuque, si la coagulation descend dans la jugulaire. On sent alors un cordon dur et douloureux sous le bord antérieur du sterno-cléido-mastoïdien. A signaler aussi la névrite optique comme symptôme important. L'œdème de la face fera soupçonner la propagation à la veine faciale ; l'épistaxis, l'engorgement des vaisseaux orbitaires et divers troubles de la vision indiqueront la thrombose des sinus pétreux supérieur et inférieur. Celle du sinus longitudinal supérieur s'accompagnerait d'épistaxis, de convulsions ; celle du sinus caverneux se caractériserait par l'œdème rétinien, la protrusion du globe oculaire. Ces caractères sont sans certitude absolue.

En pareil cas, il faut, selon la pratique conseillée dès 1880 par Zaufal (de Prague), couper la route aux embolies par une ligature au-dessous du thrombus et drainer le sinus infecté. Le manuel opératoire est formulé comme suit par Broca et Maubrac :

1° Lier la jugulaire au cou, au-dessous du caillot ; 2° trépaner l'apophyse et la caisse ; 3° dénuder, inciser et désinfecter le sinus ; 4° irriguer la cavité osseuse et le bout supérieur de la jugulaire ; 5° tamponner le sinus à la gaze iodoformée.

Körner, relevant 115 cas de complications intra-craniennes mortelles, trouve :

Méningite	31 cas.
Abcès	43 —
Phlébite des sinus	41 —

4° INFECTION PURULENTE. — Elle est susceptible de

guérison, d'après Emerson. A. Fraenkel signale des dermato-myosites comme complications.

5° TUBERCULOSE GÉNÉRALISÉE.

6° PSEUDO-RHUMATISMES INFECTIEUX. — Raymond et Netter ont vu une tympanite suppurée, vieille de quinze ans, provoquer plusieurs arthrites suppurées avec broncho-pneumonie mortelle. L'agent infectieux était le streptocoque pyogène.

7° NÉVRITES OPTIQUES. — Ch. Kipp a observé un malade qui présentait de la névrite optique des deux côtés. Cette complication disparut par la trépanation de l'apophyse mastoïde. D'une manière générale, toutes les maladies de l'oreille peuvent retentir sur l'œil (1).

8° PHLEGMONS DU COU. — Lewis en a cité un intéressant exemple, suivi de guérison; le tympan n'était pas perforé. Ils ont été bien étudiés par Collinet.

9° RÉFLEXES VARIÉS. — Un des plus curieux est celui qu'a signalé Albert Robin : Brown-Séquard, appelé auprès d'un malade de New-York, qu'on croyait paralytique général, trouve une mastoïdite, dont l'évacuation fait disparaître la pseudo-paralysie.

BIBLIOGRAPHIE. — SMITH, *Glasgow med. Journal*, juillet 1888. — E. DE ROSSI, *Ann. des mal. de l'or. et du lar.*, 1889, p. 99. — OTTO KÖRNER, Complications intracraniennes des caries du rocher (*Arch. für Ohrenh.*, Bd XXVII, Heft 2 et 3). — SANGER et SICK, *Deutsche med. Wochenschr.*, 1890, n° 10. — HOFFMANN EGON, *Ibid.*, n° 48. — HECKE (O.) (de Breslau), Abcès extraduraux (*Arch. für Ohrenh.*, Bd XXXIII). — Paul SIMON, Quelques complications cérébrales des otites suppurées chez les enfants (*Revue méd. de l'Est*, 15 juin 1890). — PICQUÉ, Abcès cérébral consécutif à une otite moyenne suppurée (*Ann. des mal. de l'or. et du lar.*, juillet 1890). — LEWIS, Phlegmon du long consécutif à une otite moyenne (*Brit. med. Journal*,

_____

(1) LAURENS, Thèse de Paris, 1897.

nº 6441). — Robin (A.), Complications cérébrales des otites (*Méd mod.*, 1891). — Radsach, *New York Med. Record*, 27 juin 1891. — Jourdanet, Abcès du cervelet consécutifs aux otites (*Thèse de Lyon*, juillet 1891). — Poirier, Topographie cranio-encéphalique. Paris, 1891. — Picqué et Février, Contribution à l'étude des abcès intracraniens d'origine otique (*Ann. des mal. de l'or. et du lar.*, décembre 1892). — Raymond et Netter, Otite suppurée et pseudo-rhumatisme infectieux (*Bull. méd.*, 7 février 1892). — Jansen, 27 cas de phlébites sinusiennes (*Soc. d'otol. allem.*, avril 1892). — Emerson, Pyohémie à la suite d'une otite suppurée, guérison (*Soc. d'otol. améric.*, juillet 1892).—Hipp (Ch.), Otite moyenne et névrite optique (*Soc. d'otol. améric.*, juillet 1892). — Hansberg, Thrombose des sinus (*Ann. des mal. de l'or. et du lar.*, août 1892). — Chaput, Résection large du rocher (*Revue int. de rhinol.*, 10 mars 1893). — Gérard Marchant, Les complications septico-pyohémiques dans l'otite (*Sem. méd.*, 20 juin 1893). — Lichtwitz et Sabrazes, Du cholestéatome (*Bull. méd.*, 1894, nº 25). — Brieger, 66e Réunion des médecins allemands. Vienne, 1894. — Kretschmann, *Soc. allem. d'otol.*, Francfort, 20 et 21 mai 1893. — Gruening (de New-York), Otite moyenne avec thrombose mortelle du sinus latéral (*Assoc. otol. améric.*, 19 juillet 1893). — Schwartze, Otite moyenne purulente aiguë avec carie mastoïdienne par carie de la deuxième molaire (*Arch. of Otol.*, nº 2, vol. XXII). — Lubet-Barbon, Otite moyenne suppurée, carie de la caisse, opération de Stacke, mort, autopsie (*Arch. internat. de laryng.*, sept. 1893).—Delie, Quelques cas d'otorrhée compliquée (*Soc. des otol. belges*, 4 juin 1893). — Broca (A.), Opérations sur l'apophyse mastoïde (*Congrès de chir.*, 1894). — Broca (A.), Abcès du cerveau et méningites consécutives à des suppurations de l'oreille moyenne (*Soc. anat.*, juillet 1894, p. 561). — Schubert, Quelques complications graves de l'otite moyenne (*Monatschr. für Ohrenh.*, novembre 1894, p. 341). — Broca et Maubrac, Traité de chirurgie cérébrale. Paris, 1896. — Politzer, Dégagement opératoire des cavités de l'oreille moyenne (*Première réunion des otol. autrich.*, 28 juin 1896). — Rivière et Etiévant, Phlébites des sinus et septico-pyohémies dans les supp. chr. de l'oreille moyenne (*Congrès de chirurgie*. Paris, 1896). — Heiman (de Varsovie), Traitement des complications mortelles de certaines otites suppurées et sur la pyémie otitique (*Congrès de Moscou*, 1897, ou *Ann. des mal. de l'or. et du lar.*, novembre 1897). — Collinet, Suppurations du cou consécutives aux affections de l'oreille moyenne, de la mastoïde et du rocher (*Thèse de Paris*, 1897). — Cosson, Cholestéatomes et masses cholestéatomateuses de l'oreille (*Thèse de Paris*, 1898).

CHAPITRE VIII

SUPPURATIONS DE L'ATTIQUE

L'attique, ainsi dénommé par Sexton, est cette partie haute de l'oreille moyenne qui est limitée sur la membrane tympanique par la portion supérieure, dite *membrane de Shrapnell*. La marche particulière des suppurations dans cette petite région et les méthodes chirurgicales qui leur sont appliquées, rendent nécessaire une étude distincte.

Résumé anatomique. — On sait que la caisse ou oreille moyenne se partage en deux parties : l'une inférieure, limitée à l'extérieur par la membrane tympanique proprement dite (*membrana tensa*), porte le nom d'*atrium*; l'autre, située au-dessus, est limitée par la membrane de Shrapnell (*membrana flaccida*) qui doit cette flaccidité à l'absence de couche moyenne conjonctive dans son épaisseur; c'est l'attique, encore désigné sous les noms de *coupole, recessus epitympanicus, sus-cavité*. Un orifice qui mesure environ 1 millimètre carré (Chatellier) met en communication l'attique et l'atrium.

N'envisageons ici que l'attique. Il se partage en deux parties distinctes :

1° Une partie interne, la plus profondément placée; c'est elle qui communique en bas avec

l'atrium, en avant avec la trompe d'Eustache, et
en arrière avec l'antre mastoïdien au moyen d'un
orifice (*aditus ad antrum*) de forme triangulaire, à
sommet inférieur et mesurant environ 6 millimètres
de hauteur ;

2° Une partie externe, superficielle, où des replis
muqueux incomplets forment des cavités mal closes
et superposées dans l'ordre suivant, en allant de haut
en bas : cavités de Tröltsch, au nombre de deux,
l'une en dehors, l'autre en dedans ; cavité de Kretschmann et cavité de Prussak. Ainsi l'attique est circonscrit par la membrane de Shrapnell, le mur de
la logette ou margelle qui le surmonte, le *tegmen
tympani* et le tendon du muscle tenseur du tympan
(fig. 128).

Pathologie. — La suppuration de l'attique figure
dans le nombre des otorrhées pour une proportion de
3 p. 100.

Elle est surtout fréquente dans l'enfance, où on
la voit succéder aux diverses infections naso-pharyngiennes, aux végétations adénoïdes.

Cliniquement, elle se présente sous deux formes :
aiguë et chronique.

La *forme aiguë* s'annonce par des douleurs intenses, accompagnées de vertiges. On dirait d'une
méningite ; mais dans les six ou sept jours qui suivent,
un écoulement apparaît, l'enfant est soulagé et, si
on nettoie le conduit auditif, on voit que la perforation s'est produite au-dessus de l'apophyse externe.

La *forme chronique*, qui existe depuis longtemps
lorsqu'on est appelé à la traiter, se caractérise par
de l'otorrhée souvent compliquée de périodes d'exacerbation.

Au cours de ces crises, des céphalalgies, des vertiges, de la fatigue intellectuelle et physique se montrent.

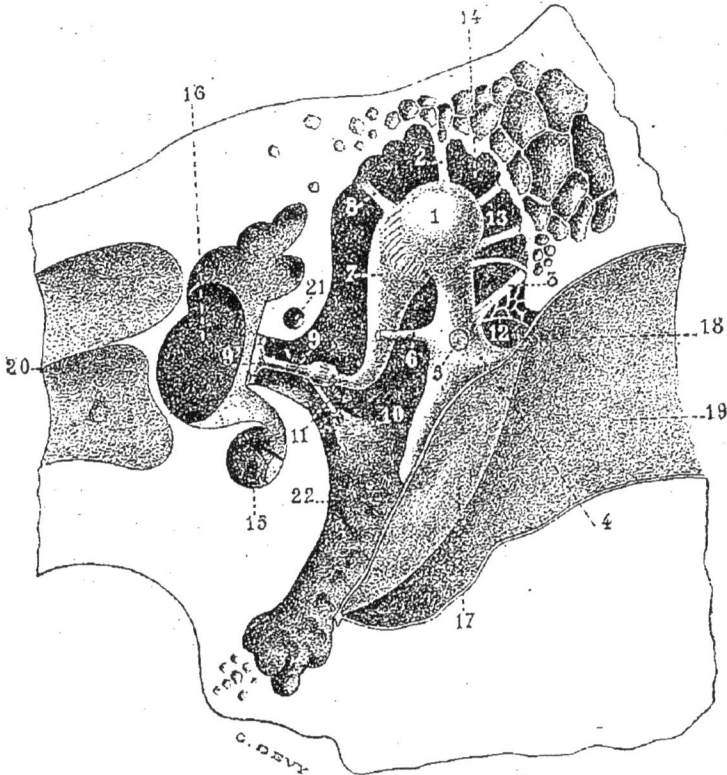

Fig. 128. — Coupe transversale de l'oreille moyenne.

1, marteau ; — 2, son ligament supérieur ; — 3, son ligament externe ; — 4, son apophyse courte ; — 5, surface de section de l'apophyse grêle ; — 6, tendon du muscle du marteau ; — 7, enclume ; — 8, ligament supérieur de l'enclume ; — 9, étrier ; — 9', sa base ; — 10, pyramide ; — 11, tendon du muscle de l'étrier ; — 12, poche de Prussak ; — 13, poche de Kretschmann ; — 14, poche de Tröltsch ; — 15, rampe tympanique du limaçon ; — 16, vestibule ; — 17, membrane du tympan ; — 18, membrane de Shrapnell ; — 19, conduit auditif externe ; — 20, conduit auditif interne ; — 21, aquedu de Fallope ; — 22, promontoire.

Pour pratiquer un examen, il est indispensable de débarrasser le conduit des débris épidermiques qui l'encombrent. Après cocaïnisation, un stylet coudé reconnaît la carie des parois ou des osselets. Elle occupe de préférence l'enclume (Ludewig) (1). Ces points de carie entraînent presque fatalement un écoulement fétide et une pullulation de polypes, parfois le développement d'un cholestéatome.

Au nombre des complications qui sont le plus à redouter en cas d'atticite, je mentionnerai les mas-

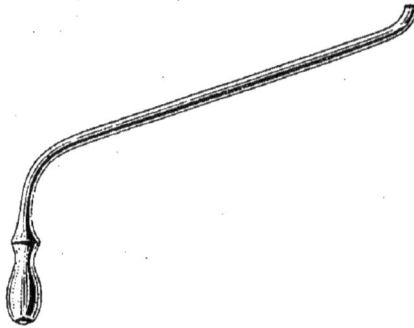

Fig. 129. — Canule de Hartmann.

toïdites, car presque toujours l'infection de l'antre mastoïdien coïncide avec celle de l'attique, les caries du rocher, la phlébite des sinus, enfin les abcès cérébraux dans le lobe temporal.

Traitement. — J'indique la série des moyens à utiliser, en commençant par les plus simples.

Si la perforation est assez large, on peut d'abord pratiquer des injections dans le *recessus epitympanicus*, au moyen de la petite canule intratympanique coudée d'Hartmann (fig. 129).

Delstanche a présenté à la cinquième réunion

(1) LUDEWIG, De la carie de l'enclume et de son extraction (*Archiv. für Ohrenh.*, Bd XXIX und XXX).

annuelle des otolaryngologistes belges, en 1894, un petit appareil à injection de l'attique qui fournit une série de jets saccadés, très favorables à l'évacuation de cette petite cavité.

L'injection la plus recommandable est la solution de sublimé à 1 p. 2000. Ces lavages peuvent être faits *per tubam*, s'il y a indication particulière. On dé-

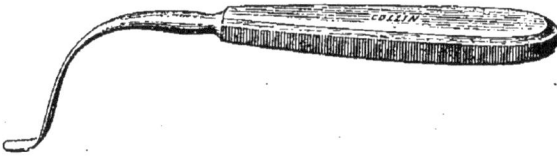

Fig. 130. — Protecteur de Stacke.

truira les granulations avec le galvanocautère et on instillera dans l'oreille, tous les matins et tous les soirs, cinq ou six gouttes de glycérine phéniquée à 1 p. 10.

L'évacuation est-elle insuffisante ? On pratique la paracentèse derrière le manche du marteau, à partir de la perforation et en descendant. Gomperz insiste sur les bons résultats de la méthode conservatrice ; on obtient environ 50 p. 100 de guérisons.

Si pourtant la suppuration est intarissable, on procède à l'ablation du marteau et de l'enclume, suivant les procédés de Schwartze ou de Kessel.

En dernier ressort, on recourt à l'opération de Stacke. Elle consiste à détacher le pavillon par une incision qui le circonscrit en haut et en arrière et se prolonge sur la moitié postérieure du conduit auditif membraneux. On approche ainsi de la membrane tympanique. Avec un petit bistouri spécial (*tympanotome*), on dessine une incision en U, autour du manche du marteau. Puis, y insinuant une petite

anse froide, on entraîne l'osselet par un mouvement
de traction en bas et en dehors, on abat le mur de

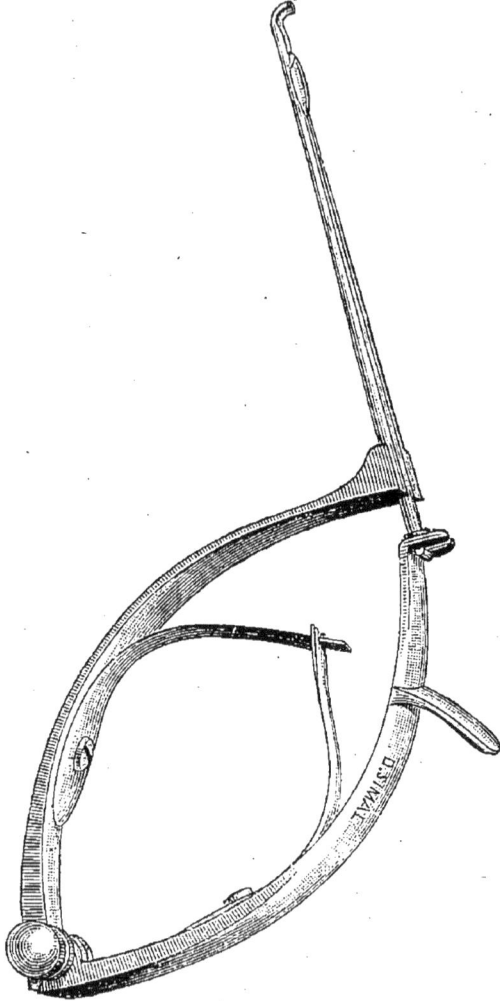

Fig. 131. — Pince pour abattre le mur de la logette (Gellé).

la logette avec une petite gouge, après avoir placé
au delà le protecteur de Stacke (fig. 130), qui prévient les échappées dangereuses.

On peut encore recourir, pour cet abatage, à la pince spéciale qu'a fait construire Gellé (fig. 131).

Le mur tombé, on est dans l'attique, d'où il est possible d'extraire l'enclume et où l'on peut cureter les parois. Inévitablement on lèse la corde du tympan. C'est sans gravité.

On peut rendre l'opération plus complète en ouvrant, après l'attique, l'antre mastoïdien et l'aditus qui les fait communiquer.

Sur une première série de 33 cas, Stacke avait obtenu 19 guérisons.

BIBLIOGRAPHIE. — Weber-Liel, *Monatschr. für Ohrenh.*, 1892. — Schwartze, Traité des mal. chir. de l'oreille, 1884, p. 59 à 66. — Richardson, Excision de la membrane et des osselets dans les suppurations de l'attique (*Arch. of Otol.*, vol. XXI, n° 3). — Stacke, Indications de l'excision du marteau et de l'enclume (*Congrès intern. de Berlin*, 5 août 1890, et *Arch. für Ohrenheilk.*, Leipzig, 1891, Bd XXXI). — Zaufal, *Congrès intern. de Berlin*, 1890. — Gruber, Traitement de l'otite moyenne suppurée chronique avec perforation de la membrane de Shrapnell (*Allgem. Wien. med. Zeitung*, 1891). — Weismann (E.), Traitement des suppurations de l'attique (*Thèse de Paris*, 1893). — Raoult (A.), Perforations de la membrane de Shrapnell (*Thèse de Paris*, 1893). — Gomperz, 66° Réunion des médecins allemands. Vienne, 1894. — Politzer, Contributions anatomo-pathologiques et cliniques aux affections de l'attique externe (*Soc. autrich. d'otol.*, 27 juin 1897).

CHAPITRE IX

MALADIES DE LA TROMPE D'EUSTACHE

Pour examiner les diverses affections de la trompe, je les répartirai en : *traumatiques*, *vitales*, *organiques*.

I. **TRAUMATISMES, CORPS ÉTRANGERS.** — 1° TRAUMATISMES. — La trompe peut être rupturée dans les traumatismes graves qui atteignent la tête, par exemple dans les fractures du crâne, mais le traumatisme le plus habituel consiste dans sa déchirure par les instruments introduits dans son intérieur. La sonde d'Itard, entre les mains d'élèves inexpérimentés, peut lacérer les parois.

Une fausse route se produit principalement lorsqu'on y introduit des bougies pour dilater un rétrécissement. Pour peu que la muqueuse soit ulcérée ou ramollie, le bout de la bougie pénètre dans les parois. Si immédiatement après on donne la douche d'air, de l'emphysème se produit. Cet accident n'offre en général que peu de gravité. Dans les circonstances où je l'ai vu se produire, tout s'est borné à de la gêne pour déglutir, car le voile du palais et les piliers postérieurs se montraient infiltrés, à la sensation de crépitation gazeuse constatée sur le côté correspondant du cou, tandis que les malades se trouvaient un peu oppressés et avaient la voix sourde. Dans les quarante-huit heures, tout avait disparu. Dans un cas observé par Verdos, l'emphysème s'est généralisé, parce que le sujet, qui avait un peu d'infiltration palpébrale et de gêne au pharynx, se livra, pour s'en débarrasser, à de violents mouvements d'expiration. Pour éviter cette complication, il ne faut pas faire l'insufflation d'air lorsque, ayant trouvé quelque difficulté à faire pénétrer la bougie, on la retire couverte de sang à sa pointe.

Il y a lieu de rappeler ici les contaminations possibles que j'ai signalées déjà à propos de l'examen de l'oreille. Comme la syphilis et d'autres infections se localisent volontiers dans le naso-pharynx, on ne doit pas employer une sonde d'Itard, ou tout autre instrument destiné à la trompe, sans une désinfection préalable. Pour la sécurité du malade, l'auriste lui conseille d'avoir une sonde qui ne serve qu'à lui; sa responsabilité personnelle est ainsi à couvert si des accidents syphilitiques ou autres se montraient quelque temps après son intervention.

2° CORPS ÉTRANGERS. — Le canal tubaire est souvent rempli de mucosités plus ou moins concrètes, qui gênent la circulation de l'air. Une aspiration pratiquée avec la sonde et la poire lui rend en partie sa perméabilité. Elles se dessèchent surtout au voisinage du pavillon et il n'est pas rare de retirer du *cavum* des croûtes verdâtres sur lesquelles se sont moulés les pavillons tubaires. Gellé en a entraîné qui s'étaient embrochées sur le bec de la sonde. L'expulsion d'un bouchon muqueux peut s'accompagner d'un bruit de détonation, avec retour immédiat de l'ouïe (Semeleder). Les trompes peuvent encore contenir du pus, du sang; c'est ce qui se produit notamment après certains tamponnements des fosses nasales, lorsque le sang ne peut s'échapper ni en avant, ni dans l'oro-pharynx. Les principaux corps étrangers solides trouvés dans les trompes sont des lombrics, qui ont pu sortir par le conduit auditif externe (Audry), des épis de graminées (Fleischmann), une plume de corbeau (Heckscher), des parcelles alimentaires (Moss et Wolf), des séquestres (Urbantschitsch), des tiges de laminaire, des fragments de bougies et de sondes : enfin Meissner et Voltolini ont vu des polypes qui, prenant naissance dans la cavité tympanique, s'étaient engagés dans les trompes.

Les corps étrangers faisant saillie dans la lumière du pavillon peuvent être aperçus par la rhinoscopie postérieure et extraits avec des pinces courbes.

II. **INFLAMMATIONS**. — Elles se présentent sous les deux modes ordinaires : aigu, chronique.

1° Salpingite aiguë ou catarrhale.—Elle complique habituellement la tympanite aiguë (*catarrhe tubo-tympanique*) et surtout la rhino-pharyngite, dans le cours d'un coryza, par exemple, à la suite d'un refroidissement de la tête ou des pieds. On éprouve une douleur au niveau de l'angle de la mâchoire, avec quelques irradiations dans le cou. Elle est parfois lancinante.

Le malade a la sensation d'une tension entre son pharynx et son oreille. La douleur augmente s'il déglutit ou s'il se mouche. L'oreille même a la sensation d'être pleine et elle bourdonne. La surdité est très accusée de ce côté. La douche d'air est douloureuse. Le malade peut percevoir un petit bruit sec et spasmodique dans son oreille ; c'est le *bruit de Leudet*, également perceptible par l'auriste au moyen du tube otoscope. Ce bruit s'explique par un spasme réflexe du muscle péristaphylin externe. Si on regarde la membrane tympanique, on constate qu'au même moment elle éprouve une petite secousse révélée par le déplacement du manche du marteau et du triangle lumineux.

La rhinoscopie postérieure montre le pavillon rouge et tuméfié, tandis qu'avec le spéculum de Toynbee on constate un peu de dépression de la membrane et de la rougeur dans la paroi profonde de la caisse. L'air traverse avec peine l'étendue de la trompe, mais, s'il y parvient, l'ouïe s'améliore et la sensation de tension diminue.

Le *pronostic* est en rapport avec le degré de perméabilité tubaire. Il est surtout grave si la caisse se trouvait antérieurement atteinte.

Le *traitement* ne pouvant pas atteindre directement l'intérieur de la trompe, il faut se contenter d'agir sur la rhino-pharyngite causale, au moyen de pédiluves, sudations, fumigations aromatiques, chlorhydrate de quinine. La douche d'air ne doit être donnée que lorsque l'état aigu est tombé. Laker (de Grätz) introduit divers médicaments dans les trompes, au moyen d'une seringue de Pravaz armée d'un cathéter.

2° SALPINGITE CHRONIQUE. — Elle est caractérisée par des lésions plus profondes qui amènent une diminution de calibre d'abord au niveau de l'isthme. L'épithélium vibratile a disparu par places, le chorion muqueux est très épaissi. La surface présente des élevures papillomateuses ou conoïdes qui sont produites par l'hypertrophie des glandes en grappe. La lumière de la trompe est encombrée d'une sécrétion visqueuse (*engouement tubaire*). Si du pus s'écoule par le pavillon, on dit qu'il y a *otorrhée tubaire*.

Ces malades ont de la surdité, des bourdonnements d'oreille, comparables au bruit de la mer ou au murmure que l'on entend dans les grands coquillages. Ils ont la sensation que leur oreille est remplie et éprouvent quelquefois des vertiges. La membrane tympanique présente avec l'enfonçure les diverses modifications que nous avons signalées déjà.

Le traitement consiste dans la douche d'air qui désobstrue et au besoin dans l'introduction de bougies. S'il existe en même temps de la pharyngite ou de la rhinite chronique, il convient d'en faire le traitement.

III. OBSTRUCTIONS, RÉTRÉCISSEMENTS, OBLITÉRATIONS. — 1° Obstruction du conduit tubaire. — Elle est produite le plus souvent par des sécrétions condensées que l'air ne parvient pas à déplacer. Les bouchons muqueux, sécrétés par les glandes mucipares du pavillon, ont été vus par Dauscher, Lœwenberg. Ces mucosités agglutinent aussi les parois à ce point que la lumière de la trompe ne peut s'ouvrir sous l'action des muscles. Cet état s'observe chez les enfants, comme d'ailleurs les diverses affections des trompes (Bezold).

C'est avec la poire de Politzer qu'on vient à bout de ces obstructions. Une forte pression est douloureuse et inutile. Hartmann a pu constater qu'une pression de 70 millimètres de mercure suffisait pour forcer l'obstacle. En cas d'insuccès, on met en place la sonde d'Itard, et, au lieu de refouler l'air, on l'aspire au moyen de la poire préalablement vidée.

2° Rétrécissement tubaire. — Il est *intrinsèque* ou *extrinsèque*, selon que son calibre est diminué par une lésion intérieure ou par une affection de voisinage.

La première est réalisée par des cicatrices survenant après des cathétérismes malheureux ou par l'épaississement des parois dans les salpingites chroniques. Les rétrécissements valvulaires décrits par Bonnafont ne sont pas démontrés. Comme altérations de voisinage, mentionnons les tumeurs adénoïdes et l'hypertrophie de l'extrémité postérieure des cornets inférieurs (*queues de cornet*) qui couvrent le pavillon tubaire ou l'aplatissent dans le sens antéro-postérieur.

Dieffenbach a signalé, sous le nom de *collapsus de l'orifice tubaire*, un état du pavillon que l'on rencontre dans les paralysies et les divisions du voile du palais. Dans ces deux cas, les muscles du voile ne fonctionnant pas régulièrement, les trompes ne s'ouvrent pas et l'insufflation avec la poire de Politzer ne parvient pas à écarter les lèvres du pavillon.

Le rétrécissement tubaire a pour symptômes principaux les changements survenus dans la membrane tympanique et le retour de l'audition sous l'action de la douche d'air. La membrane s'enfonce vers la paroi profonde de la caisse, parce que l'air raréfié dans celle-ci ne permet plus à la membrane de résister à la pression atmosphérique qui agit sur sa surface extérieure ; le manche du marteau est refoulé en haut et en arrière, son apophyse externe forme une saillie blanche, très visible dans le quart antéro-supérieur de la membrane. En avant et en arrière de cette petite saillie, se détachent les plis antérieur et postérieur. Le triangle lumineux est très aminci, parfois même il a disparu. Un peu au-dessous du centre de la membrane, une tache grisâtre s'accuse : c'est la saillie du promontoire sur laquelle la membrane est appliquée. Après que l'insufflation a rempli

CASTEX. — Mal. du larynx.   40

d'air la caisse, la membrane du tympan se montre boursouflée par places ou plissée par l'extension que lui a fait subir son refoulement en dedans.

Si, pendant que l'air est envoyé dans la trompe, on examine ce qui se passe du côté de la membrane, on se rend compte de la difficulté qu'éprouve l'air à arriver dans la caisse. C'est d'abord le quart postéro-supérieur de la cloison qui bombe en dehors, puis c'est la partie placée en avant du manche du marteau qui se dilate, et c'est seulement en dernier lieu que la portion sous-ombilicale se porte également en dehors. Plusieurs séances sont nécessaires pour décoller toute l'étendue de la cloison membraneuse.

La résistance qu'oppose la trompe à la ventilation indique le degré de son rétrécissement. On peut être obligé d'avoir recours à des pompes foulantes pour forcer l'obstacle. Si la résistance est promptement vaincue, on en peut conclure que l'obstacle siégeait au pavillon. Si, au contraire, elle se prolonge, on doit penser qu'il est vers le milieu du conduit.

Le diagnostic est complété par l'introduction de bougies qui indiquent le degré du rétrécissement et son siège. D'après Urbantschitsch, l'insufflation peut se faire sans obstacle, et cependant la bougie exploratrice montrer un rétrécissement.

Dans ces explorations, il faut craindre de déchirer la muqueuse souvent ramollie. On prend idée du *calibre* du rétrécissement par celui de la bougie qui a été employée, et de son *siège* par l'emploi de bougies graduées. Moure (de Bordeaux) a présenté au Congrès de rhinologie (Paris, 1896) des mandrins gradués très utiles pour le *bougirage* des trompes.

Ces divers rétrécissements de la trompe doivent

être traités par la mise en état du rhino-pharynx
(curetage des tumeurs adénoïdes, résection des
queues de cornet) si l'obstacle est périphérique, et
par le passage des bougies dilatatrices, si c'est le
calibre même du conduit qui est rétréci.

Les salpingotomies et électrolysations n'ont pas
donné de bons résultats ; la coarctation se reproduit au
bout de quelque temps. En tous cas, il importe de
traiter sans retard ces divers rétrécissements, sinon
les troubles fonctionnels persisteront, même après
qu'on aura rétabli la circulation de l'air (Duplay).

3° Oblitération complète de l'orifice tubaire. —
Elle s'observe à la suite des lésions ulcéreuses de la
région, surtout dans le cas de syphilis, où une portion du cartilage tubaire peut être détruite. Grubert,
Dennert, Hartmann ont observé des cas de ce genre.
La rhinoscopie postérieure montre l'abscence d'orifice
tubaire et l'audition est notablement diminuée. Les
deux trompes peuvent être oblitérées en même temps.
Cette altération des trompes ne peut être guérie sur
place. Inciser dans la trompe serait illusoire. Mieux
vaut alors pratiquer une ouverture dans la membrane
du tympan, en réséquant le manche du marteau pour
que la perforation soit permanente. On atténue de la
sorte les divers troubles imputables à cette altération.

IV. **DILATATION DE LA TROMPE**. — On observe
cette altération dans un très petit nombre de circonstances, lorsque par exemple un amincissement ou
une atonie des parois eustachiennes ne leur permet
plus de s'accoler. Ce peut être le résultat d'une
rhino-pharyngite atrophique. Hartmann l'a observée
à la suite d'une pneumonie qui avait beaucoup amai-
gri le malade ; celui-ci éprouve un phénomène très

caractéristique : sa voix résonne exagérément dans ses oreilles, au point d'être douloureuse (*tympano-phonie, autophonie*); il entend même les mouvements respiratoires, sous forme d'un bruissement désagréable; les *r* sont particulièrement retentissantes. Une actrice, citée par Hartmann, entendait ainsi fortement sa voix en chantant, ce qui la troublait beaucoup. J'ai observé ce phénomène chez une femme qui ne pouvait supporter la douche d'air avec la poire de Politzer, tant le choc se transmettait brusquement à travers ses trompes dilatées.

L'autophonie cesse quelquefois lorsque le sujet se place dans le décubitus dorsal ou sternal.

Le *pronostic* de ce trouble est peu favorable, surtout s'il accompagne la rhinite atrophique.

Le *traitement* consiste à agir sur les affections causales (émaciation, etc.). On peut diminuer la largeur de l'orifice tubaire au moyen de galvanocautérisations. Hartmann s'est bien trouvé d'instillations à la glycérine dans l'oreille externe avec occlusion ouatée hermétique pratiquée ensuite.

BIBLIOGRAPHIE. — Dennert, *Deutsche Zeitschr. für prakt. Medicin*, 1878, n° 44. — Weber-Liel, Tympano-Koniathrose (*Congrès méd. intern.*, 1881). — Urbantschitsch, *Wiener med. Presse*, 1883, n°s 1, 2, 3. — Hartmann, *Mitth. in der Otol. Sektion der Naturf.* Fribourg, 1883. — Mercié, Trait. des rétrécissements de la trompe par l'électrolyse (*Acad. de méd.*, 11 mars 1884). — Carl Laker (de Grätz), *Arch. für Ohrenh.*, Bd XXVIII, 3e livr. — Ménière, *France méd.*, 2 avril 1889. — Suarez de Mendoza, Note sur le traitement galvanocaustique des obstructions de la trompe (*Soc. fr. d'otol.*, 1889). — Verdos, *Revista de rinologia*, avril 1890.

CHAPITRE X

MALADIES DE L'APOPHYSE MASTOÏDE

Ce sont les affections inflammatoires qui l'emportent de beaucoup en fréquence.

I. **INFLAMMATIONS**. — D'après la profondeur du siège de l'inflammation, on peut distinguer quatre variétés cliniques.

1° PHLEGMON SUPERFICIEL (*Abcès sous-cutané*). — Il n'est pas à proprement parler de l'apophyse mastoïde même, mais seulement de la région mastoïdienne. Il est la conséquence des érosions superficielles au pavillon de l'oreille ou au cuir chevelu qui s'infectent et arrivent à déterminer un adéno-phlegmon sous-cutané dans la région de l'apophyse. Quand la tuméfaction est entièrement développée, *le sillon rétro-auriculaire est conservé*, détail important pour le diagnostic. Si le chirurgien n'intervient pas, l'ouverture spontanée peut se faire derrière le pavillon ou dans le méat auditif; s'il pratique l'incision, il doit explorer avec la sonde cannelée, pour s'assurer que la suppuration ne vient pas de l'intérieur de la mastoïde.

2° ABCÈS SOUS-PÉRIOSTIQUE (*Ostéopériostite*). — Cette variété survient le plus ordinairement dans le cours d'une otorrhée tympanique ancienne et surtout

40.

chez l'enfant dont le conduit auditif osseux est peu développé et la caisse peu profondément placée. C'est souvent à la suite d'un coup de froid qu'on voit éclater l'accident. L'inflammation, partie du périoste de la caisse, se propage à celui du conduit auditif et de là aux périostes de la surface mastoïdienne et de la fosse temporale. Le malade est pris de douleurs intenses dans toute la moitié correspondante de la tête. La fièvre se déclare, accompagnée parfois de délire. Dans les quelques heures qui suivent, un gonflement rouge, œdémateux se prononce derrière le pavillon de l'oreille. Celui-ci est bientôt repoussé en avant et en dehors. *Le sillon rétro-auriculaire n'est plus conservé.* Le gonflement se propage vers la fosse temporale. La suppuration peut être tardive (Gervais). Elle s'ouvre quelquefois dans le conduit auditif ou se propage vers le crâne, la face, la gaine du sterno-cléido-mastoïdien. On a signalé comme complications divers troubles oculaires (strabisme, myosis).

L'incision doit être pratiquée, longue et profonde, derrière le pavillon, dès que la suppuration est manifeste. La sonde cannelée explore soigneusement les surfaces, pour s'assurer que les cellules mastoïdiennes ne participent pas à l'infection. Si l'on pousse une injection dans l'incision, on voit ressortir le liquide par le conduit auditif, ce qui prouve bien l'origine tympanique et sous-périostique de la collection purulente.

Des fistules plus ou moins durables s'établissent quelquefois à la suite de ces périostites mastoïdiennes, pour ne prendre fin qu'après l'expulsion de petits séquestres.

3° ABCÈS INTRAMASTOÏDIENS (*Cellulite mastoïdienne*).

— Cette variété, comme la précédente, succède le plus souvent aux suppurations de la caisse, mais on possède actuellement un bon nombre d'observations où la suppuration s'est montrée d'emblée dans les cellules mastoïdiennes, sans tympanites préalables sûrement constatées : ainsi après la grippe (Moure), ou chez les diabétiques (Körner).

Presque toujours, quand la caisse est infectée, l'aditus, l'antre et les cellules le sont avec elle, mais la suppuration ne se traduira au dehors que si une circonstance quelconque arrête le drainage naturel par le conduit auditif externe. C'est ainsi que le gonflement des parois, l'oblitération de la perforation tympanique par du pus concrété ou des productions polypeuses agissent comme circonstance adjuvante. Même résultat si la membrane tympanique ne s'est pas perforée.

Dès que l'affection est constituée, une tuméfaction rouge se montre derrière le pavillon, qui, cette fois, n'est plus éloigné du crâne comme dans le cas précédent. *Le sillon rétro-auriculaire est conservé.* Bientôt la fluctuation se montre quand la paroi osseuse (*corticale*) est perforée. L'ouverture spontanée peut se faire au dehors ou dans le méat auditif. Il va sans dire que la suppuration intramastoïdienne coïncide souvent avec la forme précédente. Politzer a remarqué que les abcès consécutifs à l'otite grippale sont plus superficiels, plus faciles à ouvrir que ceux qui succèdent à une otite moyenne suppurée chronique.

Parfois la suppuration se montre à la pointe de l'apophyse et en dedans (*mastoïdite de Bezold*). On incise alors sur le bord postérieur du sterno-cléido-mastoïdien ou sur son bord antérieur, car il se produit rapidement une infiltration phlegmoneuse de la région carotidienne.

Parmi les *complications* qui sont le plus à redouter figurent : 1° la *méningo-encéphalite* (vomissements, délire, convulsions); 2° la *phlébite du sinus latéral* (frissons, diarrhée, ictère, symptômes typhoïdes, infection purulente).

Toynbee a montré que les complications à redouter du côté de la paroi profonde de la mastoïde ne sont pas les mêmes chez l'enfant et chez l'adulte, en raison du développement de cette apophyse. Chez l'enfant, les cellules, peu développées dans le sens vertical, répondent à la fosse cérébrale postérieure, au-dessus du sinus latéral. Chez lui, la complication principale sera donc l'abcès cérébral. Chez l'adulte, au contraire, dont l'apophyse s'est développée verticalement, elle répond surtout à la fosse cérébelleuse et au sinus latéral, et quand la mastoïdite aura des complications profondes, elles se montreront plutôt dans le sinus et dans le cervelet.

Le *diagnostic* doit être établi surtout entre la périostite et la mastoïdite, sans tarder, en raison des complications qui peuvent surgir pour cette dernière.

Voici les principaux éléments de ce diagnostic :

Périostite.	*Mastoïdite.*
Gonflement diffus.	Gonflement circonscrit.
Douleur à la pression vive.	Douleur à la pression médiocre.
Coïncidence d'une périostite du conduit auditif.	Coïncidence d'une otorrhée ancienne.
Sillon rétro-auriculaire effacé.	Sillon rétro-auriculaire maintenu.
	Rougeur et gonflement de la paroi postéro-supérieure du conduit.

C'est à titre exceptionnel que l'on voit jusqu'à présent signalées les ostéomyélites mastoïdiennes.

L'incision s'impose dès que le diagnostic est établi. Wilde a conseillé, dans le cas où l'on hésite, de pratiquer à 1 centimètre en arrière du pavillon, en plein sur l'apophyse, une incision longue et profonde, d'attendre vingt-quatre ou quarante-huit heures pour trépaner, uniquement si les accidents n'ont pas cessé. Cette pratique est imprudente ; mieux vaut trépaner trop tôt que trop tard et ne pas risquer que l'infection se porte à l'encéphale ou dans les sinus. Il faut inciser aussi la membrane du tympan, pour faciliter l'évacuation des cavités otiques et chercher les fusées purulentes de voisinage pour les ouvrir. Entre autres injections dans l'abcès mastoïdien, Prince a proposé l'eau oxygénée, qui, se décomposant en présence du pus, dégage l'oxygène qui fait évacuer les foyers purulents. Nous allons revenir sur la technique de la trépanation mastoïdienne.

4o ABCÈS SOUS-MASTOÏDIENS. — Sous cette dénomination, le Pr Tillaux comprend les suppurations qui siègent sous la dure-mère et sont une des complications dangereuses des mastoïdites.

II. **TRAUMATISMES.** — On signale quelques fractures de l'apophyse mastoïde. Dans deux cas seulement, la fracture était complète. Le plus ordinairement il s'agit de fractures incomplètes passant dans l'épaisseur de l'apophyse.

III. **TUMÉFACTIONS ET TUMEURS.** — La mastoïde peut être le siège de *cholestéatomes*, qui s'ouvrent ou non spontanément à l'extérieur, de kystes congénitaux renfermant des poils et des productions épidermiques (Toynbee). Enfin, à la suite des otorrhées persis-.

lantes, l'apophyse peut s'hyperostoser, sans que son volume extérieur augmente, mais il se fait au dedans une condensation, une éburnation du tissu osseux qui produit des névralgies par étranglement des filets nerveux. La trépanation peut seule mettre fin à ces névralgies en levant l'étranglement. Il a même fallu la répéter plusieurs fois (Duplay).

Il peut se rencontrer dans les cellules mastoïdiennes des *myxomes polypoïdes*, consécutifs aux suppurations anciennes (Gruber).

Des bouchons de cérumen ont pu pénétrer jusque dans l'apophyse mastoïde et y déterminer une paralysie faciale, guérie par l'expulsion du bouchon (Dalley).

Wernher a recueilli quelques cas de *pneumatocèle mastoïdienne*. L'un d'eux était consécutif à l'insufflation d'air par la poire de Politzer. Ed. Rondot a publié un cas de *cancer de l'apophyse mastoïde*, consécutif à une mastoïdite ancienne.

BIBLIOGRAPHIE. — Wilde, On aural Diagn. and Diseases of the Mastoïd. Process (*Med. Times*, May 1862). — Toynbee, *Med. Times*, 3 mars 1869, p. 238. — Rondot, *Ann. des mal. de l'or.*, 1875, p. 227. — Prince, De l'emploi de l'eau oxygénée dans les abcès mastoïdiens (*Saint-Louis med. Journ.*, mars 1884). — Giles, Carie de l'apophyse mastoïde sans perforation du tympan (*Glasg. med. Journ.*, mai 1889). — Gruber, Polypes des cellules mastoïdiennes (*Allg. Wien. med. Zeitung*, 1889). — Ayres (de Cincinnati), *Arch. of Otol.*, 1890, nos 2, 3. — Moos, Sur la mastoïdite de Bezold (*Arch. of Otol.*, 1890). — Moure, Mastoïdites primitives grippales (*Soc. fr. d'otol.*, mai 1890). — Körner, Mastoïdites diabétiques (*Arch. für Ohrenh.*, Bd XXIX). — Guye, Traitement des abcès mastoïdiens (*Soc. belge d'otol.*, mai 1891). — Politzer, *Ann. des mal. de l'or. et du lar.*, 1892, p. 317. — Broca (A.), Le traitement des mastoïdites, *in* Traité de thérap. infant. Paris, 1894. — Perrot, La mastoïdite de Bezold (*Thèse de Bordeaux*, 1897).

CHAPITRE XI

TRÉPANATIONS MASTOÏDIENNES

Cette opération a été pratiquée la première fois par Jean-Louis Petit en 1750; après lui, Morand y eut recours en 1751, et Jasser en 1776. Abandonnée pendant de longues années, à la suite de la mort de Berger, médecin de la cour de Danemark en 1791, elle a été remise en honneur par Schwartze (de Halle) et ses élèves. Grâce à eux, la technique et les indications de cette opération ont été mieux étudiées, et on ne doit pas temporiser lorsque l'indication s'en présente. Le Pr Duplay a publié une très importante étude de la question.

Indications. — Il y a lieu de trépaner :

1° Dans toutes les mastoïdites aiguës, lorsque la douleur locale et la fièvre ne cèdent pas ; on peut en effet présumer alors qu'il y a du pus dans l'apophyse. L'indication se pose tout particulièrement lorsque la température monte subitement à 40° ou 41°. Au cours d'une otite, ou dans la déférvescence d'une fièvre grave, ou dans le milieu d'une accalmie succédant à des manifestations inquiétantes (Orgogozo), la tuméfaction et la rougeur du conduit auditif au niveau de sa paroi postérieure sont encore un signe de l'empyème mastoïdien. Zaufal attache en ces cas une grande importance à l'examen de l'œil. S'il constate une hypérémie de la papille optique, il y voit une indication formelle à l'ouverture de l'apophyse, car il considère cet état comme un indice non douteux de la complication intracranienne. Cozzolino recommande également l'ophtalmoscope pour le diagnostic des complications encéphaliques : on peut voir de l'œdème de la papille, de la névrite optique.

Il est encore des cas où la mastoïdite s'installe sans phénomènes locaux ni généraux. Elle est comme latente et seulement indiquée par une douleur plus ou moins vive à la pression sur le quart antéro-supérieur de l'apophyse qui correspond à l'antre mastoïdien. Cette douleur est, en l'espèce, une indication suffisante, comme l'a bien montré Tilden Brown (de New-York). Pomeroy (de New-York) a même trépané avec succès sur la seule indication d'une élévation persistante de la température générale.

Le mal de Pott cervical et quelques tumeurs de la base du crâne ont pu simuler une mastoïdite, mais l'examen de l'oreille met à l'abri d'une telle confusion.

2° Quand des suppurations persistantes avec fistules ou abcès par congestion indiquent qu'il existe dans l'épaisseur de la mastoïde de la carie, des séquestres, des amas caséeux ou tuberculeux.

L'opération prévient alors les complications cérébrales qui pourraient éclater. Ces fistules sont rebelles aux moyens ordinaires de traitement. On les guérit bien à l'aide d'une trépanation typique accompagnée d'ouverture de la caisse (A. Broca).

3° Quand, dans l'otorrhée, l'écoulement du pus ne peut se faire aisément par le conduit auditif externe,

quelle qu'en soit la cause. C'est souvent le cholestéatome qui, pour lui-même, exige l'évidement mastoïdien.

4° Dans les névralgies de l'apophyse, attribuables
bien souvent à son éburnation, la mise à jour des
cellules mastoïdiennes reste le procédé thérapeutique
le mieux indiqué. Cette variété de mastoïdite, signalée par Buck et Schwartze, a été bien étudiée par
Hartmann, Knapp, Duplay. Il n'y a pas suppuration,
mais les douleurs violentes persistent et s'irradient
dans toute la moitié de la tête. Elle peut survenir sans
suppuration de la caisse. Quand on ouvre ces apophyses, il ne faut pas compter y trouver des cellules
mastoïdiennes. L'éburnation a tout envahi. Une
intervention ne suffit pas toujours. Lippincott et Duplay ont mentionné des cas où il a fallu trépaner plusieurs fois.

5° Enfin, lorsqu'on ne parvient pas à atteindre par
le conduit auditif des foyers de carie intéressant les
osselets et les parois de la caisse. C'est la pratique de
Politzer, adoptée par Duplay.

6° Tröltsch a proposé la trépanation mastoïdienne
pour extraire quelques corps étrangers de la caisse,
indication bien rare.

Contre-indications. — Il n'en existe guère que trois :
l'état cachectique avancé du malade ; l'existence
d'une encéphalo-méningite, dont la réalité ne fait
aucun doute, car, dans le cas contraire, mieux vaut
intervenir à tout hasard ; enfin l'infection purulente
(Schwartze).

Technique. — La région est préalablement désin-
fectée, y compris le conduit auditif externe, et rasée.
Schwartze mène ensuite une incision arciforme qui

contourne la ligne d'insertion du pavillon à 1 centimètre en arrière d'elle et qui ne s'arrête qu'à la pointe

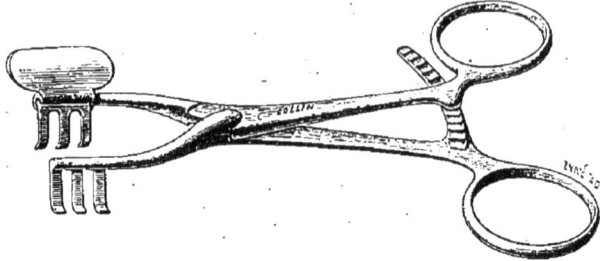

Fig. 132. — Pince écartante du Dr Malherbe.

de l'apophyse mastoïde. Le Pr Duplay conseille d'inciser sur le sillon rétro-auriculaire, dans une longueur
de 5 centimètres. Zaufal préfère une incision verticale

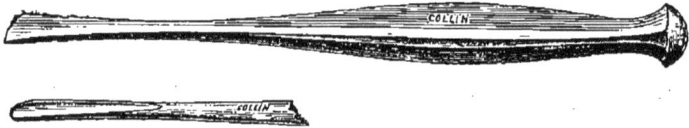

Fig. 133. — Ciseau-burin de Politzer.

de l'extrémité supérieure de laquelle il conduit en
avant une horizontale courte qui passe au-dessus du
pavillon. Les parties molles sont tranchées jusqu'à

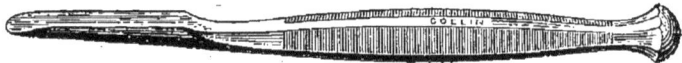

Fig. 134. — Gouge étroite de Trélat.

l'os, décollées en avant et en arrière avec la rugine
et maintenues réclinées avec deux écarteurs. La perte
de sang est faible, à moins que l'artère auriculaire
postérieure n'ait été ouverte. Deux pinces à forcipres-
sure répriment le jet sanguin.

L'ouverture avec les divers trépans doit être abandonnée. Mieux est de recourir à la gouge et au maillet, puisque, suivant la juste remarque de Gruening, ce qu'on peut faire avec le perforateur, on peut le faire avec la gouge, mais la réciproque n'est pas vraie. Schwartze utilise une série de gouges, dont le diamètre varie de 2 à 8 millimètres et qui sont courbées vers l'extérieur, afin que, sous les heurts du maillet, elles aient tendance à venir à l'extérieur plutôt que dans la profondeur. Zaufal opère avec de petites pinces coupantes, afin de pouvoir mobiliser et extraire les séquestres. Il pratique même presque toute l'opération avec cet instrument.

Le point de repère à utiliser est la *spina supra meatum* ou *épine de Henle*. C'est une petite crête située à l'union des parois postérieure et supérieure du conduit auditif. Mais elle n'existe pas toujours et peut même être remplacée par une fossette. Si elle manque, on s'orientera sur une ligne horizontale, tangente à la paroi supérieure du conduit. Cette ligne marque la limite supérieure à ne pas dépasser. En avant, on s'arrête au bord postérieur du méat osseux, et, en arrière, à l'insertion du muscle sterno-cléido-mastoïdien. Le point d'élection pour ouvrir l'antre est sur cette horizontale, à 6 millimètres environ en arrière de l'épine de Henle. Ricard a bien montré qu'il faut trépaner en haut et en avant, pour éviter la zone dangereuse qui est en arrière. A. Broca donne, comme limites de l'ouverture (chez l'enfant), deux verticales, l'une à 5 millimètres en arrière du conduit, l'autre à 1 centimètre au plus en arrière de la première, et deux horizontales : l'une à la hauteur de la paroi supérieure du conduit, l'autre à 1 centimètre plus bas.

D'après Körner, la fosse cérébrale moyenne descend plus bas chez les brachycéphales que chez les
dolichocéphales. Politzer a montré que plus l'apophyse est petite et compacte, plus le sinus latéral
s'avance en dehors. On doit avoir présentes à l'esprit ces notions, quand on est sur le point d'ouvrir
l'apophyse.

Si, après réclinaison du périoste, on trouve la table
externe de la mastoïde (*corticale*) perforée par des
trajets fistuleux, on se guide sur eux pour aller sur
les foyers de carie. On curette les cellules mastoïdiennes, on enlève granulations et séquestres, mais
on ne peut considérer l'opération comme terminée
que si l'on a ouvert l'antre.

Il arrive que la fistule existe au sommet de la mastoïde ou même à sa face interne. On est alors obligé
de désinsérer partiellement le sterno-cléido-mastoïdien.

S'il n'existe pas de fistules à la surface de la mastoïde, on commence l'évidement par le haut, en
arrière de l'épine de Henle. La pénétration dans l'antre
peut être retardée quand la corticale a subi un travail
d'hyperostose. Sur quelques apophyses, l'antre est
même comblé de tissu osseux. On doit creuser une
cavité en forme d'entonnoir, dont l'entrée aura de
12 millimètres (Schwartze) à 15 millimètres (Politzer),
dont le sommet coïncidera avec l'antre et dont l'axe
se dirigera en dedans, en avant et en haut. Dans la
moitié supérieure de l'entonnoir, le ciseau ne doit
être dirigé ni en arrière, ni en haut, ni même perpen-
diculairement à la corticale.

Dans la recherche de l'antre, on ne doit pas dépasser une profondeur de 25 millimètres, et, à partir de

20 millimètres, on redoublera de prudence, car le facial a pu être rencontré à 18 millimètres.

Si on ne peut arriver à l'antre, à cause de la procidence du sinus latéral, Schwartze et Kiesselbach conseillent de décoller le pavillon et d'enlever, couche par couche, la paroi postérieure du conduit auditif, mais cette voie expose à la lésion des organes profonds, du facial notamment.

Lorsque, au cours de l'opération, une anomalie se présente, on procède avec précaution pour ne pas refouler une esquille osseuse dans le sinus latéral, accident arrivé à Schwartze.

Si, après avoir enlevé à la curette une certaine quantité de tissu mou, rouge sombre, on arrive sur une masse osseuse, compacte, il faut se méfier : ce peut être le sinus latéral. L'ouvrirait-on, le cas ne serait pas très grave, la gaze iodoformée entassée arrive très bien à réprimer cette hémorragie.

Toutes les fois que l'on ouvre une apophyse, on se rappellera ce que Hartmann, Bezold, Zuckerkandl ont montré, à savoir qu'il existe trois types : 1° mastoïde pneumatique, à vastes cellules ; 2° mastoïde diploïque, remplie de tissu spongieux ; 3° enfin, mastoïde scléreuse, dont le tissu est compact comme de l'ivoire.

Si on a ouvert l'apophyse pour un cholestéatome, on pratiquera une ouverture aussi large que possible ; puis on curettera et on touchera avec la solution de chlorure de zinc à 1 p. 10. Le thermocautère a l'inconvénient de déterminer des nécroses. On n'oubliera pas que le cholestéatome envoie parfois des prolongements dans la cavité cranienne.

Pour surveiller la récidive toujours menaçante,

Schwartze maintient ouvert l'évidement, en greffant
sur les parois de l'entonnoir opératoire de petits
lambeaux de peau. Au-dessus de l'entonnoir, on
dispose une plaque protectrice en argent ou en
caoutchouc durci qu'on soulève pour surveiller la
récidive.

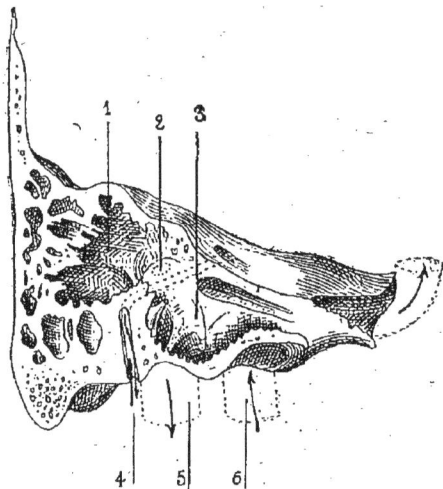

Fig. 135. — Coupe antéro-postérieure passant par la caisse
et l'antre.

1, antre mastoïdien ; — 2, *aditus ad antrum* ; — 3, paroi profonde de la
caisse ; — 4, nerf facial ; — 5, veine jugulaire interne ; — 6, artère carotide
interne.

Chez les enfants, la corticale est fort peu résistante.
Laurent a proposé, chez eux, la ponction au lieu de
la trépanation. Il la pratique avec un trocart à manchon ayant une plaque d'arrêt ; il adapte ensuite la
canule à un aspirateur et peut même pratiquer des
lavages antiseptiques de la cavité.

Les figures 135 et 136 montrent les principaux détails d'anatomie et de chirurgie utiles pour les trépanations mastoïdiennes.

Cette opération reste, malgré ses perfectionnements, très difficultueuse. Politzer a écrit qu'on ne devrait pas l'entreprendre sur le vivant, sans l'avoir répétée une cinquantaine de fois sur le cadavre.

Noltenius, au Congrès otologique de Berlin de

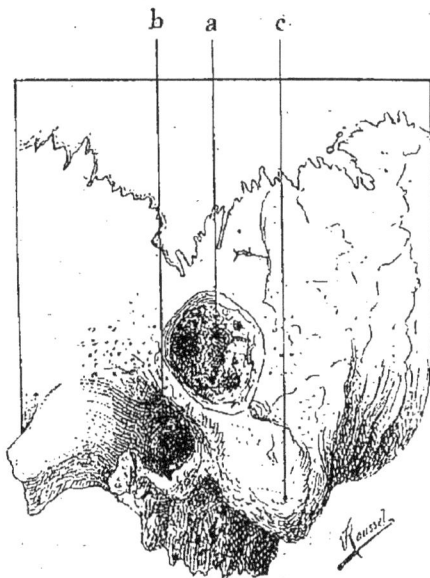

Fig. 136. — Trépanation de l'antre mastoïdien (due à l'obligeance du Dr Rundström [de Stockholm]).

a, fond de l'antre s'enfonçant vers l'attique ; — b, conduit auditif; c, sommet de l'apophyse mastoïde.

1889, a produit quelques données anatomiques utiles pour la trépanation mastoïdienne :

1° Entre l'épine de Henle et le canal du facial, 16 millimètres de distance ;

2° Entre l'épine de Henle et le canal demi-circulaire, 15 millimètres ;

3° Entre la corticale (table externe) et le facial, 22 millimètres ;

4° Entre la corticale et le canal demi-circulaire, 22 millimètres.

Il conclut qu'on ne peut pénétrer à plus de 22 millimètres, sans risquer de léser un organe important.

La plaie doit être lavée à la solution phéniquée forte (5 p. 100) et un drain doit être mis debout dans l'antre. Des sutures, au périoste et à la peau, amoindrissent l'étendue de la plaie chirurgicale. Un pansement iodoformé la recouvre.

Le pansement à l'iodoforme a pu, chez des enfants, produire soit des intoxications iodoformiques, soit surtout des eczémas. On recourt en ces cas aux gazes salolée ou sublimée ou simplement stérilisée.

Le pansement est remplacé tous les quatre jours en moyenne, à moins qu'une suppuration abondante n'exige des injections phéniquées quotidiennes et des pansements humides.

En cas de cholestéatome, la plaie ne doit pas être suturée, mais doit guérir par bourgeonnement.

1° *Procédé de Küster*. — Son auteur s'est surtout proposé de mettre largement à nu tous les points qui suppurent. Après avoir décollé le pavillon et la paroi postérieure du conduit membraneux et après les avoir réclinés en avant, il attaque avec la gouge et le maillet la paroi postérieure du conduit auditif osseux. Il la fait entièrement disparaître, ainsi que sa paroi supérieure et la paroi externe de l'attique. De la sorte, l'antre, l'attique et la caisse sont largement mis au jour. C'est le procédé qu'emploie aussi Wolf.

2° *Procédé de Bergmann*. — Il ne diffère du précédent que par une ablation plus large des parois supérieure du conduit et externe de l'attique.

3° *Procédé de Zaufal*. — L'auteur a décrit son pro-

cédé dans une première communication, en 1890 (1).
Il a complété sa description par une nouvelle communication en 1894 (2). Il pratique le lambeau angu-
leux dont j'ai déjà parlé, puis il opère avec une pince
coupante de Lüer. Quand il existe des trajets fistuleux, il introduit une des branches dans les trajets et
fait ainsi sauter la corticale. Dans les autres cas, il
décolle les parois postérieure et supérieure du conduit membraneux jusqu'au tympan et fait sauter avec
la pince la paroi postéro-supérieure osseuse, ainsi que
la paroi externe de l'attique et la corticale. Il en résulte
la réunion en une seule de toutes ces cavités diverses.

4° *Procédé de Stacke*. — Il mène au-dessus et en
arrière du pavillon une incision courbe qui permet de
le rabattre en avant. Décollant ensuite le conduit
membraneux du squelette jusqu'aux approches de
la membrane du tympan, il l'incise dans sa moitié
postérieure pour approcher davantage de la membrane
tympanique. Il enlève le tympan ou ce qui en reste
avec le marteau, puis, introduisant son protecteur
recourbé dans l'attique, contre la face profonde du
mur de la logette, il fait sauter cette partie du squelette avec une petite gouge. L'enclume est enlevée à
ce moment. Alors il introduit le protecteur dans l'aditus et fait sauter la paroi externe de l'antre. Ainsi la
caisse, l'aditus et l'antre ne forment plus qu'une
seule cavité en forme de bissac dont la concavité
regarde en bas et en avant (fig. 137). Finalement
Stacke recouvre les parties évidées au moyen d'un
lambeau qu'il détache sur la portion membraneuse
décollée du conduit auditif externe. Pour ce faire,

(1) ZAUFAL, *Kongress des deutschen Aerzte*, 18 avril 1890.
(2) ZAUFAL, *Arch. für Ohrenheilk.*, août 1894.

il incise cette portion membraneuse, sur son bord
supérieur jusqu'au pavillon, puis en descendant sur
sa ligne de fusion avec le pavillon. Le lambeau qua-
drilatéral ainsi libéré est appliqué sur la brèche osseuse. Un point de suture mis en haut suffit à retenir

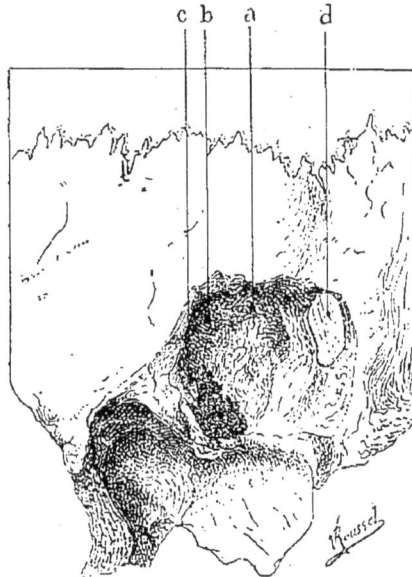

Fig. 137. — Évidement de l'antre, de la caisse et de l'aditus.

a, fond de l'antre mastoïdien ; — b, fond de l'aditus ; — c, fond de la caisse ; —
d, paroi membraneuse externe du sinus latéral.

le pavillon en place. Quand l'excavation osseuse est
vaste, Stacke renonce à l'apposition de ce lambeau et
laisse la plaie se fermer par bourgeonnement. Cette
opération a l'avantage de mettre à jour et de nettoyer
les diverses cavités qui sont généralement infectées.

Les statistiques montrent les heureux effets de
l'ouverture de l'apophyse. La statistique de
Schwartze donne 20 p. 100 de mortalité. Celles de
Buck et de Poinsot indiquent seulement 17 p. 100.

Stacke accuse 19 guérisons sur 33 interventions conformes à son procédé.

Accidents opératoires. — Un certain nombre d'accidents sont à craindre, au cours de l'intervention. Les principaux sont :

1° L'*hémorragie* ; 2° l'*ouverture du sinus latéral* ; 3° la *lésion du nerf facial* ; 4° la *lésion du canal demi-circulaire externe* ; 5° l'*ouverture de la fosse cérébrale moyenne*.

1° Hémorragies. — Elles sont dues soit à la section de l'artère auriculaire postérieure, soit à l'ouverture des veines émissaires et au curetage des granulations; mais elles sont rarement une complication durable.

2° Ouverture du sinus latéral. — Elle a plus de gravité. Elle s'annonce par une irruption abondante de sang. On doit aussitôt tamponner avec de la gaze iodoformée ou avec un amoncellement de catgut (procédé de Lister) et laisser en place le tamponnement jusqu'à ce que la lumière du sinus se soit oblitérée par un thrombus adhérent. Ces précautions prises, il ne résulte généralement aucune suite fâcheuse de cet accident. Tandis qu'on fait sauter des parcelles osseuses avec la gouge et le maillet, il arrive quelquefois d'apercevoir une membrane bleuâtre dépressive : c'est la paroi du sinus qu'il faut soigneusement respecter.

3° Lésion du nerf facial. — Elle n'est point rare. Elle se révèle par une secousse des muscles de la face suivie de paralysie. Cette paralysie immédiate ne guérit que si la section du nerf a été incomplète. On voit encore des paralysies tardives, explicables par la production de périnévrites.

4° Ouverture du canal demi-circulaire externe. — Elle entraîne de la surdité et du vertige. Elle est particulièrement grave, en cas d'infection septique du foyer opératoire, car la route est ouverte vers le labyrinthe et les méninges.

5° OUVERTURE DE LA FOSSE CÉRÉBRALE MOYENNE. — Cela n'a pas d'inconvénients, à la condition que l'asepsie soit bien assurée. On a même pu, sans suites fâcheuses, ouvrir l'artère méningée moyenne qu'il fallut lier, en libérant, avec le ciseau, son bout central engagé dans son canal osseux. Quand on change le pansement, on doit éviter de faire saigner la dure-mère par un brusque décollement de la gaze iodoformée. Chez les jeunes enfants, la paroi osseuse qui sépare la cavité cranienne de l'antre est très mince, mais, par contre, le sinus latéral est relativement éloigné de la paroi postérieure du conduit.

BIBLIOGRAPHIE. — DUPLAY, Revue critique (*Arch. gén. de méd.*, mai-juin 1888). — CHIPAULT, Abcès sous-durien de la région mastoïdienne, trépanation, opisthotonos, mort, carie du rocher, abcès du cervelet (*Soc. anat.*, novembre 1888). — MÉNIÈRE, Du thermocautère dans la périostite mastoïdienne (*Gaz. des hôp.*, 28 février 1889). — KÜSTER, *Deutsche med. Wochenschr.*, n° 10, 13, 1889. — BERGMANN, Die chirurgische Behandlung der Hirnkrankheiten, 2° Auflage, 1889. — HARTMANN, *Langenbeck's Arch.*, Bd XXI, 2e fasc. — HESSLER (de Halle), Incision des cellules mastoïdiennes sans ouvert. de l'antre (*Arch. für Ohrenh.*, Bd XXVII). — RICARD, De l'apophyse mast. et de sa trépan. (*Gaz. des hôp.*, 23 février 1889). — COZZOLINO, Statistique de mastoïdites (*Ann. des mal. de l'or. et du lar.*, 1889, p. 7). — ZAUFAL, *Sitzungsber. des deutschen Aerzte*, 18 avril 1890, et *Arch. für Ohrenh.*, août 1894. — STACKE, *Arch. für Ohrenh.*, Bd XXXI, 1891, et *Berlin. klin. Wochenschr.*, 1892, n° 4. — WEISSMANN, Suppurations de l'attique (*Thèse de Paris*, 1893). — LUBET-BARBON, Note sur l'opération de Stacke (*Soc. fr. d'otol.*, 1893). — LERMOYEZ, Rhinologie, otologie et laryngologie à Vienne. Paris, 1894. — MALHERBE, Évidement pétro-mastoïdien (*Thèse de Paris*, 1894). — GARNAULT, Précis des maladies de l'oreille. Paris, 1895, p. 510. — CASTEX, Trépanations mastoïdiennes (*Soc. fr. d'otol.*, 1896). — SCHWARTZE, L'oreille, maladies chirurgicales, traduit par Rattel, 1897.

CHAPITRE XII

MALADIES DE L'OREILLE INTERNE

La nosologie de l'oreille interne ou labyrinthe est formée d'un ensemble d'affections assez disparates, dont le classement ne semble pas définitif. L'anatomie pathologique est loin d'avoir dit ici son dernier mot et nous sommes obligés de grouper par approximation seulement les types divers dont nous donnons la description.

Les affections du labyrinthe peuvent être réparties en : 1° *troubles circulatoires*; nous y rattacherons la maladie de Ménière ; 2° *affections inflammatoires*; 3° *affections syphilitiques*; 4° *maladies du nerf acoustique*.

Les lésions traumatiques seront étudiées dans un chapitre d'ensemble sur les traumatismes de l'oreille.

I. **TROUBLES CIRCULATOIRES**. — 1° Anémie du labyrinthe. — Toutes les conditions qui amoindrissent la circulation sanguine dans l'oreille interne peuvent déterminer des troubles spéciaux. Parmi les principales figurent la chloro-anémie, l'affaiblissement qui survient après les maladies graves, la syncope, les hémorragies abondantes. Urbantschitsch a communiqué l'observation d'une cophose bilatérale à la suite d'une épistaxis prolongée. Des

cécités ont été observées dans les mêmes circonstances.

Le sujet qui est dans ces conditions entend des
bruits anormaux, a des vertiges et devient sourd.
Mais il suffit qu'il congestionne son labyrinthe en se
couchant ou en faisant un effort pour que l'ouïe
revienne. Tel ce malade d'Abercrombie qui n'était
sourd que dans la station verticale. Lermoyez a
communiqué, en 1896, à la Société française d'otologie, l'intéressante observation d'un malade chez
lequel les troubles cessaient par l'inhalation de cinq
ou six gouttes de nitrite d'amyle dont l'action est
vaso-dilatatrice. Comme cet agent augmenterait au
contraire les troubles similaires dus à l'hypérémie
labyrinthique, Lermoyez propose, en cas de doute,
de recourir à cette épreuve du nitrite d'amyle.

On guérit les troubles labyrinthiques par le traitement de l'affection causale, par les ferrugineux,
l'absorption de l'oxygène, les séjours d'altitude.
Lermoyez a pu guérir son malade en ayant recours à
l'action vaso-dilatatrice persistante de la trinitrine.
La formule de Huchard est recommandée :

> Solution alcoolique de trinitrine à
>   1 p. 100...................... XXX gouttes.
> Eau distillée.................... 300 grammes.

le malade en prendra chaque jour de trois cuillerées à dessert à trois cuillerées à potage, pendant
une vingtaine de jours tous les mois.

2° HYPÉRÉMIE DU LABYRINTHE. — Les bruits
d'oreille, les maux de tête, les vertiges et la surdité
surviennent dans l'hypérémie, comme dans l'anémie,
mais il s'y ajoute cette particularité que la membrane

tympanique se montre hypérémiée surtout au niveau du marteau. La douche d'air aggrave les symptômes auriculaires (Schwartze). Les causes en sont assez nombreuses. D'abord toutes les congestions céphaliques, celles de la scarlatine et de la fièvre typhoïde, puis les diverses otites moyennes, les troubles vaso-moteurs des hystériques, lorsque, d'après Hartmann, l'action constrictive du grand sympathique s'affaiblit. Les troubles auditifs qui surviennent après l'emploi de la quinine ou du salicylate de soude, comme dans les ivresses alcoolique, chloroformique, sont bien attribuables à la congestion de l'oreille interne, puisque Roosa et Kirchner, ayant administré à des animaux des doses excessives de quinine et d'acide salicylique, ont constaté un état apoplectique de la membrane tympanique et des oreilles moyenne et interne.

Les principaux moyens thérapeutiques sont l'application de sangsues à la région mastoïdienne, la dérivation intestinale par les purgatifs salins, les courants électriques continus sur la portion cervicale du grand sympathique.

3° Hémorragies du labyrinthe. — Les traumatismes de l'oreille, et notamment les fractures du rocher, peuvent être cause d'un épanchement sanguin dans le labyrinthe. Une commotion céphalique ou simplement un bruit violent peuvent produire le même résultat (Moos). Les diverses inflammations aiguës ou chroniques de l'oreille déterminent aussi parfois des hémorragies labyrinthiques. Hartmann cite le cas d'un jeune sourd-muet qui avait été frappé d'hémorragie du labyrinthe dans un accès de toux de coqueluche. Enfin Moos a bien établi, par ses recherches

microscopiques, que les troubles auditifs de la pachyméningite hémorragique étaient attribuables à des
épanchements de sang dans l'oreille interne qui y
auraient pénétré par diapédèse. C'est le plus souvent
par des hémorragies labyrinthiques que deviennent
sourds les ouvriers qui travaillent dans l'air comprimé
(cloches à plongeurs, etc.).

La *symptomatologie* est en rapport avec la quantité
de sang épanché. Le labyrinthe est-il rempli ? Des
bruits d'oreille et des vertiges intenses éclatent, laissant après eux une surdité prononcée ou même une
cophose absolue et souvent définitive. Les désordres
sont moins graves si l'épanchement de sang est peu
abondant.

Le *traitement* de l'affection causale, le repos absolu,
l'application de vessies de glace sur la région sont les
moyens les plus utiles.

4° MALADIE DE MÉNIÈRE. — J'étudie cette affection
particulière après les hémorragies labyrinthiques,
puisque Ménière l'envisageait comme telle. Nous verrons, au cours de la description, que ce complexus
symptomatique n'appartient pas exclusivement aux
hémorragies du labyrinthe.

En 1861, Paul Ménière (1) publiait une étude importante sur « les lésions de l'oreille interne occa-
sionnant les symptômes de la congestion cérébrale
apoplectiforme ». L'attention une fois appelée sur
cette maladie, des travaux nombreux ont surgi qui
tendent à en faire l'expression clinique d'otopathies
assez diverses. La *maladie* ou *vertige de Ménière*
force l'attention par ses caractères révélateurs.

(1) P. MÉNIÈRE, *Gazette médicale*, 1861.

Tableau symptomatique. — Dans le cours d'une santé parfaite, le malade entend une sorte de détonation, ou des bourdonnements éclatent en même temps que des vertiges, des nausées et même des vomissements ; parfois c'est une aura (Gellé), qui peut être un sifflement, un souffle violent. Le visage pâlit ; le malade, poussant un cri, tombe quelquefois comme une masse, sans connaissance, ou tourne sur lui-même. Cette attaque dure quelques minutes, ou peut se prolonger pendant des heures. Le malade en sort abasourdi et assourdi. Cette surdité porte sur l'ensemble du champ auditif ou seulement sur une partie. La perception des sons aigus peut uniquement disparaître, ou ce seront les sons du médium, ou encore les notes graves. Quelquefois même, deux ou trois notes ont seules disparu. Ces attaques vont se répétant à intervalles, et le malade en sort de plus en plus sourd. Il a de la tendance à tomber du côté qui bourdonne, surtout s'il tourne la tête. C'est de ce côté qu'il tient la canne sur laquelle il s'appuie. Un de mes malades, artério-scléreux, percevait une simple détonation de capsule ; voyant le sol tourner, il ne savait où poser ses pieds, et se plaignait d'avoir le roulis.

C'est une *triade*, dit Gruber : *bruit, vertige, surdité*.

Telle est, dans ses traits principaux et groupés, l'attaque de la maladie de Ménière, mais il est des formes incomplètes, frustes, très embarrassantes pour le diagnostic, comme nous allons le voir.

Les variations du tableau clinique permettent de distinguer :

1° La forme aiguë complète (apoplectique, type).

2° La forme aiguë incomplète (fruste) ;

3° La forme chronique (Tsakyroglous).

D'ailleurs des symptômes insolites peuvent se produire. C'est ainsi que Tsakyroglous dit avoir vu deux fois des secousses musculaires dans le bras et la moitié correspondante de la figure, pendant l'accès. Dans les formes incomplètes, la démarche du malade est assez significative. Il craint de tomber, pour peu qu'il regarde latéralement. C'est vers le côté malade qu'il penche. Guye a signalé, au Congrès d'Amsterdam, en 1879, l'écriture tremblée de quelques sujets atteints de la maladie de Ménière.

Anatomie et physiologie pathologiques. — A quels désordres dans les cavités otiques répond ce complexus ? L'otologie n'est pas en mesure de répondre définitivement à la question. La cause de ce desideratum est surtout dans la difficulté et la rareté des examens nécroscopiques. Dans l'autopsie qui servit de base à son remarquable travail, Ménière trouva du sang dans les canaux demi-circulaires et dans le vestibule, mais le limaçon était indemne. On était encore sous l'impression des belles recherches de Flourens sur les canaux demi-circulaires (1842). Ce physiologiste a démontré par ses expériences sur des pigeons que si l'on détruit le canal demi-circulaire horizontal, l'animal exécute des mouvements rotatoires ; si c'est le canal demi-circulaire vertical, les mouvements se produisent verticalement de haut en bas. Quand les trois canaux sont brisés, lacérés, tous les mouvements s'emmêlent et l'animal est pris de vertiges. La destruction doit porter sur les parties membraneuses des canaux. Depuis, Brown-Séquard et Vulpian ont confirmé ces expériences. Dans les expériences de Flourens, si le limaçon était seul détruit, la surdité se produisait, mais non la déséquilibration. Mach, reprenant avec un instrument perfectionné les recherches de Purkinje sur le vertige, a vu que les trois canaux sont, par leur direction, les coordonnées des trois dimensions de l'espace et qu'ils sont les organes du sens de rotation de la tête, parce que l'endolymphe exécute un mouvement en sens opposé à celui du canal membraneux. D'après les recherches de James, sur 519 sourds-muets qui présentaient des lésions de l'oreille interne, 320 n'avaient pas ou avaient à peine le *vertige de rotation*, tandis que sur 200 entendants, un seul ne l'avait pas. Il résulte de l'ensemble des recherches physiologiques qu'une partie du nerf auditif sert au sens de la situation de notre corps (nerf de l'espace). C'est là branche postérieure ou vestibulaire. Le vertige auriculaire peut donc s'expliquer encore par une irritation du nerf auditif. Les physiologistes connaissent bien les troubles de la marche, du vol, de la nage quand ce nerf est lésé expérimentalement.

La description de Ménière, arrivant après les expériences de Flourens, a fait admettre pour pathogénie de cette affection singulière l'idée d'exsudations brusques dans l'oreille interne; mais depuis, Moos, Lucæ ont trouvé des labyrinthes remplis de sang ou de sérosité, sans que, pendant la vie, les sujets eussent présenté le complexus de Ménière. Actuellement, on sait que le vertige s'observe dans un bon nombre d'affections que nous allons énumérer, sans qu'il soit possible d'indiquer le lien pathogénique qui les rapproche.

Étiologie. — On y voit figurer des circonstances causales diverses, à ce point qu'il est difficile de les présenter dans un ordre méthodique :

Traumatismes graves (commotion cérébrale, frac-

tures du rocher), coups de froid ou insolations, efforts
de l'accouchement, otite moyenne dans toutes ses
variétés aiguës et chroniques, suppurées ou non, polypes de la caisse, influenza, fièvre typhoïde, syphilis
tertiaire, méningites de la base, tumeurs du cerveau
et du cervelet (O. Wolf), ataxie locomotrice (Gottstein), artério-sclérose, leucémie (E. Ménière).

Alt a constaté un cas d'infiltration leucémique des
nerfs acoustiques. Cet auteur a vu le vertige de Ménière chez les ouvriers des cloches à plongeurs. On
peut admettre chez eux des hémorragies labyrinthiques ou des embolies gazeuses par décompression des
gaz du sang. Mais des conditions plus simples peuvent
avoir un effet semblable. Ainsi Lœwenberg signale
quelques cas de vertige de Ménière dans des efforts
brusques pour se moucher ou dans le sondage des
trompes d'Eustache. Les diverses interventions de la
chirurgie tympanique ont pu déchaîner les troubles
graves du vertige auriculaire.

Diagnostic. — Avant tout, il faut ne pas confondre
la maladie de Ménière proprement dite labyrinthique
avec le syndrome de Ménière, qu'on rencontre dans
nombre d'otopathies et qui est constitué par des bruits
subjectifs violents, du vertige, des troubles de l'équilibre, des vomissements, de la surdité. Or cette différenciation n'est pas toujours facile. C'est en consta-
tant la cause du syndrome (bouchon de cérumen, etc.)
qu'on y parvient. Le diagnostic n'est pas difficile
quand le complexus morbide est au complet ou à peu
près, et quand l'examen de l'appareil auditif y montre
des altérations de l'oreille interne.

L'examen attentivement fait permettra généralement de différencier le vertige *ab aure* de celui des

affections stomacales, cérébrales, spinales, oculaires, nasales. Charcot nous a laissé dans ses *Leçons* un magistral parallèle différentiel des vertiges auriculaire et stomacal. La neurasthénie prend parfois les apparences d'un vertige de Ménière. La congestion apoplectiforme se distingue de la maladie de Ménière par les phénomènes de paralysie. L'*agoraphobie* sera facilement reconnue. Les maladies du cervelet déterminent aussi des vertiges avec troubles de la marche, mais le sujet a plutôt l'air d'un homme ivre (Hughling-Jackson).

Plus que partout ailleurs il importe ici de faire un examen complet du malade pour apprécier la part du nervosisme si souvent allié au vertige auriculaire, pour voir si les troubles ne viendraient pas du cerveau (centres auditifs), du cœur (embolies, etc.).

Pronostic. — La gravité du cas dépend de la cause. D'une façon générale, le pronostic est sombre, bien que quelques cas puissent être très améliorés et même guéris. Mais l'audition reste plus ou moins compromise. Les malades tombent à la longue dans un état d'excitabilité nerveuse, que Gellé a heureusement dénommée *labyrinthisme*.

Traitement. — Le premier à essayer, si l'examen n'a pas révélé la cause sur laquelle on pourrait agir directement, c'est le traitement dit *de Charcot*, par le sulfate de quinine. Le malade en prend pendant quinze jours, d'abord aux doses de 60 centigrammes à 1 gramme par jour, en deux ou trois fois au moment des repas ; il supprime le médicament pendant huit jours, pour le reprendre encore pendant quinze jours, et ainsi de suite jusqu'à ce qu'il soit délivré de son mal. C'est ce qui arrive souvent après quatre ou cinq reprises de la médication. La dose de quinine doit être suffisante pour provoquer des bourdonnements d'oreille. Le bromhydrate de quinine, plus employé dans ces dernières années, et le valérianate ne m'ont pas paru préférables au sulfate. Il ne faut pas aller aux doses fortes, qui risqueraient d'amener une rechute en congestionnant le labyrinthe. Aux doses habituelles, le sulfate de quinine agit comme anesthésique et anticongestif, ainsi que l'ont établi les expériences de Laborde. Nos soldats coloniaux combattent les bourdonnements provoqués par les traitements à la quinine en bourrant leurs conduits auditifs de ouate (Gentit).

Si ce traitement, pour ainsi dire classique, n'a pas amené de résultat, on a le choix entre diverses médications qui ont pu donner des succès: injections sous-cutanées de pilocarpine, selon la méthode de Politzer (5 gouttes par jour d'une solution aqueuse à 7 p. 100); salol en potion, antipyrine, bromure de potassium. Romeo Mongardi donne ce dernier médicament à la dose de 3 grammes par jour, en l'associant au valérianate de fer. D'après lui, cette médication améliorerait rapidement l'ouïe, ferait disparaître le vertige et la titubation. Le salicylate de soude (aux doses de 3, 4 à 6 grammes) est un utile succédané de la quinine.

L'iodure de potassium, à la dose de 50 centigrammes par jour, est recommandé par Politzer, qui use aussi du traitement quinique. C'est dans la forme apoplectique notamment que réussit l'iodure. Le professeur de Vienne met en garde contre les douches d'air par les trompes, qui peuvent aggraver le cas.

Gruber conseille :

| Teinture de noix vomique............. | 1^{gr},58 |
| Teinture d'arnica...................... | 15 grammes. |

Six à dix gouttes par jour.

Pour peu qu'il y ait des soupçons d'antécédents syphilitiques, prescrire le traitement intensif par le mercure et l'iodure.

L'électrisation de l'oreille ou du grand sympathique cervical, le massage avec l'instrumentation spéciale ne sont pas à dédaigner. Pendant l'accès, le malade doit être garanti contre la chute. Il ne doit pas sortir seul, le bruit des voitures l'attirerait sous les roues. Contre l'état demi-syncopal, on emploiera quelques gorgées d'eau chloroformée. Les douches d'air dans la trompe peuvent aggraver le cas. Le repos au lit, les purgations sont indiqués pendant les crises. On n'oubliera pas les indications chirurgicales fournies par l'examen de l'oreille : paracentèse ou ablation de la membrane tympanique, des osselets, mobilisation ou ablation de l'étrier, section des muscles du marteau et de l'étrier. Cozzolino et Botey ont même proposé la ponction de la fenêtre ronde.

II. **INFLAMMATIONS DU LABYRINTHE.** — 1° LABYRINTHITES AIGUES. — On a cité quelques cas d'inflammation primitive de l'oreille interne, mais le plus souvent il s'agit d'infections propagées des méninges ou de l'oreille moyenne. Deux autopsies (Politzer, Schwartze), se rapportent à ces labyrinthites aiguës primitives. Voltolini expliquait par une inflammation aiguë et primitive du labyrinthe ces cophoses qui se montrent rapidement chez des enfants avec l'appareil symptomatique d'une méningite (*otite laby-*

rinthique de Voltolini).. Un enfant, bien portant jusqu'alors, tombe brusquement malade vers l'âge de
deux ou trois ans. Il a de la fièvre, des convulsions,
du délire, ou du coma. Ces symptômes rétrocèdent rapidement, mais l'enfant conserve une cophose bilatérale incurable, avec des vertiges et de la titubation qui
finissent par disparaître. Quelques-uns restent aphasi-
ques ou idiots. L'épilepsie a été notée à la suite de ces
otites. Phénomènes de méningite, puis cophose, telle
est, en somme, l'otite de Voltolini. Or, aujourd'hui,
la plupart des auteurs admettent qu'il s'agit plutôt, en
ces cas, de labyrinthites consécutives à des méningites simples ou cérébro-spinales. On pourrait dire
méningo-labyrinthites de Voltolini. Sur quarante-
trois cas de méningite cérébro-spinale épidémique,
Moos a vu la surdité se produire tôt ou tard. Il est
vraisemblable que l'inflammation se propage le long
du périnèvre du nerf acoustique (névrite descendante). L'infection peut encore arriver au labyrinthe
par les aqueducs. Une autopsie de Lucæ donne à
penser que l'inflammation peut suivre les tractus vasculaires qui, de la dure-mère, se rendent au tissu
spongieux entourant la capsule labyrinthique.

Les divers exanthèmes, la fièvre typhoïde, les oreillons se compliquent quelquefois d'otites internes
aiguës secondaires.

La labyrinthite aiguë peut encore être secondaire à
une otite moyenne. Le pus passe par les fenêtres ou
à travers une carie de la paroi labyrinthique.

Le *pronostic* est des plus graves, surtout au point
de vue de l'ouïe. Dans l'otite de Voltolini, la cophose
est bilatérale.

Le *traitement* consiste dans l'application de vessies

de glace, les émissions sanguines locales, les préparations mercurielles, la dérivation intestinale. En cas d'insuccès, on aura recours aux injections sous-cutanées de pilocarpine, préconisées par Politzer. Chaque jour, on pratique une injection de cinq gouttes en moyenne d'une solution à 2 p. 100. La dose nécessaire pour amener la sudation varie beaucoup avec les divers malades. La pilocarpine est contre-indiquée dans les affections du myocarde.

2° LABYRINTHITES CHRONIQUES. — Les autopsies d'oreille, qui se publient de plus en plus nombreuses, ont signalé dans le labyrinthe des altérations assez diverses, mais qu'il est logique de rattacher à un processus inflammatoire chronique : épaississements du labyrinthe membraneux, sa transformation fibro-scléreuse, dégénérescence graisseuse ou amyloïde, un développement excessif des vaisseaux, des accumulations de calcaire ou de dépôts pigmentaires, enfin des modifications du liquide labyrinthique. Moos et Steinbrügger ont rencontré l'atrophie scléreuse du premier tour de spire du limaçon. Chez les chaudronniers, Habermann a vu l'atrophie de la lame spirale. Toutes les professions à marteau exposent à ces altérations labyrinthiques. Boucheron a décrit, sous le nom d'*otopiésis*, les effets de l'augmentation de pression dans le labyrinthe. Ces lésions s'accusent par la triade symptomatique plus ou moins complète et plus ou moins compliquée (bruits enzotiques musicaux, surdité, vertiges).

Ces labyrinthites chroniques coïncident parfois avec des rétinites pigmentaires. En ces cas, si la rétinite et la labyrinthite sont unilatérales, elles occupent le même côté. De la débilité intellectuelle s'ajoute souvent à ce complexus oto-ophtalmique. La combinaison de ces deux affections peut atteindre la famille, sinon l'individu. C'est ainsi que les malades présentant de la rétinite pigmentaire ont souvent des ascendants ou collatéraux sourds-muets et *vice versa*. Graefe a mentionné le cas d'une famille où, sur cinq enfants, trois étaient atteints de rétinite pigmentaire et sourds-muets. Chez quelques-uns de ces malades, Hartmann a noté, avec le diapason-vertex, une diminution de la durée de l'audition pour les deux perceptions (aérienne et osseuse). Lucæ a constaté un affaiblissement de la perception des sons élevés.

Diagnostic. — Le diagnostic des surdités labyrinthiques s'établit :

1° En excluant, par l'examen direct et spécial, les altérations de l'oreille moyenne ;

2° Par l'affaiblissement ou la diminution de la perception des sons au diapason-vertex ;

3° Par l'insensibilité auditive de l'oreille sous un fort courant électrique (Moos) ;

4° Enfin, lorsque la surdité existe seulement pour quelques sons, on est en droit de conclure qu'elle a pour siège l'oreille interne.

Traitement. — La thérapeutique restera presque désarmée, tant que le labyrinthe sera inaccessible à nos moyens directs d'action, chirurgicaux ou autres. Nous n'avons d'autres ressources que la révulsion mastoïdienne (vésicatoires, pointes de feu, teinture d'iode, pommades irritantes de Fioravanti, etc.), la dérivation intestinale et l'administration à l'intérieur des iodures. Le traitement de Politzer, par des injections sous-cutanées de pilocarpine, a donné quelques résultats encourageants.

III. **SYPHILIS DU LABYRINTHE**. — Les manifestations syphilitiques du labyrinthe apparaissent surtout à la période secondaire. Les otopathies antérieures, otorrhées taries, etc., sont une cause d'appel. Le processus est scléreux comme dans beaucoup d'autres organes. On peut, avec Hennebert, admettre la forme lente qui ressemble à la sclérose tympano-labyrinthique et la forme brusque apoplectiforme.

La surdité est le plus souvent bilatérale. L'épreuve de Rinne reste positive (diapason mieux entendu par le conduit auditif que sur l'apophyse mastoïde ou la région temporale). On doit soupçonner la syphilis dès que la surdité ne s'explique pas autrement.

L'évolution est rapide et d'un *pronostic* grave.

Comme *traitement* : les frictions mercurielles ou les injections de calomel, l'iodure de potassium à hautes doses (6 grammes par jour); Buck a donné jusqu'à 30 grammes. Y joindre les bains sulfureux, deux fois par semaine. Il y a des cas de guérison.

La syphilis héréditaire se montre principalement entre les âges de dix et vingt ans, surtout chez les filles. On la reconnaît à la triade d'Hutchinson (dents cuspidées, surdité, kératite interstitielle). Cette dernière est la plus habituelle manifestation de la triade.

IV. **MALADIES DU NERF ACOUSTIQUE**. — Parmi les plus importantes, on doit signaler :

1° Les *névrites*, consécutives le plus souvent à des méningites ou des labyrinthites.

2° L'*atrophie*. On l'observe dans les cas où des inflammations de voisinage ou des tumeurs compriment son tronc. Les lésions siégeant à ses deux extrémités (périphérique, centrale) réalisent le même résultat. Le nerf subit la dégénérescence graisseuse.

Bœttcher et Moos y ont même trouvé des transformations calcaires. Politzer a signalé la dégénérescence amyloïde de la columelle du limaçon.

3° Les *tumeurs* signalées sur l'acoustique sont : des gommes, des fibromes, des névromes, des sarcomes. Virchow a vu un psammome, qui, parti de la dure-mère, avait pénétré dans le conduit auditif interne et détruit les nerfs facial et acoustique. D'après lui, le nerf auditif serait, de toutes les paires craniennes, la plus souvent atteinte de tumeurs malignes.

BIBLIOGRAPHIE. — Moos, Meningitis cerebro-spinalis epidemica. Heildelberg, 1881, p. 14. — Roosa et Kirchner, *Sitzungsb. der Würzb. physik. med. Gesellschaft*, 1881. — Politzer, Affections du labyrinthe. Soc. imp. et royale de Vienne (*Sem. méd.*, 1885, p. 26). — Baginski, Du syndrome de Ménière (*Berlin. klin. Wochenschr.*, 1885, n° 5). — Boucheron, Contr. à l'ét. de l'otopiésis (*Acad. des sciences*, 6 juillet 1885). — Baratoux, Altérations de l'or. int. dans la syphilis héréd. (*Progrès méd.*, 29 octobre 1887). — Moos, Modif. histol. du labyr. dans quelques mal. infect. (*Arch. für Augen. und Ohrenh.*, Bd V, p. 221). — Gradenigo, Maladies du nerf acoustique (*Arch. für Ohrenh.*, Bd XXVII, Heft 2 et 3). — Gradenigo, Les névrites de l'acoustique par méningites (*Congrès de Berlin*, 1890). — Steinbrugge, Anat. pathol. du labyr. (*Congrès de Berlin*, 1890). — Peugniez, et C. Fournier, Le vertige de Ménière et l'émotivité (*Revue de méd.*, nov. 1890). — Urbantschitsch, *Arch. für Ohrenh.*, Bd XVI, p. 185. — Moos, *Zeitschrift für Ohrenh.*, Bd IX, p. 97. — Owen Pomeroy, *New York med. Journ.*, vol. I, 1891, p. 716. — Tsakyroglous, *Monatschr. für Ohrenh.*, n° 11, nov. 1862. — Romeo Mongardi, *Bolletino delle mal. dell' orecchio*, n° 2, 2 février 1892. — Lermoyez, Otologie, rhinologie, laryngologie à Vienne, 1894. — Ménière (E.), Otologie clinique, 1895. — Lermoyez, *Soc. fr. d'otol.*, 5 mai 1896. — Anton (de Prague), Fibro-sarcome du nerf acoustique (*Arch. für Ohrenh.*, 1896). — Gellé, Traitement des vertiges labyrinthiques (*Soc. fr. d'otol.*, 1896). — Alt, Lésions labyrinthiques à type apoplectique chez les ouvriers travaillant dans les cloches à plongeurs (*Monats. für Ohrenh.*, août 1896, p. 341). — Collet, Troubles auditifs dans les maladies nerveuses, 1897. — Hennebert, *Soc. belge d'otol.*, juillet 1897.

CHAPITRE XIII

NÉVROPATHIES DE L'OREILLE

Quand on envisage au point de vue pathologique, et en allant vers la profondeur, les diverses parties de l'appareil auditif, on rencontre des troubles variés de nature nerveuse (*névropathies* ou *névroses*).

I. **NÉVROSES DE L'OREILLE EXTERNE.** — Dès le conduit auditif externe, des troubles nerveux peuvent exister. Tantôt *anesthésies*, que Lichtwitz signale chez les hystériques et qu'on peut aussi rencontrer dans les otites externes et moyennes de longue durée, dans les affections centrales (hémorragies et tumeurs du cerveau, du bulbe rachidien, méningite cérébro-spinale). Tantôt *hyperesthésies*, quand les nerfs sensitifs de l'oreille, trijumeau et autres, sont en cause. Les altérations de la sécrétion cérumineuse chez les vieillards, comme certaines inflammations du conduit, peuvent être expliquées par des *trophonévroses*.

Le *traitement local* à employer, sans oublier le traitement général par les bromures, etc., consiste en vésicatoires devant le tragus, pointes de feu sur l'apophyse mastoïde et l'électricité en courants continus.

II. **NÉVROSES DE L'OREILLE MOYENNE.** — Névroses motrices. — Les petits muscles de la caisse

42.

(muscles du marteau et de l'étrier), comme ceux de
la trompe d'Eustache, peuvent être atteints de contractions cloniques ou toniques. Pour le muscle
interne du marteau, les contractions sont surtout
cloniques. Elles coïncident souvent soit avec le tic
convulsif de la face, soit avec un spasme des muscles tubaires. Symptomatiquement, on constate que
la membrane tympanique se rétracte en dedans, tandis que se produit ce bruit de parchemin sec caractéristique des contractions de ce petit muscle. Celui
de l'étrier offre plutôt des contractions toniques ou
contractures. On les voit coïncider avec le blépharospasme. Comme symptômes, on a noté des bourdonnements et du vertige. Quand les contractions
des muscles tympaniques sont occasionnées par du
catarrhe de la caisse, leur traitement ne diffère pas
de celui de cette dernière affection ; sinon, il y aura
lieu de recourir aux courants galvaniques et faradi-
ques, aux frictions devant et derrière le pavillon, à
l'usage interne des bromures, iodures, du bromhydrate de quinine. Habermann, Garnault ont eu des
succès en sectionnant le muscle de l'étrier.

Quand le spasme atteint les muscles de la trompe,
il se produit des bruits secs et de l'autophonie. Ces
contractions, plus fréquentes que celles des muscles
tympaniques et rares néanmoins, coïncident le plus
habituellement avec d'autres spasmes de l'extrémité
céphalique (face, yeux, pharynx, larynx).

Traitement. — On les combat par les moyens indiqués pour les muscles de la caisse, notamment par
les massages de la région de l'oreille et par la gal-
vanisation du voile du palais.

III. **OTALGIE.** — Cette variété de névralgie a pour

siège les diverses branches du trijumeau, du glosso-
pharyngien et du grand sympathique qui vont inner-
ver l'oreille. Elle peut être circonscrite à la cavité
tympanique ou s'étendre à tout l'appareil auditif : en
ce cas, elle se rattache à une névralgie diffuse des
deuxième ou troisième branches de la cinquième
paire (trijumeau).

Étiologie. — Les *causes* se trouvent quelquefois
dans l'organe même (périnévrites par compressions),
plus souvent dans le voisinage : tumeurs cérébrales,
inflammations du ganglion de Gasser, rhumatisme
temporo-maxillaire. C'est surtout au cours des
diverses affections siégeant dans l'arrière-bouche, le
larynx et les régions connexes que se déclarent les
douleurs d'oreille à type discontinu ou continu : caries dentaires, sortie difficile de la dent de sagesse,
amygdalites, tumeurs ulcérées ou non de la langue,
du pharynx, du larynx, de l'extrémité supérieure de
l'œsophage. La douleur qu'éprouvent dans l'oreille,
sous forme d'élancements, les malades atteints de
tuberculose laryngée, est un des symptômes les plus
graves de cette redoutable affection. Parmi les otalgies réflexes, il faut rappeler celles de l'anévrysme
aortique et des maladies de l'appareil sexuel. Quelques autres formes d'otalgies ne sont explicables que
par une cause générale (hystérie, chloro-anémie, neurasthénie, syphilis, malaria).

Symptômes. — Les *symptômes* de l'otalgie sont :
des crises de douleurs très vives pouvant apparaître
brusquement, durer une ou plusieurs heures et qui
s'accompagnent de bruits entotiques (bourdonnements), d'hyperesthésies ou d'hypoesthésies auditives, tandis que le pavillon de l'oreille et les parties

environnantes présentent une rougeur plus ou moins accentuée.

L'affection peut prendre les trois marches : aiguë, intermittente, chronique.

Diagnostic. — Il est facile à établir. On ne peut guère confondre l'otalgie qu'avec une variété d'otite. L'examen direct permet de faire la différenciation et de déterminer ce qui, dans un cas donné, appartient à la névralgie pure ou à un processus inflammatoire antérieur. Dans la névralgie du pavillon, l'effleurement est douloureux, mais non la pression forte (Cozzolino). L'important est de déceler la cause, en cherchant dans le système dentaire. Garnault fait justement remarquer qu'après l'extraction des racines un cal peut se former dans le fond de l'alvéole, qui, en enserrant les fibres nerveuses, peut entretenir l'otalgie. On cherchera tout particulièrement dans les régions respiratoires supérieures, par la rhinoscopie, la pharyngoscopie et la laryngoscopie. On n'oubliera pas de voir si l'otalgie ne se rattacherait pas à une névralgie trifaciale ou cervico-occipitale.

La notion de cause prime le pronostic comme le diagnostic. L'otalgie ne sera curable que dans es affections de l'appareil dentaire, les névralgies faciales et les états généraux sur lesquels a prise un traitement conforme.

Traitement. — Il doit avant tout s'adresser à la cause. L'examen fait par un dentiste et son intervention pourront s'imposer d'abord. On agira pour le mieux contre les affections chroniques des premières voies, s'il en existe. A défaut de ces indications, on aura recours aux instillations *chaudes* dans l'oreille, à l'application de pointes de feu ou de vésicatoires sur la région mastoïdienne ou dans le haut de la région carotidienne, au massage local.

Garnault recommande spécialement le massage par la méthode de Kellgren (vibrations et frictions nerveuses). Les courants galvaniques sont encore un bon moyen. On mettra le pôle positif dans le conduit auditif et le pôle négatif sur la nuque. Les médicaments les plus recommandables en l'espèce sont : les sulfate, bromhydrate, chlorhydrate, valérianate quiniques, l'iodure de potassium à haute dose, l'antipyrine, l'aconitine.

Urbantschitsch recommande les inhalations de nitrite d'amyle, dont il s'est très bien trouvé. Il a également obtenu de bons résultats avec la suggestion hypnotique; enfin, quand les crises sont très violentes, on a recours aux injections sous-cutanées de morphine, ou on instille dans le conduit auditif quelques gouttes de la solution :

        Extrait d'opium....................   1 gramme.
        Chlorhydrate de cocaïne..   1   —
        Eau distillée..................... 20 grammes.

IV. HYPERESTHÉSIE. — L'ouïe douloureuse peut se rencontrer dans certains cas d'otites et de paralysies faciales; on l'observe aussi dans les névralgies faciales, les affections méningo-cérébrales, dans certains empoisonnements (Gellé), chez quelques névropathes.

Urbantschitsch la signale au sortir du sommeil chloroformique. La fatigue de l'oreille par les bruits violents répétés peut amener l'hyperesthésie. Chez quelques sujets, ce trouble se caractérise par le prolongement de l'impression sonore qui peut durer une demi-heure, une heure et même plus et les conduire à l'obsession. Ou bien ce seront des oreilles particulièrement sensibles à certains accords (majeurs ou mineurs). Urbantschitsch a vu des cas où le dernier mot prononcé par l'interlocuteur est entendu deux fois. Il faut dire aussi que dans un certain nombre d'hyperesthésies douloureuses, il y a plutôt abaissement de l'ouïe (Gellé).

V. **AGORAPHOBIE AURICULAIRE**. — Je la signale simplement ici, en raison de son caractère névropathique, bien qu'elle soit liée habituellement aux diverses affections de l'oreille qui accroissent la pression intralabyrinthique. Ce trouble va de la simple oscillation jusqu'à la plus terrifiante agoraphobie (Gellé). Charcot, Féré et Demars ont insisté sur les agoraphobies auriculaires, qu'il ne faut pas confondre avec l'accès du vertige de Ménière.

VI. **BOURDONNEMENTS**. — Ce symptôme, que l'on désigne encore par les mots : *tintouins, acouphènes* (Gellé), est un des plus pénibles que puissent éprouver les malades. Le plus ordinairement ils sont produits par une otopathie quelconque, mais il en est qui existent sans aucune altération matérielle de l'oreille. On peut les distinguer en *entotiques*, quand ils prennent naissance dans les cavités de l'appareil, et en *exotiques* s'ils ont pour siège les parties avoisinantes (artères anévrysmatiques, bruits anémiques dans la veine jugulaire). Ceux qui ont pour cause une irritation du nerf acoustique (*bruits subjectifs*) sont perçus par le malade seul, mais quelques autres peuvent être entendus par un observateur (*bruits objectifs*) : tels les souffles chloro-anémiques, le décollement des parois tubaires, les craquements de l'articulation temporo-maxillaire, le craquement de la membrane tympanique et le gargouillement qui se produit dans la caisse chez les otorrhéiques. Le *bruit de Leudet* consiste dans un petit craquement perçu à la fois par le médecin et le malade. Leudet l'attribue aux contractions du muscle du marteau, et Politzer à la contraction brusque du tenseur du voile.

Les bruits subjectifs présentent encore cette particularité d'augmenter dans le silence de la campagne, et les malades, pour cette raison, se trouvent bien mieux dans le tumulte des grandes villes.

Étiologie. — Les bourdonnements d'oreille proprement dits sont explicables par une irritation du nerf auditif dans l'une ou l'autre de ses parties (centre, corps, expansions terminales). Cette excitation peut être due aux lésions de l'appareil de transmission qui accroissent la pression intralabyrinthique (enfonçure de la membrane tympanique avec ankylose des osselets); quand le tympan est perforé, l'effet s'atténue de même que le bourdonnement. L'ischémie, d'une part, et l'hyperémie, de l'autre, agissent dans le même sens (bourdonnements des congestions céphaliques, des dyspepsies, de tous les efforts violents). L'oreille bourdonne, quand elle est fatiguée par des bruits excessifs et prolongés. Elle bourdonne encore (sifflements ou sonneries) par l'ingestion du café, des alcools, du salicylate de soude, des sels de quinine, du chloroforme, à la suite des excès vénériens. Un courant électrique traversant le nerf auditif y détermine une sensation sonore. Les bourdonnements viennent encore compliquer tous les cas où le nerf subit une compression (tumeurs cérébrales, méningites, carie du rocher). La syphilis tertiaire, qui atteint si aisément le labyrinthe, s'accompagne de bruits entotiques intenses (Urbantschitsch).

A côté de ces bourdonnements produits sur place, il en est d'autres, d'ordre réflexe, qui prennent leur origine plus ou moins loin de l'organe auditif. Tels ceux qui apparaissent dans les irritations du pavillon, dans les caries dentaires, dans les salpingites eustachiennes, ceux qui compliquent les affections de l'estomac et de l'utérus. En envisageant l'ensemble des bourdonnements, Gellé propose de les répartir en :

1° Bourdonnements de cause mécanique ;

2° Bourdonnements de cause vasculaire ;

3° Bourdonnements de cause nerveuse ;

4° Bourdonnements de cause infectieuse ou toxique.

Variétés. — Ces symptômes sonores varient presque à l'infini, mais on peut distinguer les *bruits* et les *sons*, ceux-ci ayant une tonalité musicale. Pour les premiers, les malades se plaignent d'un sifflement de machine, d'un bruit de vent sous les portes, d'un bouillonnement d'eau, de coups de marteau, d'un jet de vapeur, d'un bruit de pluie tombant autour d'eux. Les autres sont comparés à des sons de cloche, des chants d'oiseaux, des notes de contrebasse, etc. Ces acouphènes peuvent rappeler plus ou moins des mots. J'ai déjà parlé d'une de mes malades, très nerveuse, qui entendait dans une oreille un bruit de fête foraine (car ces divers bourdonnements peuvent se superposer en se combinant) et qui, dans l'autre oreille, entendait : « Oh ! là là ! » J'ai vu d'autres malades qui se plaignaient d'entendre une mélodie toujours identique. De là à l'obsession ou à l'hallucination chez les prédisposés, il n'y a que quelques degrés. Le suicide peut en être la conséquence.

Les bourdonnements sont continus ou non. Ils cessent pendant le sommeil, mais s'accroissent dans toutes les conditions qui congestionnent la tête (travail de la digestion, travail intellectuel, émotions, froid aux pieds, air ambiant trop chauffé). Les bruits de la rue les exaspèrent en général. On peut amplifier ces bruits, en appliquant la paume de la main sur son pavillon. C'est même un bon moyen de les déceler à leur début. Par contre, une pression forte sur le méat auditif peut les suspendre. Le siège où les malades disent entendre leur bruit diffère encore assez. Les uns indiquent l'oreille même et peuvent s'imaginer qu'ils y ont une mouche bourdonnante. D'autres montrent toute la moitié correspondante de la tête, ou seulement l'occiput, comme l'a observé Gellé chez une hystérique.

Diagnostic. — La valeur diagnostique des bourdonnements n'est que relative. D'une manière générale, on peut admettre comme assez conforme à la réalité des faits que les bourdonnements à tonalité grave coïncident surtout avec les obstructions tubaires, que les sifflements appartiennent aux états chroniques de la caisse avec ankylose des osselets et qu'enfin les sons musicaux indiquent surtout les affections labyrinthiques. Encore une fois, cette spécialisation des bruits n'est que relative.

Pronostic. — Les bruits annoncent généralement une affection grave de l'oreille, en évolution ou à venir. Précédant la surdité, ils l'accompagnent souvent et peuvent disparaître ensuite, ce qui indique l'atrophie définitive du nerf auditif. « On trouve, chez les sourds, le plus souvent une oreille qui bourdonne : c'est la moins sourde, et la dernière prise.

CASTEX. — Mal. du larynx. 43

L'autre, totalement perdue, ne chante plus. » (Gellé.)

Traitement. — Parmi les *moyens locaux* figurent d'abord la douche d'air *per tubam*, au moyen de la poire de Politzer, ainsi que le cathétérisme de la trompe dans le but d'aérer la caisse et de soulager le labyrinthe, en refoulant en dehors la membrane du tympan, qui entraîne avec elle le marteau. Les masseurs du tympan, celui de Delstanche notamment, agissent de même. Tel malade qui n'est pas soulagé par le cathétérisme le sera par la raréfaction de l'air dans le conduit auditif.

L'électrisation peut ici rendre des services, que l'on emploie le balai faradique sur le pavillon ou qu'on ait recours aux courants galvaniques. On met les deux électrodes sur les tempes ou sur les régions mastoïdiennes, sans dépasser 3 milliampères. L'électricité statique convient bien à certains névropathes. Les courants à haute tension et sinusoïdaux devront être essayés.

On combattra les bourdonnements réflexes, en agissant sur l'affection causale : affections cardiaques, gastriques, rénales et hépatiques.

Comme thérapeutique générale, on doit avoir recours aux purgatifs drastiques, surtout chez les arthritiques, à l'hydrothérapie, chez les neurasthéniques. Divers médicaments semblent spécialement indiqués : bromures, antipyrine, chloral, phénacétine, sulfonal, bromidia. Albert Robin et Mendel recommandent la teinture de *Cimicifuga racemosa* (XXX gouttes par jour), qui réussit surtout contre les bourdonnements d'origine récente.

Les bourdonnements exigent un certain régime : suppression du café, de l'alcool, repos cérébral, exercices corporels. Le malade doit être moralement soutenu par le médecin, qui détournera l'attention de son client de ses fâcheux bruits d'oreille.

VII. **PARACOUSIE, DIPLACOUSIE.** — Il s'agit d'un phénomène signalé par Sauvage. Deux sons différents sont perçus simultanément par les deux oreilles ou par une seule. Ils diffèrent d'une tierce au moins et d'une octave au plus. J'ai observé ce phénomène à la quinte chez un professeur de musique qui avait reçu un coup sur l'une de ses oreilles. Ce trouble ne persista que quelques semaines. Duplay explique le phénomène par un trouble dans l'organe de Corti. Si un changement dans la pression intralabyrinthique modifie l'accord normal de certaines fibres, l'une d'elles, accordée pour un ton déterminé, vibrera en même temps qu'une autre accordée pour un ton voisin.

Le repos de l'oreille et les courants continus sont les moyens les plus indiqués.

VIII. **AUDITION COLORÉE.** — Le phénomène consiste, on le sait, en ce qu'une impression auditive entraîne une impression visuelle. D'après une observation prise sur lui-même, Delstanche a constaté que la note *fa* donne la sensation visuelle du *vert* et la sensation était d'autant plus nette que ce *fa* était plus aigu. D'autres auront l'*ut*, *rouge*; le *sol*, *bleu*, etc. L'explication du phénomène n'est pas aisée. Deux théories sont en présence. Pour les uns, il s'agit d'une excitation normale des centres sensoriels reliés les uns aux autres par les commissures encéphaliques (Lussana, Rochat); pour d'autres, il ne s'agit que d'une association d'idées, d'un trouble psychique voisin de l'illusion (Suarez de Mendoza).

IX. **HALLUCINATIONS DE L'OUIE.** — Nous ne pou-

vons que les signaler ici, renvoyant pour leur étude
à l'intéressant rapport de Séglas (*Congrès des alié-
nistes et neurologistes*, Nancy, 1er août 1896).

X. TROUBLES RÉFLEXES. — Les affections de
l'oreille peuvent s'accompagner de quelques phénomènes n'ayant aucune apparence auriculaire et qu'il
faut néanmoins connaître pour n'être pas exposé à
faire erreur sur leur cause réelle. Tels sont :

1° La toux (*toux auriculaire* de Cornelius Fox), qui
s'observe surtout dans les affections du conduit auditif externe : bouchons de cérumen, eczémas. Il
s'agit d'un réflexe du nerf vague auriculaire sur le
nerf vague respiratoire.

2° Les nausées, vomissements et vertiges, produits
soit par l'accroissement de la pression intralabyrinthique, soit par irritation des filets du nerf glosso-pharyngien et du pneumogastrique.

3° Des salivations excessives, quand la corde du
tympan est irritée pathologiquement.

4° Des névralgies faciales partielles, portant surtout sur le nerf maxillaire inférieur.

5° Enfin des convulsions épileptiformes dépendant
de corps étrangers ou d'otites internes.

BIBLIOGRAPHIE. — Grazzi, L'otologie (*Raccoglitore med.*,
série IV, n° 13, 1885). — Verdos, Anesthésie de la région
temporo-auric. dans les affect. chir. de l'or. (*Anales de otol. y
laryng.*, III, 1885, p. 73). — Althaus, Pathologie et traitement des troubles d'oreille (*Deutsche Arch. für klin. Med.*,
Bd XLII, V, n° 3). — Cozzolino, Troubles psych. dans les mal.
de l'or. (*Psichiatria*, 1887). — Gellé, Effets nuisibles de l'aud.
par téléphone (*Soc. de biol.*, 15 juin 1889). — Suarez de Mendoza, L'audit. colorée. Paris, 1890. — Kayser (de Breslau), De
la diplacousie (*Congrès de Berlin*, août 1890). — Delstanche,
Obs. d'audit. colorée (*Ann. des mal. de l'or. et du lar.*, 1891,
p. 394). — Gellé, *Presse méd.*, 3 mars 1894. — Garnault, Précis des mal. de l'oreille, 1895.

CHAPITRE XIV

SURDITÉ ET SURDI-MUTITÉ

I. — SURDITÉ.

La surdité est la perte plus ou moins complète de l'ouïe ; c'est dire qu'elle se présente avec des différences, suivant les divers cas.

Il y a la *surdité complète (cophose)* et la *surdité incomplète (dysécée)* ; la surdité *totale* ou *partielle*, selon que tous les tons ou seulement quelques-uns ne sont plus perçus ; la surdité *bilatérale* ou *unilatérale* ; la surdité *par la voie aérienne* et la surdité *par la voie osseuse.*

Fréquence. — Il s'agit là d'une infirmité très fréquente, surtout si l'on compte les cas de simple dysécée qu'on dissimule encore assez facilement.

Le Dr Ely indique par 8,50 sur 1000 les cas d'exemption pour cause de surdité, proportion trop faible d'après Gellé (1).

Causes et variétés. — Elle est un peu plus fréquente chez l'homme que chez la femme (Bonnafont, Tröltsch, Politzer). Sur un total de 159 sourds, Marc d'Espine a compté 97 hommes et 62 femmes.

(1) ELY, Art. SERVICE MILITAIRE du *Dictionnaire des sciences.*

C'est dans l'enfance qu'elle débute le plus ordinairement, et surtout dans les trois premières années : 120 fois sur 503 cas, d'après les relevés de Wilde, et dans la grande majorité des cas les deux oreilles sont prises en même temps (84 p. 100).

En thèse générale, ce sont les affections de l'oreille moyenne, la sclérose notamment, qui conduisent à la surdité.

Les divers cas de surdité peuvent être répartis selon leur étiologie. C'est d'après cette considération que nous passons en revue les principales variétés.

I. **SURDITÉS TRAUMATIQUES**. — On les voit succéder aux accidents violents qui atteignent directement ou indirectement la tête (commotion et contusion cérébrales). Dans cette catégorie rentrent les surdités produites par la foudre ou par les explosions de dynamite. La foudre agit en disloquant la chaîne et en paralysant la sensibilité du nerf acoustique. Dans une autopsie qu'a pratiquée Toynbee, le tympan était perforé, les osselets brisés et en partie disparus. La lésion avait, il est vrai, quinze ans d'ancienneté. J'ai pu examiner les victimes d'un des premiers attentats par la dynamite à Paris. Chez l'une, la membrane tympanique avait disparu à gauche, ses débris étaient accolés au cercle tympanique, les osselets étaient disjoints ; à droite, la membrane était déchirée dans sa moitié postérieure. Chez une deuxième victime, il y avait à gauche rupture tympanique avec épanchement de sang abondant dans la caisse. La surdité fut complète immédiatement (1).

II. **SURDITÉS RÉFLEXES**. — On les voit survenir par

(1) CASTEX, La médecine légale dans les affections de l'oreille. (*Ann. d'hyg.*, 1897, t. XXXVIII, p. 28).

la présence de parasites dans le tube digestif, ascarides, lombricoïdes, oxyures (*surdité vermineuse*). Il s'agit en ce cas d'une véritable inhibition (Brown-Séquard). Rondeau a observé une enfant très nerveuse qui fut débarrassée d'une surdité subite par l'expulsion de lombrics et oxyures; quelques mois avant, un mutisme avait cessé de la même façon.

III. **SURDITÉS NERVEUSES.** — Le type principal de ces surdités est représenté par la surdité des hystériques et autres névropathes. Elle se distingue par l'absence presque constante des bourdonnements. Elle apparaît et peut cesser brusquement. Gellé a montré qu'elle est susceptible de transfert chez les hémi-anesthésiques et, dans ces cas, l'ouïe diminue du côté sain d'autant qu'elle augmente du côté malade. A mesure que le diagnostic devient plus pénétrant, le nombre des surdités dites nerveuses diminue. Kramer, qui en comptait d'abord 50 p. 100, n'en comptait plus ensuite que 4 p. 100.

Von Tröltsch a écrit : « Le degré d'instruction du médecin exerce une grande influence sur la fréquence du diagnostic *surdité nerveuse.* »

IV. **SURDITÉ PSYCHIQUE.** — On observe chez quelques sujets une perte de la capacité auditive centrale, une sorte de stupidité auditive, comparable à celle d'une personne qui arrive dans un pays dont la langue lui est inconnue (Heller, Urbantschitsch).

V. **SURDITÉS TOXIQUES.** — Le tabac agit sur l'oreille de deux manières distinctes. D'abord par l'irritation qu'il détermine dans le pharynx et qui se propage aisément à la trompe et à la caisse. Des fragments de tabac et surtout de tabac à priser ont été retrouvés dans le pus des tympanites suppurées.

Puis le tabac agit par nicotisme sur le sens de l'ouïe comme sur le sens de la vue.

Les alcools ont une action néfaste identique, périphérique ou centrale.

Le sulfate de quinine, même à des doses modérées, peut déterminer des bourdonnements et de la surdité. Les expériences de Laborde ont montré que le médicament exerce son action sur les centres perceptifs mêmes. C'est par leur anesthésie que ce médicament agit favorablement contre le vertige de Ménière, suivant le traitement formulé par Charcot. C'est tout à fait à titre exceptionnel que la quinine aurait déterminé des dysécées durables (Toynbee).

L'acide salicylique et le salicylate de soude agissent de même, toujours d'une manière transitoire.

Les saturnins sont exposés à la surdité comme à nombre d'autres anesthésies (Debove). Raymond a pu guérir radicalement un cas par l'application des aimants.

L'empoisonnement par l'ansérine (*Chenopodium*), vermifuge usité aux États-Unis, produit des surdités assez durables.

VI. SURDITÉ EN RAPPORT AVEC L'ÉTAT GÉNÉRAL.

— Les diverses *étapes de la vie sexuelle* ont chez la femme une répercussion marquée sur la fonction auditive, soit qu'elles provoquent l'apparition des otopathies, soit qu'elles les aggravent. Ainsi peut agir la puberté qui réveille des otorrhées taries. La surdité augmente à chaque période menstruelle et certaines femmes ne sont réellement sourdes qu'à ces moments. C'est surtout la grossesse qui exerce une influence pernicieuse. Une femme atteinte de sclérose tympanique verra sa surdité augmenter après chacune de ses grossesses. Enfin la ménopause rend les bruits d'oreille plus obsédants et la surdité plus intense.

L'*érysipèle* peut être cause de surdité, qu'il aille de la peau vers l'oreille ou du pharynx vers la peau, en traversant l'oreille (Collin de Vaugirard).

La *coqueluche* figure dans quelques observations de cophoses infantiles.

La surdité à la suite des *oreillons* a été notée plus souvent (Moure, Lemoine et Lannois). Dans la plupart des cas, elle se produit en même temps que le gonflement parotidien, et c'est la perception cranienne qui disparaît la première. L'oreille moyenne ne montre pas de lésions, mais le traitement n'a guère de prise sur ces surdités ourliennes. On admet en général qu'elles sont de siège labyrinthique, bien que les nécropsies manquent, mais on tient compte, pour cette interprétation, des troubles simultanés, vertige, titubations, signalés par Moos, Toynbee et autres otologistes.

Toynbee signale la dysécée qui accompagne les *affections hépatiques*, mais sans fournir d'observations à l'appui.

Les *broncho-pneumonies* et *pneumonies* exposent aux surdités. Gellé dit avoir ouvert un abcès mastoïdien chez un jeune enfant, au cinquième jour d'une pneumonie. Il résulte des recherches de Wreden, Baréty et Renaut que chez beaucoup de nouveau-nés l'otite moyenne complique des affections graves des organes respiratoires. Nous savons aujourd'hui que la tympanite suppurée n'est parfois qu'une pneumococcie de la caisse. Si le petit pneumonique est pris

43.

de délire avec vertige, il y a lieu de soupçonner la complication otique.

L'*impaludisme* détermine des *surdités intermittentes* (Wolf, Voltolini, Urbantschitsch) qui peuvent compliquer l'accès ou être l'unique manifestation. Elles guérissent par le sulfate de quinine.

La *syphilis* peut abolir l'ouïe, qu'elle soit acquise ou héréditaire. Quand elle est acquise, elle frappe les oreilles moyenne et interne, rapidement et gravement, surtout si le sujet est porteur de quelque otopathie précédente. Congénitale, elle se manifeste surtout chez les filles et vers l'âge de la puberté, coïncidant avec les deux autres termes de la triade d'Hutchinson. Le mercure et l'iodure améliorent exceptionnellement ces surdités syphilitiques.

La *tuberculose* compte à son actif un grand nombre de surdités, sous forme d'otorrhées taries le plus ordinairement.

On a signalé la surdité partielle ou totale dans la deuxième période de la *pellagre* (Th. Roussel).

L'*arthritisme* figure très souvent dans l'étiologie des pertes de l'ouïe. L'otite rhumatismale aiguë n'est pas grave, mais il en va tout autrement des processus chroniques. Ce sont surtout eux qui sont responsables des scléroses tympaniques et labyrinthiques. La tympanite goutteuse se reconnaît à son début brusque, très douloureux, chez des sujets qui portent des tophus au pavillon de l'oreille ou des exostoses dans le conduit auditif. Douleurs, surdité et vertige cessent dès que la fluxion s'est portée de l'oreille sur une jointure.

La surdité a été signalée dans l'*albuminurie* par Schwartz et étudiée par le Pr Dieulafoy. Elle y est assez fréquente et précoce. Doumergue note son intermittence.

La *glycosurie* fait suppurer les oreilles. Il s'agit ordinairement de panotite. La suppuration n'est pourtant pas fatale.

Dans le *tabès* et la *sclérose en plaques*, on voit aussi se produire un affaiblissement de l'ouïe avec des bourdonnements.

Le voisinage des origines dans le bulbe explique suffisamment ces coïncidences.

Diagnostic. — La surdité s'évalue au moyen des divers *acoumètres* ou *audiomètres*. Les principaux sont l'acoumètre d'Itard (fig. 138) et celui de Politzer, essentiellement constitué par un petit marteau qui, frappant sur un tube métallique, donne toujours un son identique.

Kœnig en a construit un avec des verges vibrantes.

Parmi les audiomètres, nous mentionnerons celui de Ladreit de Lacharrière, fonctionnant par l'électricité

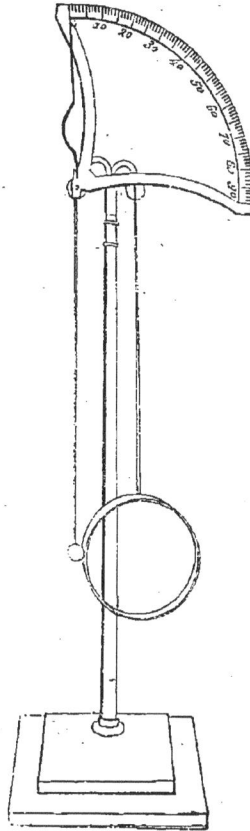

Fig. 138. — Acoumètre d'Itard.

et donnant des intensités variables d'un son identique ; celui de Baratoux, formé de plusieurs diapasons fournissant une échelle de sons.

Mais à défaut d'un acoumètre satisfaisant, qui

reste encore à trouver, on peut utiliser la parole : *voix haute* et *voix chuchotée*, en utilisant surtout les *voyelles* avec la lettre *r*, et notant à quelle distance ces voix sont distinctement entendues.

Avec les divers diapasons, la_1, la_2, la_3, la_4, la_5, on peut voir si l'audition est perdue ou non pour les sons graves ou aigus (surdités partielles).

Je ne reviendrai pas sur le diagnostic des surdités simulées (Voy. *Examen de l'oreille*, p. 564). Les stratagèmes sont les mêmes pour déceler les surdités dissimulées. Le médecin qui soupçonne parle à l'improviste au dissimulateur et le convainc facilement de sa supercherie.

Pronostic. — Le *pronostic* de la surdité peut être envisagé à bien des points de vue : service militaire, assurance contre les accidents, service dans les Compagnies de chemins de fer.

Traitement. — La surdité est-elle curable? dans quelles proportions? La réponse à cette question est dans la connaissance de la cause. En général, il y a peu à espérer. Toutes choses égales, elle est plus tenace chez les femmes. Sa résistance au traitement dépend aussi de son ancienneté. Si l'habitude s'établissait de faire mesurer son ouïe au moins une fois par an, on préviendrait les surdités qui s'installent sournoisement, dans une oreille d'abord, dissimulées par l'intégrité de l'autre, qui, cependant, sera prise tôt ou tard.

1° *Traitement étiologique.* — Le *traitement* de la surdité s'inspirera avant tout de la cause qui l'a produite.

C'est en s'adressant à elle qu'on peut avoir quelque chance de guérir ou d'améliorer les surdités;

aussi me suis-je appliqué à signaler les diverses conditions étiologiques qui les produisent.

2° *Traitement chirurgical.* — Des tentatives ont
été faites pour combattre cette infirmité par des
interventions chirurgicales.

Les premières, dues à Jasser (1776), restèrent sans
résultat, car elles consistaient uniquement en trépanations de la mastoïde. C'était faire fausse route.

En 1876, Kessel aborda, un des premiers, les interventions directes sur l'étrier (mobilisation ou extraction). Ces opérations sont légitimées par cette considération que beaucoup de sourds qui n'entendent
plus le diapason présenté au méat auditif, l'entendent très bien quand on le fait vibrer au contact du
vertex, du front ou de l'apophyse mastoïde. C'est
donc l'ankylose de l'étrier qui arrête les vibrations
sonores en marche vers l'oreille interne et l'on peut
se demander si son extirpation n'aurait pas sur le
nerf acoustique le même effet que l'ablation d'un
cristallin cataracté sur la rétine.

On savait, depuis les expériences de Flourens
(1824), que l'étrier peut être enlevé sur les animaux
sans compromettre leur existence. Encore Flourens
opérait-il sans asepsie.

Avant d'opérer sur l'homme, Kessel a repris les
recherches expérimentales sur les animaux. Il a pu
enlever la columelle chez le pigeon et l'étrier chez
le chien, sans complications graves. La fenêtre
ovale se refermait par une membrane de nouvelle
formation et l'ouïe reparaissait peu à peu.

Botey, en 1890, et Straaten, en 1894, ont confirmé
les résultats expérimentaux de Kessel, en opérant sur
des poules et des pigeons.

Garnault, après des essais appuyant encore les recherches de ces expérimentateurs, communiquait au Congrès de Rome (1894) trois observations d'extraction de l'étrier chez l'homme. Il considère comme justiciables de la mobilisation ou de l'extraction de l'étrier tous les cas de surdité qui ont résisté aux traitements mécaniques connus (cathétérisme, massages, etc.), pourvu que par le diapason on ait constaté l'intégrité de l'appareil percepteur (oreille interne) et l'altération exclusive de l'appareil transmetteur (oreille moyenne). Pour que l'opération soit efficace, il faut que la dissection de l'osselet soit complète ; c'est dire qu'il serait impossible de bien opérer par la voie du conduit auditif. Mieux est de décoller le conduit membraneux et d'élargir le conduit osseux. On incise ensuite le conduit membraneux selon la méthode de Stacke, et il reste un entonnoir opératoire au fond duquel on peut agir ultérieurement encore sur l'étrier. On peut se contenter de le mobiliser, mais s'il est fixé par ankylose osseuse dans le *pelvis ovalis*, il y a indication à le faire sauter avec le levier.

Garnault estime que la mobilisation et l'extraction sont sans dangers chez l'homme (il a même pu pénétrer dans le labyrinthe sans dommage pour l'opéré) et que, si le nerf acoustique fonctionne bien encore, ces opérations peuvent ramener un haut degré d'audition (12 mètres pour la voix haute) ou tout au moins la possibilité de reprendre part aux conversations, après que la fenêtre ovale a été comblée par une membrane néoformée.

D'après cet auteur, la moitié environ des surdités seraient susceptibles de guérison ou d'amélioration par ce mode d'interventions chirurgicales. Les diverses opérations que j'ai pratiquées moi-même (ablations du marteau, évidement pétro-mastoïdien, etc.), m'ont montré qu'on améliore l'état du malade *quelquefois* et *partiellement*.

Signalons les recherches récentes du Pr Urbantschitsch sur l'efficacité des exercices acoustiques dans la surdité et la surdimutité.

Prothèse auriculaire. — S'il n'y a rien à espérer du côté du traitement, on recourt à la prothèse.

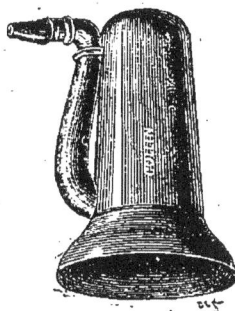

Fig. 139. — Cornet acoustique, nouveau modèle.

Les divers *cornets acoustiques* (fig. 139 et 140) sont peu efficaces et résonnent parfois péniblement dans l'oreille des sourds, qui finissent par les abandonner.

Les *audiphones*, *dentaphones*, *phoniphones* sont

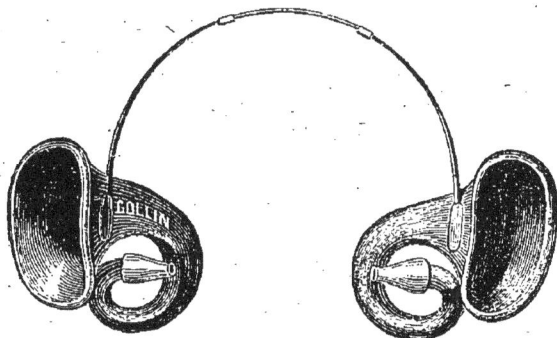

Fig. 140. — Cornet à deux conques.

des plaques vibrantes que le sourd met entre ses dents et qui recueillent les ondes sonores. J'ai vu de mes clients s'en trouver assez bien.

De tous ces appareils, le plus efficace est le *tube acoustique* avec embouchure. Peu recherché parce qu'il étale l'infirmité, il n'en est pas moins la plus utile ressource.

BIBLIOGRAPHIE. — Gellé, Suite d'études d'otol., 1875-1881. — Dupuis, Thèse de Paris, 1877, p. 19. — Luys, Rapports de la surdité avec l'aliénation mentale (*Ann. des mal. de l'or. et du lar.*, 1877, p. 203). — Doumergue, Surdité dans l'albuminurie (*Thèse de Paris*, 1880). — Lemoine et Lannois, Surdités ourliennes (*Union méd.*, 1883). — Cozzolino, Surd. étudiées au point de vue physio-pathogénique (*Congrès de Bâle*, 1884). — Ladreit de Lacharrière, Surdité (*Dict. encycl.*, 1884). — Saint-Johne Roosa, Presbyacousie (*Soc. amér. d'otol.*, juillet 1885). — Boucheron, Surd. héréditaires (*Bull. méd.*, 1888). — Bettig, Les « porte-son » (*Monats. für Ohrenh.*, 1890). — Stacke, Excision du marteau et de l'enclume (*Congrès de Berlin*, 1890). — Schwabach, Détermination de la surdité (*Congrès de Berlin*, 1890). — Gellé, Surdité consécutive aux oreillons (*Soc. d'otol. de Paris*, juin 1891). — Poli, Opérations intratympaniques (*XIVᵉ Congrès des médecins italiens. Sienne*, 1891). — Castex, Lésions de l'or. par explosion de dynamite (*Soc. fr. d'otol.*, 1893, et *Ann. d'hyg.*, 1897). — Garnault (P.), *Congrès de Rome*, 1894, et Trait. de la surd. (*Arch. de laryng.*, 1896). — Barbera (de Valence), Documents pour l'étude de la surdi-mutité (*Iᵉʳ Congrès espagnol. Madrid*, 18 nov. 1896).

II. — SURDI-MUTITÉ.

Quand un enfant est complètement sourd, de naissance ou de maladie, il ne peut apprendre à parler ou il oublie le peu qu'il avait appris et devient un sourd-muet.

Statistiques. — Il résulte de celles qu'a dressées Hartmann qu'il existe environ 119000 sourds-muets, soit près de 8 p. 10000 hommes. On pourrait dire 1 sourd-muet sur 1250 hommes ou femmes. La Hollande et la Belgique, la France, l'Espagne et l'Italie, offrent un chiffre au-dessous de la moyenne générale. En France, il est de 6,26 sur 10 000 habitants. Au contraire, il est au-dessus de la moyenne pour l'Allemagne, l'Autriche-Hongrie. La plus forte proportion pour l'Europe est en Suisse. C'est du reste, en général, dans les pays montagneux qu'on rencontre surtout le sourd-muet, dans les Alpes, les Pyrénées, les Cévennes.

Dans tous les pays, la surdi-mutité, qu'elle soit congénitale ou acquise, se montre plus fréquente dans le sexe masculin que chez les femmes.

La statistique établit encore que la surdi-mutité congénitale est un peu moins fréquente que la surdi-mutité acquise (Hartmann).

Étiologie et pathogénie. — L'hérédité est d'une influence souvent constatée, mais, dans la majorité des cas, sur plusieurs enfants un seul naît sourd-muet.

Les mariages consanguins produisent assez souvent des enfants sourds-muets, dans la proportion de 25 p. 100, avait dit Boudin ; mais, d'après les relevés de Ladreit de Lacharrière, on ne doit compter que 8 p. 100. Suivant Hartmann, le pourcentage ne serait que 5 p. 100. Cet auteur cite le fait d'une famille où six enfants d'une même génération étaient sourds-muets, sans doute parce que leurs parents, grands-parents et bisaïeux s'étaient mariés entre cousins.

Toutes les statistiques montrent que les sourds-muets sont plus nombreux dans les campagnes que dans les villes.

Dans certaines parties de la Suisse, la surdi-mutité se montre à l'état endémique en même temps et chez les mêmes sujets que l'endémie goitreuse.

Telles sont les conditions ordinaires de cette infirmité d'origine *congénitale*.

Quant à la surdi-mutité *acquise*, on la voit survenir principalement après les affections cérébrales, dans la moitié des cas environ (méningites de la base, méningites cérébro-spinales).

On rencontre encore dans les antécédents : la diphtérie, la fièvre typhoïde et surtout la scarlatine, à cause de leurs déterminations auriculaires.

Il est d'ailleurs souvent difficile de décider si une surdi-mutité est acquise ou congénitale.

D'après la statistique de Ladreit de Lacharrière, la proportion des surdi-mutités de naissance est seulement de 21 p. 100. La statistique de Frankenberger montre aussi cette rareté de la surdi-mutité congénitale.

Quand l'enfant devient sourd par suite de maladie, il oublie peu à peu les mots qu'il avait appris et devient sourd-muet. S'il est devenu sourd seulement après l'âge de sept ans, il garde plus ou moins le souvenir du langage phonique. Les silencieux ne sont pas les êtres peu sympathiques qu'on a dit. Beaucoup sont doués de qualités rares de l'esprit et du cœur et parviennent à se faire un nom dans les lettres, les arts ou l'industrie. Un grand nombre d'entre eux conservent encore un certain degré d'audition : 40 p. 100 environ sont dans ce cas. Les sourds de naissance le sont moins complètement que les sourds de maladie.

Variétés. — Tröltsch a distingué trois degrés de surdi-mutité :

1º Surdi-mutité congénitale. L'enfant n'a jamais entendu, ni parlé.

2° Surdi-mutité précoce. L'enfant a entendu, mais n'a pas parlé à l'âge voulu.

3° Surdi-mutité tardive. L'enfant a parlé quelque temps, puis a perdu la parole après avoir perdu l'ouïe.

Anatomie pathologique. — Bien des points restent à élucider sur cette partie de la question, parce que les autopsies des sourds-muets sont encore assez rares. On a signalé jusqu'à présent : des lésions diverses de la caisse : ankylose des osselets et ossification des fenêtres (Moos, Gellé), surtout des altérations de l'oreille interne : absence du labyrinthe ou du nerf acoustique, dégénérescences diverses, atrophies (Politzer, Moos et Steinbrügge) ; enfin des lésions cérébrales : c'est ainsi que Rüdinger a constaté l'atrophie de la troisième circonvolution frontale.

Traitement et éducation. — Il est bien rare que l'on puisse améliorer l'ouïe d'un sourd-muet par un traitement direct, mais il y a néanmoins lieu de le tenter.

On cite des cas de restauration de l'ouïe à la suite d'opérations portant sur des oblitérations congénitales de l'oreille externe, de même que par le tarissement d'otorrhées.

Mais quand la thérapeutique se montre impuissante, restent les ressources d'une instruction spéciale.

C'est en 865 qu'un archevêque d'York apprit pour la première fois à parler à un sourd-muet.

Dom Pedro Ponce, bénédictin espagnol, le premier, au XVIᵉ siècle, inaugura l'enseignement des sourds-muets.

L'organisation d'une instruction spéciale remonte

à l'année 1788, où Heinicke à Leipzig et l'abbé de l'Épée à Paris imaginèrent chacun une méthode assez différente.

Celle de l'abbé de l'Épée, la *dactylologie*, consiste en attitudes de la main correspondant aux diverses lettres de l'alphabet.

Celle d'Heinicke fait lire le sourd-muet sur les attitudes que prennent les 'lèvres de son interlocuteur (*méthode orale*) : il reproduit la parole grâce à l'imitation des mouvements des lèvres.

Une méthode mixte, *phonomimie*, combine les gestes de la main et les mouvements labiaux.

C'est la méthode orale qui compte les plus nombreux partisans.

Un tiers environ des sourds-muets soumis à l'instruction spéciale arrivent à parler.

BIBLIOGRAPHIE. — Luys, Étude des lésions intracérébrales de la surdi-mutité (*Ann. des mal. de l'or. et du lar.*, 1875, p. 313). — Hartmann, Taubstummeit und Taubstummenbildung. Stuttgart, 1880, p. 52. — Ladreit de Lacharrière, *Dict. encycl. des sc. méd.*, 1884, art. Surdité. — Engelsmann, Surdi-mutité, ses symptômes, son traitement (*Med. Record*, 3 novembre 1888). — Schwendt (A.), De la surdi-mutité, ses causes, sa prophylaxie. Bâle, 1890. — Lencke, Les causes et les moyens de prévenir la surdi-mutité (*Soc. d'otol. allemande*, avril 1892). — Frankenberger, Quelques remarques sur l'étiologie de la surdi-mutité (*Monats. für Ohrenh.*, octobre 1896). — Hamon du Fougeray, Lésions de l'oreille, du nez et du pharynx chez les enfants sourds-muets ; importance de leur traitement (*Soc. fr. d'otol.*, 1897). — Grancher Faux sourd-muet (*Acad. de méd.*, 8 juillet 1897).

CHAPITRE XV

TRAUMATISMES DE L'OREILLE

I. LÉSIONS TRAUMATIQUES DU PAVILLON. —
1° CONTUSIONS. — Les contusions du pavillon de
l'oreille sont fréquentes à la suite de chutes ou de
coups appliqués sur le côté de la tête. Le pavillon,
dans ces cas, est pris entre l'agent contondant et le
plan osseux résistant de la mastoïde et du temporal.

Ces contusions s'accompagnent souvent d'ecchymoses et même d'hématomes. Le cartilage peut
se rompre ; ces ruptures nécessitent une violence
assez considérable, ou sont préparées par une altération du cartilage, qui, sous l'influence de l'âge ou
d'un état pathologique, a perdu son élasticité et est
devenu cassant. Dans ces conditions, un simple soufflet peut déterminer la rupture.

Ces lésions guérissent d'elles-mêmes ; une simple
bande garnie de ouate suffira à immobiliser contre le
crâne un cartilage rompu.

2° PLAIES. — a. *Plaies par instruments piquants.*
— Elles n'offrent en général aucune gravité. Depuis
longtemps on perfore le lobule pour y suspendre des
boucles d'oreilles et le premier venu est chargé de
l'opération. Cependant cette piqûre, faite avec un
instrument septique, peut être suivie de lymphangite,

d'érysipèle. Nous signalerons à ce propos que le port de boucles d'oreilles n'est pas sans inconvénient chez les sujets lymphatiques, scrofuleux ; l'anse de la boucle ulcère et coupe le lobule.

b. *Plaies par instruments piquants.* — Elles présentent plusieurs variétés.

Parfois c'est une simple entaille en plein pavillon n'intéressant pas le bord libre ; les bords de la plaie ont une tendance naturelle à rester unis : s'il est besoin, un point de suture assurera leur affrontement et la plaie guérira en quelques jours sous un pansement occlusif. Dans d'autres circonstances, la solution de continuité, partant du bord libre en un ou deux points, détache un lambeau de forme et d'étendue variables, qui ne tient plus au pavillon que par ce pédicule.

Quelles que soient la forme du lambeau, la petitesse et la fragilité du pédicule, on doit tenter de réunir les parties divisées à l'aide de points de suture, afin d'éviter les difformités du pavillon. Souvent l'on a eu un succès remarquable et les lambeaux, dont la vitalité paraissait très douteuse, se soudent au pavillon et lui conservent sa forme. Si le lambeau se sphacèle, le pavillon reste avec une perte de substance fort disgracieuse.

Une portion plus ou moins considérable du pavillon peut se trouver entièrement séparée. Malgré le peu de chances de réunion, on devra tenter de remettre en place le morceau détaché, à l'aide de points de suture, l'affrontant bien exactement. Cette pratique a parfois réussi et Bérenger-Féraud en a rapporté quatre cas authentiques.

c. *Plaies contuses.* —Elles sont graves ; elles s'accompagnent souvent de pertes de substance qu'on peut réparer lorsqu'elles ne sont pas trop considérables, en avivant les bords irréguliers et en les affrontant par la suture.

Nélaton a réuni, après la chute des escarres, les deux moitiés d'une oreille divisée par une balle, et le résultat fut tellement parfait que la difformité était à peine visible.

II. LÉSIONS TRAUMATIQUES DU CONDUIT AUDITIF EXTERNE. — Les blessures du conduit auditif externe sont assez rares, grâce à sa situation qui le protège.

1° PLAIES. — Les instruments pointus ou mousses introduits pour extraire des corps étrangers blessent parfois le conduit auditif externe, et déterminent de petites plaies de la peau pouvant saigner et devenir l'origine d'une otite externe. En dehors de ces circonstances, il est rare que la blessure ne soit pas plus complexe, les corps vulnérants produisant des lésions qui s'étendent jusqu'à la base du crâne.

2° FRACTURES. — Les fractures par action directe, à l'exception des coups de feu, sont fort rares. Le conduit auditif osseux est le plus souvent fracturé par action indirecte, à la suite de coups, chutes sur la tête. La fracture est rarement limitée au conduit auditif osseux ; elle n'est qu'une portion du trait de fracture s'irradiant de la voûte à la base. Nous devons mettre à part les fractures du conduit par le condyle du maxillaire inférieur. Des violences exercées sur la mâchoire inférieure, une chute ou un coup sur le menton, peuvent amener une fracture de la paroi antérieure du conduit auditif, paroi qui contribue à former la cavité glénoïde dans laquelle est reçu le condyle. La paroi extérieure du conduit est souvent amincie, transparente : une faible violence suffit à

provoquer son enfoncement par le condyle. Dans
plusieurs cas, on constate à l'autopsie une propagation de la fracture à la base du crâne.

La fracture simple du conduit auditif est généralement méconnue ou confondue avec la fracture du
rocher : dans les deux cas, il y a en effet une hémorragie par l'oreille et des symptômes de commotion
cérébrale.

Le Pr Duplay pense que l'examen attentif des
signes locaux permet souvent d'établir le diagnostic.
La douleur limitée à la partie antérieure du conduit
auditif, en avant du tragus, douleur qui augmente
considérablement par la pression ou par les mouvements de la mâchoire, l'existence d'une déchirure de
la peau au niveau de la paroi antérieure du canal, ou,
comme dans un cas observé par Sourier, l'apparition
d'une tumeur en ce point, l'intégrité du tympan,
enfin la conservation de l'ouïe, tels sont les signes de
la fracture limitée au conduit auditif osseux. Toutefois, la possibilité d'une fissure étendue à la base du
crâne doit rendre très prudent dans le pronostic et le
traitement des fractures du conduit auditif osseux,
surtout si la gravité de la violence et l'intensité des
phénomènes cérébraux font craindre cette complication ; on réservera donc le pronostic et l'on se com-
portera comme si l'on avait affaire à une fracture de
la base du crâne.

III. LÉSIONS TRAUMATIQUES DE LA MEMBRANE DU
TYMPAN. — Les plaies et déchirures de la membrane
du tympan sont assez fréquentes et peuvent, dans
certains cas, amener des complications sérieuses.

Étiologie. — Les blessures du tympan sont produites par action directe ou indirecte.

1° BLESSURES PAR ACTION DIRECTE. — Dans les blessures par action directe, le corps vulnérant peut agir soit de dehors en dedans, soit de dedans en dehors.

a. *Blessures de dehors en dedans.* — Les lésions par action directe de dehors en dedans sont de beaucoup les plus fréquentes et l'agent vulnérant peut être un corps solide, liquide ou gazeux.

Le tympan est souvent perforé par un instrument piquant ou pointu : épingle à cheveu, vrille, aiguille à tricoter, stylet, introduits dans le conduit auditif externe, soit pour le nettoyer, soit pour en extraire un corps étranger. Dans d'autres cas, un faux mouvement, une chute, font pénétrer avec violence le corps vulnérant et déchirent le tympan.

Un liquide pénétrant avec force dans l'oreille peut faire éclater le tympan : on a observé cet accident chez les baigneurs qui se jettent à l'eau d'un lieu élevé. Une simple injection, poussée avec force, pourrait amener ce résultat, mais il est probable que de telles ruptures sont préparées par une maladie antérieure de la membrane.

L'air extérieur violemment comprimé dans le conduit détermine parfois des déchirures étendues du tympan. Parmi les causes les plus fréquentes de ce genre, on cite les soufflets, les coups de poing appliqués sur l'oreille. Les coups de feu, et surtout les coups de canon font rompre la membrane par suite de l'ébranlement violent de l'air dans le conduit auditif. On observe assez souvent de semblables perforations chez les artilleurs.

b. *Blessures de dedans en dehors.* — Beaucoup plus rarement, le tympan est rompu par action directe, de dedans en dehors, et dans ces cas la rupture est presque toujours due à une augmentation dans la pression de l'air contenu dans la caisse. Elle survient à la suite d'une insufflation artificielle trop violente, à l'aide des procédés de Valsalva, de Politzer, ou à l'aide du cathétérisme. Cet accident est fort rare ; il était fréquent lorsqu'on employait des pompes à air comprimé pour donner la douche d'air. Itard, qui employait ce genre de pompe, avait continuellement des ruptures tympaniques. Le tympan peut encore se rompre pendant un effort violent, pendant les accès de toux ; plus spécialement dans la toux de la coqueluche, de l'asthme, dans l'éternuement. Il faut qu'un tympan ne soit pas normal pour être brisé par ce mécanisme, ou bien une pression extrêmement forte est nécessaire.

La diminution brusque de la pression à la surface externe du tympan, comme par exemple dans les ascensions en ballon, peut amener la rupture de la membrane. L'air contenu dans la caisse se dilate, refoule le tympan en dehors et le rompt si l'équilibre n'a pas le temps de se rétablir par la trompe d'Eustache.

Bien exceptionnellement les injections liquides faites par la trompe et pénétrant dans la caisse déchirent la membrane. Un épanchement brusque de sang dans la caisse peut provoquer la rupture ; ce serait la cause des ruptures du tympan que l'on a signalées chez les pendus ou chez les individus étranglés.

2° BLESSURES PAR ACTION INDIRECTE. — Les déchirures indirectes de la membrane tympanique succèdent à des violences exercées sur les parois craniennes, à une distance plus ou moins grande de oreille. Ces déchirures sont fréquentes dans les fractures de la base du crâne et s'observent toutes les fois que l'os tympanal, dans lequel s'encadre le tympan, est intéressé. Le tympan peut même être déchiré sans qu'il y ait fracture du rocher, et le Pr Duplay a recueilli un assez grand nombre d'observations de semblables déchirures; il en donne l'explication suivante : « Les rapports de la membrane du tympan avec les parois osseuses du crâne, rapports tels que cette membrane fortement tendue et encadrée dans l'os tympanal semble faire suite aux parois craniennes, expliquent jusqu'à un certain point comment des vibrations imprimées au crâne par une violente percussion et insuffisantes pour déterminer la rupture des fibres osseuses peuvent cependant suffire à déchirer les fibres plus délicates du tympan. »

Symptômes. — Au moment où la membrane se déchire, le sujet a une sensation d'éclatement de l'oreille ; souvent il entend une violente détonation. Il y a parfois syncope. La douleur, extrêmement vive au début, se calme bientôt, à moins de complications inflammatoires.

L'audition est plus ou moins diminuée, selon l'étendue des lésions et suivant que l'oreille interne a été ou non intéressée ; le plus souvent il y a des bruits subjectifs. Ces lésions de l'oreille interne expliquent les vertiges, les vomissements qui surviennent parfois à la suite de traumatismes de l'oreille ayant déchiré le tympan.

L'hémorragie par le conduit auditif externe est la règle. Cette hémorragie est plus ou moins abondante, tantôt à peine appréciable, tantôt au contraire très considérable et nullement en rapport avec une lésion presque insignifiante. Ces variations dans l'abondance de l'écoulement de sang tiennent en partie à l'étendue de la déchirure, mais surtout à son siège. Les vaisseaux du tympan ne sont pas en effet régulièrement distribués à toute la membrane : les plus volumineux suivent le manche du marteau en arrière; les déchirures avoisinant le manche du marteau seront donc les plus hémorragiques.

Si l'on examine le malade peu de temps après l'accident, la membrane se montre avec un aspect caractéristique. D'habitude l'ouverture est ovale, ronde parfois, par suite de l'écartement des bords de la plaie, ou bien ceux-ci sont accolés. D'ailleurs la forme, l'étendue et le siège des plaies du tympan sont extrêmement variables, en rapport avec la nature de l'agent vulnérant et avec le mécanisme de la déchirure. Les plaies dues à un corps introduit par le conduit auditif peuvent varier depuis une simple piqûre jusqu'à la destruction complète du tympan. La fracture du manche du marteau s'observe parfois dans ces sortes de blessures par action directe d'un corps enfoncé dans l'oreille.

Lorsque la déchirure est produite par une pression exagérée agissant sur toute sa surface, soit sur la face interne, soit sur la face externe de la membrane, elle a un siège presque constant. Elle occupe la moitié postérieure du tympan : cette région est en effet la moins épaisse. J'ai eu l'occasion d'examiner des tympans déchirés à la suite d'explosions de dynamite; les déchirures avaient un aspect étoilé, comme si la membrane s'était rompue suivant des cercles concentriques ayant pour centre la spatule du manche du marteau, et suivant des rayons aboutissant à ce centre ; ces déchirures, radiées et circulaires, venant se brancher les unes sur les autres, donnaient à la lésion un aspect étoilé très particulier. La structure de la couche fibreuse qui constitue la charpente du tympan explique cette disposition des traits de la déchirure. Cette couche fibreuse est en effet composée de deux lames formées l'une de fibres circulaires, l'autre de fibres radiées.

L'ouverture de la membrane, lorsqu'elle est assez large, laisse passer l'air avec un sifflement plus ou moins fort quand on fait exécuter au malade le Valsava ou quand on lui donne une douche d'air.

Le plus souvent les symptômes se dissipent en quelques jours et le retour à l'état normal est complet; il est même difficile, parfois, de retrouver sur le tympan la cicatrice de la déchirure. Mais lorsque la solution de continuité est étendue, avec perte de substance, la plaie peut s'infecter, la caisse à son tour s'enflammer et suppurer ; cette otite est très souvent le point de départ d'otorrhées chroniques.

La cause qui a déchiré le tympan peut encore, par l'intermédiaire des osselets, avoir ébranlé le labyrinthe ; dans ces cas, les troubles de l'audition persistent et peuvent être irrémédiables.

Diagnostic. — Il est facile de se rendre compte de la lésion en examinant le tympan, après avoir eu soin de nettoyer le conduit auditif et l'avoir débarrassé, par des lavages, du sang qu'il contenait. On voit alors facilement la plaie, souvent fermée par un petit caillot sanguin, et dont les bords sont légèrement ecchymosés.

Par contre, il est difficile de se prononcer tout d'abord sur l'état d'intégrité ou de blessure des

44.

organes plus profonds : oreille moyenne, oreille interne, encéphale.

On se basera sur les circonstances de l'accident, la nature du traumatisme; on recherchera si, parmi les symptômes accusés par le malade, il en est qui peuvent faire craindre de telles complications.

Rappelons que la perception du diapason-vertex avec maximum du côté malade indique que l'appareil de transmission est touché; mais si le maximum est du côté sain, on peut préjuger qu'il y a eu commotion du labyrinthe.

Traitement. — Le traitement des plaies du tympan peut se résumer en un mot : empêcher l'infection de la plaie et la laisser se cicatriser. On devra nettoyer le conduit auditif, autant que possible à sec, et n'y pousser une injection, quelque antiseptique qu'elle soit, qu'après avoir essayé d'enlever le sang et les débris cérumineux avec de petits tampons d'ouate sèche. Le conduit nettoyé, on le fermera avec un peu de ouate hydrophile.

Il est rare que l'abondance de l'hémorragie nécessite une intervention; on pourrait toucher légèrement le point saignant avec un pinceau imbibé de perchlorure de fer, ou mieux arrêter le sang avec une pointe de galvanocautère.

IV. LÉSIONS TRAUMATIQUES DE LA CAISSE. — Les lésions traumatiques de la caisse sont de cause directe ou indirecte.

1° LÉSIONS DE CAUSE DIRECTE. — La largeur du tympan étant minime, si le corps vulnérant pénètre avec force, il peut intéresser ses parois ou léser les organes qui y sont contenus. La fracture, la disjonction des osselets, la blessure des parois de la caisse sont la conséquence de ces traumatismes.

On observe alors un écoulement sanguin par le conduit auditif externe, et parfois en même temps la trompe d'Eustache conduit le sang dans le naso-pharynx. Les projectiles par armes à feu produisent des lésions fort graves, étendues à l'oreille interne, au rocher, à l'encéphale, dont la mort est souvent la conséquence.

2° LÉSIONS DE CAUSE INDIRECTE. — Elles se voient plus fréquemment. Les fractures du rocher traversent souvent la caisse, y déchirent la membrane, fracturent, désarticulent ou arrachent les osselets. Les fractures portent le plus souvent sur la base de l'étrier ; l'enclume est disjointe de l'étrier ou du marteau. La surdité complète qui peut résulter de l'arrachement de l'étrier, l'inflammation possible du foyer de fracture au niveau de la caisse et la destruction consécutive de l'oreille moyenne, assombrissent d'autant le pronostic.

Dans ces fractures du rocher avec lésions de la caisse, la membrane peut résister et rester intacte.

Le diagnostic de semblables lésions est difficile : le sang épanché s'accumule dans la caisse, et quelquefois s'écoule par la trompe d'Eustache. L'inspection du tympan pourrait sans doute faire reconnaître l'épanchement sanguin de la caisse.

Le traumatisme peut même se limiter à ces osselets, les parois de la caisse restant indemnes.

Fedi et Hagen ont rapporté deux cas de fractures isolées de la base de l'étrier, consécutives à des plaies de tête et ayant simulé des fractures du rocher. Enfin, indépendamment de toute lésion osseuse, on a signalé des épanchements sanguins traumatiques dans la caisse. Itard en a rapporté quelques exemples. Ces épanchements s'accompagnent de surdité et de douleur. En augmentant, l'épanchement a pu, dans certains cas, distendre la membrane tympanique et la rompre. Une paracentèse faite à temps a, dans un certain nombre de cas, donné issue au liquide et paré aux accidents.

Le rôle du chirurgien se borne à prévenir l'infection de la caisse. On fermera l'oreille avec de la ouate ou de la gaze iodoformée.

V. LÉSIONS TRAUMATIQUES DE L'OREILLE INTERNE. — L'oreille interne est le plus souvent lésée par action indirecte. Les causes les plus fréquentes sont des soufflets sur l'oreille, des bruits très violents, des coups de canon, des coups sur la tête, une chute d'un lieu élevé amenant une fracture de la face ou du crâne.

Il existe donc deux sortes de causes. D'une part, les fractures du rocher ; d'autre part, l'ébranlement du labyrinthe sans fracture. Dans ces cas, la lésion de l'oreille interne serait le fait d'un refoulement brusque du tympan, qui, enfonçant la platine de l'étrier dans la fenêtre ovale, déterminerait, dans le labyrinthe membraneux, un ébranlement considérable, suivi de lésions matérielles des extrémités du nerf acoustique. En effet, la surdité complète et persistante qui suit ces accidents ne peut être mise sur le compte de la déchirure du tympan, car ces plaies guérissent facilement et ne gênent qu'imparfaitement l'audition. D'ailleurs, le tympan peut résister et, d'après Politzer, les lésions de l'oreille interne sont, dans ces cas, bien plus graves.

Les fractures de la base du crâne, intéressant le

rocher, atteignent fréquemment le vestibule et le labyrinthe; les malades sont complètement sourds et ont le plus souvent des vertiges, de la titubation, des tintements violents d'oreille.

Enfin, on a souvent observé la perte complète de l'ouïe à la suite d'un ébranlement violent du crâne, sans qu'il y ait fracture. Dans ces cas, l'intégrité de la caisse étant constatée, on est bien forcé d'admettre l'origine labyrinthique de la surdité. Les lésions labyrinthiques ainsi provoquées sont variables : ce peut être une simple commotion des extrémités terminales du nerf acoustique; on a trouvé à l'autopsie des lésions évidentes; Toynbee a signalé un épanchement sanguin dans le labyrinthe membraneux et le limaçon d'un homme devenu sourd à la suite d'un coup reçu sur le crâne. Moos rapporte un cas semblable.

Les surdités traumatiques s'améliorent très rarement. La possibilité de la résorption de l'épanchement sanguin fera réserver le pronostic. La surdité peut être partielle, porter sur les tons bas ou sur les tons élevés, suivant le point lésé du labyrinthe. Schwartze a observé le cas d'un individu qui perdit subitement la faculté d'entendre les sons aigus sous l'influence d'un coup de sifflet de locomotive. Moos a observé un cas d'abolition de la perception des sons graves.

En présence d'une lésion du labyrinthe, le chirurgien est bien désarmé. Tout au plus peut-il faciliter la résorption d'un épanchement sanguin.

Il faut surtout prévenir, par un traitement approprié, les complications qui peuvent survenir, et faire en sorte que la lésion s'améliore d'elle-même, à l'abri de tout agent infectieux pouvant venir du dehors.

BIBLIOGRAPHIE. — BARR (Thomas), *Edinburgh med. Journal*, janv. 1888. — MÉNIÈRE (E.), Blessure du tympan droit par une branche d'arbrisseau (*Ann. des mal. de l'or.*, 1889, p. 275). — NIMIER, Effets sur l'oreille de la détonation des armes à feu (*Gaz. des hôp.*, 30 avril 1889). — TACHARD. Plaies d'oreille par armes à feu (*Soc. de chir.*, 1889). — BAYER, Perte de connaissance après un traumatisme auriculaire (*Presse méd. belge*, 1890). — HEPBURN (J.), Fractures du manche du marteau (*Soc. amér. d'otol.*, juillet 1890). — HEIMANN (de Varsovie), Coup sur l'oreille suivi de mort en moins d'une semaine (*Arch. für Otologie*, nº 1, 1891). — CASTEX, Lésions de l'oreille par explosion de dynamite (*Soc. fr. d'otol.*, 1893, et *Annales d'hygiène*, 1897, t. XXXVIII, p. 28). — OZENES (de Buda-Pesth), Lésions traumatiques de l'organe auditif (*Vᵉ Congrès intern. d'otol. à Florence*).

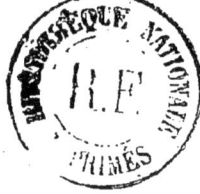

TABLE DES MATIÈRES

TROISIÈME PARTIE

MALADIES DU NEZ ET DE SES CAVITÉS ANNEXES

I. — NEZ.

II. — CAVITÉS ANNEXES.

45.

TABLE ALPHABÉTIQUE

2595-93. — CORBEIL. Imprimerie ÉD. CRÉTÉ.

www.ingramcontent.com/pod-product-compliance
Lightning Source LLC
Chambersburg PA
CBHW060414220326
41598CB00021BA/2175